临床药物应用指导

主编◎胡秀珍　杨　阳　孟祥欣

池永顺　王　娜　杜长晓

黑龙江科学技术出版社

HEILONGJIANG SCIENCE AND TECHNOLOGY PRESS

图书在版编目（CIP）数据

临床药物应用指导 / 胡秀珍等主编 . -- 哈尔滨：
黑龙江科学技术出版社，2023.9（2024.3 重印）

ISBN 978-7-5719-2157-6

Ⅰ . ①临… Ⅱ . ①胡… Ⅲ . ①临床药学 Ⅳ . ① R97

中国国家版本馆 CIP 数据核字 (2023) 第 183746 号

临床药物应用指导

LINCHUANG YAOWU YINGYONG ZHIDAO

作　者	胡秀珍　杨　阳　孟祥欣　池永顺　王　娜　杜长晓	
责任编辑	蔡红伟	
封面设计	张顺霞	
出　版	黑龙江科学技术出版社	
	地址：哈尔滨市南岗区公安街 70-2 号　邮编：150007	
	电话：（0451）53642106　传真：（0451）53642143	
	网址：www.lkcbs.cn	
发　行	全国新华书店	
印　刷	三河市金兆印刷装订有限公司	
开　本	787mm×1092mm　1/16	
印　张	24.25	
字　数	573 千字	
版　次	2023 年 9 月第 1 版	
印　次	2024 年 3 月第 2 次印刷	
书　号	ISBN 978-7-5719-2157-6	
定　价	68.00 元	

《临床药物应用指导》
编委会

前　言

　　随着社会的发展,医学技术的进步,人们对医疗卫生及健康的需求越来越高,对药物学的重要作用的认识越来越深刻。临床药物的应用指导与人们的需求有着密切联系,临床药物应用指导注重药物学与临床医学的紧密联系,可以提高广大医药工作者的用药水平,促进临床合理用药。

　　本书以药物在临床治疗中的实际应用与指导为目标,介绍了药品的不良反应、药品不良反应监测方法与报告系统等;影响药物作用的常见因素,如机体因素、药物因素等;药物的相互作用,如体外药物相互作用、药动学方面的相互作用等。全书条理清晰,内容全面,有较强的实用性,反映了临床药理学和临床药物治疗学中的新理论、新概念、新技术及新药物,为临床实践中合理用药提供了有指导意义的科学依据,希望此书可以为从事相关工作的人员提供有益的参考。

　　由于编写时间有限,书中难免存在疏漏、错误和不妥之处,望广大读者见谅,并予以批评指正,使本书更趋完善。

编　者

目　　录

第一章　药品不良反应

第一节　药品不良反应的基本概念

药品不良反应最早可追溯到 19 世纪中叶的氯仿事件。曾广泛用于麻醉的氯仿被认为与水一样安全,但 1877 年英国医学协会经过多年调查与研究,认为氯仿是一种危险药物,小剂量会产生心脏毒性,大剂量时可抑制呼吸。随着 20 世纪初制药工业的兴起,特别是磺胺类药物及抗生素的先后问世,标志着疾病的药物治疗进入了一个新纪元。药物挽救了无数患者的健康和生命,但同时也不可避免地带来了药品不良反应。20 世纪 60 年代初,导致数千例海豹肢畸形的沙利度胺事件发生后,震惊了世界各国。自此,药品不良反应开始受到各国政府管理部门和医药界的重视。此后,世界各国纷纷成立了药品不良反应监测中心或委员会,加强了对药品上市前的安全性试验和上市后的不良反应监测。

一、药品不良反应(ADR)的定义

世界卫生组织(WHO)对药品不良反应的定义是:药品不良反应是指在预防、诊断、治疗疾病或者调节生理功能的过程中,人接受正常剂量的药物时出现的任何有伤害的和与用药目的无关的反应。这个定义排除了药物过量、药物滥用和治疗错误。2011 年 7 月 1 日起施行的《药品不良反应报告和监测管理办法》对药品不良反应的定义是:合格药品在正常用法用量下出现的与用药目的无关的有害反应。例如,采用抗菌药物治疗时,抗菌药物引起的患者皮疹、腹泻等反应以及抗肿瘤药物治疗时引起的患者脱发、骨髓抑制等皆属于药品不良反应。

二、药品不良反应的危害性

药品不良反应的危害很大。从 20 世纪初至今,在全世界范围内引起很多患者死亡或重大伤残事件的药品不良反应达数十起之多。随着制药工业的飞速发展,临床应用的治疗药物品种越来越多,药品不良反应越来越常见和严重。据报道,20 世纪 70 年代美国住院患者中 28% 发生药品不良反应;据 20 世纪 90 年代末美国 150 家医院 39 项研究报告估计,美国每年有 200 多万患者由于药品不良反应导致病情恶化,其中 10.6 万人死亡。WHO 有报告指出,临床用药实践中药品不良反应发生率高达 5%～20%,在住院患者中为 10%～15%。我国每年约 250 万住院患者与药品不良反应有关,每年因药品不良反应消耗的费用超过 15 亿元。近年来,我国陆续报道的严重药品不良反应事件有酮康唑导致肝坏死、左旋咪唑导致间质性脑炎、龙胆泻肝丸导致肾功能损害等。

三、药品不良反应的分类

(一)按病因学分类

根据病因学,WHO 将药品不良反应分为 A、B、C3 种类型。

1. A型不良反应

A型不良反应又称剂量相关性不良反应,是由药物本身或其代谢物所致,是药物固有药理作用的增强和持续所导致的。具有明显的剂量依赖性和可预见性,且与药物常规的药理作用密切相关,发生率高而致死率相对较低。例如,镇静催眠药引起的中枢抑制不良反应随剂量增加而加重。本类型不良反应发生的频率和强度与用药者的年龄、性别、机体的生理和病理状态都有很大关系。临床表现为副作用、毒性作用、首剂效应、后遗效应、继发效应等。

2. B型不良反应

B型不良反应又称剂量不相关不良反应,是由于药物性质的变化或者用药者的特异体质引起的。反应的性质通常与药物的常规药理作用无关,反应的强度与用药剂量无关(对不同的个体来说,本类不良反应的发生以及严重程度与剂量无关;对于同一个敏感个体来说,药物的量与反应的强度相关),难以预见,发生率较低而致死率相对较高。这类不良反应由患者的敏感性增高所引起,表现为药物反应发生质的改变,可能是遗传药理学变异引起的,大多数具有遗传药理学基础的反应一般在患者接触药物后才能发现,因而难以在首次用药时预防这类不良反应发生。例如,先天性缺乏血浆假性胆碱酯酶的患者,在应用琥珀胆碱时易出现严重骨骼肌松弛、呼吸抑制。临床表现为变态反应和特异质反应等。

3. C型不良反应

C型不良反应发生机制尚不十分明确,大多是发生在长期用药之后,潜伏期长,且没有明确的时间联系,难以预测。例如,长期服用避孕药导致的乳腺癌、血管栓塞;孕期服用己烯雌酚会导致子代女婴甚至是第三代女婴发生阴道腺癌。本类型的不良反应主要包括致畸、致癌、致突变。

(二)按严重程度分类

根据发生的严重程度,药品不良反应分为轻度、中度、重度3级。

1. 轻度药品不良反应

轻度药品不良反应是指患者可忍受,不影响治疗进程,对患者康复无影响。对于轻度药品不良反应患者,不需特别处理,但应注意观察。

2. 中度药品不良反应

中度药品不良反应是指患者难以忍受,需要撤药或做特殊处理,对患者康复有直接影响。对于中度药品不良反应患者,应立即撤销引起不良反应的药品,并针对其临床表现和类型进行特殊治疗。

3. 重度药品不良反应

重度药品不良反应是指危及患者生命,致残或致死。对于重度药品不良反应患者,需立即停药并紧急处理。

四、药品不良反应的临床表现形式

(一)副作用

副作用是指在治疗量时出现的与治疗目的无关且机体感觉不适的药理反应,如局部麻醉药物引起的头昏、低血压等。随着治疗目的的不同,副作用也可转化为治疗作用。如阿托品具有抑制腺体分泌、解除平滑肌痉挛、加快心率等作用,在全身麻醉时利用它抑制腺体分泌的作用,其松弛平滑肌引起腹胀或尿潴留是副作用;在利用其解痉作用时,口干和心悸成为副作用。

副作用是在治疗剂量下发生的,是药物本身固有的作用,一般较轻微并可以预料,所以可采取预防措施来避免或减轻。

(二)毒性反应

毒性反应是指在剂量过大或药物在体内蓄积过多时发生的危害性反应,一般比较严重,但是可以预知并应该避免。急性毒性多损害循环、呼吸及神经系统功能,慢性毒性多损害肝、肾、骨髓、内分泌等功能;致癌、致畸、致突变反应,即通常所指的"三致作用",也属于慢性毒性范畴。企图增加剂量或延长疗程以达到治疗目的是有限度的,过量用药是十分危险的。

(三)后遗效应

后遗效应是指停药后血药浓度已降至阈浓度以下时残存的药理效应。例如,服用巴比妥类催眠药后,次晨出现乏力、困倦现象;长期应用肾上腺皮质激素,停药后肾上腺皮质功能低下,数月内难以恢复。

(四)停药反应

停药反应也称撤药反应,是指突然停药后原有疾病加剧,主要表现是症状反跳。例如,长期服用可乐定降血压,停药次日血压将激烈回升;癫痫患者长期服用苯妥英钠,突然停用时,诱发更严重的癫痫发作。

(五)继发反应

继发反应是由于药物的治疗作用所引起的不良后果,又称为治疗矛盾。如广谱抗生素可引起菌群失调而致某些维生素缺乏,进而引起出血和二重感染;免疫抑制药降低机体的抵抗力也可致二重感染;阿司匹林诱发雷耶氏综合征等。

(六)首剂效应

某些药物在开始作用时,由于机体对药物的作用尚未适应而引起较强的反应。若一开始即按常规剂量易导致过度作用。例如,哌唑嗪按常用治疗量开始用药,易致血压骤降,故对于这些药物应从小剂量开始,逐渐加量至常用量。

(七)变态反应

变态反应是一类免疫反应。非肽类药物作为半抗原与机体蛋白结合为抗原后,经过接触10d左右的敏感化过程而发生的反应,也称为过敏反应。药物变态反应可波及全身各组织和器官,可分为全身性反应和皮肤反应两大类。

药物变态反应分为4型:Ⅰ型反应为速发反应,常见药物有青霉素、胰岛素等;Ⅱ型反应为细胞毒性反应,常见药物有青霉素、甲芬那酸等;Ⅲ型反应为免疫复合物型反应,常见药物如磺胺、巴比妥;Ⅳ型反应为迟发型反应,常见药物如磺胺、四环素等。

(八)特异质反应

特异质反应是指少数患者由于遗传因素对某些药物的反应性质发生了改变。反应性质也可能与常人不同,但与药物固有药理作用基本一致,反应严重程度与剂量成比例,药理性拮抗药救治可能有效。例如,乙酰化酶缺乏患者服用肼苯达嗪时容易引起红斑狼疮样反应;红细胞内缺乏葡萄糖6-磷酸脱氢酶的患者,体内还原型谷胱甘肽不足,服用某些药物如伯氨喹后,容易发生急性溶血性贫血和高铁血红蛋白血症。

(九)药物依赖性

连续使用某些作用于中枢神经系统的药物后,用药者为追求快感而要求定期连续地使用该药,为精神依赖性。一旦停药会产生严重的戒断症状,这种反应又称为生理依赖性。

五、药品不良反应因果关系评定

药品不良反应的发生与否与所用药物有关,怎样评价两者之间的相关性,这是确定某些药品不良反应的重要一环。

(一)药品不良反应报告因果关系等级评价准则

(1)开始用药的时间和不良反应出现的时间有无合理的先后关系。

(2)所怀疑的不良反应是否符合该药品已知不良反应的类型。

(3)停药或减量后,反应是否减轻或消失。

(4)再次接触可疑药品是否再次出现同样的反应。

(5)所怀疑的不良反应是否可用并用药的作用、患者的临床状态或其他疗法的影响来解释。

(二)药品不良反应报告因果关系的判定

将因果关系的确定程度分为肯定、很可能、可能、可能无关和肯定无关 5 级标准。

六、中药不良反应

"是药三分毒",即使是服用中药,同样有可能产生药品不良反应。在汉代以前曾有记载,在 400 种中药中有毒者占 60 多种。《神农本草经》将中药分成上、中、下三品,"下品多毒,不可久服",如大戟、芫花、甘遂、狼毒乌头等,后来的实践证明,当时认为"无毒"、多服和久服不伤人的"上品"也发生了中毒死亡病例,如人参等。而"中品"中的百合、麻黄等也被实践证明是有一定毒性的药物,不可滥用。

第二节　药品不良反应监测方法与报告系统

一、药品不良反应监测方法

鉴于药品不良反应的严重性,许多发达国家从 20 世纪 60 年代开始,先后开展了药品不良反应的监测工作。我国于 1988 年在北京、上海两地进行了药品不良反应监测工作的试点,并在全国范围内逐步扩大。我国于 1989 年组建了国家药品不良反应监测中心。1998 年加入WHO 国际药品监测合作中心。2001 年将药品不良反应报告制度纳入修订的《中华人民共和国药品管理法》中,且已在 31 个省级及 1 个军队系统建立药品不良反应监测中心,并逐渐完善了分支机构,还于 2003 年 9 月开始发布药品不良反应信息通报,2004 年实施《药品不良反应报告和监测管理办法》。目前,常用的药品不良反应监测方法有自愿呈报系统、集中监测系统、病例－对照研究、队列研究、记录联结和记录应用等。

(一)自愿呈报系统

自愿呈报系统是一种自愿而有组织的报告系统,国家或地区设有专门的药品不良反应登记处,成立有关药品不良反应的专门委员会或监测中心,委员会或监测中心通过监测报告单位把大量分散的不良反应病例收集起来,经加工、整理、因果关系评定后储存,并将不良反应信息及时反馈给监测报告单位以保障用药安全。目前,世界卫生组织国际药物监测合作中心的成员国大多采用这种方法。

自愿呈报系统的优点是监测覆盖面大、监测范围广、时间长、简单易行。药品上市后自然地加入被监测行列,且没有时间限制。药品不良反应能够得到早期警告。由于报告者及时得到反馈信息,可以调整治疗计划,合理用药。缺点是存在资料偏差和漏报现象。

(二)集中监测系统

集中监测系统是在一定时间、一定范围内详细记录药品不良反应的发生情况的报告系统。根据研究目的分为病源性和药源性监测。病源性监测是以患者为线索,了解患者用药及药品不良反应情况。药源性监测是以药品为线索,对某一种或几种药品的不良反应进行监测。

集中监测系统通过对资料的收集和整理,对药品不良反应的全貌有所了解,如药品不良反应出现的缓急和轻重程度,不良反应出现的部位和持续时间,是否因不良反应而停药,是否延长住院期限,各种药品引起的不良反应发生率及转归等。

(三)病例－对照研究

病例－对照研究是对比有某病的患者组与未患病的对照组的研究,其目的是找出两组对先前药物暴露的差异。即在人群中患有拟研究的疾病－患者组(病例组)与未有患那种疾病的人群(对照组)相比较,研究前者拥有假说因素是否更高。在药品不良反应监测中,拟研究的疾病为怀疑药品引起的不良反应,假说因素则是可疑药品。可疑药品在病例组的暴露率与对照组比较,如果两者在统计学上有意义,说明它们的相关性成立。Herbst 等发现母亲孕期服用己烯雌酚与女儿阴道腺癌的关系,就是采用病例－对照法研究的。

(四)队列研究

队列研究是将样本分为两个组进行观察,一组为暴露于某一药品的患者,另一组为不暴露于该药品的患者,验证两组间结果的差异,即不良事件的发生率或疗效。一般分为前瞻性队列研究、回顾性队列研究和双向性队列研究。前瞻性队列研究在药品不良反应监察中较常用。

前瞻性调查是从现在时点起,对固定人群的观察。优点主要有:①可收集到所有的资料;②患者的随访可持续进行;③可以估计相对和绝对危险度;④假设可产生,亦可得到检验。缺点主要有:①资料可能偏性;②容易漏查;③假若药品不良反应发生率低,为了得到经得起统计学检验的病例数,就得扩大对象人群或延长观察时间,但有时不易做到;④费用较高。英国西咪替丁的上市后监测就是采用队列研究进行的。

(五)记录联结

记录联结是指通过独特方式把各种信息联结起来,可能会发现与药品有关的事件。通过分析提示药品与疾病间和其他异常行为之间的关系,从而发现某些药品的不良反应。如通过研究发现安定类药与交通事故之间存在相关性,证实安定类药有嗜睡、精力不集中的不良反应,因此建议驾驶员、机器操作者慎用。阿司匹林与脑出血间也存在统计学关系。记录联结是一种较好地监测药品不良反应的方法,计算机的广泛应用将大大有利于记录联结的实施。

(六)记录应用

记录应用是指在一定范围内通过记录使用研究药品的每例患者的所有相关资料,以提供没有偏性的抽样人群,从而了解药品不良反应在不同人群的发生情况,计算药品不良反应发生率,寻找药品不良反应的易发因素。根据研究的内容不同,记录应用规模可大可小。

二、药品不良反应的报告系统

各国情况不同,监测系统各不相同。我国药品不良反应监测报告工作由国家食品药品监督管理局主管,监测报告系统由国家药品不良反应监测中心和专家咨询委员会、省市级中心监测报告单位组成。

(一)药品不良反应报告要求

2011 年 7 月 1 日起施行的《药品不良反应报告和监测管理办法》明确指出:药品生产、经营企业和医疗机构应当主动收集药品不良反应,获知或者发现药品不良反应后应当详细记录、分析和处理,填写"药品不良反应/事件报告表"并报告。

(二)药品不良反应报告范围

(1)新药监测期内的国产药品应当报告该药品的所有不良反应;其他国产药品,报告新的和严重的不良反应。

(2)进口药品自首次获准进口之日起 5 年内,报告该进口药品的所有不良反应;满 5 年的,报告新的和严重的不良反应。

(3)药品生产、经营企业和医疗机构发现或者获知新的、严重的药品不良反应应当在 15d 内报告,其中死亡病例须立即报告;其他药品不良反应应当在 30d 内报告。有随访信息的,应当及时报告。

(三)严重药品不良反应的定义

严重药品不良反应是指因使用药品引起以下损害情形之一的反应:①导致死亡;②危及生命;③致癌、致畸、致出生缺陷;④导致显著的或者永久的人体伤残或者器官功能的损伤;⑤导致住院或者住院时间延长;⑥导致其他重要医学事件,如不进行治疗可能出现上述所列情况的。

(四)新的药品不良反应定义

新的药品不良反应是指药品说明书中未载明的不良反应。说明书中已有描述,但不良反应发生的性质、程度、后果或者频率与说明书描述不一致或者更严重的,按照新的药品不良反应处理。对上市 5 年以上的药品,对已知的比较轻微的不良反应不要求报告,如三环类抗抑郁药引起的口干、阿片类药物所致的便秘、地高辛引起的恶心等。

第三节　药品不良反应的防治

对医生和药师来说,药物治疗所带来的不良反应是个几乎天天面临的课题。药物治疗在取得疗效的同时也伴随着药品不良反应的风险。因此,只有充分认识药品不良反应产生的各种影响因素,才能合理有效地防止药品不良反应。理想的药物治疗是以最小的药品不良反应风险取得最佳的药物治疗效果。

一、引起药品不良反应的常见因素

临床应用的药品种类繁多,用药途径不同,体质又因人而异,因此药品不良反应发生的原因也是复杂的。引起药品不良反应的常见因素主要有三大类,即药物因素、机体因素和其他因素。

(一)药物因素

1.药物作用的性质

药物在体内的作用具有选择性,当一种药物对机体的组织和器官有多种作用时,若其中一项为治疗作用,其他作用就成为不良反应。如麻黄碱兼有平喘和兴奋中枢作用,当用于防治支气管哮喘时,兴奋中枢神经引起的失眠便为不良反应。这类不良反应常常是难以避免的。

2.药物剂量与剂型

用药的剂量过大,或者连续用药时间过长,发生不良反应的可能性越大。同一药物剂型不同,由于制造工艺和用药方法的不同,可以改变药物的生物利用度,影响药物的吸收与血中药物的浓度,如不注意掌握,即会引起不良反应。

3.药物杂质

由于技术原因,药物在生产过程中常残留微量中间产物或杂质,这些物质虽有限量,但也可引起不良反应。青霉素引起的过敏性休克就是由于发酵生产过程中,由极少量青霉素降解产生的青霉烯酸和酸性环境中部分青霉素分解产生的青霉噻唑酸所引起的。另外,由于药物在储存过程中有效成分分解生成的某些物质也会对机体产生不良反应。例如,四环素在温暖条件下保存可以发生降解,生成棕色黏性物质4-差向脱水四环素,该降解产物可以引起肾脏近曲小管弥漫性损害,称为范科尼综合征。

4.药物添加剂

药物生产过程中加入的溶剂、赋形剂、稳定剂、增溶剂、着色剂等也可引起各种不良反应。例如20世纪60年代,澳大利亚某制药公司将苯妥英钠的赋形剂碳酸钙改为乳糖,结果导致癫痫患者用药后出现共济失调、精神障碍和复视等神经系统症状。其原因是碳酸钙能与苯妥英钠形成可溶性复盐减少苯妥英钠的吸收,乳糖则不与苯妥英钠发生相互作用,因而使苯妥英钠吸收率增加20%~30%,服药后产生不良反应。苯妥英钠注射液静脉注射后,出现的低血压与其溶剂丙二醇有一定关联。防腐剂对羟基苯甲酸酯则可以引起荨麻疹。

(二)机体因素

1.生理因素

(1)特殊人群。少年儿童对药物反应与成年人不同,药品不良反应发生率较成年人高。小儿特别是新生儿和婴幼儿各系统器官功能不健全,肝脏对药物的解毒作用与肾脏对药物的排泄能力低下,肝酶系统发育尚未完善,因而易发生药品不良反应。例如,新生儿应用氯霉素后易出现灰婴综合征,这是由于新生儿肝酶发育不完善,葡萄糖醛酸的结合力差,以及肾脏排泄能力降低致使氯霉素在体内蓄积而引起循环衰竭。又如四环素和新形成的骨螯合,产生四环素-钙正磷酸盐络合物,在新生儿可引起骨生长抑制及幼儿牙齿变色和畸形,但对成人则无影响。老年人不良反应发生率随年龄增加而升高,50~60岁药品不良反应发生率为14.4%,61~70岁为15.7%,71~80岁为18.3%,81岁以上为24%。老年人不良反应发生率高与多种因素有关。老年人肝肾功能减退,药物的代谢和排泄能力降低;此外,老年人组织器官功能改变,靶器官对某些药物敏感性增高。这些因素均能促进药品不良反应的发生。例如,地西泮在青年人体内的平均半衰期为40h,在老年人体内则可延长至80h。

(2)性别。一般而言,药品不良反应的发生率女性高于男性。例如,保泰松引起的粒细胞减少及氯霉素引起的再生障碍性贫血,女性的发生率分别比男性高3倍和2倍。女性也较男性容易发生药物性红斑狼疮。由于男女生理功能不同,妇女在月经期和妊娠期对泻药及其他刺激性强烈的药物敏感,有引起月经过多、流产及早产的危害。女性在妊娠期间应用某些药物还有导致胎儿发育异常的不良反应。

2.遗传因素

(1)个体差异。不同个体对同一剂量的相同药物有不同反应,这种生物学差异普遍存在。例如,水杨酸钠在男性患者中引起不良反应的剂量可相差10倍,75%的患者在服用水杨酸总量为6.5~13.0g时出现不良反应,少数患者在总量为3.25g时出现不良反应,个别患者在总量达30.0g左右时才出现反应。遗传基因的多态性是导致不同个体之间药品不良反应发生差异的重要原因。例如,编码药物代谢酶、药物转运体、药物受体或离子通道的基因发生突变,导致由这些基因编码的蛋白功能改变,进而影响药物的代谢或药物的效应。乙酰化是许多药物,如磺胺类、异烟肼等在体内灭活的重要代谢途径,乙酰化的速度也受遗传基因的控制而表现为快型和慢型两种。慢型乙酰化者可能因体内缺乏乙酰化酶,因此,消除药物的速度比其他人慢。例如,慢型乙酰化者长期服用异烟肼,约有23%的患者患多发性外周神经炎;而对快型乙酰化者,其发生率只有3%左右。

(2)种族。如果人群的种族不同,发生的药品不良反应也有所不同。日本人和因纽特人群中有不少人是快型乙酰化者,使用异烟肼易产生肝功能损害;而英国人和犹太人群中慢型乙酰化者达60%~70%,这些人使用异烟肼易产生周围神经炎。在葡萄糖6磷酸脱氢酶(G-6-PD)缺乏者中,非洲黑人主要缺乏G-6-PD-A,在服用伯氨喹、磺胺等药物出现溶血性贫血时,红细胞的损害不太严重;而高加索人主要缺乏G-6-PD-B,使用上述药物时,红细胞的损害就比较严重。

(3)特异质反应和变态反应。少数患者的特异性遗传素质使机体产生特异质反应,这种反应是有害的,甚至是致命的,但只在极少数患者中出现。例如,某些患者体内缺乏G-6-PD,患者的红细胞易受氧化性药物(如伯氨喹、氨苯砜、阿霉素等)的损害,最终导致溶血性贫血。卡马西平引起的特异质反应主要表现为肝脏损害、恶血质、多器官超敏反应,主要由卡马西平代谢产物作为半抗原或全抗原刺激机体而发生的非正常免疫反应有时也称过敏反应。药物引起的变态反应占全部药品不良反应的6%~10%,其发生与剂量无关,而与患者的特异体质和免疫机制有关。

(4)病理因素。疾病可以造成机体器官功能改变,继而影响药物在体内的药效学和药动学改变,诱发药品不良反应。例如,对于便秘患者来说,口服药物在消化道内停留时间长,吸收量多,易发生不良反应。慢性肝病患者由于蛋白合成作用减弱,血浆蛋白含量减少,使血中游离药物浓度升高,易引起不良反应。肝硬化患者服用地西泮,其 $t_{1/2}$ 可达 105h(一般患者 $t_{1/2}$ 为 46h),从而易致不良反应。肾病患者因肾功能减退,使许多药物的排泄受到影响,导致药物蓄积而诱发不良反应。如对于多黏菌素,患者的肾功能正常时,其神经系统的不良反应发生率约为 7%,而肾功能不良时可达 80%。因此,肝肾病患者不宜使用与一般患者相同的剂量和用药间隔时间,否则就易发生不良反应。支气管哮喘患者因气道的高反应性,使用普萘洛尔可导致哮喘发作,但普萘洛尔并不明显增加正常人的气道阻力。

(5)营养状态。饮食的不平衡亦可影响药物的作用。如异烟肼引起的神经损伤,当处于维生素 B$_6$ 缺乏状态时则较正常情况更严重;对缺乏烟酸饲养的动物,当用硫喷妥钠麻醉时,作用增强。

(三)其他因素

1.给药方法

注射药物配伍使用是临床上最常用的给药方法之一。在实际应用、操作过程中,药物配伍不当、溶媒选择不合理等原因,使药物发生沉淀、浑浊、结晶、变色等理化反应,不仅可使药效降低,还可对人体造成损害。万古霉素与美洛西林配伍连续静脉滴注,两药可以相互反应,在输液管中生成白色浑浊乳状液,两者连续使用时存在配伍禁忌。氯化钾用于低血钾者,只宜口服或缓慢静脉滴注给药,若静脉推注可导致心搏骤停,应绝对避免。

给药途径不同关系到药物的吸收、分布,也影响药物发挥作用的快慢、强弱及持续时间。例如静脉给药直接进入血液循环,立即发生效应,较易发生不良反应;口服刺激性药物可引起恶心、呕吐等。

2.联合用药

当多种药物不适当联合应用后,不良反应的发生率亦随之增高。据报告:5 种药物合用,其不良反应的发生率为 4.2%,6～10 种为 7.4%,11～15 种为 24.2%,16～20 种为 40%,21 种以上达 45%。联合用药增加不良反应发生概率的原因是多方面的,其中最常见的原因是药物在体内的相互作用影响了药物在体内的代谢过程,造成血药浓度显著升高,导致不良反应的发生。例如,苯妥英、华法林在体内主要经细胞色素 P450 酶(CYP450)2C9 代谢,氟尿嘧啶可以抑制 CYP450 2C9,当氟尿嘧啶与苯妥英或华法林合用时,可以使后两种药物代谢减少,血药浓度增高,易诱发不良反应。有些药物长期使用后能加速肝药酶的合成并增强其活性,使机体对另一些药物的代谢加速。在临床上酶诱导作用常可使药物稳态血药浓度降低,为了达到和维持疗效,必须加大剂量。一旦停用诱导剂,原来的血药浓度即升高,从而产生不良反应。

二、药品不良反应的预防

(一)新药上市前严格审查

为了确保药物的安全有效,新药上市前必须进行严格、全面的审查。新药的临床试验必须遵循临床前试验和临床试验的指导原则,完成试验后应提供完整的试验研究报告和相关的临床试验观察资料。新药评审专家本着实事求是的原则对每个申报的资料进行全面、翔实、严格的审查,以确保新药的安全性。

(二)新药上市后的监测

由于临床前研究和临床试验存在一定的局限性,故为了确保药物的安全性和有效性,必须继续进行新药上市后的监测。

（三）询问用药史

用药前应仔细询问患者是否有药物过敏史或家族药品不良反应史。

（四）合理用药

医生不合理使用药物也可能造成药品不良反应的发生。因此，提高医生合理用药的水平，同样能够避免不必要的药品不良反应的发生。

三、药品不良反应的处理

一旦发生不良反应，医护人员必须迅速采取有效措施，积极进行治疗。

（1）及时停药，及时救治。在药物治疗过程中，若怀疑出现的病症是由于药物所引起而又不能确定为哪种药物时，如果治疗允许，最可靠的方法是首先停用可疑药物甚至全部药物，这样处理不仅可及时终止致病药物对机体的继续损害，而且有助于药品不良反应的识别。若治疗不允许中断，对于 A 型药品不良反应往往可减量，或者换用一种选择性更高的同类药物；对于 B 型药品不良反应则必须更换药物。

（2）加强药物排泄，延缓药物吸收。如口服给药，可经洗胃（1：1000～1：5000 高锰酸钾溶液稀过氧化氢溶液、浓茶或淡盐水反复洗胃）、催吐等方法加强药物的排泄；有些药物在胃内尚未被吸收而又不能洗胃排空时，可给予解毒剂，常用的解毒剂为活性炭，在必要及有条件时进行人工透析，以排除体内滞留的药物。

（3）利用药物的相互作用来降低药理活性，减轻不良反应的发生。如阿托品对抗毛果芸香碱的毒性反应，纳洛酮解救吗啡中毒等。

（4）药物过敏的救治。当发生药物过敏时，可应用抗组胺药、皮质激素、皮肤局部治疗药或抗感染药物进行及时治疗。

第二章　影响药物作用的常见因素

药物进入人体被吸收后发挥作用是受多种因素影响和制约的,尤其是在临床治疗过程中,影响的因素更为复杂和多变,如患者个体的因素、社会心理因素、药物因素和给药方法等,都可能增强或减弱药物的疗效,甚至还会产生不良反应。因此,了解和掌握这些影响因素,可以更好地进行个体化用药,充分发挥药物的治疗效应,减少不良反应,达到安全、有效地防治疾病的目的。

第一节　机体因素

一、生理因素

(一)年龄

由于儿童和老年人的生理功能与成人有较大差异,因此,《中国药典》规定年龄在 14 岁以下患儿的用药剂量为儿童剂量,14～60 岁患者用成人剂量,60 岁以上患者用老年人剂量。儿童剂量和老年人剂量应以成人剂量为参考酌情减量。

1.儿童

儿童的各个器官和组织正处于生长发育阶段,年龄越小,器官和组织的发育越不完全。药物使用不当会造成器官和组织发育障碍,甚至会造成严重损伤,并可能产生后遗症。例如,使用吗啡、哌替啶极易出现呼吸抑制,而使用尼可刹米、氨茶碱、麻黄碱等又容易出现中枢兴奋而致惊厥。氨基糖苷类抗生素对第 8 对脑神经的毒性作用极易造成听觉损害。据有关资料报道,国内聋哑患者病因调查结果表明,由此类药物应用不当所致约占 60%。氟喹诺酮类药物因含氟可影响骨骼和牙齿的生长发育,故对婴幼儿应慎重使用。儿童体液占体重比例较大而对水盐代谢的调节能力差。如高热时使用解热药不当引起出汗过多极易造成脱水。此外,儿童还对利尿药特别敏感,易致电解质平衡紊乱。

2.老年人

老年人的组织器官及其功能随年龄增长而出现生理性衰退,对药物的药效学和药动学产生影响。老年人体液相对减少,脂肪增多,蛋白质合成减少。如丙戊酸钠的游离药物浓度在老年人血液中明显高于年轻人,其原因一是白蛋白含量减少,二是白蛋白对药物的亲和力明显降低,三是器官清除能力下降。肝、肾功能随着年龄增长而逐渐衰退,药物代谢和排泄速率相应减慢。因此,老年人使用抗生素时,应根据肝、肾功能状况调整给药剂量。老年人除生理功能逐渐衰退外,多数伴有不同程度的老年性疾病,如心脑血管病、糖尿病、痴呆症、骨代谢疾病、前列腺肥大、胃肠疾病等,对作用于中枢神经系统药物、心血管系统药物等比较敏感。如有心脑血管病的老年人在拔牙时禁用含肾上腺素的局部麻醉(局麻)药。苯丙醇胺易诱发老年人卒中、心肌梗死、肾功能不全等,说明老年人有心脑血管病、肾病者不宜使用含有这类药物的复方制剂。

(二)体重

年龄差异导致体重存在明显差别,即使在同年龄段内体重也会有一定的差别,这种差别可影响药物作用。如果服药者的体形差别不大而体重相差较大时,给予同等剂量药物则体重较轻者的血药浓度明显高于重体重者。反之,当体重相近而体形差别明显时,则药物的水溶性和脂溶性在两者的体内分布情况就有差别。因此,比较科学的给药剂量应以体表面积为计算依据,它既考虑了体重因素又考虑了体形因素,如婴幼儿用药一般均采用体表面积来计算。

(三)性别

男女性别不同对药物的反应在正常情况下无明显差别,但女性在特殊生理期间,如月经期、妊娠期和哺乳期对药物作用的反应与男性有很大差别。女性在月经期,子宫对泻药、刺激性较强的药物、引起子宫收缩的药物敏感,容易引起月经过多、痛经等反应。在妊娠期使用上述药物还容易引起流产、早产等。此外,有些药物还能通过胎盘进入胎儿体内,对胎儿的生长发育和活动造成影响,严重的可导致畸胎,故妊娠期用药应十分慎重。在分娩前用药应注意药物在母体内的维持时间,一旦胎儿离开母体,则药物无法被母体消除,引起药物在新生儿体内滞留而产生不良反应。在哺乳期的妇女,有些药物可通过乳汁被婴儿摄入体内而引起药物反应。

(四)个体差异

有些个体对药物反应非常敏感,所需药量低于常用量,称为高敏性。反之,有些个体需使用高于常用量的药量方能出现药物效应,称为低敏性。

某些过敏体质的人用药后发生过敏反应,又称变态反应。变态反应是机体将药物视为一种外来物所发生的免疫反应。这种反应与药理效应无关,且无法预先知道,仅发生于少数个体。轻度的可引起发热、药疹、局部水肿,严重的可发生剥脱性皮炎(如磺胺药)、过敏性休克(如青霉素)。对于易产生严重过敏反应的药物,用药前应做皮肤试验,阳性者禁用,即使阴性者也应小心应用。

还有一类特异体质的人对某些药物发生特异性反应,称为特异质反应。特异质反应是这类人的遗传异常所致。如骨骼肌松弛药琥珀胆碱引起的特异质反应是先天性缺乏血浆胆碱酯酶所致。

二、心理因素

心理因素主要指患者心理活动变化可对药物治疗效果产生影响。其显著特点是:①患者受外界环境、医生和护士的语言、表情、态度、信任程度、技术操作熟练程度、工作经验、暗示性等的影响产生心理活动变化,从而影响药物治疗效果。心理因素对药物治疗效果的影响占35%~40%。②心理因素的影响主要发生在慢性病、功能性疾病及较轻的疾病中,在重症和急症治疗中影响程度很小。例如对轻微疼痛采用一般的安慰性措施效果明显,而对剧烈疼痛无效。③心理因素的影响往往与患者的心理承受能力有关。对承受能力强的患者影响相对较小,对承受能力弱的患者影响则较大。④心理因素还有先入为主的特点。如果一个医生告诉患者某药对其病情治疗效果不理想时,无论其他医生反复说明也不容易被接受,从而影响该药的效果。⑤心理因素的影响不仅发生在人,在动物身上也存在近似的现象。

除了心理活动变化以外,患者对药物效应的反应能力、敏感程度、耐受程度也对药物治疗效果产生一定的影响。如对疼痛敏感者和不敏感者在应用镇痛药后产生的效果就有很大差异。另外,患者与医护人员的医疗合作是否良好对药物疗效也有着重要的影响。

三、病理因素

(一)心脏疾病

心力衰竭时药物在胃肠道的吸收下降、分布容积减少、消除速率减慢。如普鲁卡因胺的达峰时间由正常时的 1h 延长至 5h,生物利用度减少 50%,分布容积减少 25%,血药浓度相对升高。清除率由正常时的 $400 \sim 600 mL/min$ 降至 $50 \sim 100 mL/min$,半衰期 $t_{1/2}$ 由 3h 延长至 $5 \sim 7h$。

(二)肝脏疾病

有些药物需在肝脏转化成活性物质发挥疗效。肝功能不全时这种转化作用减弱,致使血药浓度降低,疗效下降。故肝功能障碍时宜选用氢化可的松或泼尼松龙而不选用可的松或泼尼松。

(三)肾脏疾病

卡那霉素主要经肾排泄,正常人半衰期 $t_{1/2}$ 为 1.5h,而肾衰患者延长至 25h。若不改变给药剂量或给药间隔,势必会造成药物在体内的蓄积,还会造成第 8 对脑神经的损害,引起听力减退,甚至导致药源性耳聋。

(四)胃肠疾病

胃肠道内的 pH 改变可对弱酸性和弱碱性药物的吸收带来影响。胃排空时间延长或缩短也可使在小肠吸收的药物延长或缩短吸收时间。腹泻时常使药物吸收减少,而便秘可使药物吸收增加。

(五)营养不良

如血浆蛋白含量下降可使血中游离药物浓度增加,引起药物效应增加。

(六)酸碱平衡失调

主要影响药物在体内的分布。当呼吸性酸中毒时血液 pH 下降,可使血中苯巴比妥(弱酸性药物)解离度减少,易于进入细胞内液。

(七)电解质紊乱

Na^+、K^+、Ca^{2+}、Cl^- 是细胞内、外液中的主要电解质,当发生电解质紊乱时它们在细胞内、外液的浓度将发生改变,影响药物的效应。如当细胞内缺 K^+ 时,心肌细胞最易对强心苷类药物产生心律失常的不良反应。Ca^{2+} 在心肌细胞内减少时,使用强心苷类药物加强心肌收缩力的作用降低;若 Ca^{2+} 浓度过高时该类药物易致心脏毒性。胰岛素降低血糖时也需要 K^+ 协助使血中葡萄糖易于进入细胞内。

四、遗传因素

药物作用的差异有些是由遗传因素引起的。如前述的高敏性、低敏性和特异质反应皆与遗传因素有关。许多药物如安替比林、双香豆素、保泰松、苯妥英、去甲替林、异烟肼、对氨基水杨酸、磺胺、普鲁卡因胺、硝基地西泮、肼屈嗪、甲基硫氧嘧啶、华法林、伯氨喹、阿司匹林、对乙酰氨基酚、呋喃类等,其作用均受到遗传因素的影响。

五、时间因素

人体的生理生化活动往往随着不同季节及时间的改变而发生有规律的周期性变化,从而对药物疗效产生影响。很多药物如中枢神经系统药物、心血管系统药物、内分泌系统药物、抗肿瘤药物、抗菌药物、平喘药物等均有昼夜时间节律变化。例如,相同剂量的镇痛药分别于白天和夜间给人用药,其镇痛效果为白天高、夜间低。胃酸的分泌高峰在夜间,某些患胃溃疡的患者易在夜间发病,将 H_2 受体阻断药西咪替丁在夜间使用能有效抑制胃酸分泌,减少发病。

根据药物的时间节律变化来调整给药方案具有重要的临床意义。如肾上腺皮质激素分泌高峰出现在清晨,血浆浓度在 08:00 左右最高,而后逐渐下降,直至 00:00 左右达最低。临床上根据这种节律变化将皮质激素药物由原来的每日分次用药改为每日 08:00 一次给药,提高了疗效,大大减轻了不良反应。

六、生活习惯与环境

饮食对药物的影响主要表现在饮食成分、饮食时间和饮食数量。一般来说,药物应在空腹时服用,有些药物因对消化道有刺激,在不影响药物吸收和药效的情况下可以饭后服用,否则应在饭前服用或改变给药途径。食物成分对药物也有影响,如高蛋白饮食可使氨茶碱和安替比林代谢加快;低蛋白饮食可使肝药酶含量降低,导致多数药物代谢速率减慢,还可使血浆蛋白含量降低、血中游离药物浓度升高。吸烟对药物的影响主要是烟叶在燃烧时产生的多种化合物可使肝药酶活性增强,使药物代谢速率加快。经常吸烟者对药物的耐受性明显增强。长期小量饮酒可使肝药酶活性增强,药物代谢速率加快;急性大量饮酒使肝药酶活性饱和或降低,导致其他药物的代谢速率减慢。饮茶主要影响药物的吸收,茶叶中的鞣酸可与药物结合减少其吸收。

第二节　药物因素

一、药物理化性质

因药物的溶解性各不相同,故根据临床需要将药物制备成不同的剂型。每种药物都有保存期限,超过期限药物性质可发生改变而失效。如青霉素 G 在干粉状态下有效期为 3 年,而在水溶液中极不稳定,需临用前配制。有些药物需在常温下干燥、密闭、避光保存;个别药物还需要在低温下保存,保存不当易挥发、潮解、氧化或光解。如乙醚易挥发、易燃;维生素 C、硝酸甘油易氧化;肾上腺素、去甲肾上腺素、硝普钠、硝苯地平易见光分解等。

二、药物剂型

每种药物都有其适宜的剂型给药以产生理想的药效。同种药物的不同剂型对药物的疗效亦有不同的影响,如片剂、胶囊、口服液等均可口服给药,但因药物崩解、溶解速率不同,吸收快慢和吸收量就会不同。注射剂中水剂、乳剂、油剂在注射部位释放速率不同,药物起效快慢和维持时间也就不同。不同厂家生产的同种药物制剂由于制剂工艺配方不同,药物的吸收情况和药效情况也有差别。近年来生物制剂学的发展，为临床提供了一些新的制剂，如缓释剂、控释剂。这些制剂的特点是能够缓慢持久释放药物，保持血药浓度的基本稳定，从而产生持久药效。透皮贴剂就是其中的一种，如硝酸甘油透皮贴剂、芬太尼透皮贴剂等。

三、给药方法

(一)给药剂量

剂量指用药量。随着剂量的加大，效应逐渐增强，若超出最大治疗剂量时，便会产生药物的不良反应或毒性反应。如镇静催眠药在小剂量时出现镇静效应，随着剂量的增加，可依次出现催眠、麻醉甚至死亡。

(二)给药途径

给药途径不同，药物的吸收和分布也就不同，药物作用效应就会产生差异。个别药物甚至出现药物效应方面的改变，如硫酸镁。

1.消化道给药

(1)口服给药。这是最常用的给药方法，药物经胃肠黏膜吸收。其优点为方便、经济，较注射给药相对安全，无感染发生。其缺点是许多药物易受胃肠内容物影响而延缓或减少吸收，有的药物可发生首过消除，使生物利用度降低，有的药物甚至根本不能吸收。另外，口服给药不适合昏迷、呕吐、抽搐等急重症患者及不合作者。

(2)舌下给药。药物通过口腔舌下黏膜丰富的毛细血管吸收，可避免胃肠道刺激、吸收不全和首过消除，但要求药物溶解快，无异味，用量少。如硝酸甘油片舌下给药可缓解心绞痛急性发作。

(3)直肠给药。将药栓或药液导入直肠内由直肠黏膜血管吸收，可避免胃肠道刺激及首过消除。此法较适宜小儿给药，可以避免小儿服药时的困难及胃肠刺激。目前国内适于小儿直肠给药的药物栓剂很少，限制了其使用。

2.注射给药

(1)肌内注射。药物在注射部位通过肌肉丰富的血管吸收入血，吸收较完全，起效迅速，其中吸收速度为水溶液＞混悬液＞油溶液。

(2)皮下注射。药物经注射部位的毛细血管吸收，吸收较快且完全，但对注射容量有限制，且仅适用于水溶性药物，如肾上腺素皮下注射抢救青霉素过敏性休克。

(3)静脉注射或静脉滴注。因药物直接进入血液循环而迅速起效，适用于急重症患者的治疗。但静脉给药对剂量、配伍禁忌和给药速度有较严格的规定。

(4)椎管内给药。将药物注入蛛网膜下腔的脑脊液中产生局部作用，如有些外科手术需要做蛛网膜下腔麻醉(腰麻)。也可将某些药物注入脑脊液中产生疗效，如抗菌药物等。

3.呼吸道给药

即吸入给药。某些挥发性或气雾性药物常采用此种给药方法，主要是通过肺泡扩散进入血液而迅速起效。如全身麻醉药用于外科手术，异丙肾上腺素气雾剂治疗支气管哮喘急性发作等，缺点是对呼吸道有刺激性。

4.皮肤黏膜用药

将药物施放于皮肤、黏膜局部发挥局部疗效，如外用擦剂、滴眼剂、滴鼻剂等。有的药物可通过透皮吸收发挥全身疗效,如硝酸甘油贴膜剂贴敷于心前区,药物通过透皮缓慢吸收,从而起到预防心绞痛发作的作用。

(三)给药时间

不同的药物给药时间有可能不同。有的药物对胃刺激性强,应于饭后服。催眠药应在临睡前服;胰岛素应在饭前注射;有明显生物节律变化的药物应按其节律用药,如糖皮质激素类药。

(四)给药间隔

一般以药物的半衰期($t_{1/2}$)为参考依据。但有些药物例外,如青霉素的 $t_{1/2}$ 为 30min,由于该药对人毒性极低,大剂量给药后经过数个 $t_{1/2}$ 后血药浓度仍在有效范围以内,加之抗菌药物大多都有抗菌后效应,在此期间细菌尚未恢复活力,因此其给药间隔可适当延长。另外,肝、肾功能不全者可适当调整给药间隔时间。给药间隔时间短易致累积中毒;反之,给药间隔时间延长,血药浓度波动加大。

(五)疗程

疗程指给药持续时间。对于一般疾病和急重症患者,症状消失后即可停止用药;对于某些慢性病及感染性疾病,应按规定的持续时间用药,以避免疾病复发或加重。

四、药物相互作用

药物相互作用是指两种或两种以上药物同时或先后应用所出现的药物效应增强或减弱的现象。药物在体外发生相互影响称为配伍禁忌,是指将药物混合在一起发生的物理或化学反应,尤其容易发生在几种药物合在一起静脉滴注时。如氨基糖苷类抗生素与 β 内酰胺类抗生素合用时二者不能放在同一针管或同一溶液中混合,因为 β 内酰胺可使氨基糖苷类失去抗菌活性。红霉素只能在葡萄糖溶液中静脉滴注,若在生理盐水溶液中易析出结晶和沉淀。

药物在体内发生相互影响称为相互作用。主要表现在药动学和药效学方面。药物相互作用的结果只有两种,或使原有的效应增强(称为协同作用),或使原有的效应减弱(称为拮抗作用)。在药动学方面的影响主要发生在吸收、分布、代谢和排泄过程。如服用抗酸药改变胃液 pH 可减少弱酸性药物吸收。吗啡、阿托品减弱肠蠕动可延长药物在肠道中的停留时间而增加吸收。

若食物中重金属离子(Mg^{2+}、Ca^{2+}、Al^+、Fe^{2+})较多时,易与某些药物形成配合物而减少吸收。

华法林和保泰松可发生血浆蛋白竞争性结合,从而使华法林血浆游离浓度增加,导致抗凝血效应加强。

能改变尿液 pH 的药物可以减少或增加弱酸性或弱碱性药物的重吸收。共同通过肾小管主动分泌排泄的药物联合用药也会发生竞争性抑制,使药效时间延长。药效学方面的影响主要发生在药物作用部位。如受体激动药和受体拮抗药可在同一受体部位产生竞争性拮抗效应。氢氯噻嗪和螺内酯均为利尿药,合用后氢氯噻嗪排钾的不良反应可以被螺内酯拮抗,利尿效应增强。磺胺嘧啶与甲氧苄啶合用后,通过对细菌叶酸代谢的双重阻断作用,使抗菌效应增强。

五、长期用药

某些疾病需要长期用药,机体会相应产生一些反应。主要表现在以下 3 个方面。

（一）耐受性

即连续用药后出现的药物反应性下降。若在很短时间内产生称为急性耐受性，停药后可以恢复，如麻黄碱、硝酸甘油、垂体后叶素等。反之，若在长期用药后产生则称为慢性耐受性，如抗高血压药、降血糖药、苯巴比妥等。胰岛素既可产生急性耐受性又可产生慢性耐受性。病原体和肿瘤细胞在长期用药后产生的耐受性称为耐药性。

（二）依赖性

指长期用药后患者对药物产生主观和客观上需要连续用药的现象。若仅产生精神上的依赖性，停药后患者只表现为主观上的不适，没有客观上的体征表现，称为习惯性，如镇静催眠药。若患者对药物不但产生精神依赖性，还有躯体依赖性，一旦停药后，患者产生精神和躯体生理功能紊乱的戒断症状，称为成瘾性，如吗啡类镇痛药。

（三）撤药症状

指长期用药后突然停药出现的症状，又称停药症状。如长期应用肾上腺皮质激素突然停药不但产生停药症状（肌痛、关节痛、疲乏无力、情绪消沉等），还可使疾病复发或加重，称为反跳现象。可采取逐渐减量停药的方法避免发生撤药症状和反跳现象。

第三节　患者的依从性和用药指导

依从性也称顺从性、顺应性，是指患者按医生规定进行治疗，与医嘱一致的行为，反映了患者对其医疗行为的配合程度，是药物治疗有效性的基础。患者能遵守医生推荐的治疗方案及服从医药人员对其进行健康指导时，就认为患者具有依从性；反之，称为非依从性。正确的药物治疗方法是治愈疾病的前提，若患者不服从治疗，不能按规定用药，则不能达到预期的目的和效果。所以，患者的依从性与患者的治疗和康复有着密切的联系，是保证药物治疗质量的一个重要条件。非依从性的危害是多种多样的，轻者贻误病情，不良反应增加，耐药性增强，导致治疗失败；重者将发生严重中毒，甚而危及生命。另外，非依从性也可能加重患者及社会的经济负担，从而使患者产生对医疗行为的不信任。

一、非依从性的主要类型

（一）不按处方取药

如由于种种原因，患者擅自取舍处方中的药物。

（二）不按医嘱用药

如忘记服用；擅自更改药物剂量、用药次数、用药途径、用药时间或用药顺序及疗程等；认为疗效不好而拒服，嫌药物太贵而不服，急于求成而滥用药物等。

（三）不当的自行用药

如患者凭经验或直觉用药。

（四）重复就诊

如患者先后就诊于不同医疗机构、科室，或同时正在使用其他药物而不告知就诊医生，导致相同或者相似药物重复使用。

二、产生非依从性的主要原因

患者产生非依从性的原因较多,主要与以下因素有关。

(一)医药人员因素

缺少与患者的沟通,对患者缺乏指导或提供的用药指导不清楚。在日常医疗工作中,常因医药人员对患者联系和指导不力而使患者出现非依从。如在用药过程中,医药人员未向患者说明药物的作用、用法用量、不良反应及注意事项,则患者可能因自我感觉疗效不佳而加大剂量,或出现不良反应而停用,也可能发生用药途径错误,如将栓剂口服或片剂当作栓剂用等。

此外,医生在开具处方或书写标签时对用法说明不恰当,如"必要时服用""遵医嘱""同前"等均会使患者发生理解错误而造成非依从。

(二)患者因素

患者因求治心切而盲目地超剂量用药、病情好转而中断用药、年迈残障或健忘而不能及时准确用药或重复用药、久病成医或相信他人经验而自行下药或停药、对医生缺乏信任而自行更改用药方案、担心药物不良反应或不良反应难以忍受等。同时,患者的心理因素是产生非依从性的一个重要因素。有的患者对药物治疗期望过高,健康保健要求过强,害怕受疾病折磨的痛苦,要求治疗效果快速,因而出现乱投医、乱用药,听信不规范的药品广告宣传误导,不遵医嘱,盲目自购药品服用,均会对治疗产生一定的影响。

(三)疾病因素

有些疾病本身症状不明显,或经过一段时间治疗后症状减轻或消失,患者缺少症状提醒而导致药物漏服。

(四)药物因素

如药片太大,使患者吞咽困难;如药片太小,使一些患者拿、掰困难;如有些药物制剂带有不良气味或颜色,使患者尤其是儿童不易接受等。

(五)药物治疗方案因素

复杂的给药方案,如药物种类多、用药次数频繁、用药量各不相同、用药时间严格、疗程过长、用药方式不便等,均可能增加患者的非依从性。

(六)社会和经济的影响

由于受社会上某些不良宣传广告的影响,有的患者盲目听从虚假广告的误导,乱投医,擅自乱服偏方、秘方,不但没有治好疾病,反而导致严重不良后果,致使患者对疾病治疗失去信心。有的患者家庭经济条件较差,治疗费用过高,经济上难以承受而中断或放弃治疗,或擅自换用价格低的药品,从而造成疗效较差、不良反应较多,影响治疗效果。

(七)其他

一些特殊职业者,如驾驶员、地质勘探人员、井下作业人员、建筑施工人员等,工作和生活的不规律造成了用药的低依从性。当某些患者用药受周围人员或家属不支持的影响较大时,不按医生处方用药的情况就会增加。如儿童服药是否依从,取决于家长。另外,一般来说,门诊患者的非依从性高于住院患者。

三、提高患者依从性的措施

患者产生不依从的原因很多,改善患者的依从性应针对原因改进工作,可从以下几个方面着手。

(一)加强对患者的用药指导

向患者提供用药指导有助于患者正确认识药物,以达到正确使用药物、发挥药物应有疗效的目的,尤其是对一些安全范围较窄、过早停用产生严重后果或需要长期使用的治疗慢性疾病的药物。在对患者进行用药指导时,应根据患者的情况,采用其容易接受的方式来提供有关药物的信息;应以患者能理解的方式进行,如使用亲切的语言、保持温和友善的态度、表现出应有的同情心等,从而使患者感到宽慰。用药指导的主要内容包括5个方面。

1.药物的作用和用途

对患者来说,由于不理解治疗的重要性而倾向于不依从是主要原因。特别是在慢性疾病治疗和预防中,或进行强迫性治疗时,患者更易不遵循医嘱。药师应告诉患者所服药物的名称和作用等,以消除患者的疑虑,使其认识到药物治疗的必要性和重要性。

2.药物的用法、用量及用药时间

可在患者的药瓶或药盒上注明每日几次及每次的用量,也可以效仿国外药师通过设计外包装、说明书,以及信息活页等多种形式,传递给患者药物的用法、用量等重要信息。对于口服药,应交代最佳服用时间;对于外用药,应注明正确的用法;对于干粉吸入剂、气雾剂、鼻喷剂等,应向患者演示正确的使用、贮存方法等。

3.药物的不良反应

有些药物在治疗的同时,不良反应也很多,降低了患者服药的依从性。有研究表明,药师通过清楚说明药物服用方法及药物的不良反应等举措可以改善患者的依从情况。

4.相互作用

有些患者同时患有多种疾病,联用药物品种多,有些药物联用会产生有益的作用,有些药物联用则会加重病情。

5.注意事项

说明用药的要求,如何贮藏药品及识别药品是否过期,用药期间的食物禁忌,是否需要复诊及何时复诊,复诊时需要向医生提供什么信息等。

(二)与患者建立良好的关系,赢得患者的信任

医务人员要熟悉患者的心理,尊重患者的感受,理解患者。

(三)简化治疗方案

治疗方案复杂是造成患者非依从的主要原因之一。因此,治疗方案应尽可能减少药品种类和用药次数,如减少一些非必需的药物,尽可能采用长效制剂或缓释制剂等。另外,药物的用法要简单、用量易掌握,方便患者的使用。

第三章　药物相互作用

第一节　概述

药物相互作用(DDD)是指同时或相继使用两种或两种以上药物时,由于药物之间的相互影响而导致其中一种或几种药物作用的强弱、持续时间甚至性质发生不同程度改变的现象。

药物相互作用有广义和狭义之分。广义药物相互作用是指联合用药时所发生的疗效变化。疗效变化虽然有多种多样表现,但结果只有两种可能,即作用加强或作用减弱。从临床角度考虑,作用加强可表现为疗效提高,也可表现为毒性加大;作用减弱可表现为疗效降低,也可表现为毒性减轻。虽然多药联用的情况非常普遍,但药物相互作用常常只在对患者造成有害影响时才引起充分注意。狭义的药物相互作用通常是指两种或两种以上药物同时或相继使用时产生的不良影响,可以是药效降低甚至治疗失败,也可以是毒性增加,这种不良影响是单一药物应用时所没有的。

一个典型的药物相互作用对由两个药物组成:药效发生变化的药物称为目标药,引起这种变化的药物称为相互作用药或促发药。一个药物可以在某一相互作用对中是目标药(如苯妥英钠西咪替丁),而在另一相互作用对中是相互作用药(如多西环素苯妥英钠)。

一、按发生机制分类

(一)体外药物相互作用

体外药物相互作用是指在患者用药之前(药物尚未进入机体以前),药物相互间发生化学或物理性相互作用,使药性发生变化。即一般所称化学配伍禁忌或物理配伍禁忌,故又称之为物理化学性相互作用。

(二)药动学相互作用

药物在其吸收、分布、代谢和排泄过程的任一环节发生相互作用,均可影响药物在血浆或其作用靶位的浓度,最终使其药效或不良反应发生相应改变。

(三)药效学相互作用

两种或两种以上的药物作用于同一受体或不同受体,产生疗效的协同、相加或拮抗作用,而对药物的血浆或作用靶位的浓度可无明显影响。

应当注意的是,有时药物相互作用的产生可以是几种机制并存。

二、按严重程度分类

(一)轻度药物相互作用

造成的影响临床意义不大,无须改变治疗方案。如对乙酰氨基酚能减弱呋塞米的利尿作用,但并不会显著影响临床疗效,也无须改变剂量。

(二)中度药物相互作用

药物联用虽会造成确切的不良后果,但临床上仍会在密切观察下使用。如异烟肼与利福平合用,利福平是肝药酶诱导剂,会促进异烟肼转化为具有肝毒性的代谢物乙酰异烟肼,而利福平本身也有肝功能损害作用,两者合用会增强肝毒性作用,但两药联用对结核杆菌有协同抗菌作用,所以这一联合用药对肝功能正常的结核病患者仍是首选用药方案之一,但在治疗过程中应定期检查肝功能。

(三)重度药物相互作用

药物联用会造成严重的毒性反应,需要重新选择药物,或须改变用药剂量及给药方案。如特非那定与许多药物(大环内酯类、咪唑类、H_2受体阻断药、口服避孕药等)合用时代谢过程受阻,其原形对心脏毒性较大,可致患者室性心动过速而死亡。骨骼肌松弛药与氨基糖苷类抗生素庆大霉素等合用,可能增强及延长骨骼肌松弛作用,甚至引起呼吸肌麻痹。

此外,按药物相互作用发生的概率大小可分为:肯定、很可能、可能、可疑、不可能等几个等级。这主要是根据已发表的临床研究或体外研究、病例报告、临床前研究等文献结果进行判断。按发生的时间过程,有的药物相互作用可立即发生,如四环素类抗生素与含钙、铝、镁的抗酸药发生络合反应,可使四环素的吸收立即下降。另一些药物相互作用的影响可能需要数小时或几天后才表现出来,如华法林的抗凝作用可被合用的维生素 K 逐渐减弱。

第二节　体外药物相互作用

体外药物相互作用是指在患者用药之前(药物尚未进入机体以前),药物相互间发生化学或物理性相互作用,使药性发生变化。即一般所称化学配伍禁忌或物理配伍禁忌。

一、分类

(一)可见配伍变化

包括溶液混浊、产气、沉淀、结晶及变色。可见配伍变化,应在混合后仔细观察,大多数是可以避免的。有些可见配伍变化不是立即发生的,而是在使用过程中逐渐出现的,更应该引起足够重视。如20％磺胺嘧啶钠注射液(pH 为 9.5～11)加入10％的葡萄糖注射液(pH 为3.2～5.5)中,由于 pH 的改变,可使磺胺嘧啶微结晶析出,这种结晶输入血管可造成栓塞。

(二)不可见配伍变化

包括水解反应、效价下降、聚合变化及肉眼不能直接观察到的直径 $50\mu m$ 以下的微粒等,潜在地影响药物对人体的安全性和有效性。如在氨基酸注射液中不能加入对酸不稳定的药物,因为该类药物在氨基酸营养液中容易降解;维生素 C(pH 为 5.8～6.9)与偏碱性的氨茶碱(pH 为 9.0～9.5)溶液混合时,外观无变化,但效价降低。

二、常见注射剂配伍变化产生的原因

(一)沉淀

1.注射液溶媒组成改变

因改变溶媒的性质而析出沉淀。某些注射剂内含非水溶剂,目的是使药物溶解或制剂稳定,若把这类药物加入水溶液中,由于溶媒性质的改变而析出药物产生沉淀。如氯霉素注射液(含乙醇、甘油等)加入5%葡萄糖注射液或0.9%氯化钠注射液中,可析出氯霉素沉淀。

2.电解质的盐析作用

主要是对亲水胶体或蛋白质药物自液体中被脱水或因电解质的影响而凝集析出。如氟罗沙星注射剂与0.9%氯化钠注射液合用可发生盐析作用而出现沉淀。

3.pH改变

pH发生改变时,药物的溶解性也会发生改变,会导致药物的析出。5%硫喷妥钠10mL加入5%葡萄糖注射液500mL中,由于溶液pH下降导致产生沉淀。

4.形成配合物

如米诺环素与Ca^{2+}、Mg^{2+}等金属离子形成难溶性配合物而析出沉淀。

(二)变色

出现新的颜色,或原有颜色消失。酚类化合物、水杨酸及其衍生物以及含酚羟基的药物如肾上腺素与铁盐发生配合反应,或受空气氧化,都能产生有色物质。

(三)产气

碳酸盐、碳酸氢盐与酸类药物配伍,铵盐与碱类药物配伍,均可产生气体。

(四)效价下降

某些药物在水溶液中不稳定,易分解失效,与其他药物合用,可加速分解,致药物活性下降。如氨苄西林在含乳酸根的复方氯化钠注射液中,由于乳酸根可加速氨苄西林的水解,4h效价损失20%。

(五)聚合反应

氨苄西林1%(w/v)的储备液在放置期间,会发生变色、溶液变黏稠、形成沉淀,这是由于形成聚合物所致。

三、注射剂配伍变化的预测

根据注射药物的理化性质,将预测符号分为7类。

AI类为水不溶性的酸性物质制成的盐,与pH较低的注射液配伍时易产生沉淀,如青霉素类、头孢菌素类、苯妥英钠等。

BI类为水不溶性的碱性物质制成的盐,与pH较高的注射液配伍时易产生沉淀,如红霉素乳糖酸盐、盐酸氯丙嗪、盐酸普鲁卡因等。

AS类为水溶性的酸性物质制成的盐,其本身不因pH变化而析出沉淀,如维生素C、氨茶碱、葡萄糖酸钙、氨甲蝶呤(MTX)等。

BS类为水溶性的碱性物质制成的盐,其本身不因pH变化而析出沉淀,如硫酸阿托品硫酸多巴胺、硫酸庆大霉素、盐酸林可霉素等。

N类为水溶性无机盐或水溶性不成盐的有机物,其本身不因pH变化而析出沉淀,但可导致AS.BI类药物产生沉淀,如氯化钾、葡萄糖、碳酸氢钠、氯化钠等。

C类为有机溶媒或增溶剂制成不溶性注射液(如氢化可的松),与水溶性注射剂配伍时,常由于溶解度改变而析出沉淀,如氯霉素、维生素K、地西泮等。

P类为水溶性的具有生理活性的蛋白质(如胰岛素),pH变化、重金属盐、乙醇等均可影响其活性或使其产生沉淀,如抗利尿激素、透明质酸酶、催产素、肝素等。

第三节 药动学方面的相互作用

药物代谢动力学(PK)简称药动学,是研究药物在体内变化规律的一门学科。药动学的研究内容主要包括:一是药物的体内过程,包括吸收、分布、代谢和排泄;二是药物在体内随时间变化的速率过程。前者主要描述药物在体内变化过程的一般特点,后者主要以数学公式定量地描述药物随时间改变的变化过程。

机体对药物的处理是药物与机体相互作用的一个重要组成部分,药动学过程包括药物在其吸收、分布、代谢和排泄过程的任一环节发生相互作用,均可影响药物在血浆或其作用靶位的浓度,最终使其药效或不良反应发生相应改变。

一、影响药物吸收的相互作用

药物由给药部位进入血液循环的过程称为吸收。除静脉注射和静脉滴注给药外,其他血管外给药途径都存在吸收过程。临床常用的血管外给药途径可分为消化道给药、注射给药、呼吸道给药及皮肤黏膜给药,口服是最常用的给药途径。药物在胃肠道吸收时相互影响的因素有如下几个方面。

(一)pH的影响

药物在胃肠道的吸收主要通过被动转运。药物的脂溶性愈大、非解离型比值越大,越易吸收。胃肠道的pH可通过影响药物的溶解度和解离度,进而影响药物的吸收。如酸性药物在酸性环境以及碱性药物在碱性环境下解离度低,非解离型药物占大多数,因而药物脂溶性较高,较易透过生物膜被吸收;反之,酸性药物在碱性环境或碱性药物在酸性环境下解离度高,因而药物脂溶性低,扩散透过生物膜的能力差,吸收减少。药物与能改变胃肠道pH的其他药物合用,其吸收将会受到影响。如水杨酸类药物在酸性环境下吸收较好,若同时服用抗酸药碳酸氢钠,将减少水杨酸类药物的吸收。

(二)配合作用与吸附作用的影响

含有二、三价的阳离子(Ca^{2+}、Al^{3+}、Mg^{2+}等)能与四环素类抗生素、异烟肼、喹诺酮类抗菌药物等形成不溶性或难以吸收的配合物,从而影响药物吸收。如口服的四环素与金属离子(Ca^{2+}、Al^{3+}、Mg^{2+}等)配合,使其吸收减少。

阴离子交换树脂如考来烯胺、考来替泊,对酸性分子如阿司匹林、地高辛、华法林、环孢素、甲状腺素等有很强的亲和力,妨碍了这些药物的吸收。药用炭、白陶土等吸附剂也可使一些与其一同服用的药物吸收减少,如林可霉素与白陶土同服,其血药浓度只有单独服用时的10%。这些药物相互作用可采用增加给药时间间隔的方法来避免。

(三)胃肠运动的影响

大多数口服药物主要在小肠上部吸收,因此改变胃排空和肠蠕动速度的药物能影响目标药物到达小肠吸收部位的时间和在小肠滞留的时间,从而影响目标药物吸收程度和起效时间。

　　一般而言,胃肠蠕动加快,药物起效快,但在小肠滞留时间短,可能吸收不完全;胃肠蠕动减慢,药物起效慢,吸收可能完全。这在溶解度低和难吸收的药物中表现得比较明显。如地高辛片剂在肠道内溶解度较低,与促进胃肠蠕动的甲氧氯普胺等合用,地高辛的血药浓度可降低约 30%,有可能导致治疗失败;而与抑制胃肠蠕动的溴丙胺太林合用,地高辛的血药浓度可提高 30% 左右,如不调整地高辛剂量,就可能中毒;而口服快速溶解的地高辛溶液或胶囊,则溴丙胺太林对其吸收的影响相对较小。但是,对那些在胃的酸性环境中会被灭活的药物如左旋多巴,抑制胃肠蠕动的药物可增加其在胃黏膜脱羧酶的作用下转化为多巴胺(DA),从而降低其口服生物利用度。

(四)肠吸收功能的影响

　　抗肿瘤药物如环磷酰胺、长春碱以及对氨基水杨酸、新霉素等能破坏肠壁黏膜,引起吸收不良。如环磷酰胺可使合用的地高辛吸收减少,血药浓度降低,疗效下降。

(五)食物的影响

　　一般情况下食物可减少药物的吸收。如利福平、异烟肼等可因进食而吸收缓慢,但对药物吸收总量未有影响。但某些脂溶性药物,如灰黄霉素与高脂肪的食物同服,可明显增加吸收量。

(六)肠道菌群的影响

　　消化道的菌群主要位于大肠内,胃和小肠内数量极少。因此,主要在小肠内吸收的药物较少受到肠道菌群的影响。口服地高辛后,在部分患者的肠道中,地高辛能被肠道菌群大量代谢灭活,如同时服用红霉素等能抑制这些肠道菌群的抗生素,可使地高辛血浆浓度增加 1 倍。

　　部分药物结合物经胆汁分泌,在肠道细菌的作用下可水解为有活性的原药而重吸收,形成肠肝循环。抗菌药物通过抑制细菌可抑制这些药物的肠肝循环。如抗生素可抑制口服避孕药中炔雌醇的肠肝循环,导致循环血中雌激素水平下降。

(七)其他因素的影响

　　消化液是某些药物重要的吸收条件。硝酸甘油片舌下含服,需要充分的唾液帮助其崩解和吸收,如同服抗胆碱药,则由于唾液分泌减少而使之降效。

　　某些药物合并用药可影响胃肠道黏膜内外酶和酶系统,从而影响药物的吸收。如秋水仙碱能抑制肠黏膜中多种酶系统(如蔗糖酶、麦芽糖酶、乳酸酶等),导致维生素 B_{12} 的吸收不良。

　　另外,口服以外的给药途径也有可能因相互作用而影响吸收。如应用局麻药时,常加入微量肾上腺素以收缩血管,延缓局麻药的吸收,达到延长局麻药作用时间、减少不良反应的效果。

二、影响药物分布的相互作用

　　药物吸收后,通过各种生理屏障经血液转运到组织器官的过程称为分布。分布过程中的药物相互作用方式,可表现为相互竞争血浆蛋白结合部位,改变游离型药物的比例,或改变药物在某些组织的分布量,从而影响它们在靶部位的浓度。

(一)竞争血浆蛋白结合部位

　　药物经吸收进入血液循环后,大部分药物或其代谢产物均不同程度地与血浆蛋白发生可逆性结合,称结合型药物;另一部分为游离型药物。

当药物合用时,它们可在蛋白结合部位发生竞争,结果是与蛋白亲和力较强的药物可将另一种亲和力较弱的药物从血浆蛋白结合部位上置换出来,使后一种药物的游离型增多。由于游离型的药物分子才能跨膜转运,产生生物活性,并能被分布、代谢与排泄,因此这种蛋白结合的置换可对被置换药物的药动学和药效学产生一定的影响。

通过体外试验很容易证明,许多药物间均存在这种蛋白结合的置换现象。因此,过去一度认为它是临床上许多药物相互作用的一个重要机制。但近年来,更严谨的研究得出结论:大多数置换性相互作用并不产生严重的临床后果,因为置换使游离型药物增多的同时,相应分布、消除的比例也增加,仅引起血药浓度的短暂波动。

保泰松与华法林的相互作用研究是对蛋白结合置换现象的临床意义进行重新认识的典型例子。保泰松可以增强华法林的抗凝作用而致出血不止。过去一直认为,保泰松将华法林从其血浆蛋白结合部位置换出来,游离型华法林浓度升高导致出血。并据此认为任何非甾体抗炎药(NSAID)均以这种方式增强华法林的抗凝作用。现在的研究认识到,华法林是 R 和 S 两种异构体的混合物,S 异构体的活性较 R 强 5 倍;保泰松除了竞争置换出华法林外,还可抑制 S-华法林的代谢(由 CYP2C9/18 催化)而促进 R 华法林代谢(由 CYP1A2、CYP3A4 催化),这样表面上药物总的半衰期不变,但血浆中活性高的 S 华法林的比例增大,因而抗凝作用增强。

药物在蛋白结合部位的置换反应能否产生明显的临床后果,取决于目标药的药理学特性,那些蛋白结合率高、分布容积小、半衰期长和安全范围小的药物被置换下来后,往往发生药物作用的显著增强而导致不良的临床后果。

(二)改变组织分布

1.改变组织血流量

某些作用于心血管系统的药物可通过改变组织 d 血流而影响与其合用药物的组织分布。如去甲肾上腺素减少肝脏血流量,使得利多卡因在肝脏的分布量减少,导致代谢减慢、血药浓度增高;而异丙肾上腺素增加肝脏血流量,增加利多卡因在肝脏中的分布及代谢,使其血药浓度降低。

2.组织结合位点上的竞争置换

与药物在血浆蛋白上的置换一样,类似的反应也可发生于组织结合位点上,而且置换下来的游离型药物可返回到血液中,使血药浓度升高。由于组织结合位点的容量一般都很大,通常对血药浓度影响不大,但有时也能产生有临床意义的药效变化。例如奎尼丁能将地高辛从骨骼肌的结合位点上置换下来,可使90%患者的地高辛血药浓度升高约 1 倍,两药合用时,地高辛用量应减少 30%~50%。

三、影响药物代谢的相互作用

药物在体内发生化学结构的改变称为代谢,或称为生物转化。药物代谢的主要场所是肝脏,肝脏进行药物代谢主要依赖于微粒体中的多种酶系。药物经代谢后可转化为无活性物质;或使原来无药理活性的药物转变为有活性的代谢产物;或将活性药物转化为其他活性物质;或产生有毒物质。影响药物代谢的相互作用占药动学相互作用的 40%,是一种具有重要临床意义的药动学相互作用。

(一)酶诱导

某些药物能增加肝药酶的合成或提高肝药酶的活性,称之为酶诱导。酶诱导使目标药的代谢加快,一般是导致作用减弱或作用时间缩短。

如口服抗凝血药双香豆素期间加服苯巴比妥,后者使血中双香豆素的浓度下降,抗凝作用减弱,表现为凝血酶原时间缩短。因此,如果这两类药物合用,必须应用较大剂量才能维持其治疗效应。

需要指出的是,酶诱导促使药物代谢增加,但不一定均导致药物疗效下降,因为有些药物的药效是由其活性代谢物引起的。如环磷酰胺在体外无活性,只有经肝药酶代谢活化生成磷酰胺氮芥,才能与DNA烷化发挥药理作用,抑制肿瘤细胞的生长增殖。另外,如果药物经代谢生成毒性代谢产物,与酶诱导剂合用就可能会导致不良反应增加。如异烟肼产生肝毒性代谢物乙酰异烟肼,若与利福平合用,后者的酶诱导作用将加重异烟肼的肝毒性。

(二)酶抑制

一些药物能减少肝药酶的合成或者降低肝药酶的活性,称之为酶抑制。临床上因肝药酶的抑制而引起的药物相互作用较肝药酶诱导所引起的药物相互作用常见。肝药酶被抑制,将使另一药物的代谢减少,因而加强或延长其作用。如氯霉素与双香豆素合用,明显加强双香豆素的抗凝血作用,这是由于氯霉素抑制肝药酶,使双香豆素的半衰期延长2~4倍。

有些药物在体内通过各自的灭活酶而被代谢,若这些酶被抑制,将加强相应药物的作用。食物中的酪胺在吸收过程中被肠壁和肝脏的单胺氧化酶所灭活,因而不呈现作用。但在服用单胺氧化酶抑制剂期间,若食用酪胺含量高的食物如奶酪、红葡萄酒等,由于肠壁及肝脏的单胺氧化酶已被抑制,被吸收的酪胺不经破坏,大量到达去甲肾上腺素能神经末梢,引起末梢中的去甲肾上腺素大量释放出来,使动脉血压急剧升高,产生高血压危象,危及患者生命。虽然酶抑制可导致相应目标药自机体的清除减慢,体内药物浓度升高,但酶抑制能否引起有临床意义的药物相互作用取决于多种因素。

1.目标药的毒性及治疗窗的大小

药物相互作用能产生临床意义的药物通常其治疗窗很窄,即治疗剂量和中毒剂量之间的范围很小;或其剂量反应曲线陡峭,药物浓度虽然只有轻微改变,但是其效果差异变化显著。如抗过敏药阿司咪唑具有心脏毒性,与酮康唑、红霉素等酶抑制剂合用时,由于代谢受阻血药浓度显著上升,可出现致死性的心脏毒性。而酮康唑抑制舍曲林的代谢则不会引起严重的心血管不良反应。

2.是否存在其他代谢途径

如果目标药可由多种肝药酶催化代谢,当其中一种酶受到抑制时,药物可代偿性经由其他途径消除,药物代谢速率所受影响可不大。但对主要由某一种肝药酶代谢的药物,如果代谢酶受到抑制,则容易产生明显的药物浓度和效应的变化。

3.与能抑制多种肝药酶的药物合用

有些药物能抑制多种肝药酶,在临床上容易发生与其他药物的相互作用。如H₂受体阻断剂西咪替丁,其结构中的咪唑环可与肝药酶中的血红素部分紧密结合,故能抑制多种肝药酶而影响许多药物在体内的代谢。目前已报道有70多种药物的肝清除率在与西咪替丁合用后,出现不同程度的下降。临床上当药物与西咪替丁合用时,应注意调整剂量,必要时可用雷尼替丁代替西咪替丁。

酶抑制引起的药物相互作用常常导致药物作用的增强及不良反应的发生,但也有例外。如奎尼丁是酶抑制剂,而可待因须经肝药酶代谢生成吗啡产生镇痛作用,两者合用可使可待因的镇痛作用明显减弱,药效降低。

四、影响药物排泄的相互作用

药物及其代谢产物经机体的排泄器官或分泌器官排出体外的过程称为排泄。大多数影响药物排泄的相互作用发生在肾脏。当一种药物改变肾小管液的 pH、干扰肾小管的主动转运过程或重吸收过程或影响到肾脏的血流量时,就能影响一些其他药物的排泄,尤其对以原形排出的药物影响较大。

(一)改变尿液 pH

尿液的 pH 通过影响解离型/非解离型药物的比例,改变进入肾小管内药物的重吸收。这主要是因为大多数药物为有机弱电解质,在酸性尿液中,弱酸性药物(pKa 为 3.0～7.5)大部分以非解离型存在,脂溶性高,易通过肾小管上皮细胞重吸收;而弱碱性药物(pKa 为 7.5～10)的情况相反,大部分以解离型存在,随尿液排出多。临床上可通过碱化尿液增加弱酸性药物的肾清除率,如苯巴比妥多以原形自肾脏排泄,当过量中毒时,可用碳酸氢钠碱化尿液,减少重吸收,促进苯巴比妥的排泄而解毒。同理,酸化尿液可促进碱性药物的排泄。

但在药物的相互作用中,尿液 pH 改变的临床意义甚小,因为除小部分药物直接以原形排出,大多数药物经代谢失活后,最终从肾脏消除;同时能大幅度改变尿液 pH 的药物在临床上也很少使用。

(二)干扰肾小管分泌

肾小管分泌是一种主动转运过程,要通过肾小管的特殊转运载体,包括酸性药物载体和碱性药物载体。当两种酸性药物合用时(或两种碱性药物合用),可相互竞争酸性(或碱性)载体,竞争力弱的药物,经由肾小管分泌的量减少,肾脏排泄减慢,有可能增强其疗效或毒性。如痛风患者合用丙磺舒和吲哚美辛,两者竞争酸性载体,可使吲哚美辛的分泌减少,排泄减慢,不良反应发生率明显增加。

但是有些药物间的这种竞争可被用于产生有益的治疗目的。如丙磺舒和青霉素竞争肾小管上的酸性转运系统,可延缓青霉素的经肾排泄过程,使其发挥持久的治疗作用。

(三)改变肾脏血流量

减少肾脏血流量的药物可妨碍药物的经肾排泄,但这种情况在临床上并不多见。肾脏的血流量部分受到肾组织中扩血管的前列腺素生成量的调控。有报道指出,如果这些前列腺素的合成被吲哚美辛等药物抑制,则锂的肾排泄量会降低,并伴有血清锂水平的升高。这提示合用锂盐和 NSAIDs 的患者,应密切监测血清锂水平。

第四节 药效学方面的相互作用

药效学方面的药物相互作用是指不同药物通过与疾病相关药物靶点的影响,使一种药物增强或减弱另一种药物的效应或不良反应的现象。相互作用结果可分为药物效应的相加、协同和拮抗。

一、相加或协同作用

相加作用或协同作用是指作用于疾病相关靶点的两种药物合用的效果等于(相加)或大于(协同)单用效果之和。相加或协同作用是临床用药的主要目的。

(一)表现为药理作用的增强

如磺胺甲噁唑(SMZ)和甲氧苄啶(TMP)通过双重阻断机制(SMZ抑制二氢叶酸合成酶,TMP抑制二氢叶酸还原酶),协同阻断敏感菌的四氢叶酸合成,抗菌活性是两药单独等量应用时的数倍至数十倍,甚至呈现杀菌作用,且抗菌谱扩大,并减少细菌耐药性的产生。常将SMZ与TMP按5∶1的比例制成复方磺胺甲噁唑(SMZco)用于临床。另外,临床上常用青霉素和庆大霉素联用抗感染、异烟肼和利福平联用抗结核,这些联用都表现为治疗效应的增强。

(二)表现为药理作用的相加

如应用一般治疗剂量的巴比妥类药物或其他具有中枢神经系统抑制作用的药物时,饮用少量酒即可引起昏睡,因为乙醇具有非特异性中枢神经系统的抑制作用,致使药理作用的相加。

(三)表现为增加药物不良反应的风险

如治疗帕金森病的抗胆碱药物,与具有抗胆碱作用的其他药物(如氯丙嗪、H受体阻断药、三环类抗抑郁药)合用时可产生性质协同的相互作用,常可出现过度的抗胆碱能效应,在老年患者甚至可能出现抗胆碱危象。口服广谱抗生素抑制肠道菌群后,可使维生素K合成减少,从而增加香豆素类抗凝药的活性,应适当减少抗凝药的剂量。

二、拮抗作用

拮抗作用是指两种或两种以上药物合用所产生的效应小于其中一种药物单用的效应。在临床上,通常要尽量避免药物治疗作用的相互拮抗。根据作用机制,可将药物的拮抗作用分为两类。

(一)竞争性拮抗

两种药物在共同的作用部位或受体上产生了拮抗作用。本类相互拮抗作用可发挥治疗作用,如在治疗虹膜炎时,交替使用毛果芸香碱和阿托品,可防止虹膜粘连;也可产生药理性拮抗作用,在药物中毒时抢救患者的生命。如用苯二氮䓬类受体拮抗剂氟马西尼抢救苯二氮䓬类过量中毒;用α-肾上腺素受体激动剂去甲肾上腺素对抗氯丙嗪过量引起的低血压。

(二)非竞争性拮抗

作用物与拮抗物不是作用于同一受体或同一部位,也可出现拮抗作用。如较大剂量的氯丙嗪用于治疗精神分裂症时,因阻断黑质纹状体通路的多巴胺受体,使中枢乙酰胆碱作用相对增强,可引起锥体外系反应,而苯海索具有中枢抗胆碱作用,可减轻锥体外系反应;氨茶碱可因兴奋中枢而引起失眠,常合用催眠药加以对抗;维生素 B_6 能增加外周多巴脱羧酶活性,加速左旋多巴在外周部位脱羧,减少左旋多巴进入中枢的量,降低左旋多巴的疗效,产生对抗左旋多巴的作用。

第四章　疾病对临床用药的影响

疾病是影响临床用药的重要因素,其通过改变药物在体内的吸收、分布、生物转化及排泄过程,导致药物代谢动力学的改变;同时也通过改变某些组织器官受体数目和功能,导致药效动力学的改变。因此,只有充分认识在治疗过程中病理状态对临床用药的影响,及时调整药物剂量、给药途径及给药间隔,才能达到对患者实施合理性、个体化药物治疗的方案,获得最佳治疗效果和最低治疗风险的目的。

第一节　疾病对药动学的影响

一、疾病对药物吸收的影响

(一)改变胃排空时间

延长胃排空时间的疾病如胃溃疡、抑郁症、帕金森病、创伤或手术恢复期等,能推迟药物的吸收时间,使得药物达峰时间延长,药物起效时间变慢;而缩短胃排空时间的疾病如甲状腺功能亢进、胃酸过多及处于焦虑兴奋状态等则相反。

(二)改变小肠的药物吸收

小肠是药物吸收的主要部位,能改变小肠吸收功能的疾病,如节段性回肠炎,可减慢克林霉素、甲氧苄啶及磺胺类药物的吸收;慢性胰腺炎或胆囊纤维化的患者,可明显减少头孢氨苄、头孢噻肟的吸收。

(三)胆汁分泌减少

胆汁缺乏的患者可发生脂肪泻及并发吸收障碍综合征,而对一些脂溶性高的药物如脂溶性维生素、地高辛等,一般难以吸收。

(四)慢性疾病

慢性肝功能不全、肾功能不全、肾病综合征、心力衰竭、营养不良伴有低蛋白血症的患者,血浆中游离型药物浓度升高,降低了药物透过肠黏膜的浓度梯度,使口服药物吸收减少。肾功能减退者维生素 D 羟化不足,导致肠道 Ca^{2+} 吸收减少;慢性尿毒症患者常伴有胃肠功能紊乱,如腹泻、肠黏膜水肿等,能减少药物吸收,同时由于胃内氨的含量增高,使 pH 升高,可减少弱酸性药物在胃内的吸收。

(五)心力衰竭

心力衰竭患者由于胃肠道淤血,影响药物吸收,药物生物利用度可减少达 50%。

(六)营养不良

营养不良、恶性贫血、糜烂性胃炎的患者,由于内因子分泌减少,可造成维生素 B_{12} 缺乏。

（七）药物吸收量与注射部位血流量有关

当患者处于休克状态时，由于周围循环衰竭，皮下或肌内注射药物吸收受阻，应采取静脉给药的方式才能达到抢救目的。

二、疾病对药物分布的影响

药物的体内分布主要受血浆蛋白含量、体液 pH、药物脂溶性等多种因素影响。其中血浆蛋白含量及其与药物结合能力是影响药物体内分布的最重要因素之一，药物与血浆蛋白结合率稍有改变，就可能明显改变药物的药理作用。

（一）疾病对药物血浆蛋白结合率的影响

肝脏疾病时，蛋白合成减少，从而使血浆蛋白结合率降低，游离型药物增加，可使药物的组织分布范围扩大。血浆蛋白含量低的患者，按常规剂量用药时，有可能发生不良反应。低白蛋白血症患者使用地西泮、泼尼松等药物，可出现明显毒性反应，使用苯妥英钠、华法林及洋地黄等蛋白结合率高的药物也可出现此种现象。故此类患者用药应注意减少用量，从最小有效剂量开始，必要时做血药浓度监测。

（二）疾病对血液 pH 的影响

肾病可引起血液 pH 的变化，影响药物解离度及药物向组织的分布，如肾病伴酸中毒可使水杨酸和苯巴比妥等弱酸性药物分布到中枢组织可能增加中枢毒性。

三、疾病对药物代谢的影响

（一）影响肝脏功能的疾病

肝脏在药物的代谢中起着重要的作用，大多数药物在肝脏内经过生物转化后转变为无活性的代谢产物而排出体外。肝脏功能减退时，肝药酶数量减少、活性下降，药物在肝脏的代谢灭活减少，可使药物效应增强，甚至毒性反应增加。如肝硬化患者的地西泮半衰期可显著延长，药效也随之延长，这时常规剂量的药物也可导致昏迷。此外，能影响肝血流量的疾病对药物代谢也有一定的影响，如甲状腺功能亢进的患者交感神经兴奋，心率加快，肝血流量随心排血量增加而增加，利多卡因、维拉帕米、普萘洛尔、吗啡、哌替啶等药物在肝脏代谢加快，半衰期缩短；而充血性心力衰竭的患者，上述药物在肝脏代谢则减慢。有些药物须经肝脏活化才具有药理作用，如泼尼松等，故肝功能不全的患者，血液中活化的泼尼松龙浓度下降，因而药理作用降低。

（二）影响肾脏功能的疾病

肾脏是仅次于肝脏的药物代谢器官。肾脏能代谢很多药物。近曲小管含有高浓度的葡萄糖醛酸转移酶，使药物大量与葡萄糖醛酸结合。例如，静脉注射呋塞米，20%在肾脏葡萄糖醛酸化，50%胰岛素的消除是通过肾脏代谢的。肾脏疾病时，药物在体内的转化速度和途径均可以发生改变，如尿毒症患者对苯妥英钠的氧化代谢加快，表现为常规剂量下难以控制癫痫发作。

（三）呼吸系统疾病

呼吸系统疾病也可以影响药物的代谢，如慢性呼吸功能不全患者对普鲁卡因的代谢减慢；慢性哮喘对甲苯磺丁脲的代谢加快；急性肺水肿患者，因肺血气交换减少，影响肝内血供，使氨茶碱代谢减慢，半衰期延长。

四、疾病对药物排泄的影响

药物有多种排泄途径,如尿液、胆汁、肠液、唾液、汗腺等,其中最主要的排泄器官是肾脏。肾功能不全的患者,主要是经肾脏排泄的药物容易在体内蓄积,药物半衰期延长,药理效应增强,甚至发生毒性反应。许多药物的不良反应发生率明显高于肾功能正常者,而且与肾功能损害程度密切相关。

(一)肾小球滤过率(GFR)改变

急性肾小球肾炎及严重肾功能减退患者的 GFR 下降,主要经肾小球滤过而排出体外的药物如地高辛、氨基糖苷类等排泄减慢,半衰期延长,药效增强。因此,肾功能减退患者使用上述药物时,应根据肾功能调节剂量。肾病综合征时,肾小球毛细血管通透性增加,致使药物排除增多,药效降低。

(二)肾小管分泌的改变

肾小管分泌是主动转运过程,需要有载体参加,一般不受血浆蛋白结合的影响。弱酸性或弱碱性药物从肾小管主动分泌,各自的分泌通道并不相同,但同类分泌通道却缺乏特异性。如弱酸类利尿药呋塞米及氢氯噻嗪一般通过有机酸转运机制分泌进入肾小管管腔达到作用部位,但在尿毒症时,体内积蓄的内源性有机酸阻止其达到作用部位,以致要增大药物剂量才能在管腔内达到有效浓度,发挥利尿作用。

(三)肾小管和集合小管的重吸收改变

尿液 pH 能影响非解离型药物的比例,从而影响药物的被动重吸收。弱酸性药物在碱性环境中易解离,当患者 pH 升高时,排泄增多。弱碱性药物(吗啡、可待因、氨茶碱)在碱性环境中难解离,当 pH 升高时排泄减少。故临床上可通过调节尿液 pH 的方法来治疗药物中毒,如碳酸氢钠碱化尿液治疗苯巴比妥中毒。

(四)肾血流量减少

休克、心力衰竭、肾动脉病变均可使肾血流量减少,肾小球滤过、肾小管分泌和肾小管重吸收等功能均可发生障碍,从而影响药物的经肾排泄。

(五)肝脏疾病影响药物经胆汁排泄

某些药物以原型或其代谢产物的形式按主动转运经胆汁排泄,如红霉素。当肝功能减退时,由于肝血流量减少,进入肝细胞的药物减少,同时药物从肝细胞到胆汁的主动转运过程发生障碍,可使药物经胆汁排出减少,药物的肝肠循环减弱。如肝功能正常者服用地高辛后 7d 内从胆汁中的排出量为给药量的 30%;而肝功能减退者服用同等剂量后,7d 内的排出量仅为8%。任何影响肝血流量、肝细胞对药物的摄取、药物在肝内的代谢、药物向胆汁的转运、胆汁形成的速度等因素,均可影响药物自胆汁的排泄。

第二节　疾病对药效学的影响

一、疾病引起受体数目改变

大多数药物与靶细胞上的受体结合,激动或阻断受体,产生药理效应。而组织细胞内受体的数目、亲和力及内在活性可因疾病的影响而产生改变。研究发现,某些疾病产生针对自身受体的抗体,可阻断受体与药物的正常结合,某些疾病还可以引起体内 cAMP、IP3/DG 和 G 蛋白等细胞内信使的活性产生改变,此种状态下用药,药物效应必然发生改变。例如,甲状腺功能亢进患者的 β 受体比正常人多 1 倍,用了 β 受体激动剂很容易引起心律失常。因此,疾病对药物靶受体的影响是改变药物效应的一个重要因素。

(一)高血压病

高血压病患者交感神经活性增高,使 β 受体暴露于高浓度的肾上腺素和去甲肾上腺素中,致使 β 受体下调。普萘洛尔的降压作用是通过阻断 β 受体数目实现的,有利于 β 受体数目的向上调节。对于内源性儿茶酚胺高的患者,其减慢心率、降低血压的作用相当显著,而对体内儿茶酚胺浓度不高的患者,其治疗效果较差。

(二)支气管哮喘

哮喘患者支气管平滑肌上的 β 受体数目减少,且与腺苷酸环化酶的偶联有缺陷,体内 cAMP 含量降低,使 α 受体的功能相对占优势,引起支气管收缩,诱发哮喘。治疗时应用 β 受体激动剂如沙丁胺醇等舒张支气管平滑肌的同时,加用 α 受体阻断药或糖皮质激素后可出现良好的治疗效果,因为糖皮质激素能使 cAMP 含量升高,哮喘得以缓解。而大剂量 β 受体激动剂可拮抗机体内源性糖皮质激素的功能,对哮喘产生不良效果,故目前临床不主张大剂量使用 β 受体激动剂。

二、疾病引起机体对药物的敏感性改变

(一)肝脏疾病

肝病患者体内氨及短链脂肪酸等代谢异常,使脑功能处于非正常状态,对较常用的镇静催眠药、镇痛药和麻醉药的敏感性几乎都增强,甚至诱发肝性脑病。如慢性肝炎患者,尤其是发生肝性脑病的患者,在使用氯丙嗪和地西泮镇静时,使用常规剂量就会使患者产生木僵和脑电波减慢,宜选用奥沙西泮,但仍需慎重给药,宜从小剂量开始。肝硬化水肿和腹腔积液的患者使用过强的利尿剂治疗,由于过度失钾,能加重肝性脑病症状,诱发肝昏迷,应用保钾利尿剂治疗。

(二)肾脏疾病

肾功能衰竭引起尿毒症时,引起电解质和酸碱平衡紊乱,导致机体内各种生物膜的电位及平衡机制改变,以致改变机体对药物的敏感性。由于血脑屏障有效性降低,对镇静催眠药的中枢神经系统抑制效应更敏感。由于凝血机制的改变,使机体对抗凝血药更敏感,使用阿司匹林和其他非甾体消炎药(NSAIDs)更易引起胃肠出血。

(三)心脏疾病

心脏自律性紊乱与心肌损害相伴,并会被药物增强。地高辛的心脏毒性会被低钾血症和高钙血症所增强,低钾血症还能明显减弱许多抗心律失常药的效应,故在治疗心律失常时要注意电解质的平衡,同时药物的剂量需要适当调整。有严重缺氧疾患者,地高辛更易引发心律失常。对药物敏感性的显著改变也可由治疗的终止而诱发。如冠心病患者长期使用 β 受体阻断药治疗停止后,会持续数日对肾上腺素有高敏性。此类患者必须缓慢地减少 β 受体阻断药的治疗剂量,以免引起反跳。

三、疾病引起受体后效应机制改变

疾病引起受体后效应机制改变可以地高辛对不同类型心力衰竭的效应为例。不同原因所致的心力衰竭,其 Na^+-K^+-ATP 酶后效应机制受到抑制或损害的程度也不一致,使用强心苷的临床疗效也不一样。对低心排血量型心力衰竭,如高血压、心瓣膜病、先天性心脏病等心脏长期负荷过重引起的心力衰竭,应用强心苷治疗效果较好,药物强心苷受体后效应机制没有受损,它能增加心肌收缩力,降低前后负荷,增加心排血量;而高心排血量型心力衰竭,如甲状腺功能亢进、贫血继发的心力衰竭肺源性心脏病所致心力衰竭,由于存在心肌缺氧或能量代谢障碍,使强心苷受体后效应机制受到严重影响,因而应用强心苷治疗效果较差,易引发毒性反应,应治疗原发病。

第三节　疾病状态下的临床用药

肝脏是药物代谢的主要场所,肾脏是药物排泄的主要器官,肝肾疾病或其他脏器的病变引起肝肾功能减退时,药物代谢排泄必然受到影响,从而影响药物的药理效应,甚至造成药物在体内的蓄积,引起严重毒性反应。

一、肝脏疾病的临床用药

(一)肝脏疾病对临床用药的影响

肝脏疾病可引起肝血流量减少或肝药酶活性降低,使药物的肝清除率减少,药物在体内蓄积。如钙通道阻滞药非洛地平、硝苯地平、尼莫地平等在肝硬化患者的血浆清除率和首过消除明显降低,半衰期显著延长。肝硬化患者口服这些药物时,剂量仅为正常剂量的 $25\% \sim 50\%$。急性病毒性肝炎或肝硬化时,许多药物的血浆蛋白结合率降低,血浆中游离型药物浓度增高,这与肝病时血浆蛋白合成减少、血浆蛋白结合部位减少或内源性抑制物蓄积有关。为确保肝病时用药安全,肝硬化患者应从小剂量开始用药,并随时观察临床反应以便及时调整剂量及给药间隔,必要时可进行血药浓度监测。

口服给药存在首过消除,肝病患者首过消除减少,药物的生物利用度增加,药物的血药浓度升高,故对肝病患者使用普萘洛尔、美托洛尔、拉贝洛尔、阿司匹林、利多卡因、氯丙嗪、吗啡、哌替啶等具有明显首过消除效应的药物时,应减少给药剂量,并延长给药间隔时间。

(二)肝功能不全时用药注意事项

肝脏疾病时,药物的消除速率减慢,血药浓度升高,药物的半衰期延长,但只要血药浓度的变化不超出 2～3 倍,且机体没有受体敏感性的改变,则该血药浓度的变化并没有太大的临床意义。但据统计,药物引起肝功能损害占药物不良反应的 10％～15％,而多数药物都能引起不同程度的肝功能损害。肝脏疾病用药应注意以下几点:①禁用或慎用具有肝功能损害作用的药物,如必须应用,应进行生化监护;②慎用经肝脏代谢且不良反应多的药物;③禁用或慎用可诱发肝性脑病的药物。

二、肾脏疾病时的临床用药

(一)肾脏疾病对临床用药的影响

肾脏:是药物排泄的主要器官,肾功能减退时,药物的吸收、分布、生物代谢、排泄以及机体对药物的敏感性均可能受到影响。肾功能不全患者,药物易在体内蓄积,药物半衰期延长,药效提高,甚至发生毒性反应。例如,肌酐清除率近似正常值的患者(Qc＝83mL/min)肌内注射卡那霉素 7mg/kg,$t_{1/2}$ 为 1.5h,而肾功能衰竭患者(Qc＝8mL/min)$t_{1/2}$ 可达 25h。

(二)肾功能不全时选药原则

肾功能不全的患者在选择治疗药物及制定用药方案时,应遵循以下几点原则:①尽可能选用肾毒性较低或无肾毒性的药物;②选择那些在较低浓度即可生效且不良反应容易辨认的药物;③评估患者的肾功能,确定适当地给药剂量及给药间隔时间。

(三)肾功能减退时给药方案调整

肾功能减退时,如仍按照常规方案给药,可因药物在体内蓄积而引起毒性反应。故对肾功能不全的患者使用主要经肾排泄且毒性较大的药物,应先评估患者的肾功能,然后根据患者的肾功能减退程度调整给药方案,确定适当地给药剂量及间隔时间。

第五章　药物滥用与药物依赖性

药物滥用已成为当今全球性的严重社会问题。控制药物滥用的发生和蔓延,消除药物依赖性对人类健康和社会发展的危害,是医药学工作者重要的社会责任。

第一节　药物滥用

一、药物滥用

药物滥用指人们背离医疗、预防和保健目的,间断或不间断地自行过量用药的行为。这种用药具有无节制、反复等特征,往往导致对用药个人精神和身体的危害,并进而酿成对社会的严重危害。

二、药物滥用的危害

药物滥用及由此造成的药物依赖性对个人、家庭和社会危害深重。如果不采取有效的措施预防和控制,药物滥用及其与之有关的疾病将会很快在全球泛滥成灾,任何国家都处于这种危险之中。

(一)对个人的危害

1.药物滥用者身心健康的严重危害

药物滥用者必然出现所用药物的各类毒性作用。如阿片滥用者常有便秘、恶心、呕吐,甚至呼吸困难等不良反应;而苯丙胺的长期滥用,导致慢性中毒性精神病的发生。一旦药物滥用产生生理依赖性,停药即出现严重戒断综合征,置药物滥用者于极大痛苦与恐怖之中。药物滥用者智力减退、判断能力下降、工作效率降低、责任感丧失、身心健康受到严重摧残。

2.滥用药物过量,常致中毒死亡

药物滥用者急性中毒病死率甚高。造成急性中毒的原因有以下3种。

(1)吸毒者从非法途径所得毒品质量差异甚大,实际用量无法掌握而致过量。

(2)滥用者在一段时间被迫停药后,再度使用高剂量,因耐受性已降低,而产生急性中毒。

(3)药物滥用者常因精神过度抑郁,蓄意过量用药自杀。

药物滥用妇女不仅危害自身健康,在孕期还会累及胎儿。如孕妇吸食阿片类毒品,其胎儿亦会产生依赖性。一旦胎儿娩出,可因严重戒断症状而死。

3.降低机体免疫力,引发各种感染

药物滥用者免疫功能降低,抵抗力下降,极易并发各种病毒或细菌感染性疾病,如急性或慢性传染性肝炎、局部脓肿、败血症及心内膜炎等,尤易并发结核病和艾滋病。吸毒者通过静脉注射方式滥用药物成为艾滋病传播的重要途径之一。

(二)对社会的危害

药物滥用不仅危害药物依赖性患者个人,而且危害家庭,扰乱治安,严重危及社会的稳定与发展。

1.药物滥用破坏家庭正常生活

药物依赖性患者丧失对家庭的责任感,对亲人和子女漠不关心,造成夫妻情感破裂,家庭气氛紧张。为购买毒品大肆挥霍钱财,严重破坏家庭的正常生活,家庭暴力时有发生,甚至酿成家破人亡、妻离子散的人间悲剧。

家庭失和或道德格调低下的家庭模式或夫妻离婚会严重影响子女心理健康的发展与成长。生活在这类家庭中的未成年子女,出现异常行为或精神病的概率较高。他们学习成绩下降,升学率和就业率均低于出身于普通家庭中的子女。

2.药物滥用促发犯罪行为

药物滥用者,惯用诈骗、抢劫甚至卖淫等犯罪手段获取钱财或毒品。不法分子为进行贩运和走私毒品,往往结成犯罪团伙,进行非法活动,严重危害社会治安。此外,药物依赖性患者包括一些急慢性酒精中毒患者,常因意识恍惚、丧失警觉、失去机械操作敏捷性,导致各类交通事故,造成过失性犯罪。可见,药物滥用与犯罪行为是紧密相连的社会丑行。

3.药物滥用耗竭社会经济、阻碍社会发展

药物滥用一旦成为群体现象,将直接消耗巨额毒资,并严重破坏社会生产力。同时社会为打击制造、贩卖毒品的犯罪行为,开展禁毒戒毒工作,必然耗费大量人力、物力和财力。更有甚者,吸毒造成社会风尚败坏、伦理道德丧失,势必严重阻碍人类社会的进步与发展。

第二节 药物依赖性

一、药物依赖性

药物依赖性指在药物滥用条件下,机体与滥用药物相互作用所形成的一种特殊精神状态,有些滥用药物还会形成一种特殊身体状态。这些特殊的精神或身体状态表现为欲求定期或不间断地用药,以期体验用药后的心理效应,或避免由于停用药物所引起的严重身体不适和痛苦。这种状态有时伴有对该种滥用药物的耐受性。

药物依赖性的临床表现十分复杂,可依其呈现的特殊精神状态或身体状态,分为生理依赖性和精神依赖性两类。

(一)生理依赖性

生理依赖性亦称身体依赖性或躯体依赖性,是指药物滥用所造成的一种特殊身体状态。在这种身体状态下,一旦中断用药,用药者会相继发生严重的精神和身体症状,使用药者感受异常痛苦,甚至可能危及生命,此即药物戒断综合征。药物戒断综合征的临床表现随用药者滥用药品的类别不同而有差异。在出现戒断综合征的同时,都伴有渴求再次用药的心理体验和觅药行为。

(二)精神依赖性

精神依赖性又称心理依赖性,是药物滥用所致的一种特殊精神状态。滥用药物使用药者产生欢愉和满足感,这种虚幻的欣快情绪驱使用药者欲求周期地或连续用药,以满足欢愉感觉或避免不适,出现强迫性用药行为。

有些药物的滥用仅引起精神依赖性,停药后并不出现药物戒断症状。有些药物滥用既可产生精神依赖性,又可引发生理依赖性。药物所致精神依赖性是导致药物滥用的生物学基础。药物依赖性的发展,会导致药物依赖性患者的意志衰退、削弱劳动能力、行为堕落,甚至走上犯罪道路,危害社会。

(三)交叉依赖性

人体对一种药物产生生理依赖性时,停用该药所引发的戒断综合征可能为另一性质相似的药物所抑制,并维持原已形成的依赖性状态,这种现象称作上述两药间的交叉依赖性。药物的交叉依赖性,可表现为两药间所有药理作用的相互替代,亦可能仅表现于两药的部分药理作用间的交叉依赖。

二、药物耐受性

药物耐受性指人体在重复用药条件下形成的一种对药物的反应性逐渐减弱的状态。在此状态下,该药原用剂量的效应明显减弱,必须增加剂量方可达到原用剂量的相同效应。药物滥用形成的药物依赖性常同时伴有对该药物的耐受性。

产生药物耐受性的人体,对药物不同作用的耐受程度并非完全相同。人体对有些作用可能迅速产生耐受性,而对另外一些作用的耐受性则产生迟缓。如人体对吗啡的镇静、欣快、镇痛、呼吸抑制和催吐作用可能迅速产生耐受性,而对其缩瞳和致便秘的作用则无明显耐受性。

人体的药物耐受性具有可逆性,即停止用药后,机体对该药的耐受性可逐渐消失,对药物的反应性可恢复到用药初期的程度。故药物滥用者经相对长时间停用药物后,若再度滥用,并使用停药前相同大剂量,则可由此产生滥用药物的急性中毒。

人体的药物耐受性亦可能呈现交叉耐受性特征,即人体对某药产生耐受性后,亦可能表现出对其他化学结构类似或作用机制类似的同类药物敏感性降低。

三、致依赖性药物的分类、特征及依赖性的治疗

(一)致依赖性药物的分类

具有依赖性作用的药物,有的原属于医用药物,有的属社会消遣物质,有的则是实验室合成的活性化合物。为加强对致依赖性药物的国际管制,国际禁毒公约将具有依赖性特性的药物分为麻醉药品和精神药物两大类进行国际管制,它们有时被统称为"精神活性药物";世界卫生组织将尚未列入国际管制的精神活性物质如酒、烟草及挥发性溶剂也纳入依赖性药物范畴,因此,将具有依赖性特性的药物分为三大类。

1.麻醉药品

麻醉药品指连续使用后易产生生理依赖性和精神依赖性,停药后产生戒断症状的药物。

(1)阿片类:包括天然来源的阿片以及其中所含的有效成分,如吗啡、可待因;也包括人工合成或半合成的化合物如海洛因、哌替啶(杜冷丁)、美沙酮、芬太尼等。

(2)可卡因类:包括可卡因碱、盐酸可卡因、古柯叶、古柯糊等。

(3)大麻类:大麻植物中最广泛被滥用的品种是印度大麻,它的制品一般通称大麻。大麻的有效成分是大麻酚,有多种异构体,最主要的是Δ9－四氢大麻酚(Δ9－THC)。

2.精神药物

也称精神药品,指主要作用于中枢神经系统,能使之兴奋或抑制,反复应用能产生精神依赖性的药品。

(1)镇静催眠药和抗焦虑药:如巴比妥类、苯二氮䓬类等。

(2)中枢兴奋剂:如苯丙胺、甲基苯丙胺(去氧麻黄碱、冰毒)等。

(3)致幻剂:如麦角酸二乙胺、麦司卡林、西洛西宾等。

3.其他

烟草、乙醇、挥发性有机溶剂。

(二)药物依赖性的主要类型特征与依赖性的治疗

1.阿片类

本类药物如阿片、吗啡、海洛因等具有严重的精神依赖性和生理依赖性,也有严重的耐受性。

当前阿片类成瘾的流行性具有如下特点:吸毒人群年轻化,25岁以下青少年占绝大多数,男性高于女性;沿海与边疆地带以滥用海洛因为主,贵州、内蒙古等内陆山区以吸食阿片为主;滥用途径除吸入外,还采取静脉注射,这成为HIV的主要传播途径;流行地区犯罪率急剧上升,影响社会安全。

(1)中毒症状:阿片类药物的镇痛作用及致欣快作用,对消除患者的剧烈疼痛作用显著。一般健康人初次应用阿片类药物,可能出现轻度恶心、呕吐等不适感,但重复应用时,其欣快作用使人情绪松弛、忘乎所以。由此,渴求再次用药,渐至滥用产生药物依赖性。其中海洛因是当前全球范围内滥用最为严重的毒品之一。

急性中毒症状表现为中枢神经系统抑制、瞳孔缩小成针尖大小、呼吸抑制三联征,其他如心动过缓、体温降低、低血压休克、肺炎等。

(2)戒断症状:阿片类药物依赖性者一旦停药,即产生明显戒断综合征。一般在停药18~24h后出现明显的戒断症状,表现为3个方面:①精神状态及行为活动异常,如忧虑、不安、好争吵,开始为困倦,以后转为失眠;②躯体症状,如呼吸困难、关节与肌肉疼痛、肌强直、肌无力、意向震颤、斜视、脱水、体重减轻、发冷、体温升高;③自主神经系统症状,如频频呵欠、大汗淋漓、汗毛竖立、瞳孔散大、流泪、流涕、流涎、食欲不振、恶心呕吐、腹泻、胃肠绞痛、皮肤苍白、心动过速、血压增高、高血糖等。至停药后36h左右症状达高峰,此后经1周以上时间症状才可能逐渐缓解。

滥用者如保持连续用药,就不会发生上述戒断症状,或在戒断症状发生期间应用适当阿片类药物,上述症状立即消失。滥用者难于忍受戒断症状带来的极端痛苦,这也是迫使滥用者不断滥用毒品的重要因素。

(3)阿片类药物的依赖性治疗:现今应用的戒毒药物大体上可分为作用于阿片受体、具特异性特点的替代递减治疗药物;主要作用于肾上腺素受体的非阿片类药物,如可乐定或洛非西定;作用于阿片受体的部分激动剂如丁丙诺啡。

美沙酮替代递减疗法:用于各种阿片类成瘾的戒毒治疗。当前国内多采取 2～3 周的治疗方法。通常凡静脉滥用海洛因在 1g 以上的成瘾者,美沙酮初始用量为每日 30～40mg,而吸入滥用者可自每日 10～20mg 开始。首次剂量应用后应注意观察戒断症状控制程度、瞳孔变化以及对美沙酮的耐受情况,根据表现,美沙酮可上下调定用量,以每日 5～10mg 为宜。一般规定在 1～3 周内逐渐减少乃至停药。多数治疗者采用先快后慢的药物递减幅度,戒断症状控制比较稳定时每日可减少 20％用量,减到每日 10mg 左右可改为每 1～3d 减少 1mg。因美沙酮与阿片类药物呈部分交叉依赖性,停用美沙酮后,用苯二氮䓬类即可。

可乐定疗法:可乐定系 α_2 肾上腺素受体激动药,可有效抑制中枢神经系统蓝斑神经元肾上腺素能神经冲动的传递,并抑制节前交感神经活动。阿片类药物依赖性患者,其中枢蓝斑亦受阿片类药物的抑制,一旦停药,蓝斑神经元高度兴奋,自主神经系统功能紊乱,出现恶心、呕吐、肌肉痉挛流汗、心动过速、血压增高等临床症状。可乐定抑制戒断期间蓝斑电活动,从而有效抑制临床戒断症状。

可乐定用于脱毒治疗的剂量一般高于临床抗高血压剂量。成人可由每次 0.1mg,每日 3 次开始,逐增至 1.5mg/d 以下,以期有效控制戒断症状,而无严重不良反应发生。治疗剂量维持 1 周后,可于 1 周内递减完毕。

丁丙诺啡疗法:平均每日分别给予丁丙诺啡 3.0mg、4.0mg 和 6.0mg,分 3～4 次舌下含服。最大剂量每日不超过 8mg。第 5 日递减剂量,第 7 日停药。

纳洛酮疗法:可阻断阿片受体,短期快速脱毒,但痛苦加剧,一般不用。

2.中枢神经抑制药类

中枢神经抑制药包括巴比妥类、苯二氮䓬类、水合氯醛等。巴比妥类和苯二氮䓬类药物是临床常用镇静催眠药,其中苯二氮䓬类药物的应用尤为广泛,在部分社会人群中已造成滥用。这类药物的滥用多从医疗用药开始,在对其潜在依赖性失去警惕的情况下,长期应用并逐步增量和增加用药次数,即可进入依赖状态。如苯二氮䓬类经连续应用 4 个月以上,即可呈现显著的药物依赖性。

(1)急性中毒症状:各类药物急性中毒的临床表现相似,包括中枢神经系统抑制、不同程度的呼吸抑制、低血压、低体温、肺水肿等。

巴比妥类中毒特点表现为中枢神经和心血管抑制、不同程度的呼吸抑制、低血压、低体温等。

苯二氮䓬类中毒症状较轻。

水合氯醛中毒的唯一特征是对消化道具有腐蚀作用,出现恶心、呕吐等胃炎症状,重者有出血性胃炎。少数患者可有黄疸、蛋白尿、心律失常。甲丙氨酯中毒的特征为持续的低血压,中枢神经系统抑制程度较轻。

(2)戒断症状:苯二氮䓬类药物依赖性表现为滥用者用药后感受欣快和对用药的渴求,于停药后 36h 左右出现戒断综合征,表现为焦虑、烦躁、头痛、心悸、失眠或噩梦、肌肉震颤,甚至惊厥,严重者可能导致死亡。巴比妥类的戒断综合征与此类似,一般于停药后 12～24h 出现,且症状更为严重。镇静催眠药依赖性者对本类药物的耐受性高,且同类药间交叉耐受性显著。该类药物的严重依赖者实质处于药物慢性中毒状态,患者思维和记忆力衰退、情绪不稳、语言含糊,躯体活动出现共济失调。

（3）依赖性药物治疗:可以用慢弱效类催眠药或抗焦虑药进行替代治疗,也可用递减法逐渐脱瘾。

短效的苯二氮䓬类药物依赖性可用长效的地西泮替代递减。

长时作用的苯二氮䓬类可用苯巴比妥替代递减。使用苯巴比妥对各种作用时间的苯二氮䓬类脱毒,安全有效。苯巴比妥的最高用量不超过每日 500mg。

3.大麻类

被广为滥用的大麻品种是印度大麻。其制品中的主要活性成分是四氢大麻酚。印度大麻叶、花瓣或将其加入烟叶制成的烟卷也是在人群中造成滥用的重要毒品。

（1）中毒症状:大麻显著影响人的精神活动。一般剂量(相当四氢大麻酚 20mg)即可产生欣快感,短程记忆受损,视、听、触或味觉增敏,出现自感时间流逝迟缓的异常时间感,且情绪反常,无端发笑。加大剂量可引发幻觉与妄想患者思维紊乱、焦虑不安。滥用者长期大量应用,可表现出情绪淡漠、表情呆滞、记忆障碍,精神不能集中,思维联想障碍,甚至形成偏执意念,同时伴有心率加快、血压增高等心血管功能的改变。

（2）戒断症状:大麻滥用者对大麻制剂产生耐受性。但戒断症状较轻,一般于停药后 10h 出现。可表现为情绪烦躁、食欲不振、失眠多梦甚至畏寒震颤,经 4～5d 可逐渐消除。

（3）依赖性药物治疗:大麻中毒维持时间不长,一般无须处理。如果吸食大麻者焦虑和猜疑严重,甚至发生惊恐反应,则应有陪护进行解释和安慰,让吸毒者清楚这是吸食大麻的反应,几小时便消失。有时需要置患者于静室,口服或注射地西泮。

4.苯丙胺类

苯丙胺为中枢兴奋剂,能促进去甲肾上腺素能神经末梢释放去甲肾上腺素,兴奋中枢,并且能抑制食欲,故广泛用于减肥,但同时也产生了依赖性。

本药有很强的精神依赖性和耐受性。目前认为中枢多巴胺系统是形成心理依赖的关键因素,其他如 5-HT、Ach、GABA 等也可能参与调整。尽管对兴奋剂是否形成躯体依赖仍有争论,但戒断症状即使少量短期应用也会出现,其表现恰与中毒症状相反。

苯丙胺的作用为精神兴奋、消除疲劳、提高情绪、活动过度、情感冲动、欣快、偏执、妄想、自我约束力下降、幻觉、性欲亢进。

（1）中毒症状:烦躁易怒、不安、话多、头昏头痛、心悸、恶心、呕吐、无力、失眠、震颤、焦虑、幻觉、精神错乱、定向力障碍惊恐、敌意、易致人身伤害。

（2）戒断症状:抑郁、行动缓慢、刻板动作、疲乏无力、嗜睡或者多梦、饥饿感和再次使用兴奋剂的渴求。

甲基苯丙胺是本类中毒性最大的一种,使用 1 次便会产生精神依赖性,久用可致精神失常甚至致中毒性精神病。

摇头丸是一种与苯丙胺极为相似的混合物。1985 年 7 月摇头丸在欧美流行,地下加工厂在欧洲。主要在公共娱乐场所以口服形式被应用,服用后使人产生幻觉妄想,极度兴奋等。本药于 1992 年传入香港,1996 年传入内地。

5.可卡因

可卡因系古柯树叶中的活性成分,曾作为局部麻醉药用于临床。本品对中枢神经系统有明显兴奋作用。

(1)急性中毒症状:可卡因滥用者在吸食可卡因后,产生欣快感,并觉体力超人,进而出现幻觉、妄想等精神障碍,甚至失去自我控制能力。

本品的精神依赖性潜力强,滥用者渴求用药甚严重。长期大量滥用者亦有生理依赖性,停药后出现轻度戒断综合征,如疲乏思睡、精神抑郁、心动过缓等症状。

(2)依赖性药物治疗:抗抑郁药如地昔帕明、丙米嗪、氟西汀、安非他酮。拟多巴胺药如溴隐亭、金刚烷胺、培高利特。抗癫痫药如卡马西平。阿片受体拮抗剂如纳曲酮。阿片受体部分激动剂如丁丙诺啡。

6.致幻剂类

致幻剂是一类不影响意识和记忆的情况下改变人的知觉、思维和情感活动的化合物。除下面所列的药物外,很多其他药物,如抗胆碱药物、溴化物、可卡因、苯丙胺及类固醇激素等,当达到一定剂量时,都可以引起幻觉和情绪障碍。

麦角酰二乙胺(LSD)口服吸收快,作用持续 $10\sim12h$,只用 $10\mu g$ 就能引起明显的欣快和致幻作用,与脑内升高 5-HT 有关。

中毒症状:瞳孔散大、高热、心率快、血压升高、出汗、寒战、头痛、恶心、呕吐、幻觉、时间失真(时间过得特慢或特快,在时间中漫游)、听视触觉失真,产生"感觉互相沟通"现象,如听到了颜色,看见了声音,最后由欣快变为粉身碎骨的恐惧感。本品有严重的精神依赖性及明显的生理依赖性,但有耐受性,且和西洛西宾之间有交叉耐受性。

二甲基色胺:作用与中毒症状似 LSD,产生欣快、幻觉、令人陶醉,有明显耐受性和精神依赖性,无生理依赖性。

苯环己哌啶:1956 年合成,1957 年用作麻醉剂,能抑制中枢神经系统,现已不用。

近 10 年来本品进入毒品领域,使用后产生感觉障碍、痛觉迟钝、兴奋、谵妄、幻觉、自大高傲、觉得自己力大无穷、血压升高、心动过速、反射亢进、瞳孔缩小、精神错乱、定向力障碍,只能坐以待毙,使众多用药者因缺乏定向力而在浅水中溺死或从大楼窗口摔下或与慢速行驶的汽车相撞,或在大火中烧死。

7.乙醇

乙醇的不同浓度水溶液谓之酒。

(1)酒精急性中毒症状:分 3 期。①兴奋期:当血中乙醇浓度达 0.05%时,血管扩张、愉快、欣快、语言直爽、情绪不稳。②共济失调期:当血中乙醇浓度达 0.1%时,平衡失调、动作笨拙、举步不稳、语无伦次、行为失常,甚至有攻击伤害行为;血中乙醇浓度达 0.2%时,则可酩酊大醉。③昏迷期:当血中乙醇浓度达 0.4%时,知觉意识丧失、昏迷不醒;当血中乙醇浓度达 0.5%时,面色苍白、皮肤湿冷、口唇微紫、脉搏快、呼吸快、瞳孔散大、血压下降,可死于呼吸衰竭。

酒精中毒机制:乙醇首先抑制 CNS 抑制性突触,故先兴奋(使大脑皮质下高级中枢脱抑制),结果随着浓度增加,皮质下兴奋性突触也受到抑制,则出现全面抑制甚至昏迷。

(2)酒精慢性中毒症状:①中枢神经系统症状:失眠、焦虑、肌肉震颤、嗅视听幻觉。酒精性柯萨可夫精神病:神经心理障碍、记忆再现障碍、知觉运动障碍、定向力障碍、逆行性遗忘。酒精中毒性痴呆与遗忘症:大脑萎缩,无目的无目标地到某一生疏地点,醒后全然不知,此症称旅行综合征。②对生殖的影响:长期饮酒者均可致男女性腺萎缩,分泌及功能低下,慢性酒精中毒者中80%的男性和25%的女性有性功能障碍。对男性,乙醇能导致生殖细胞分化障碍,精子精液数量和质量下降,约70%精子发育不全或活力差,头尾形态异常,重者可致睾丸萎缩,出现男性女性化,胡须减少,乳房增大,嗓音变细。在慢性中毒者中,70%～80%为阳痿患者。对女性,绝经提前,性欲减退,月经紊乱,40岁左右停经,孕妇饮酒后,可致胎儿畸形,甚至发生严重"胎儿酒精综合征"。具体表现为出生前后生长缓慢,头围小,身长短;中枢神经功能低下;面部先天畸形。③对消化系统的影响:酒精性肝炎、脂肪肝、肝硬化、胃酸分泌减少、胃炎、溃疡、出血。④对心血管系统的影响:兴奋心脏、增加耗氧、诱发高血压、心绞痛和心肌梗死。⑤对骨骼的影响:致骨质疏松,身材变矮。由钙吸收减少,骨盐溶解及抑制性激素分泌所致。⑥对免疫功能的影响:减少T细胞数,抑制免疫功能。⑦致癌:口腔、咽、食管、喉、肝癌等发病率高。

(3)酒精中毒的治疗:急性酒精中毒后,无特效药对抗。输液利尿意义不大,因经肾排泄很少,可用绿茶水灌肠,静脉注射安钠咖,脱水降颅内压,身体保温,人工呼吸或以呼吸机维持。近有人发现用纳洛酮静滴挽救急性酒精中毒疗效好,方法是0.8mg纳洛酮加入50%葡萄糖20mL中缓慢静脉点滴,每半小时1次,一般经1～4次即可使意识恢复,患者苏醒,但对慢性酒精中毒无效。其机制是在酒精急性中毒时,体内β-内啡肽大量释放,而引起中枢抑制,纳洛酮可阻断阿片受体而解除其抑制。

(4)酒的戒断症状与治疗:乙醇具有很强的耐受性、精神依赖性和生理依赖性。

戒断症状:抑郁、焦虑、烦躁、易怒、失眠、妄想、幻觉、震颤、心慌、多汗、胸闷、定向障碍、意识错乱、乏力、记忆力下降、四肢抽搐、自主神经紊乱、虚脱等。

(5)依赖性药物治疗:目前采用厌恶疗法。①戒酒硫(双硫醒、酒畏):本身无作用,可抑制乙醛脱氢酶,故酒后乙醛增加可产生令人极难以忍受而厌恶的多种感觉,如头痛、发热、心悸、脉速、恶心、呕吐、眩晕、乏力、呼吸困难等,使饮酒者对酒产生厌恶,而达戒酒之目的,本身除抑制乙醛脱氢酶外,尚可抑制多巴胺β-羟化酶而减少多巴胺和去甲肾上腺素合成等,也促进全身不适。②呋喃唑酮(痢特灵):为单胺氧化酶抑制剂。服后在肠中产生代谢物为2-羟乙胺,可明显增强机体对乙醇的敏感性,另外呋喃唑酮可直接抑制乙醛脱氢酶而呈现双硫醒反应。即使少量饮用乙醇,也能产生明显不适,如恶心、呕吐、头晕、眼花、心慌、气急等,从而产生对酒厌恶感。③甲硝唑:能抑制乙醛脱氢酶,增加乙醛浓度,而呈现双硫醒样反应。④人工冬眠:氯丙嗪50mg、异丙嗪50mg、哌替啶100mg加入5%葡萄糖液250mL中,缓慢静脉点滴。应密切观察患者体温、脉搏、血压、呼吸,保持呼吸道通畅,并应补充血容量,纠正酸中毒。

第三节 常见的致依赖药物

不同类别的致依赖性药物所产生的药物依赖性各具不同特征。视对目前滥用最广的致依赖性药物的依赖性特征做如下归纳,以利于临床诊断和治疗。

一、阿片类

(一)作用和戒断症状

阿片类药物的药理作用主要有镇痛、镇静、镇咳、抑制呼吸和对情绪的影响等。阿片类药物依赖性患者一旦停药,即产生明显戒断综合征。一般在停药8~16h后即出现不安、哈欠、流涕、流泪、出汗、恶心、食欲不振、难以入眠,呈现自主神经系统功能亢奋等症状。停药24h左右症状加重、瞳孔扩大、自感发冷发热,并出现呕吐腹泻、四肢、躯体与腹部疼痛,甚至肌肉抽搐、蜷缩成团,呈极度痛苦状态。停药后36h左右症状达高峰,此后经1周以上时间症状才可能逐渐缓解。继而呈现血压体温略降、心率减慢、瞳孔略大、失眠、焦虑、关节肌肉疼痛等戒断症状。此类症状可持续至停药后半年以上,常是导致戒毒后复吸毒品的重要原因。

(二)对机体的损害

阿片类致依赖性药物对机体的损害较为严重,包括以下内容。

(1)可引起呼吸抑制、便秘、恶心、呕吐等一般不良反应。

(2)对免疫系统和内分泌功能的不良影响,导致吸毒者体质下降、消瘦,对外伤、手术和感染等应激状态的抵抗力降低,性欲、性交能力和生育能力均降低。

(3)因可引起胰腺管和胆管痉挛,有时可造成胰腺炎和胆管梗阻。

(4)海洛因可引起肺部积液(非心源性肺水肿)和海洛因肾病,可能由于异常免疫反应所致。

(5)由于使用不洁注射器引起各种感染,包括病毒性肝炎、局部脓肿、败血症和急慢性心内膜炎等。共用不洁注射器和针头,导致艾滋病(获得性免疫缺陷综合征,AIDS)、病毒性肝炎等传播。

(6)急性中毒表现为中枢神经系统抑制、瞳孔缩小成针尖大小、呼吸抑制三联征。

二、中枢神经抑制药类

中枢神经抑制药包括巴比妥类、苯二氮䓬类及水合氯醛等。

(一)作用和戒断症状

中等用量的巴比妥类药物可以缩短或抑制快动眼睡眠时相,减少梦境和做梦时的生动性,但减少用量时快动眼睡眠时相会反跳性延长,伴有多梦,导致睡眠障碍,容易产生药物依赖。因为本类药物是肝药酶的诱导剂,能加速这些药物本身的转化和降解,故易形成药物耐受性。巴比妥类依赖性的特点是躯体依赖性、精神依赖性均较严重。苯二氮䓬类药物依赖性的特点是躯体依赖性、精神依赖性均较巴比妥类弱,药物耐受性形成较缓慢。两类药物突然停药可出现类似的戒断症状,表现为震颤、兴奋、焦虑、头昏、厌食、恶心、呕吐、失眠、幻觉、低血压等。轻者以震颤和兴奋开始,重者可立即出现惊厥发作。多有脑电图异常。短效的巴比妥类和苯二氮䓬类药物,在停药后 2～3d 内即可出现戒断症状,而长效的巴比妥类和苯二氮䓬类药物的戒断症状出现较迟缓。

(二)对机体的损害

巴比妥类对机体的损害主要表现为营养状况差、性格异常、智能障碍较明显。此外,这类药物有肝毒性,故常伴有药物中毒性肝炎。智能障碍主要表现为大脑皮质抑制,包括思考困难、反应迟钝,不能进行简单计算等。小脑功能障碍主要表现为眼球震颤、运动失调、步态蹒跚、肢端颤抖等。苯二氮䓬类药物对机体的损害较巴比妥类药物轻。急性中毒也是滥用镇静催眠药的主要危害之一。

三、大麻类

被广为滥用的大麻品种是印度大麻,其粗制品为大麻浸膏。印度大麻的活性成分为大麻酚,其主要成分是四氢大麻酚(THC)。印度大麻叶、花瓣或将其加入烟叶制成的烟卷也是在人群中造成滥用的重要毒品。

(一)作用和戒断症状

大麻是一种独特的精神活性药物。对中枢神经系统的作用有两重性,小剂量时,既有兴奋作用,又有抑制作用;大剂量时,则以抑制作用为主。大麻依赖性特点是躯体依赖性、精神依赖性均较弱,戒断反应也比较轻。大麻对情绪的影响主要为一种幸福感或欣快感,自觉精神松弛、内心宁静、诙谐、对人友好。在宁静的情绪中,听觉增强,如对音乐的鉴赏力增强;对颜色的感觉也很生动、深刻;触觉、味觉及嗅觉均可相应地增强;也有时感到时间过得特别缓慢。大量长期滥用者有人格解体体验,如幻觉、妄想、谵妄、恐惧、极端焦虑、好斗等精神病样症状。中断用药后,出现的戒断症状较轻,出现烦躁、焦虑、抑郁、失眠、噩梦、震颤、出汗、厌食等。一般在停药 10h 左右出现,维持 4～5d。

(二)对机体的损害

大麻能引起脑退行性变化,部分长期滥用者外观变得呆板、不修边幅等,可有人格异常。此外,注意力、记忆力、计算和判断力都有不同程度的降低。其对心血管系统、呼吸系统、免疫系统、生殖系统也产生影响,如心率加快、直立性低血压、肺功能减退、抑制胎儿发育、致畸、致癌、致突变、影响核酸和蛋白质合成、抑制免疫功能。另一成分大麻二酚可抑制肝微粒体酶,使在肝内代谢的药物作用增强。

四、苯丙胺类兴奋药

常被滥用的苯丙胺类有苯丙胺(安非他命)、3,4-亚甲基二氧基甲基苯丙胺(俗称摇头丸)、麻黄碱、脱氧麻黄碱(甲基苯丙胺,俗称冰毒)等。3,4-亚甲基二氧基甲基苯丙胺、脱氧麻黄碱的中枢神经兴奋作用是所有被滥用药物中最强的,药物依赖性最严重。

(一)作用和戒断症状

苯丙胺类为一种中枢兴奋药,曾应用于发作性睡病;亦有抑制食欲作用,故亦曾用于治疗肥胖症,因其不良反应严重,苯丙胺已禁用于治疗肥胖症。苯丙胺类药物的滥用可引起中毒性精神病,表现为幻觉、妄想、焦虑、行为呆板等症状,类似精神分裂症。滥用者精神依赖性严重,且有一定生理依赖性,停药后可表现为全身乏力、精神萎靡、忧郁、过量饮食以及持久性睡眠等症状。

(二)对机体的损害

滥用苯丙胺类药物对机体最常见的损害是引起精神病,表现与偏执型精神分裂症相似。主要表现为在意识清晰的状态下出现幻听或幻视、妄想、活动亢进、易激惹、焦虑等,伴有注意力和记忆损害。精神病可在长期用药中逐渐出现,也可在一次静脉注射后发生。停药2～3d后幻觉消失,妄想可持续较长时间。急性中毒可导致惊厥、昏迷和心律失常而死亡。由于厌食和慢性消耗,可导致严重的营养不良。

五、可卡因

可卡因是古柯树叶中的有效成分,曾作为第一个局部麻醉药应用于临床,因其毒性太大,目前已被淘汰。可卡因直接加热容易被破坏,不能用于抽吸。可卡因的滥用方式主要是鼻吸、性器官和直肠用药。

(一)作用和戒断症状

可卡因为中枢神经系统兴奋剂,与苯丙胺的药理作用类似,具有中枢神经系统兴奋、心血管系统毒性、局部麻醉、食欲抑制及血管收缩作用。小剂量可卡因可引起愉快感,警觉度或警觉水平提高,精力旺盛不知疲倦,包括听、视和触觉在内的各种感官的灵敏度显著提高,自信心增强,丧失食欲和睡眠需要减少。此外,可卡因还可引起收缩压和舒张压增高,心率减慢。大剂量时,愉快感代之以抑郁情绪与欣快感相混杂,过分自信,情感强烈且不稳定,易出现冲动行为,伴有思维速度加快,语言过多,谈话内容不适当,出现无目的刻板动作甚至幻视、幻听、幻触、恐惧、妄想等偏执狂精神分裂症为特征的精神病样表现。可卡因的精神依赖性潜力强,滥用者渴求用药甚严重。长期大量滥用者亦有躯体依赖性。停药后出现轻度的戒断综合征,如疲乏思睡、精神抑郁、心动过缓等症状。

(二)对机体的损害

长期滥用可卡因可引起多系统损害,患者常常出现多种躯体和精神障碍。

(1)神经系统出现以偏执狂精神分裂症为特征的可卡因精神病,酷似苯丙胺精神病,亦可诱发癫痫发作,部分滥用者感到有昆虫在皮肤上爬行,常抓伤皮肤或自残。

(2)心血管系统发生病理改变,容易出现心功能衰竭、心律失常而死亡或引起冠状动脉痉挛导致心肌梗死,血压突然升高可引起脑血管意外。

(3)呼吸系统可引起肺炎、肺水肿、肺泡出血、鼻中隔穿孔等,或引起呼吸抑制而死亡。

(4)性功能障碍,开始应用可卡因时,性兴奋增强,但性兴奋作用很快发生耐受性,长期滥用可出现各种性功能障碍,持续时间长,在停用可卡因后仍继续存在。

(5)妊娠期间滥用可卡因可造成胎盘损伤和胎盘早剥,引起胎儿死亡和新生儿发育异常、新生儿死亡,可卡因比海洛因更易引起自发性流产,可卡因可分泌至乳汁,新生儿因吸吮母乳而出现可卡因中毒症状,主要表现为血压增高、出汗等。

(6)急、慢性心内膜炎等各种感染。

六、致幻剂

致幻剂是能改变人的知觉、思维和情感活动,并能引起与某些精神病相似的精神异常的一类化合物。常见的药物有麦角衍生物如麦角酸二乙酰胺;吲哚烷胺类如西洛西宾;苯烷胺类如麦司卡林;其他类如苯环利定,其中以麦角酸二乙酰胺和苯环利定最具代表性。这些药物作用机制尚未完全阐明。滥用方式有口服、闻吸、抽吸、静脉注射或肌内注射。

(一)作用和戒断症状

致幻剂的药效反应主要表现在感知觉障碍和情绪的改变,与苯丙胺类药物相似。戒断症状表现为焦虑、抑郁情绪,记忆损害、非真实感和人格解体等类似精神分裂症样表现,症状持续时间较长。

(二)对机体的损害

与兴奋剂类似,易导致中毒性精神病。过量中毒可导致高血压、抽搐和心律失常。死亡的原因主要是心律失常、抽搐和脑血管意外。酸化尿液可加速苯环利定的排泄。

七、氯胺酮

氯胺酮,俗称 K 粉,属于静脉麻醉药,临床上用作手术麻醉剂或麻醉诱导剂。吸食方式为鼻吸或溶于饮料内饮用。

(一)作用和戒断症状

氯胺酮具有催眠、镇痛及令人产生幻觉的作用,有一定的精神依赖性潜力。滥用的基础是幻觉,有些梦境或幻觉是"愉悦性"的,滥用者会感受到温和而幻彩的世界,令人产生幸福感。有些则是不愉快的痛苦梦境。

(二)对机体的损害

氯胺酮能兴奋心血管系统,慢性中毒可造成记忆缺失、认知功能损害和精神病,吸食过量可致死。

八、挥发性有机溶剂

挥发性有机溶剂有很多种类。常见的醇类滥用溶剂有甲醇和异丙醇,各种溶剂、染料和树脂内大都含有甲醇。汽油中含有多种烃类化合物,包括脂肪族烃类、芳香族烃类等。芳香族烃类溶剂主要有苯和甲苯、二甲苯。塑料、染料、油漆等都含有苯。亚硝酸类主要是亚硝酸异戊酯。萘的滥用也较常见。挥发性有机溶剂滥用方式多为鼻嗅或口吸。

(一)作用和戒断症状

大多数溶剂起效快,持续时间较短。首先出现欣快感,兴奋、话多,同时可伴有幻视、幻听、恶心呕吐、头痛。随后出现言语不清、共济失调、眩晕。上述感觉一般持续 $20\sim50$min,然后进入昏睡状态。大量滥用者可进入中枢抑制期,最终因呼吸、心脏抑制而死亡。戒断症状可在撤药后 6h 左右出现,表现为细微的静止性震颤、易激惹、焦虑和失眠,部分病例出现抽搐。

(二)对机体的损害

长期滥用者出现慢性中毒,表现有头痛、头晕、乏力、失眠多梦、记忆力减退、心肌受损、肝细胞变性和坏死、肾损害等。此外,甲醇可导致视网膜水肿,视物模糊甚至导致失明,亦可导致男性不育症;吸入大量含铅汽油可致肺出血、肺炎、支气管炎和铅中毒;苯可导致造血功能损害,出现白血病、再生障碍性贫血和血小板减少症;萘急性中毒表现有恶心、呕吐、头痛和溶血性贫血等;亚硝酸异戊酯可致眩晕、晕厥、低血压、心动过速、抽搐等,严重时出现高铁血红蛋白症,临床表现为发绀和呼吸急促等。

第四节　戒毒治疗

致依赖性药物导致精神依赖性的主要原因是其正性强化效应,能改善人的情绪,使用这些物质后,用药主体往往会产生一种无法用语言表述的欣快感,正是这种良性诱导强制使用者不间断地去追求使用药物。致依赖性药物也具有负性强化效应,即停药后出现的戒断症状。因此治疗致依赖性药物的依赖性必须从避免或减轻戒断综合征和尽快消除心理渴求两方面考虑。

以海洛因医学干预为例。治疗一般包括脱毒(消除负性强化作用)、防复发(消除正性强化作用)和回归社会3个有机联系的过程。回归社会需要全社会的共同关心,主要依赖于社会群体监督治疗,因此属于广泛意义上的治疗过程。国内外目前的治疗主要集中在脱毒和防复发两个阶段。脱毒的主要目的是缓解药物滥用者因停药所致的戒断症状,因此脱毒药主要针对的是躯体依赖性,同时还需同时配合心理康复治疗。脱毒的治疗方法很多,包括替代治疗、非替代治疗和对症治疗等。防复发的主要目的是防止药物滥用者在停用毒品后对此类毒物的记忆性欣快效应而主动再次使用该类物质,主要与致依赖性药物所致的精神依赖性有关。

现有的治疗措施包括:阿片受体阻断药,脱毒期过后为防止患者复发并重新回归社会针对性地采取的药物治疗,认知行为治疗,复吸预防,家庭、群体及社会治疗。

一、脱毒期治疗药

临床大量研究表明,阿片类药物躯体依赖性有明显的自限性。在不用任何药物治疗的情况下,停用阿片类药物7~10d,躯体依赖性就会自然消失。但在这7~10d内机体将经历无法忍受的痛苦。脱毒是指经过一定的治疗手段缓解由于停用阿片类药物所带来的戒断综合征和稽延症状,从而减弱此类药物的负性强化作用,防止突然停药所带来的不良生理和心理反应,使患者在安全舒适的状态下顺利摆脱对毒品的躯体依赖性。

脱毒期治疗的疗效评价主要以患者在治疗过程中的主观感觉和客观评价指标为依据,多采用国内外公认的一些自评和临床评价量表,如海洛因稽延性戒断症状评价量表、汉密尔顿抑郁量表、阿片类药物依赖戒断症状自评量表等,从主观和客观两方面可以评价戒毒治疗的效果。

(一)替代治疗

替代治疗主要是用长效阿片受体激动药或阿片受体部分激动药来代替阿片受体的强激动药,以减轻戒断症状,使患者很好地度过停药期,然后逐渐减少替代药物,直至最后停用。这样既能解除机体对毒品的躯体依赖性,又不至于使机体对脱毒治疗的阿片类药物产生新的依赖性。临床最常用的替代药是美沙酮、丁丙诺非。

(二)非替代治疗

非替代治疗主要是用一些非阿片类药物来对抗戒断综合征的治疗方法。研究过程中发现,许多非阿片类药物如 α_2 肾上腺素受体激动药、NOS 抑制剂、NMDA 受体阻断药虽不与阿片受体产生直接的相互作用,但能抑制阿片激动药所致的躯体依赖性。目前应用最广泛的是

α_2肾上腺素受体激动药可乐定,该药能通过抑制蓝斑和中枢神经交感神经元活动,从而达到控制阿片戒断期自主神经功能紊乱和情绪反应的目的。

(三)对症治疗

对症治疗针对脱毒期的戒断综合征和稽延性戒断症状,适当地进行对症辅助治疗,可以缓解患者的不适感,增强脱毒药的治疗效果。例如中草药对戒断后前三天的戒断症状治疗作用较差,但可促进机体康复、促进食欲。针对治疗也能起到一定的作用。其他可使用镇静催眠药如地西泮和莨菪碱等药物,在临床上应用也较为广泛。

二、防复发治疗药

经脱毒治疗后,由于精神依赖性并未得到纠正,患者在心理上极度渴求再次用药,加之稽延性戒断症状的存在和周围吸毒环境的干扰,复发率极高,彻底脱毒治疗后半年内复发率可达95%。因此如何预防复发是戒毒工作中最大的困难。当前国内外的防复发模式有 3 种:其一是阿片受体阻断药纳曲酮;其二是美沙酮终身替代;其三是以康复治疗为目的的社区治疗模式。

根据临床治疗后的跟踪观察和流行病学调查,可以评价某种方法在防复发治疗中的实际效果,因此目前评价防复发药物治疗效果的主要依据是治疗一定时间以后的复发率。

第五节　药物滥用的管制

鉴于药物滥用已成为危及人类社会的一大公害,与药物滥用做斗争,就成为一项关系人民健康、社会稳定和人类进步的大事。我国政府十分重视对毒品的管制和对药物滥用的防治工作,并积极参与国际协调行动,为遏制全球药物滥用的蔓延做出了重要贡献。

一、国际药物滥用的管制

(一)国际公约

1961 年在纽约通过《1961 年麻醉品单一公约》,后经 1972 年修正,已有 125 个缔约国,这就是现行的国际麻醉品管理公约。1971 年产生了《1971 年精神药物公约》,已有 92 个缔约国。这两个公约具有广泛的国际共识:首先肯定麻醉药品及精神药物具有医疗和科学价值,确认这些药物会产生公共卫生、社会和经济问题,对它们须采取严格管制措施,只限定应用于医疗和科研,必须开展国际合作,以便协调有关行动。国际公约对各国的要求是:对这类药物的可获得性必须凭医生处方才能拿到药;对包装和广告宣传要加以控制;建立监督和颁发许可证制度;建立估计和统计制度;对它们的合理医疗和科研用药加以管理,限制它们的贸易;建立报告制度,向联合国的药品管制机构报告有关资料;加强国家对药物的管理;与非法种植、生产和贩运毒品做斗争,采取有效措施减少药品滥用。1988 年联合国又通过了《禁止非法贩运麻醉药品和精神药物公约》,这个公约是对上述两个公约的补充和发展,已有 77 个公约国。

(二)国际管制机构

1.麻醉药品委员会(CND)

为联合国经社理事会的六个职能委员会之一,是联合国制订药品政策的中央机构,主要协助经社理事会对麻醉药品国际公约的实施行使监督权,并提供有关麻醉药品的咨询意见,起草国际公约草案,每年开会 1 次。

2.麻醉药品司(DND)

为联合国秘书处的一部分,也是 CND 的秘书处,主要为 CND 准备文件,提出药物滥用报告,培训有关人员,下设麻醉品实验室,收集各国药物滥用的资料,并出版《麻醉品通报》和《情报通讯》2 种刊物。

3.国际麻醉品管制局(INCB)

主要负责麻醉品的种植、生产、使用,保证合法供应,限制非法种植和贩运。

4.联合国控制药物滥用基金(UNFDA)

1971 年设立,由各成员国志愿捐助,向发展中国家提供资助,帮助开展药物滥用的管制工作。

5.世界卫生组织(WHO)

为指导和协调全面卫生工作的国际性专门组织,协助各国政府进行有关药物滥用的流行调查、预防和治疗,并派出专家到各国办讲习班,安排专业人员出国进修等。

6.其他有关组织

国际劳工组织、联合国教科文组织、粮农组织、国际刑警组织等也参与药物滥用的管制。

(三)药物滥用的国际管制战略

联合国大会于 1981 年 12 月 16 日通过了一项决议(36/168 号)——《国际药物滥用管制战略》,此文件是联合国所作的第一次重大努力,对全球性药物滥用问题所应采取的国际与国家行动提出了总的全面的看法。它阐述了在与药物滥用做斗争中社会各部门应采取的具体行动,并提出了下列战略目标。

(1)改进药物管制系统。

(2)在合理用药目标下使麻醉药品和精神药物的供需达到平衡。

(3)根除非法来源的药物供应。

(4)减少药品的非法贩运。

(5)防止不恰当或非法使用合法药品。

(6)使药物滥用者得到治疗和康复,并能重建与社会的关系。

决议指出,当务之急是要拟订出一项有各种指标的协调行动计划,并鼓励各国制订出自己的战略以便能用它来贯彻国际战略的原则,因为只有采取国际合作行动才能有效地对付药物滥用问题,达到保护人民的健康和提高人民生活质量之目的。

二、中国药物滥用的管制

1950 年 2 月 24 日,中央人民政府政务院向全国下达了《关于严禁阿片烟毒的通令》。仅仅用了 2 年(1950—1952 年)时间就根除了绵延 100 多年的阿片毒害。新中国的禁烟成效,不仅受到了全国人民的充分肯定,而且赢得了世界各国的赞誉,一致认为这是一个奇迹。

中国政府为了确保阿片烟毒以及其他麻醉品和精神药物不继续泛滥成祸,制订了一系列管理法规,并使其日臻完善。

(一)麻醉药品管理条例和办法

1950 年 11 月颁布了《麻醉药品管理暂行条例》。1978 年 9 月国务院发布《麻醉药品管理条例》,在颁发通知中指出,麻醉药品具有双重性,用之得当可治疗疾病,用之不当起毒害作用。因此,必须严格加强管理,既要保证医疗和科研需要,又要切实杜绝流弊。根据《麻醉药品管理条例》的规定,制订了《麻醉药品管理条例细则》,并于 1979 年 2 月公布实行。为了进一步落实《中华人民共和国药品管理法》中有关麻醉品管理的规定,国务院于 1987 年 11 月 28 日又发布《麻醉药品管理办法》,该法规共分 8 章:①总则;②麻醉药品的种植和生产;③麻醉药品的供应;④麻醉药品的运输;⑤麻醉药品的进出口;⑥麻醉药品的使用;⑦罚则;⑧附则,共 38 条。规定麻醉药品的种植、生产、供应、进出口等均由国家严格管制。研究试制麻醉药品新品种,必须先将计划报经卫生部门审定批准后方可进行。使用麻醉药品的医务人员必须为具有医生以上专业技术职务并经考核能正确使用麻醉药品者。每张麻醉药品处方,注射剂不得超过 2d 常用量,片剂、糖浆剂等不得超过 3d 常用量,连续使用不得超过 7d。处方应书写完整,字迹清晰,签写开方医生姓名,配方和核对人员均应签名,并建立麻醉药品处方登记册;医务人员不得为自己开处方使用麻醉药品。医疗单位对麻醉药品的管理要有专人负责,专柜加锁,专用账册,专用处方,专册登记,处方保存 3 年备查。

为了加强精神药品的管理,国务院根据《中华人民共和国药品管理法》的规定,于 1988 年 12 月 27 日正式颁布《精神药品管理办法》,共 8 章 28 条,内容包括总则、精神药品的生产、供应、运输、使用、进出口、罚则和附则。

《精神药品管理办法》规定应依据精神药品使人产生的依赖性和危害人体健康的程度,将其分为第一类和第二类,各类精神药品的品种由卫生部门确定。第一类精神药品只限供应县以上卫生行政部门指定的医疗单位使用,不得在医药门市部零售;第二类精神药品可供各医疗单位使用。

(二)国内管制机构

近年国家成立了禁毒局,专司禁毒工作。另外,公安部、外交部、海关、铁道、航空等联合协助禁毒工作,并在各省市建立了戒毒所或药物依赖性治疗中心等。

第六章 神经系统药物

第一节 拟胆碱药

拟胆碱药可激动胆碱受体,产生与乙酰胆碱类似的作用。按药物作用机制分为直接拟胆碱药和间接拟胆碱药两大类:前者直接激动胆碱受体,称胆碱受体激动药;后者抑制胆碱酯酶活性,间接升高受体部位乙酰胆碱的浓度,提高内源性乙酰胆碱的生物效应,称胆碱酯酶抑制药(或称抗胆碱酯酶药)。若按药物对胆碱受体作用的选择性,分为 M、N 胆碱受体激动药,M 胆碱受体激动药和 N 胆碱受体激动药。

一、M 胆碱受体激动药

M 胆碱受体激动药可分为两类,即胆碱酯类和天然的拟胆碱生物碱。胆碱酯类主要包括乙酰胆碱、卡巴胆碱、醋甲胆碱和贝胆碱。天然的拟胆碱生物碱有毛果芸香碱、槟榔碱和毒草碱。

(一)乙酰胆碱(Ach)

乙酰胆碱为胆碱能神经递质,性质不稳定,极易被体内乙酰胆碱酯酶(AChE)水解破坏,其能特异性作用于各类胆碱受体,选择性差,故无临床实用价值;但其为内源性神经递质,分布较广,具有非常重要的生理功能,因而必须熟悉该递质的作用。其作用如下所述。

1.M 样作用

激动 M 胆碱受体,表现出兴奋胆碱能神经全部节后纤维所产生的作用,如心脏抑制、腺体分泌增加、血管扩张、瞳孔缩小。

(1)扩张血管,降低血压。

(2)抑制心脏,减慢心肌收缩力和心率。

(3)兴奋内脏平滑肌使其收缩。兴奋胃肠道、泌尿道平滑肌并可促进胃、肠分泌,导致恶心、嗳气、呕吐、腹痛及排便、排尿等症状。

(4)腺体分泌增加,如出汗、流涎。

(5)使瞳孔括约肌和睫状肌收缩,致瞳孔缩小,调节痉挛。

2.N 样作用

(1)激动 N_N、受体(N_1受体)相当于兴奋神经节,使节后神经兴奋。表现为交感神经和副交感神经同时兴奋所产生的作用,同时兴奋肾上腺素髓质分泌肾上腺素。总体表现为胃肠道、膀胱等处的平滑肌收缩加强,腺体分泌增加,心肌收缩力加强和小血管收缩,血压上升。

(2)激动 N_M 受体(N_2受体):本品激动运动终板的 N_M 受体,使骨骼肌收缩。

(二)毛果芸香碱

毛果芸香碱属 M 胆碱受体激动药,是从毛果芸香属植物中提出的生物碱。本品选择性地激动 M 胆碱受体,产生 M 样作用。对眼和腺体的作用强,而对心血管的作用小。其作用和临床应用如下所述。

1.眼

滴眼后可引起缩瞳、降低眼内压和调节痉挛等作用。

(1)缩瞳:激动虹膜瞳孔括约肌的 M 胆碱受体,使虹膜瞳孔括约肌收缩,瞳孔缩小。局部用药后作用可持续数小时至 1d。

(2)降低眼内压:通过缩瞳作用可使虹膜向中心拉动,虹膜根部变薄,从而使处于虹膜周围的前房角间隙扩大,房水易于经滤帘进入巩膜静脉窦,使眼内压下降。

(3)调节痉挛:毛果芸香碱激动动眼神经支配的 M 受体。使睫状肌向瞳孔中心方向收缩,导致牵拉晶状体悬韧带松弛,晶状体由于本身弹性变凸,屈光度增加,此时远距离物体不能清晰地成像于视网膜上,故视远物模糊,视近物清楚。这一作用称为调节痉挛。

2.腺体

毛果芸香碱激动腺体的 M 受体,皮下注射 10～15mg 可使汗腺、唾液腺分泌明显增加。

3.临床应用

全身用于抗胆碱药如阿托品中毒的抢救,局部用于治疗青光眼。

(1)治疗青光眼:青光眼有闭角型及开角型两种,毛果芸香碱均适用。低浓度的毛果芸香碱(2％以下)可滴眼用于治疗闭角型青光眼(充血性青光眼);本品对开角型青光眼(单纯性青光眼)的早期也有一定疗效,但机制未明,常用 1％～2％溶液滴眼。

(2)治疗巩膜炎:与散瞳药阿托品交替使用,使瞳孔扩张收缩交替出现,从而防止虹膜睫状体发炎时虹膜与晶状体粘连。

不良反应是本品滴眼药液浓度过高(2％以上)或过量吸收后出现 M 胆碱受体过度兴奋症状,可用阿托品拮抗。

用药注意及禁忌证:①滴眼时应压迫内眦,避免药液流入鼻腔后吸收中毒。②禁用于急性虹膜炎。

(三)卡巴胆碱

卡巴胆碱对 M、N 胆碱受体的作用与乙酰胆碱相似,但其不易被胆碱酯酶水解,作用时间较长。本品对膀胱和肠道作用明显,故可用于术后腹胀气和尿潴留,仅用于皮下注射,禁止静注给药。该药不良反应较多,且阿托品对它的解毒效果差,故目前主要用于局部滴眼治疗青光眼。

二、抗胆碱酯酶药

胆碱酯酶是一种水解乙酰胆碱的特殊酶,主要存在于胆碱能神经元、神经肌肉接头以及其他某些组织中,此酶对于生理浓度的乙酰胆碱作用最强,特异性也较高。抗胆碱酯酶药与胆碱酯酶的亲和力比乙酰胆碱大得多,分为易逆性抗胆碱酯酶药和难逆性抗胆碱酯酶药。

(一)易逆性抗胆碱酯酶药

1.新斯的明

(1)抑制胆碱酯酶,产生 M 和 N 样作用:新斯的明可与乙酰胆碱竞争与胆碱酯酶的结合,抑制胆碱酯酶的活性,使胆碱能神经末梢释放的乙酰胆碱破坏减少,突触间隙中的乙酰胆碱积聚,表现出 M 样和 N 样作用。

(2)直接激动 N_M 受体(N_2 受体):新斯的明除了抑制胆碱酯酶的作用外,还能直接与骨骼肌运动终板上 N_M 受体结合,促进运动神经末梢释放乙酰胆碱,加强骨骼肌收缩作用。故对骨骼肌作用最强,对胃肠道和膀胱等平滑肌作用较强,对心血管、腺体、眼和支气管平滑肌作用较弱。

(3)治疗重症肌无力:本病为神经肌肉接头传递障碍所致慢性疾病,这是一种自身免疫性疾病,主要症状是骨骼肌呈进行性收缩无力,临床表现为受累骨骼肌极易疲劳。新斯的明为治疗重症肌无力常规使用药物,用来控制疾病症状。

(4)治疗术后腹气胀及尿潴留:新斯的明能加快肠蠕动及增加膀胱张力,从而促进排气排尿。

(5)用于阵发性室上性心动过速:新斯的明 M 样作用使心率减慢。

(6)用于非去极化型肌松药的解毒:如用于筒箭毒碱中毒的解救。

(7)不良反应较少,过量可产生恶心、呕吐、腹痛、出汗、心动过缓、肌肉震颤和无力。

(8)治疗重症肌无力时,可口眼给药,也可皮下或肌内注射给药。静注给药时有一定危险性,特别要防止剂量过大引起兴奋过度而转入抑制,致使肌无力症状加重。

(9)使用前应先测心率,如心动过缓先用阿托品使心率增至 80 次/min 后再用本品。

(10)解救筒箭毒碱中毒时应先给患者吸氧,并备好阿托品。

(11)禁用于支气管哮喘、机械性肠梗阻、泌尿道梗阻及心绞痛等患者。

2.毒扁豆碱

毒扁豆碱是从西非毒扁豆的种子中提取的一种生物碱,现已人工合成。

(1)毒扁豆碱作用与新斯的明相似,但无直接兴奋作用:眼内局部应用时,其作用类似于毛果芸香碱,但奏效快、作用强而持久,表现为瞳孔缩小,眼内压下降,可维持 1~2d。吸收后外周作用与新斯的明相似,表现为 M、N 胆碱受体激动作用;进入中枢后亦可抑制中枢 AChE 活性而产生作用,表现为小剂量兴奋、大剂量抑制。

(2)局部用于治疗青光眼,常用 0.05% 溶液滴眼。

(3)本品滴眼后可致睫状肌收缩而引起调节痉挛,出现头痛。大剂量中毒时可致呼吸麻痹。

(4)与毛果芸香碱相比,毒扁豆碱刺激性较强,长期给药时,患者不易耐受。临床应用时,可先用本品滴眼数次,后改用毛果芸香碱维持疗效。滴眼时应压迫内眦,以免药液流入鼻腔后吸收中毒。

3.吡斯的明

吡斯的明作用与新斯的明类似,口服吸收较差,故临床应用时剂量较大,起效缓慢,作用时间较长。主要用于治疗重症肌无力,疗程通常少于 8 周,亦可用于治疗麻痹性肠梗阻和术后尿潴留。不良反应与新斯的明相似,但 M 胆碱受体效应较弱。

4.加兰他敏

加兰他敏是一种从石蒜科植物中提取的生物碱,其作用类似新斯的明,用于治疗重症肌无力和脊髓灰质炎后遗症,也可用于治疗竞争性神经肌肉阻滞药过量中毒。

5.安贝氯铵

安贝氯铵作用类似新斯的明,但较持久,主要用于重症肌无力的治疗,尤其适用于不能耐受新斯的明或吡斯的明的患者。

(二)难逆性抗胆碱酯酶药

1.有机磷酸酯类

有机磷酸酯类能与胆碱酯酶牢固结合,且结合后不易水解,因此酶的活性难以恢复,致使体内乙酰胆碱持久积聚而引起中毒。有机磷酸酯类对人畜均有毒性,主要用作农作物及环境杀虫,常见的有敌百虫、马拉硫磷、乐果、敌敌畏等。有些剧毒物质,如沙林、塔崩及梭曼还被用作化学战争的神经毒气,在应用时,如管理不妥或防护不严均可造成人畜中毒,因此必须掌握它的中毒表现及防治解救方法。

2.烟碱

烟碱是 N 胆碱受体激动药的代表。由烟草中提取,可兴奋自主神经节和神经肌肉接头的 N 胆碱受体。其对神经节的 N 受体作用呈双相性,小剂量激动 N 受体,大剂量却阻断 N 受体。烟碱对神经肌肉接头 N 受体作用与其对神经节 N 受体作用类似,由于烟碱作用广泛、复杂,无临床实用价值。

第二节　胆碱受体阻断药

一、M 受体阻断药

常用的药物有阿托品、东莨菪碱、山莨菪碱、后阿托品、丙胺太林和哌仑西品等,以阿托品为例进行介绍。

(一)药物作用

能选择性阻断 M 受体,对抗乙酰胆碱或拟胆碱药的 M 样作用。

(二)临床用途

1.解除平滑肌痉挛

对过度兴奋的胃肠平滑肌松弛作用明显,用于缓解胃肠绞痛及膀胱刺激症状。

2.抑制腺体分泌

对汗腺、唾液腺作用最明显,用于全麻前给药、严重盗汗和流涎症。

3.眼科用药

散瞳、升眼压、导致远视(调节麻痹)。临床可用于虹膜睫状体炎、虹膜晶状体粘连(与缩瞳药交替使用)和小儿验光。

4.兴奋心脏

较大剂量时使心率加快和房室传导加快,常用于治疗窦性心动过缓和房室传导阻滞。

5.扩血管

大剂量时能解除小血管痉挛,用于治疗感染中毒性休克。

6.对抗 M 样作用

用于解救有机磷中毒。有机磷中毒的患者对阿托品的敏感性远比正常人低,其用量不受药典规定的极量限制,使用总量随中毒程度不同可相差很大。要及早、足量、反复注射阿托品,直至达到"阿托品化"。"阿托品化"的主要指征是:瞳孔扩大不再缩小,口干及皮肤干燥、颜面潮红,肺部湿啰音消失,轻度躁动不安及心率加快等。对以上指征需全面观察,综合分析,灵活判断。

(三)不良反应

1.外周反应

常见口干,皮肤干燥,潮红,视近物模糊,瞳孔扩大,心率加快,体温升高等外周症状。

2.中毒反应

阿托品过量中毒除外周症状加重外,还可出现中枢兴奋症状,如烦躁、谵妄、幻觉甚至惊厥等。严重中毒时由兴奋转入抑制而出现昏迷、呼吸麻痹。

(四)禁忌证

青光眼、前列腺肥大、高热患者禁用。

二、胆碱酯酶复活药

以氯解磷定(BAM－CI)氯解磷定又名氯磷定、氯化派姆为例进行介绍。

(一)药物作用

1.使胆碱酯酶复活

与磷酰化胆碱酯酶中的有机磷结合,使胆碱酯酶与有机磷解离,恢复胆碱酯酶的活性。

2.与游离的有机磷结合

防止中毒进一步加深。

(二)临床用途

用于解救有机磷中毒。对有机磷的解毒作用有一定选择性。对内吸磷、对硫磷中毒疗效较好;对敌敌畏、敌百虫中毒效果较差;对乐果中毒则无效。对轻度有机磷中毒,可单独应用氯解磷定或阿托品以控制症状;中度、重度中毒时则必须合并应用阿托品。

三、用药监护

(一)用药监测

(1)阿托品治疗量时应观察心率变化,心率每分钟高于 100 次,体温高于 38℃及眼内压高的患者不宜用阿托品。

(2)用药期间注意监测阿托品化指征的出现。

(3)大剂量应用阿托品时应严密观察外周和中枢中毒症状的出现。如出现呼吸加快、瞳孔扩大,中枢兴奋症状及猩红热样皮疹时,多为阿托品中毒,应及时报告医生,及时处理。外周症状可用拟胆碱药毛果芸香碱或新斯的明对抗治疗。有机磷中毒使用阿托品过量时不能用新斯的明。中枢兴奋症状可用镇静药苯巴比妥或地西泮对抗治疗。

(4)应用解磷定期间应观察患者的体液平衡情况,如有脱水,需补充体液。

(二)用药护理

(1)应用阿托品常见外周轻症在停药后可逐渐消失,不需特殊处理。但在用药前应向患者或家属说明药物可能引起的不良反应,并介绍一些简便的防治措施,如口干可少量多次饮水,解除口腔黏膜干燥感。

(2)阿托品滴眼时应压迫内眦,防止药液经鼻腔黏膜吸收产生不良反应。

(3)应用阿托品等抗胆碱药前应劝患者排尿排便,用药后多饮水及多食含纤维食物,减少尿潴留及便秘的发生。

(4)有机磷农药中毒时应及早使用胆碱受体阻断药,防止胆碱酯酶老化。

(5)胆碱酯酶复活药(氯解磷定)在体内迅速被分解,维持时间短(仅 1.5～2h),应根据病情需要反复给药,彻底解毒。

(6)阿托品中毒除按一般中毒处理外,必须及时用 4%鞣酸溶液清除体内过量药物,并用毛果芸香碱 0.25～0.5mL 皮下注射,每 10～15min 1 次,至中毒症状消失。

(7)一旦怀疑有机磷酸酯类中毒,应立即除去被污染的衣物,用清水或肥皂水彻底清洗皮肤,减少农药经皮肤黏膜吸收;若为口服中毒,应马上用 2%$NaHCO_3^-$ 或 1%盐水反复洗胃,再用硫酸镁导泻。敌百虫口服中毒不能用碱性溶液洗胃,对硫磷中毒忌用高锰酸钾洗胃。

(8)有机磷酯酯类中毒抢救时,一定要保持患者呼吸道的通畅,防止肺水肿、脑水肿、呼吸衰竭,积极预防感染。

第三节　拟肾上腺素药

抢救青霉素过敏性休克为何首选药物是肾上腺素,本章重点介绍的药物就包括 α、β 受体激动药肾上腺素,α 受体激动药去甲肾上腺素以及 β 受体激动药异丙肾上腺素。拟肾上腺素药是一类能直接或间接激动肾上腺素受体,产生与交感神经兴奋相似效应的药物。按其对不同受体的选择性,可分为 α、β 受体激动药,α 受体激动药,β 受体激动药三大类。

一、α、β 受体激动药

(一)肾上腺素

肾上腺素是肾上腺髓质分泌的主要激素,药用制剂从家畜肾上腺提取或人工合成。本类药物化学性质不稳定,遇光易失效;在中性尤其碱性溶液中,易氧化变色而失活。

1.体内过程

口服后可被碱性肠液破坏,故口服无效。皮下注射可使局部血管收缩,吸收较慢,作用持续约 1h;肌内注射吸收较皮下注射快,作用持续 20min;静脉注射立即生效。

2.药理作用

肾上腺素通过激动 α 和 β 受体,产生 α 和 β 样效应。

(1)兴奋心脏:通过激动心脏的 β 受体使心肌收缩力增强、心率加快、传导加速、心排出量增加。还能扩张冠脉血管,改善心肌的血液供应。但在加强心肌收缩力的同时,增加心肌耗氧量,如剂量过大或静脉注射速度过快,可引起心脏异位起搏点兴奋,导致心律失常,甚至室颤。

(2)舒缩血管:对血管的作用因血管平滑肌上分布的受体类型和密度不同,药理作用不同。

激动 α 受体可使皮肤、黏膜及内脏血管收缩;激动 β₂ 受体使骨骼肌血管及冠脉血管扩张。

(3)影响血压:治疗量(0.5~1mg)的肾上腺素激动 β₁ 受体,使心脏兴奋,心排血量增加,收缩压升高,由于 β₂ 受体对低浓度肾上腺素较敏感,骨骼肌血管的扩张作用抵消或超过了皮肤黏膜血管的收缩作用,故舒张压不变或略有下降,脉压增大。较大剂量的肾上腺素,除强烈兴奋心脏外,还因对仅受体的激动作用加强,使血管收缩作用超过了血管扩张作用,导致收缩压、舒张压均升高,如应用 α 受体阻断药(如酚妥拉明等)抵消了肾上腺素激动 α 受体而收缩血管的作用,则肾上腺素激动 β₂ 受体而扩张血管的作用会得以充分表现,这时用原剂量的肾上腺素可引起单纯的血压下降,此现象称为肾上腺素升压效应的翻转。故 α 受体阻断药引起的低血压不能用肾上腺素治疗,以免血压更加降低。

(4)扩张支气管:激动支气管平滑肌上的 β₂ 受体,使支气管平滑肌松弛;还可抑制肥大细胞释放过敏介质(如组胺、白三烯等);肾上腺素还可兴奋 α₁ 受体,使支气管黏膜血管收缩,毛细血管通透性降低,有利于减轻或消除黏膜水肿。以上作用均有利于缓解支气管哮喘。

(5)促进代谢:激动 β₂ 受体,可促进糖原和脂肪分解,使血糖和血中游离脂肪酸均升高。

3.临床应用

(1)心搏骤停:用于溺水、传染病、房室传导阻滞、药物中毒、麻醉及手术意外等引起的心搏骤停。在配合心脏按压人工呼吸、纠正酸中毒等其他措施的同时,可用 0.5~1mg 的肾上腺素心内注射,以恢复窦性心律。对电击所致的心搏骤停,可用肾上腺素配合心脏除颤器或利多卡因抢救。

(2)过敏性休克:AD 是治疗过敏性休克的首选药物,其兴奋心脏、收缩血管、舒张支气管、抑制组胺释放等作用,可迅速缓解过敏性休克所致的心跳微弱、血压下降、喉头水肿和支气管黏膜水肿及支气管平滑肌痉挛引起的呼吸困难等症状。

(3)急性支气管哮喘:AD 可舒张支气管平滑肌,消除支气管黏膜充血水肿,抑制过敏物质释放,从而控制支气管哮喘的急性发作。起效快,但持续时间短。

(4)局部应用:①与局部麻醉药配伍:在局麻药中加入适量 AD(1:250000),可使局部血管收缩,延缓局麻药的吸收,减少吸收中毒并延长局麻作用时间。但在肢体远端部位,如手指、足趾、耳部、阴茎等处手术时,局麻药中不加 AD,以免引起局部组织坏死。②局部止血:对鼻黏膜或牙龈出血,可用浸有 0.1% 的肾上腺素纱布或棉球填塞出血部位,通过收缩局部血管起止血作用。

4.不良反应

常见的不良反应为心悸、头痛、烦躁和血压升高等,血压剧升有发生脑出血的危险;亦可引起心律失常,甚至室颤。应严格掌握剂量。

高血压、糖尿病、甲状腺功能亢进及器质性心脏病患者禁用。老年人应慎用。

(二)多巴胺

多巴胺(DA)为合成去甲肾上腺素的前体物质,药用为人工合成品。

1.体内过程

口服易被破坏而失效,一般用静脉滴注给药。不易透过血—脑脊液屏障,几乎无中枢作用。在体内被 COMT 及 MAO 代谢失活。

2.药理作用

多巴胺可直接激动 α、β 和 DA 受体,对 α、β₁ 受体作用明显,对 β₂ 受体作用弱。

(1)兴奋心脏:小剂量多巴胺主要激动 β 受体,使心肌收缩力增强,心排出量增加。一般剂量对心率影响不明显;大剂量可加快心率,多巴胺兴奋心脏的作用较肾上腺素弱,较少发生心悸及心律失常。

(2)舒缩血管:小剂量可兴奋多巴胺受体,扩张脑、肾、肠系膜血管;大剂量可激动 α 受体,使皮肤、黏膜血管收缩。

(3)影响血压:小剂量时由于兴奋心脏及舒缩血管的综合作用,使收缩压升高,舒张压无明显变化。大剂量时,较显著地兴奋心脏和收缩血管,外周阻力增加,收缩压和舒张压均升高。

(4)改善肾功能:小剂量多巴胺可激动肾血管的多巴胺受体,使肾血管扩张,肾血流量增加,肾小球滤过率增多;并能直接抑制肾小管对钠的重吸收,使尿量增多。但在大剂量使用时,多巴胺作用于肾血管的 α 受体使肾血管收缩,肾血流量减少。

3.临床应用

(1)休克:对于心功能不全、尿量减少的休克疗效较好,也可用于感染性休克、出血性休克及心源性休克。但应注意补足血容量和纠正酸中毒。

(2)急性肾衰竭:与利尿药(如呋塞米)合用,可用于急性肾衰竭的治疗。

4.不良反应

治疗量不良反应较轻,偶见恶心、呕吐、头痛等反应。用量过大或静脉滴注速度过快可致心律失常、血压升高,肾血管收缩引起肾功能下降等,减慢滴速或停药可缓解上述反应。避免药液漏出血管外,以免引起局部组织缺血坏死。

(三)麻黄碱

麻黄碱(麻黄素)是从中药麻黄中提取的生物碱,现已人工合成。

1.体内过程

口服、注射均易吸收。易透过血—脑脊液屏障,在体内仅有少量被 MAO 代谢,一次用药作用可维持 3～6h。大部分以原形经肾排泄,酸性尿液可促进其排泄。

2.药理作用

对 α、β 受体均有直接兴奋作用,并能促进肾上腺素能神经末梢释放去甲肾上腺素。与肾上腺素比较,麻黄碱具有以下特点:①兴奋心脏、收缩血管、升高血压、扩张支气管的作用起效慢、效应弱、维持时间持久。②中枢兴奋作用显著。③连续用药可产生快速耐受性。

3.临床应用

(1)某些低血压状态:用于防治硬膜外和蛛网膜下隙麻醉所引起的低血压。

(2)支气管哮喘:扩张支气管作用较肾上腺素弱,起效慢,但作用持久,仅用于轻症哮喘的治疗和预防哮喘发作。

(3)鼻黏膜充血所致鼻塞:药物滴鼻可消除黏膜充血和肿胀。但小儿禁用。

4.不良反应

中枢兴奋所致的不安、失眠等反应最为常见,晚间服用宜加镇静催眠药。连续滴鼻过久,可产生反跳性鼻黏膜充血。前列腺肥大患者服用本药可增加排尿困难。

高血压、冠心病及甲状腺功能亢进患者禁用。

二、α受体激动药

(一)去甲肾上腺素

去甲肾上腺素(NA)是去甲肾上腺素能神经末梢释放的主要神经递质,药用为人工合成品。

1.体内过程

口服易被破坏,皮下或肌内注射因强烈收缩血管,可发生局部缺血性坏死,故只能静脉给药。

主要由 COMT 和 MAO 代谢而失活,维持时间短。

2.药理作用

主要激动 α 受体,对 β 受体激动作用较弱,对 β_2 受体几乎无作用。

(1)收缩血管:通过激动血管平滑肌上的 α 受体,产生强大的收缩血管作用以皮肤、黏膜血管收缩作用最明显,其次为肾、脑、肝、肠系膜及骨骼肌血管,而对冠脉血管呈扩张作用,原因是心脏兴奋,心肌的代谢产物腺苷增多所致。

(2)兴奋心脏:去甲肾上腺素可激动心脏的 β 受体,但作用强度较肾上腺素弱,可使心肌收缩力增强、心排出量增加、传导速度加快、心肌耗氧量增加。但在整体条件下,由于血压升高,反射性地兴奋迷走神经而减慢心率的作用,超过它直接加快心率的作用,故可使心率减慢。

(3)升高血压:因兴奋心脏而增加心排出量,并收缩血管而加大外周血管阻力,故可使收缩压及舒张压都升高。

3.临床应用

(1)休克:去甲肾上腺素在休克治疗中已不占重要地位,仅用于神经性休克、过敏性休克、心源性休克早期和应用扩血管药无效时的感染性休克,宜小剂量、短时间静脉滴注,以保证心、脑、肾等重要脏器的血液供应,长时间或大剂量用药可造成微循环障碍。现主张与 α 受体阻断药酚妥拉明合用,以对抗过强的血管收缩作用,保留其 β 效应,改善微循环。

(2)上消化道出血:将本药 1～3mg 适当稀释后口服,可使食管和胃黏膜血管收缩,产生局部止血作用。

4.不良反应

(1)局部组织缺血坏死:静脉滴注浓度过高、时间过长或药液漏出血管外时,因血管强烈收缩而致局部组织缺血坏死。故静脉滴注时应防止药液外漏,并注意观察局部反应,一旦药液外漏或发现滴注部位皮肤苍白,应立即更换滴注部位,并对原滴注部位进行热敷,用普鲁卡因或 α_1 受体阻断药酚妥拉明局部浸润注射,以对抗去甲肾上腺素的缩血管作用,防止组织坏死。

(2)急性肾衰竭:静脉滴注时间过长或剂量过大使肾血管强烈收缩,肾血流量减少,出现尿少、尿闭甚至急性肾衰竭。用药期间要观察患者尿量的变化,尿量至少要保持在每小时 25mL 以上。

(3)停药反应:长时间静脉滴注去甲肾上腺素,如果骤然停药,可出现血压突然下降,故应逐渐降低滴速后停药。

高血压、冠心病、动脉硬化、甲状腺功能亢进、少尿或无尿患者禁用。

(二)间羟胺

间羟胺(阿拉明)主要作用于 α 受体,对 β 受体作用弱,并有促进肾上腺素能神经末梢释放递质的间接作用。与去甲肾上腺素相比,其间羟胺收缩血管、升高血压的作用弱而持久。对肾血管作用较弱,较少发生尿少、尿闭等不良反应。对心率影响不明显,很少引起心律失常。此药既能静脉滴注又可肌内注射,应用方便。常作为去甲肾上腺素的代用品,用于各种休克和低血压的治疗。不良反应与去甲肾上腺素相似。

(三)去氧肾上腺素

去氧肾上腺素(新福林,苯肾上腺素)是人工合成品。可以激动 $α_1$ 受体,具有升高血压,减慢心率,散大瞳孔的作用,用于防治低血压,治疗阵发性室上性心动过速;与阿托品相比,去氧肾上腺素扩瞳作用弱,起效快而维持时间短,主要在眼底检查时作为快速扩瞳药。

三、β 受体激动药

(一)异丙肾上腺素

异丙肾上腺素(ISP,喘息定,治喘灵)为人工合成品。

1.体内过程

口服易破坏,常用其气雾剂吸入给药,也可舌下给药或静脉滴注。吸收后被 COMT 破坏,代谢速度较慢,故作用时间较肾上腺素略长。

2.药理作用

异丙肾上腺素对 $β_1$ 和 $β_2$ 受体无明显的选择性激动作用,对 α 受体几乎无作用。

(1)兴奋心脏:激动心脏 $β_1$ 受体,使心肌收缩力增强、心率加快、传导加速、心排出量增多,心肌耗氧量明显增加,比肾上腺素作用强。大剂量也可引起心律失常,但比肾上腺素少见,因异丙肾上腺素对窦房结的兴奋作用强,因此较少发生室颤。

(2)血管和血压:激动 $β_2$ 受体,使骨骼肌血管扩张,肾、肠系膜及冠状血管有不同程度扩张,血管总外周阻力降低,舒张压下降;由于心脏兴奋使心排出量增加,故收缩压升高,脉压增大。

(3)扩张支气管:激动支气管平滑肌 $β_2$ 受体,松弛支气管平滑肌,作用较肾上腺素强。也可抑制过敏物质的释放,但对支气管黏膜血管无收缩作用,故消除支气管黏膜水肿作用不如肾上腺素。

(4)影响代谢:促进糖原和脂肪分解,使血糖及游离脂肪酸升高,并能增加组织的耗氧量。

3.临床应用

(1)支气管哮喘:适于支气管哮喘急性发作,常用气雾剂吸入或舌下给药,能迅速控制急性发作。作用快而强,但易引起心悸,久用可产生耐受性。

(2)心脏骤停:对溺水、麻醉意外及药物中毒等引起的心脏骤停,可用本药 $0.5\sim1mg$ 心室内注射,使心跳恢复。

(3)房室传导阻滞:本品具有强大的加速房室传导作用,可舌下含服或静脉滴注治疗房室传导阻滞。

(4)休克:异丙肾上腺素能兴奋心脏,增加心排出量及扩张血管,改善微循环,在补足血容量的基础上用于治疗感染性休克及心源性休克。

4.不良反应

(1)一般不良反应:常见心悸、头痛、头晕、低血糖等。

(2)心律失常:支气管哮喘已明显缺氧者,用量过大,易使心肌耗氧量增加,导致心律失常。对哮喘患者自用气雾剂或舌下含化时,应嘱咐患者勿超过规定的用药次数及吸入量。冠心病、心肌炎、甲状腺功能亢进、心绞痛患者禁用。

(二)多巴酚丁胺

多巴酚丁胺(杜丁胺)系多巴胺的衍生物。口服无效,一般静脉滴注给药。能选择性地激动 β_1 受体,使心肌收缩力加强、心排出量增加,适用于心肌梗死并发心功能不全的患者。控制滴速时,一般比较安全。当滴速过快或浓度过高时,可引起心率加快或房室传导加快,少数出现心悸,偶可见心律失常。

第四节　肾上腺素受体阻断药

肾上腺素受体阻断药能阻断肾上腺素受体从而拮抗去甲肾上腺素能神经递质或肾上腺素受体激动药的作用。这类药物按对 α、β 肾上腺素受体选择性的不同,分为 α 受体阻断药、β 受体阻断药及 α、β 受体阻断药三大类。

一、α肾上腺素受体阻断药

α 受体阻断药能选择性地与 α 肾上腺素受体结合,阻断神经递质或肾上腺素受体激动药与 α 受体结合,从而产生抗肾上腺素作用。它们能将肾上腺素的升压作用翻转为降压作用,这个现象称为"肾上腺素作用的翻转"。这是因为 α 受体阻断药选择性地阻断了与血管收缩有关的 α 受体,与血管舒张有关的 β 受体未被阻断,所以肾上腺素的血管收缩作用被取消,而血管舒张作用得以充分地表现出来。对主要作用于血管 α 受体的去甲肾上腺素,它们只取消或减弱其升压效应而无"翻转作用"。对主要作用于 β 受体的异丙肾上腺素的降压作用则无影响。

根据这类药物对 α_1、α_2 受体的选择性不同,可将其分为 3 类:①非选择性 α 受体阻断药,如酚妥拉明、酚苄明。②α_1 受体阻断药,如哌唑嗪。③α_2 受体阻断药,如育亨宾,主要用作科研的工具药。

(一)非选择性 α 受体阻断药

以酚妥拉明、酚苄明为例。下面介绍酚妥拉明具体内容。

1.药理作用

酚妥拉明为竞争性 α 受体阻断药,对 α_1、α_2 受体具有相似的亲和力。该药与 α 受体结合力较弱,易于解离,作用温和,作用维持时间短。

(1)血管:静脉注射能使血管舒张,使肺动脉压和外周血管阻力降低,血压下降。其机制主要是对血管平滑肌 α_1 受体的阻断作用和直接舒张血管作用。

(2)心脏:具有心脏兴奋作用,使心肌收缩力增强,心率加快,心排出量增加。这是由于血管舒张、血压下降可反射性兴奋交感神经;加上该药可阻断神经末梢突触前膜 α_2 受体,反馈性地促进去甲肾上腺素释放,激动心脏 β₁ 受体的结果。偶可致心律失常。

(3)其他有拟胆碱和拟组胺样作用,使胃肠平滑肌兴奋、胃酸分泌增加,出现恶心、呕吐、腹痛等症状。

2.临床应用

(1)外周血管痉挛性疾病,如雷诺综合征、血栓闭塞性脉管炎等。

(2)静脉滴注去甲肾上腺素发生外漏时所造成的血管痉挛,也用于肾上腺素等拟交感胺药物过量所致的高血压。

(3)用于肾上腺嗜铬细胞瘤的鉴别诊断、骤发高血压危象的治疗以及手术前的控制性降压。曾有致死的报告,故应特别慎重。

(4)抗休克:由于具有增加心排出量,扩张血管,降低外周阻力,解除微循环障碍等作用,适用于感染性、心源性和神经源性休克。但给药前必需补足血容量。目前主张将酚妥拉明与去甲肾上腺素合用以对抗去甲。肾上腺素的强大的收缩血管作用,保留其加强心肌收缩力的作用。

(5)急性心肌梗死及充血性心力衰竭。在心力衰竭时,因心排出量不足,交感张力增加,外周阻力增高,肺充血和肺动脉压力升高,易产生肺水肿。酚妥拉明既可扩张小动脉、降低外周阻力,使心脏后负荷明显降低;又可扩张小静脉,使回心血量减少,减轻心脏的前负荷;总的效果是心排出量增加,心力衰竭得以减轻。

3.不良反应

常见的有胃肠平滑肌兴奋所致的腹痛、腹泻、呕吐和诱发溃疡病。静脉给药可引起严重的心律失常和心绞痛。胃炎,胃、十二指肠溃疡病,冠心病患者慎用。

酚苄明,口服仅有 20%～30% 吸收。因刺激性强,不做肌内或皮下注射,仅作静脉注射。本药的脂溶性高,大剂量用药可积蓄于脂肪组织中,缓慢释放,故作用持久。主要经肝代谢,经肾及胆汁排泄。一次用药,作用可维持 3～4d。酚苄明可与仅受体形成牢固的共价键,属于非竞争性 α 受体阻断药。药理作用与临床应用和酚妥拉明相似。其扩张血管降压作用与血管的功能状态有关。当交感神经张力高、血容量低或直立体位时,其扩张血管及降压作用明显。临床用于治疗外周血管痉挛性疾病,也可适用于休克及嗜铬细胞瘤所致高血压的治疗。不良反应有直立性低血压、反射性心动过速、心律失常及鼻塞。口服可致恶心、呕吐、思睡及疲乏等。

(二)α₁受体阻断药

α₁受体阻断药对动脉和静脉的 α₁ 受体有较高的选择性阻断作用,对去甲肾上腺素能神经末梢突触前膜 α₂ 受体亲和力极弱,因此在拮抗去甲肾上腺素和肾上腺素的升压作用同时,并不促进神经末梢释放去甲肾上腺素。

临床常用哌唑嗪、特拉唑嗪及多沙唑嗪等,主要用于良性前列腺增生及高血压病的治疗。

(三)α₂受体阻断药

α₂受体在介导交感神经系统反应中起重要作用,包括中枢与外周。育亨宾为选择性 α₂ 受体阻断药,易进入中枢神经系统,阻断 α₂ 受体,可促进去甲肾上腺素的释放,增加交感神经张力,导致血压升高,心率加快。育亨宾主要用作实验研究中的工具药。

二、β肾上腺素受体阻断药

β肾上腺素受体阻断药能选择性和β受体结合,竞争性阻断去甲肾上腺素能神经递质或肾上腺素受体激动药与β受体结合,从而拮抗其拟肾上腺素作用。β肾上腺素受体阻断药可根据其选择性分为非选择性的β、B2受体阻断药和选择性的β₁受体阻断药两类。本类药物中有些除具有β受体阻断作用外,还具有一定的内在拟交感活性,因此上述两类药物又可分为有内在拟交感活性及无内在拟交感活性两类。

β肾上腺素受体阻断药种类较多,但基本药理作用相似。

(一)药理作用

1.β受体阻断作用

(1)心血管系统:由于阻断心脏β₁受体,使心率减慢,心肌收缩力减弱,心排出量减少,心肌耗氧量下降,血压略降。由于其对血管β₂受体也有阻断作用,加上心脏功能受到抑制,反射地兴奋交感神经引起血管收缩和外周阻力增加,肝、肾和骨骼肌等血管血流量减少,冠脉血流量也减少。

(2)支气管平滑肌:因阻断支气管平滑肌上的β₂受体,使支气管平滑肌收缩而增加呼吸道阻力。但这种作用较弱,对正常人影响较少,但在支气管哮喘或慢性阻塞性肺疾病的患者,则可诱发或加重哮喘的急性发作。选择性β₁受体阻断药此作用较弱。

(3)代谢:可抑制糖原分解及脂肪代谢,对正常人的血糖水平无影响,但可抑制 AD 引起的高血糖反应,延缓胰岛素后血糖水平的恢复。甲状腺功能亢进时,β受体阻断药可抑制甲状腺素(T_4)转变为三碘甲腺原氨酸(T_3),有效控制甲状腺功能亢进症状。

(4)肾素:β受体阻断药通过阻断肾小球球旁细胞的β受体而抑制肾素的释放,这可能也是其降血压机制之一。

2.内在拟交感活性

药物对受体的阻断作用和激动作用并非截然分开,有些β肾上腺素受体阻断药与β受体结合后除能阻断受体外,对β受体还有部分激动作用,也称内在拟交感活性(ISA)。由于这种作用较弱,一般被其β受体阻断作用所掩盖。ISA 较强的药物在临床应用时,其抑制心肌收缩力,减慢心率和收缩支气管作用一般较不具 ISA 的药物为弱。

3.膜稳定作用

实验证明,有些β受体阻断药具有局部麻醉作用和奎尼丁样作用,即降低细胞膜对钠离子的通透性,产生膜稳定作用,由于所需浓度高于β受体阻断药有效血浓度 50~100 倍,此外,无膜稳定作用的β受体阻断药对心律失常仍然有效。因此认为这一作用在常用量时与其治疗作用的关系不大。

4.其他

普萘洛尔有抗血小板聚集作用。另外,β受体阻断药尚有降低眼内压作用,这可能是由于减少房水的形成所致。

(二)临床应用

1.心律失常

对多种原因引起的快速型心律失常有效,如窦性心动过速,全身麻醉药或拟肾上腺素药引起的心律失常等。

2.心绞痛和心肌梗死

对心绞痛有良好的疗效。对心肌梗死,长期应用(两年以上)可降低复发和猝死率。

3.高血压

本类药是治疗高血压的基础药物,能使高血压患者的血压下降,有效控制原发性高血压。与血管扩张药和利尿药合用降压效果更好。

4.其他

用于焦虑状态,辅助治疗甲状腺功能亢进及甲状腺危象,对控制激动不安,心动过速和心律失常等症状有效,并能降低基础代谢率。普萘洛尔亦试用于偏头痛、肌震颤、肝硬化的上消化道出血等的治疗。噻吗洛尔可减少房水形成,降低眼内压,常局部用药治疗原发性开角型青光眼。

(三)不良反应

主要不良反应有恶心、呕吐、轻度腹泻等消化道症状,停药后迅速消失。偶见过敏性皮疹和血小板减少。严重的不良反应常与用药不当有关,主要有下述几种。

1.诱发或加剧支气管哮喘

由于对支气管平滑肌的 β_2 受体的阻断作用,非选择性 β 受体阻断药可使呼吸道阻力增加,诱发或加剧哮喘,选择性 β_1 受体阻断药一般不引起上述的不良反应,但这类药物的选择性往往是相对的,故对哮喘的患者仍应慎重。

2.心血管反应

由于对心脏 β_1 受体的阻断作用,使心脏功能抑制,心功能不全、窦性心动过缓和房室传导阻滞的患者对本类药物敏感性提高,会加重病情,甚至引起重度心功能不全、肺水肿、房室传导完全阻滞或停搏等严重后果。

3.反跳现象

长期应用 β 受体阻断药突然停药,常引起原来的病情加重,一般认为这是由于长期用药后 β 受体上调对内源性儿茶酚胺的敏感性增高所致,因此长期用药者应逐渐减量才可。

4.其他

偶见眼、皮肤黏膜综合征,个别患者有幻觉、失眠和抑郁症状。

(四)禁忌证

禁用于严重左室心功能不全、窦性心动过缓、重度房室传导阻滞和支气管哮喘的患者。

(五)普萘洛尔

普萘洛尔是等量的左旋和右旋异构体的消旋品,左旋体的 β 受体阻断作用是右旋体的 $50\sim100$ 倍。

1.体内过程

口服吸收率大于 90%,首关消除率 $60\%\sim70\%$。15 服后血浆达峰时间为 $1\sim3h$, $t_{1/2}$ 为 $2\sim5h$。本药体内分布广泛,易于通过血脑屏障和胎盘屏障,也可分泌于乳汁中。主要经肝脏代谢,其主要代谢产物 4—羟普萘洛尔尚有一定 β 受体阻断作用。代谢产物 90% 以上经肾排泄。

不同个体口服相同剂量的普萘洛尔,血浆高峰浓度相差可达25倍,这是由于肝消除能力不同所致。因此临床用药需从小剂量开始,逐渐增加至适宜剂量。

2.药理作用及临床应用

普萘洛尔具有较强的β受体阻断作用,对β_1和β_2受体的选择性很低,无内在拟交感活性。用药后心率减慢,心肌收缩力和心排出量减少,冠脉血流量下降,心肌耗氧量明显减少,对高血压患者可使其血压下降。可用于治疗心律失常、心绞痛、高血压、甲状腺功能亢进等。

(六)纳多洛尔

纳多洛尔对β_1和β_2受体的亲和力大致相同,阻断作用持续时间长,$t_{1/2}$达$10\sim12h$,缺乏膜稳定性和内在拟交感活性。其β受体阻断作用与普萘洛尔相似,强度约为后者的6倍。且可增加肾血流量,所以在肾功能不全且需用β受普茶代谢不完全,主要以原形从肾脏排泄。

三、α、β肾上腺素受体阻断药

本类药物对α受体和β受体均有阻断作用,但对β受体的阻断作用强于对α受体的阻断作用。临床主要用于高血压的治疗,以拉贝洛尔为代表,目前开发出的新药还有布新洛尔、阿罗洛尔和氨磺洛尔等。

以拉贝洛尔为例。

1.体内过程

拉贝洛尔脂溶性较高,口服吸收好,部分被首过消除。拉贝洛尔的$t_{1/2}$为$4\sim6h$,血浆蛋白结合率为50%。主要在肝脏代谢,仅有4%以原形经肾脏排出。

2.药理作用及临床应用

拉贝洛尔是相对较新的α、β受体阻断药的代表。对β受体的阻断作用约为普萘洛尔的2/5对α受体的阻断作用为酚妥拉明的1/10~1/6,对β受体的阻断作用强于对α受体阻断作用的5~10倍。有较弱的内在拟交感活性和膜稳定作用。

与普萘洛尔相比较,在等效剂量下,拉贝洛尔降压作用出现较快,而心率减慢作用较轻。由于对β_2受体的内在拟交感活性及药物的直接作用,拉贝洛尔可使血管舒张,可增加肾血流量,而普萘洛尔则使肾血流量减少。

本品多用于中度和重度高血压及心绞痛的治疗,静脉注射可用于高血压危象。

3.不良反应

常见不良反应有眩晕、乏力、恶心等。少数患者可出现直立性低血压。哮喘及心功能不全者禁用。肾上腺素受体阻断药按对α、β肾上腺素受体选择性的不同,分为α受体阻断药、β受体阻断药及α、β受体阻断药三大类。α受体阻断药,临床用于外周血管痉挛性疾病、抗休克、诊治嗜铬细胞瘤、对抗去甲肾上腺素外漏引起的血管收缩等的治疗。β受体阻断药品种繁多,已成为治疗快速型心律失常、高血压、心绞痛、顽固性心功能不全等疾病的重要药物。α、β受体阻断药作为一种强效降压药,临床上主要用于治疗中度至重度的各型高血压和心绞痛。

第五节　麻醉药

一、全麻药

(一)吸入全麻药

吸入全麻药以氟代醚类比较常用,氯代醚类的异氟烷持,且苏醒快,对循环系统干扰较少,尚未见肝、肾功能略差,可作为异氟烷的代用品。氟烷和甲氧氟烷作用快而平稳,对肝脏有不同程度损伤。乙醚安全有效,但有燃烧爆炸的危险,以及苏醒中不氧化亚氮是可靠的基础全麻药。

(二)静脉全麻药

全麻诱导常用硫喷妥钠,而基础麻醉常用氯胺酮。

二、局麻药

常用局麻药按化学结构可分为酯类和酰胺类,按起效快慢和维持时间长短可分为以下3小类。

(1)起效快而持效长的局麻药(如布比卡因)。

(2)起效快而持效短的局麻药(如利多卡因和普鲁卡因)。

(3)起效慢而持效长的局麻药(如丁卡因和辛可卡因等)。

三、肌松药

(一)非去极化型肌松药

非去极化型肌松药超剂量时,可用新斯的明类特效拮抗药解救。本类肌松药常用的有氯筒箭毒碱、泮库溴铵和苯磺阿曲库铵。苯磺阿曲库铵具有作用时程短、体内无蓄积,适用于肝、肾功能受损的患者。

(二)去极化型肌松药

去极化型肌松药中常用的有氯琥珀胆碱,超剂量尚没有拮抗药,如误用新斯的明类药物解救,反而加重肌松作用。

四、抗胆碱酯酶药

抗胆碱酯酶药常用的有新斯的明类药物,可用于非去极化型肌松药中毒时的急救。亦可用于重症肌无力和腹部手术后肠麻痹。

五、麻醉药各论

(一)氧化亚氮

1.别名

笑气、一氧化二氮。

2.性状

无色气体,无显著臭,味微甜;较空气为重,凝缩之即为无色液体。本品在 20℃与气压101.3kPa 下在水或乙醇中易溶,溶于乙醚。

3.作用与用途

本品为吸入性全身麻醉药。和氧混合,才能完全地达到第三期全麻(外科麻醉期)而无缺氧的顾虑。全麻的深度仅为三期一级,不可能再深,故不是全能的全麻药。其特点为:化学性质稳定,不燃烧,不爆炸,浓度在40%以上即有明显的镇痛作用。与充裕的氧气合用对脑、心、肝、肾等功能无不良反应,在体内极少转化,绝大部分仍随呼气排出体外。诱导期很短,麻醉效能很差,吸入80%氧化亚氮和20%氧的混合气体仍不能达到满意的全麻状态,肌肉不松弛,故常与其他麻醉药(如乙醚、硫喷妥钠、普鲁卡因等合用)。由于本品是气体,携带和搬运不方便,且使用时,务必遵守高压气体使用的规定,故应用不广。

4.不良反应及意点

对呼吸道和机体各重要器官均无明显刺激性,肠胀气患者禁用。

(二)氟烷

1.别名

三氟氯溴乙烷、三氟乙烷、福采生。

2.性状

五色、易流动的重质液体;有类似氯仿的香气,味甜。微溶于水,可与乙醇、氯仿、乙醚及非挥发性油类任意混合。性质稳定,不燃烧、爆炸;遇光、热和湿空气都能缓缓分解,通常加入0.01%麝香草酚做稳定剂。相对密度(20℃)1.871~1.875。沸点50.2℃。

3.作用与用途本品

为全身吸入麻醉药,麻醉作用较乙醚强而迅速,诱导期很短,但镇痛和肌松作用不强,用量少,无刺激性,不会发生因刺激呼吸道所致的不良反应;不易燃烧爆炸,可用于小手术或复合麻醉。但其缺点为抑制心脏和扩张血管,使血压下降,脑血管扩张导致颅内压升高和对呼吸中枢有抑制作用。用法与用量可采用紧闭式、半紧闭式或滴入法。吸入量视手术需要而定,一般在诱导麻醉时维持浓度为1%~3%,在手术中维持浓度0.5%~1%。

4.不良反应及注意点

①本品仅引起轻微的恶心和呕吐,无局部刺激性。②其麻醉作用较强,极易引起麻醉过深,出现呼吸抑制和心律失常等。③吸入低浓度氟烷蒸气,子宫的收缩即明显削弱,故产妇忌用。肝肾病患者慎用或禁用,禁与儿茶酚胺类药物合用,3个月内不重复使用氟烷。④氟烷蒸气能腐蚀金属,又可有一定量溶解在橡胶里,临床上使用时应格外注意。

(三)麻醉乙醚

1.别名

乙醚;麻醉醚。

2.性状

无色澄明、易流动的液体,有特臭,味灼烈,微甜;有极强烈的挥发性与燃烧性,其蒸气与空气混合后,遇火能爆炸;在空气和日光影的有害物质——过氧化物。溶解于水,与乙醇氯仿、苯、石油醚、脂肪油或挥发油均能任意混合。相对密度(20℃)0.713~0.718。沸点33.5~35.5℃。

3.作用与用途

本品为最早应用的较安全的吸入麻醉药。其优点为作用强,安全性大,对心脏及肝脏毒性小,肌肉松弛较完全,不需加用肌肉松弛药。缺点是对黏膜有刺激性,麻醉诱导期较长和易燃易爆。

4.用法与用量

常用开放点滴法,通过麻醉面罩吸入,方法最简便。缺点是有大量乙醚蒸气释放到大气里,使药量消耗增大。因此这种方法常限用于儿童,在有条件时,成人都已改用紧闭式装置麻醉机给药。

5.不良反应及注意点

①苏醒时常有恶心、呕吐,麻醉前必须空腹 6h 以上,可预防呕吐。②本品极易燃烧爆炸,贮存和使用中须远离火种,手术操作中禁用电刀、电灼和电凝固器等。③通常不引起并发症,但由于它对呼吸道黏膜的刺激作用,可能继发支气管性肺炎。④对高热、肺结核、急性呼吸道疾病、颅内压过高、心血管疾患并伴有显著血压增山高、糖尿病、严重的肝肾功能损害、酸血症等未纠正前以及病员尚处于休克状态时忌用。

(四)甲氧氟烷

1.别名

甲氧氟乙烷。

2.性状

为无色易流动的澄明液体,具特臭。不燃不爆。不溶于水,可与乙醇、氯仿、丙酮或乙醚互相混合。相对密度(20℃)1.427～1.431。沸点 103～105℃。

3.作用与用途

全身吸入麻醉剂。镇痛效能强,全麻效力最强,并有明显的肌松作用。吸入后对黏膜刺激比乙醚轻,其沸点高,蒸发慢,直接用来作为吸入全麻的诱导,需要时间长(20min 左右)。对呼吸和循环系统的抑制与氟烷相似,但程度上较轻微。由于能直接抑制心肌和血管运动中枢,随着全麻的加深,出现进行性低血压和心动过缓。在整个麻醉过程中瞳孔都是缩小的,故不宜用瞳孔的大小来判断麻醉的深度。现多用于浅全麻。

4.用法与用量

可采用开放式、紧闭式或半紧闭式吸入麻醉。最好有特制专用的蒸发器,可随时指明吸气内蒸气确切的浓度,一般不超过 2%。

5.不良反应及注意点

肝肾功能严重不全的患者禁用。麻醉中严格控制用量,密切观察血压脉搏的变化,可强烈抑制呼吸。

(五)盐酸氯胺酮

1.别名

开他敏、氯胺酮。

2.性状

为白色结晶性粉末,无臭。易溶于水,溶于热乙醇,不溶于乙醚或苯。熔点 259～263℃(分解)。

3.作用与用途

为一种新型非巴比妥静脉麻醉药,其作用方式与前述各药有较多区别,它可选择地阻断痛觉传导,而不抑制整个中枢神经系统,故有优良的镇痛效能。静脉或肌内注射后很快出现意识模糊,如入梦境,但仍可睁眼,肌张力增加呈木僵状,患者的意识模糊而不是完全丧失,呈浅睡眠状态,对周围环境的改变不再敏感,而痛觉却完全消失,意识和感觉分离。临床表现为浅全麻。本品静脉注射约1min开始作用,维持约10min,进行较大手术时,可连续补加药量。主要用于外科短小手术,小儿检查或诊断操作,麻醉诱导及辅助麻醉。

4.用法与用量

(1)静脉注射:一次按体重1~2mg/kg,缓慢注射(60s以上)。如需延长麻醉时间,每次追加首次量的1/2至全量。

(2)肌内注射:一次按体重每千克4~8mg。

5.不良反应及注意点

本品对心血管系统有兴奋作用,使心率加快,血压上升,脑血流量增加,颅内压升高,可用氯丙嗪或抗肾上腺素药对抗。因此心功能不全、高颅内压、青光眼及严重高血压伴有脑出血患者慎用或忌用。常见不良反应为流涎、恶心、呕吐,以及恢复期的谵妄、幻觉和噩梦。成人静脉注射发生率可达15%,小儿较少而轻。

(六)恩氟烷

1.别名

安氟醚、易使宁。

2.性状

无色液体,有果香。性质稳定,不燃烧,不爆炸。相对密度1.52,沸点57℃。20℃大气饱和蒸汽浓度23.3%,37℃油/水分配系数98,血/气分配系数1.19,极微溶于橡胶。对金属腐蚀性弱。

3.作用与用途

本品为吸入麻醉药。对黏膜无刺激性。麻醉诱导和苏醒的时间均比氟烷短,无不快感,有较好的肌松作用和止痛作用。麻醉后患者的呼吸接近正常。本品易从肺呼出,苏醒较快,恶心、呕吐现象少。麻醉时本品无交感神经系统兴奋现象,可使心脏对肾上腺的反应稍有增敏,不增加毛细血管出血,不延长出血时间,不增加呼吸道分泌。因抑制心肌及血管运动中枢,并有神经节阻断作用,使心率血压稍有下降,与氟烷不同,麻醉时需加用肾上腺素。对呼吸也稍有抑制。本品可增强其他非去极化肌松药的作用,但比乙醚弱。

本品在肝内代谢率很低,仅有2.4%,约为氟烷的1/5。代谢产物为无机或有机氟化物,80%自肺呼出,极少量以非挥发性物自肾排泄。肝毒性很小,适用于全身麻醉的诱导和维持麻醉。

4.用法与用量

吸入给药。诱导麻醉可单独与氧气一起用,或与笑气-氧气混合诱导麻醉。吸气内浓度一般为2%~2.5%,以4.5%为极限,维持麻醉吸气内浓度一般为1.5%~2%,以3%为极限,根据手术需要和患者情况迅速调整吸气内的浓度。

5.不良反应及注意点

单用本品可轻度刺激唾液腺和呼吸道的分泌,抑制咽喉反射。术后某些患有恶心症状。

少数患者出现后遗性中枢神经兴奋。偶见脑电图癫痫样波。孕妇及原有肾损害、肾移植患者慎用或不用。

(七)异氟烷

1.别名

异氟醚、活宁。

2.性状

无色透明液体,略带刺激性醚样臭,性稳定,在钠石灰中不分解。不易燃。

3.作用与用途

本品为恩氟烷的异构体。作用与恩氟烷相似,诱导麻醉及苏醒均较快。麻醉期血压降低,但可恢复。抑制呼吸作用弱于恩氟烷,强于氟烷。对心肌抑制是同类药最轻的一种。用本品进行麻醉,脑血流量不变,无癫痫样脑电波,其肌松作用与恩氟烷及氟烷相似。也能增强其他肌松药的作用。

异氟烷在体内代谢率极低,为恩氟烷的 1/10,因而对肝肾的毒性很低,适用于全身麻醉。

4.用法与用量

(1)吸入诱导麻醉:单与氧或与氧—笑气混合应用。开始吸入气体浓度为 0.5%~1.5%,以 3% 为极限。通常 7~10min 产生麻醉。

(2)维持量:单独与氧混合应用浓度以 1.5%~3%。与氧—笑气混合应用浓度 1%~2.5%,手术快完成时吸入浓度减至 0.5%,缝合时减至 0。

5.不良反应及注意点

可见低血压、呼吸抑制,在诱导期和恢复期少数人气憋、上呼吸道分泌增多、咳嗽。浓度过大偶见喉头和气管痉挛、寒战、恶心、呕吐等,与其他麻醉剂比较,不良反应较轻。

孕妇、用本品致高热史者、对卤族麻醉剂过敏者均属忌用。麻醉期监护呼吸、血压变化。与常规麻醉药合用,本品需减量。

(八)丙泊酚

1.别名

普鲁泊福。

2.性状

熔点 19℃,沸点(BP30)136℃,折射率 1.5134。

3.作用与用途

属短效静脉麻醉药。注射后迅速分布全身,$t_{1/2}\alpha$ 为 1.8~8.3min;$t_{1/2}\beta$ 为 34~64min。由于消除迅速,便于控制麻醉深度,有利于患者苏醒。适用于全身麻醉的诱导和维持。

4.用法与用量

用于诱导麻醉:每 10s 静注 40mg,直至麻醉,剂量为 2~2.5mg/kg,55 岁以上适当减量约 20%。用于维持麻醉:用量为 0.1~0.2mg/(kg·min)。

5.不良反应及注意点

用于诱导麻醉时可出现低血压和呼吸暂停;维持麻醉期间亦可出现低血压,需要减慢给药速度,必要时扩充血容量;苏醒期少数人头痛、恶心、呕吐、注射部位疼痛等。罕见静脉炎和血栓形成。

孕妇、产妇及 3 岁以下儿童禁用。对有肝肾损害、心脏病、呼吸道疾病、老年人、应用脂肪乳剂者、脂肪代谢紊乱者慎用。本品不得与其他药液混合。

(九)硫喷妥钠

1.别名

戊硫巴比妥钠

2.性状

黄白色吸湿性粉末,有蒜样臭味。易溶于水,可溶于乙醇,难溶于乙醚及苯。

3.作用与用途

为超短效巴比妥类全麻药,脂溶性高,极易透过血脑屏障,故麻醉快速。静脉注射后半分钟即可进入麻醉,没有兴奋期。一次静脉注射仅维持数分钟。作用短暂并不是硫喷妥钠在体内迅速破坏,而是药物重新分布和积存在脂肪及肌肉等组织,使脑内药物浓度下降。本品特点是速效、短效和使用方便。主要在肝脏氧化,代谢相当慢,代谢产物随尿排出可持续几天。适用于诱导麻醉、基础麻醉和历时数分钟的小手术,也用于抗惊厥。

4.用法与用量

本品由静脉缓缓注入后,可产生短时间(45min 左右)的麻醉。临用前,把粉针剂溶于注射用水使成 2.5% 溶液后应用,常用量为静注一次量不超过 0.5g,极量为一次 1g。

5.不良反应及注意点

(1)本品水溶液性质不稳定,易变质不能消毒。溶解或放置后发现有浑浊现象,应立即停止注射。

水溶液碱性强,pH 在 10 以上,对组织有强烈刺激性,静注时不可外,以免引起组织坏死。误注入动脉,可出现血管痉挛,血栓形成,甚至导致肢端坏死。液与酸性液体接触即产生沉淀,切勿再用。

(2)可能引起喉头痉挛、支气管收缩、抑制呼吸和循环功能等不良反应,用量越大抑制越严重。血压下降和呼吸暂停的发生率高,因此,注射时宜缓慢,以减少对呼吸和循环系统的抑制。

如引起呼吸异常,甚至喷嚏或咳嗽,应立即停止注射。麻醉前最好给以阿托品预防喉头痉挛、支气管收缩。并应备有人工呼吸机和其他急救措施。

(3)肝、肾疾患、糖尿病、重度衰弱、严重贫血、心脏病、低血压、严重酸血症、休克、虚脱、支气管哮喘、腹部手术和咽喉手术等忌用。新生儿忌用,幼儿慎用。

(十)羟丁酸钠

1.别名

γ—羟基丁酸钠

2.性状

白色有吸湿性的结晶性粉末,微臭,味咸。极易溶于水,可溶于乙醇,不溶于乙醚或氯仿,熔点 144~149℃。

3.作用与用途

静脉麻醉药,全麻作用微弱,起效较慢,镇痛效能不强。静脉注射后 3~5min 开始发挥作用,作用时效 2h 左右。对呼吸、循环影响不大,适用于较长时间手术。本品常用作浅麻醉的维持药物,即先给其他全麻药,再缓慢静脉注射本药,以维持浅麻醉。常用于全身麻醉或诱导麻醉,以及局麻、腰麻的辅助用药,适用于老人、儿童及神经外科手术、外伤、烧伤患者的麻醉。

4.用法与用量

静脉注射,成人剂量60～80mg/kg,约2h后,全麻转浅可再加半量(30～40mg/kg)。极量为一次总量30mg/kg。

5.不良反应及注意点

(1)毒性较小,用量过大或注射速度过快,可出现运动性兴奋、谵妄、肌肉抽动或产生木僵状态及惊厥。

(2)作用期间副交感神经系统的活动亢进,可使呼吸道黏液分泌过多及大小便失禁,故麻醉前须给以足量的阿托品。

(3)本品适用于体力衰弱的患者,但有酸血症、癫痫、心血管系统功能紊乱的患者忌用。

(十一)依托咪酯

1.别名

甲苄咪唑、乙咪酯。

2.性状

白色结晶性粉末。熔点115℃。极易溶于水、甲醇、乙醇及丙醇,易溶于氯仿;难溶于丙酮;不溶于乙醚。

3.作用与用途

静脉注射后20s产生麻醉,持续时间约5min,再给药持续时间也相应延长。对呼吸和循环系统的影响较小,短暂的呼吸抑制,收缩压略下降,心率稍增快。无镇痛作用。能减少脑血流量及耗氧量。1/3患者引起肌阵挛,事先应用地西泮或哌替啶可减少发生率。1/6患者可有30～60s无呼吸状态,但比硫喷妥钠弱。可使眼压下降。适用于诱导麻醉、短小手术和外科处置。

4.用法与用量

首剂注射每千克体重0.3mg,15～60s注完毕。

5.不良反应及注意点

有15％～30％患者注射后血管疼痛,快速注射也难免。10％～60％患者发生肌阵挛性收缩,先应用地西泮、哌替啶可减少发生率。

(十二)盐酸普鲁卡因

1.别名

奴佛卡因、普鲁卡因。

2.性状

白色结晶或结晶性粉末,无臭,味微苦,随后有麻痹感。易溶于水,略溶于乙醇,微溶于氯仿,几乎不溶于乙醚。其水溶液久贮、曝光或受热后易分解失效。熔点154～157℃。

3.作用与用途

本品为局部麻醉药。其作用机制一般认为局麻药能阻滞神经冲动传导。由于本品封闭了神经纤维及其终末端的生物膜钠(或钾)通道,保持了膜电位的稳定,妨碍了冲动的传导。其毒性低微,作用迅速安全。适用于局部麻醉,应用于眼、耳、鼻、齿等科手术。并用于浸润麻醉、传导麻醉、硬膜外麻醉及封闭疗法等。本品不宜作诱导麻醉。

4.用法与用量

局部封闭用 0.25%～0.5%水溶液。浸润麻醉 0.25%～0.5%水溶液,每小时不超过 1.5g。传导麻醉 1%～2%水溶液,每小时不超过 1g。硬膜外麻醉 2%水溶液,每小时不超过 0.75g,全麻用 1%水溶液 0.2～0.5g 加入 100mL 葡萄糖中静滴。

5.不良反应及注意点

(1)有的患者对本品呈现高敏感性,如头晕、全身无力、血压下降、虚脱和休克等。也可能发生皮肤反应,如皮炎等,因此开始应用小剂量。

(2)用量过大或用浓溶液快速注入血管时,可能引起颜面潮红、谵妄、兴奋和惊厥。对惊厥患者可静注异戊巴比妥解救。

(3)本品在体内相当快地水解为对氨基苯甲酸及二乙基氨乙醇,前者可抑制磺胺类药物的抗菌作用。用磺胺类药物治疗感染疾患时,应禁用本品。

(4)不宜与抗胆碱酯酶药(如新斯的明)合用,因可使本品毒性增加。

(十三)盐酸丁卡因

1.别名

丁卡因、四卡因、地卡因、潘托卡因。

2.性状

白色结晶性粉末,无臭,味苦而麻,有引湿性,易溶于水,溶于乙醇,不溶于乙醚或苯。熔点 147～150℃。

3.作用与用途

本品的化学结构与普鲁卡因很相似,作用机制相同。麻醉作用较其强 10 倍,吸收后毒性也相应地比普鲁卡因大 10 倍。能阻断神经纤维的传导。能透过黏膜,主要用于表面麻醉、阻滞麻醉、腰椎麻醉及硬脊膜外麻醉。作用迅速,1～3min 可生效,维持 30min 左右。常用其混合液(即 1%丁卡因 1mL,10%葡萄糖注射液 1mL 与 3%～5%盐酸麻黄素 1mL 混合),优点是作用时间较长,上腹部手术可维持 1.5～2.5h。

4.用法与用量

(1)常用量:表面麻醉 0.25%～2%水溶液;阻滞麻醉 0.2%～0.5%水溶液;硬脊膜外腔麻醉用 0.15%～0.3%溶液。

(2)极量:表面麻醉每次 0.05g;阻滞麻醉、硬脊膜外腔麻醉每次 0.1g。

5.不良反应及注意点

本品毒性较大,不宜用于浸润及传导麻醉,但可用于腰椎麻醉。

(十四)盐酸利多卡因

1.别名

昔罗卡因、利多卡因。

2.性状

白色结晶性粉末,无臭味苦继有麻木感。易溶于水或乙醇溶于氯仿,不溶于乙醚。熔点 76～79℃。

3.作用与用途

本品为酰胺类局部麻醉药,作用机制与普鲁卡因相似,但刺激性小,穿透力好,作用快而强,维持时间约为普鲁卡因的两倍,但较丙胺卡因为短。本品广泛应用于表面麻醉、浸润麻醉、传导麻醉,及硬膜外麻醉。做胃镜检查和气管插管时,用其抑制咽喉反射作用。牙科用5%乳剂涂搽,1分钟产生麻醉作用,可维持12~15min。

4.用法与用量

表面麻醉用2%溶液;牙科用2%溶液加肾上腺素;浸润麻醉,用0.25%~0.5%溶液,总量不超过0.4g;传导麻醉用1%~2%溶液;硬膜外及骶管阻滞用1%~2%溶液;部位神经阻滞可用不同浓度本品并加肾上腺素;臂丛阻滞用1%溶液15~30mL。也用于治疗心律失常。

5.不良反应及注意点

浓度在0.5%以下时毒性与同剂量的普鲁卡因一样,因组织扩散力强,浓度增高毒性也增加,常见的不良反应有肌肉抽搐、出汗、低血压、恶心、呕吐和嗜睡等。与其他麻醉药不同之点为超剂量时最初是神经抑制而不是兴奋。

(十五)辛可卡因

1.别名

狄布卡因、纽白卡因、拍卡因、苏夫卡因。

2.性状

性状白色结晶性粉末,味略苦,有潮解性,遇光变质。易溶于水,极易溶于乙醇。熔点94~96℃。

3.作用与用途

本品属酰胺类局部麻醉药,是局麻药中作用最强、毒性最大、维持时间最长的一种,注射给药其麻醉强度为普鲁卡因的15倍,毒性也大15倍。作用比利多卡因强数倍。起效较慢,约15min,但作用持续时间为普鲁卡因的3倍,比利多卡因也长。局部刺激性小,穿透力较强。

4.用法与用量

限用于成人蛛网膜下隙阻滞,一般以10mg为限,不得超过15~20mg。

5.不良反应及注意点

毒性为局麻药中最大者,切勿与普鲁卡因混淆,以免发生事故,本品被吸收后,可引起低血压。

(十六)盐酸布比卡因

1.别名

丁哌卡因。

2.性状

白色结晶性粉末;无臭,味苦;易溶于乙醇,溶于水,微溶于氯仿,几乎不溶于乙醚。

3.作用与用途

本品系酰胺类局部麻醉药。起效快,作用时间长,强于利多卡因,但毒性较利多卡因大4倍。适用于浸润麻醉、阻滞麻醉、硬膜外麻醉。其他给药方法慎用。静脉区域阻滞勿用。

4.用法与用量

(1)成人用量:①臂丛神经阻滞:用 0.25% 溶液 20～30mL(50～75mg)。②骶管阻滞:用 0.5% 溶液 15～20mL(75～100mg)。③硬膜外麻醉:用 0.5% 溶液 10～20mL(50～100mg)可行一般的下腹部手术;0.75% 溶液 10～20mL(75～150mg)行上腹部手术,腹肌可全无张力。以后每 3h 再给初量的一半。④局部浸润:0.25% 溶液 70～80mL(175～200mg)为限,24h 内分次给药,日极量 400mg。⑤交感神经阻滞:总用量 0.25% 溶液 20～50mL(50～125mg),12岁以下小儿勿用。

5.不良反应及注意点

偶见恶心、呕吐、低血压、呼吸抑制精神兴奋。药液入血后,有心搏骤停致死的危险,应及时抢救。肝肾功能严重不全、低蛋白血症、过敏者忌用。孕妇慎用。

(十七)盐酸丙胺卡因

1.别名

丙氨卡因、丙胺卡因。

2.性状

白色结晶性粉末,无臭,味酸涩微苦。熔点 167～169℃。

3.作用与用途

本品药效比普鲁卡因好,局麻作用强度时间较长,毒性较小,因代谢快,蓄积性也较小。适用于硬膜外麻醉,传导麻醉和浸润麻醉等。

4.用法与用量

一般配成 1% 溶液用于浸润麻醉,2%～3% 的水溶液用于传导麻醉和硬膜外麻醉。膀胱镜检查前从尿道注入胶冻剂 10～15mL。腰麻用 5% 溶液。表面麻醉用 4% 溶液。一次最大剂量 600mg。儿童采用较稀溶液和较小剂量。

5.不良反应及注意点

贫血、先天性或自发性变性血红蛋白血症患者禁用。孕妇慎用。

(十八)达克罗宁

1.别名

达可隆。

2.性状

白色结晶粉末,无臭,味苦。微溶于丙酮,几乎不溶于乙醚,溶于水或乙醇。

3.作用与用途

局部麻醉作用持久,由于注射后有局部刺激作用,不适用于浸润麻醉,对黏膜穿透力强,适用于表面麻醉,如外伤、虫咬、褥疮、皮疹等的止痛止痒。

4.用法与用量

外用。

(十九)氯筒箭毒碱

1.别名

筒箭毒碱、管箭毒碱、筒箭毒。

2.性状

本品为白色或黄白色结晶性粉末,无臭,可溶于水或乙醇,不溶于丙酮、乙醚或氯仿。水溶液稳定,可加热消毒。熔点 268～270℃(部分分解)。

3.作用与用途

非去极化肌松药。作用于骨骼肌的神经肌肉接头处,阻断神经冲动的正常传递到肌纤维,使肌张力下降而表现为骨骼肌松弛。本品主要用于外科手术肌肉松弛,以利手术进行。偶可用于控制肌肉痉挛,惊厥或破伤风肌强直性收缩。由于本品来源有限,加之剂量难于掌握,使用过量可致呼吸停止,现已少用。

4.用法与用量

全身麻醉:静脉注射,成人一次 6～9mg,按需要可增加 3～4.5mg。作用维持时间 20～40min。根据手术时间的长短和肌肉松弛的需要,可重复注射,不过其剂量为首剂的 1/3～1/2。

5.不良反应及注意点

有麻痹呼吸肌的危险,应用前须做好急救准备。如呼吸停止,可给氧、气管插管,并做人工呼吸,或同时注射新斯的明对抗。重症肌无力患者忌用。

(二十)泮库溴铵

1.别名

潘龙、潘库罗宁。

2.性状

白色结晶或结晶性粉末,略有特臭。易溶于水、乙醇、甲醇、冰醋酸,难溶于丙酮,几乎不溶于苯及醋酸乙酯。熔点 214～217℃(分解)。

3.作用与用途

具有非去极化型肌松药的各种特点,作用强度约为氯筒箭毒碱的 5 倍,静注 2～3min 起效,维持时间与氯筒箭毒碱相似,有效的肌肉松弛时间 20～45min,作用确实,消退平稳,残余的肌松作用可被新斯的明、依酚氯铵所逆转。本品与氯筒箭毒碱显著不同之处在于无神经节阻断作用无降血压作用,不释放组织胺,不会引起支气管痉挛,适合哮喘患者。它可能兴奋 β 受体使心率加快,血压上升和心输出增加。对胎儿无影响,产妇可用。与硫喷妥钠合用不会发生沉淀。适用于外科手术麻醉的辅助药,可得到充分的肌松效果。

4.用法与用量

静注:成人每次 4～6mg,与乙醚、氟烷合用时应减量。

5.不良反应及注意点

可见血压升高、心率加快。有人出现灼烧感。重症肌无力禁用。肾功能不全慎用。过量中毒可静注新斯的明 2.5mg 解救。

(二十一)维库溴铵

1.别名

维库罗宁。

2.性状

结晶状,熔点 227～229℃。

3.作用与用途

属中效非去极化型肌肉松弛剂。作用与胆碱受体,使肌张力下降,骨骼肌松弛,利于手术进行。肌松强度为泮库溴铵的 1/3,维持时间较短,恢复快。本品不诱发组胺释放,不会引起支气管痉挛和血压下降。本品 $t_{1/2}$ 为 31min,部分于体内代谢,原形及代谢物随尿和胆汁排泄。适用于气管插管及外科手术的松弛肌肉。

4.用法与用量

静注:成人初次用量 0.08～0.1mL/kg,2.5～3min 内发生良好作用。10 岁以上儿童按成人剂量。1～10 岁儿童初始剂量和补充剂量稍高于成人。7 周～1 岁婴儿按体重给药。

5.不良反应及注意点

本品无明显不良反应。肝肾功能不全者,肌松时间和恢复时间均延长。婴儿对本品敏感,未满月婴儿不宜应用。孕妇使用的安全性未定。

(二十二)阿库氯铵

1.别名

爱肌松。

2.作用与用途

本品为去极化型肌肉松弛剂。其有效成分为二丙烯基托锡弗林,是氯箭毒生物碱的衍生物,肌松作用比右旋箭毒碱强 1.5～2 倍。

本品于体内不代谢,大部分经肾排泄,少部分随胆汁排出。适用于各种外科手术中的肌肉松弛。

3.用法与用量

静注:首次剂量 0.15mg/kg,每间隔 15～25min 给药,每次剂量为 0.3mg/kg,间隔时间和剂量均由医生根据手术情况而定。大部分患者于停药 20～30min 后,药效逐步消失。注射新斯的明可迅速拮抗本品的作用。

4.不良反应及注意点

应用卤代烷类麻醉诱导或维持期间,应用本品可导致血压下降、呼吸肌松弛,严重者支气管痉挛。偶见变态反应。

肾功能不全者排泄减慢,作用增强。肌无力患者慎用。与多黏菌素或氨基糖苷类并用,本品作用加强,应减少用量。

(二十三)氯琥珀胆碱

1.别名

司可林、琥珀酰胆碱。

2.性状

白色结晶性粉末,无臭。味咸。遇光易变质。极易溶于水,水溶液呈酸性,微溶于乙醇或氯仿,不溶于乙醚。熔点 157～163℃。

3.作用与用途

本品为骨骼肌松弛药。用作全身麻醉辅助药。本品属去极化类肌肉松弛药,为氯筒箭毒碱的合成代用品,显效快,持续时间短,易于控制,适用于外科手术的肌肉松弛,用于麻醉进行气管插管,促使嚼肌松弛,减少喉头反射,可使气管插管更易进行。

4.用法与用量

静脉注射:成人一次每千克体重1～2mg;小儿一次每千克体重2.5mg。极量为肌内注射,一次150mg。

5.不良反应及注意点

脑出血、青光眼、视网膜剥离、白内障摘除术后及高血钾症患者禁用,使用抗胆碱酯酶药者慎用。大剂量时可引起呼吸麻痹,用时宜注意,使用前须先备妥人工呼吸设备及其他抢救器材。

(二十四)溴化新斯的明

1.别名

普洛斯的明、普洛色林、新斯的明。

2.性状

溴化新斯的明为白色结晶性粉末,无臭,味苦。极易溶于水,易溶于乙醇或氯仿,几乎不溶于乙醚。熔点170～176℃。

3.作用与用途

本品具有可逆性胆碱酯酶抑制作用,致使乙酰胆碱不致酶解,长时间存在于胆碱能神经末梢。有兴奋平滑肌、骨骼肌的作用;对骨骼肌作用较强,缩瞳力较小;多用于重症肌无力、手术后腹胀与尿潴留,亦可用于室上性阵发性心动过速,以及筒箭毒碱等过量时的解毒。

4.用法与用量

常用量口服吸收不良及第一关卡效应,故剂量需较大。每次15mg,1日3次。极量,口服每次30mg,每日10mg。

皮下、肌内注射效果好,每次0.5～1mg,每日1～2次。

5.不良反应及注意点

常见的不良反应为上腹部不适、恶心、呕吐、腹痛和腹泻等。重症肌无力患者因需要长时期给药,故应注意掌握剂量,因过量时可引起胆碱能危象,表现为上腹部不适,心动过缓和肌束颤动或肌无力加重。禁用于机械性肠梗阻、尿路梗塞及支气管哮喘等。

(二十五)水杨酸毒扁豆碱

1.别名

依色林。

2.性状

无色或淡黄色有光泽的结晶或粉末,无臭。

3.作用与用途

本品为胆碱酯酶抑制剂,表现出乙酰胆的作用。有缩瞳和降低眼内压的作用,用于青光眼和散瞳验光后的缩瞳药,作用较毛果芸香碱强而持久,可维持数小时和数天。

吸收后对各种平滑肌均有很强的收缩作用。也可致腺分泌增加,对心血管的作用较复杂,血压、心率降后又有轻微的上升。对骨骼肌可致肌束颤动。对中枢神经系统先兴奋,剂量过大转入抑制,中毒时呼吸麻痹可致死亡。主要用于青光眼,也用于拮抗阿托品或后马托品所致的调节麻痹。

4.用法与用量

用其 0.25%～0.5%溶液滴眼。滴眼次数按需要而定,晚上涂 0.25%的眼膏。

5.不良反应及注意点

本品吸收后不良反应较严重,故不做全身用药。滴眼时要特别注意压住内眦,以免吸收中毒。滴眼后可引起睫状肌痉挛。还可见头痛、眉部痛、视物模糊、眼睑抽搐等。其水溶液不稳定,逐渐氧化变红则不能再用。

(二十六)依酚氯铵

1.别名

腾喜龙、艾亩酚。

2.性状

白色结晶,味苦,易溶于乙醇,极易溶于水,不溶于氯仿、乙醚。

3.作用与用途

本品为抗胆碱酯酶药,但作用弱。也可对骨骼肌 N_2 受体直接作用。本品作用与其他抗胆碱酯酶药不同,作用出现快而短,给药后 30～60s 起效,维持 10min。用于非去极化型骨骼肌松弛药的拮抗剂;用于诊断重症肌无力;也广泛用于治疗室上性心律失常。

4.用法与用量

(1)对抗肌松剂:肌注或静注,每次 10mg,由于维持时间短需重复给药。

(2)诊断重症肌无力:先静注 2mg,如 30s 内无反应,再注射余下的 8mg,若为重症肌无力,约 1min 内出现肌力改善,维持 5min。

5.不良反应及注意点

可有唾液增加、支气管痉挛、心动徐缓等。机械性肠梗阻和尿道阻塞者禁用。支气管哮喘,心动过缓者慎用。

第六节　镇静催眠药

镇静催眠药是选择性抑制中枢神经系统,能引起镇静和催眠作用的药物。小剂量时中枢神经系统抑制作用较弱,仅引起镇静作用;较大剂量时对中枢神经系统抑制作用增强,可产生催眠作用,故称为镇静催眠药;再增大剂量则具有抗惊厥作用。有些药物尚有抗焦虑作用。

临床上常用的镇静催眠药有苯二氮䓬类、巴比妥类和其他类。其中以苯二氮䓬类应用最为广泛。

一、苯二氮䓬类

(一)地西泮

地西泮(安定)是苯二氮䓬类的代表药,属长效类药物。临床上常口服或静脉注射给药。肌内注射吸收缓慢且不规则,故不常用。地西泮口服吸收良好,血药浓度 1h 达高峰。脂溶性高,易透过血脑屏障进入脑组织,但随后又再分布到脂肪等组织,故中枢神经系统作用迅速而短暂。血浆蛋白结合率达 99%。易透过胎盘进入胎儿体内,也可经乳汁分泌进入婴幼儿体内。主要经肝脏代谢为有活性的去甲地西泮,经肾缓慢排泄,反复使用易蓄积。

1.作用和用途

(1)抗焦虑作用:选择性高,小于镇静剂量即可产生良好的抗焦虑作用,能改善患者的烦躁不安、紧张、恐惧、忧虑等症状,是治疗焦虑症的首选药。临床常用于各种原因引起的焦虑症。

(2)镇静催眠作用:较大剂量时可产生镇静催眠作用,能使兴奋、躁动不安的患者安静而不影响其正常的精神活动和运动功能;能缩短诱导入睡时间,减少觉醒次数,延长睡眠时间。地西泮催眠的特点有:①对快动眼睡眠时相(REM)无明显影响,停药后反跳现象较轻;②醒后无后遗症状;③安全范围大,对呼吸、循环系统抑制较轻,大剂量使用也不引起全身麻醉;④连续应用依赖性较小。因此,地西泮现已取代巴比妥类而成为首选的催眠药。

临床上广泛用于缓解各种原因所致的兴奋不安和紧张、麻醉前给药、心脏电击复律或内镜检查前给药及失眠症等。

(3)抗惊厥、抗癫痫作用:地西泮有很强的抗惊厥作用,可用于治疗高热、破伤风、子痫及药物中毒等所致的惊厥。地西泮能抑制癫痫病灶异常放电的扩散,对癫痫大发作、小发作均有效,地西泮静脉注射给药是治疗癫痫持续状态的首选药。

(4)中枢性肌肉松弛作用:肌松作用较强,能降低肌张力,但不影响机体正常活动、可用于缓解脑血管意外,脊髓损伤等所致的中枢性肌肉强直,以及局部病变,如腰肌劳损引起的肌肉痉挛。近年来研究发现,中枢神经系统广泛存在苯二氮䓬受体。目前认为,苯二氮䓬受体、γ-氨基丁酸受体、γ-氨基丁酸受体调控蛋白及氯离子通道在γ-氨基丁酸能神经末梢的突触后膜上组成复合体。地西泮与苯二氮䓬受体结合后,可引起γ-氨基丁酸受体调控蛋白的构型发生改变,从而解除γ-氨基丁酸受体调控蛋白对γ-氨基丁酸受体的封闭作用,利于γ-氨基丁酸(GA-BA)与γ-氨基丁酸受体结合,因而促进 Cl^- 通道开放和 Cl^- 内流,增强γ-氨基丁酸能神经的抑制效应而发挥作用。

2.不良反应及应用注意

(1)不良反应:常见有嗜睡、乏力、头晕等,用药期间不宜从事高空及高速作业。

(2)耐受性、依赖性:地西泮属于第二类精神药品,长期服用可产生耐受性及依赖性,突然停药可产生戒断症状,不宜长期使用。

(3)静脉注射可致静脉炎,静脉注射过快可抑制呼吸和循环系统功能,故应稀释后缓慢注射。

(4)少数患者可出现荨麻疹、粒细胞减少,肝功能异常。长期应用时应定期检查血常规及肝功能。

(5)急性中毒:地西泮过量中毒时可致共济失调、语言含糊不清、昏迷、呼吸抑制和心跳停止等。除采用洗胃及对症治疗外,还可用中枢性苯二氮䓬受体拮抗药氟马西尼对抗。

(6)药物相互作用:与其他中枢神经系统抑制药、吗啡、乙醇等合用可显著增强其毒性。

(7)有过敏史者慎用。孕妇和哺乳期妇女、急性青光眼、重症肌无力患者禁用。

(二)其他常用苯二氮䓬类药

(1)长效类:硝西泮(硝基安定)、氯硝西泮、氟西泮(氟安定)。

(2)中效类:氟硝西泮、艾司唑仑(舒乐安定)、奥沙西泮、劳拉西泮。

(3)短效类:三唑仑(三唑安定)。

二、巴比妥类

巴比妥类药是巴比妥酸的衍生物。巴比妥酸本身没有催眠作用,当第5位碳原子上的氢被其他基团取代,则形成一系列具有中枢神经系统抑制作用的巴比妥类药。本类药作用相似,但由于理化性质及体内过程有不同,故作用快慢、持续时间长短有差异,因此临床应用也不完全相同。

(一)作用和用途

巴比妥类药物有抑制中枢神经系统作用,其抑制程度随剂量的增大而增强,依次产生镇静、催眠、抗惊厥和全身麻醉作用。此外,苯巴比妥尚有抗癫痫作用。中毒剂量下可麻痹延髓呼吸中枢和血管运动中枢,最后因中枢性呼吸衰竭而死亡。巴比妥类的镇静催眠作用是由于选择性地抑制脑干网状结构上行激动系统的传导功能,使大脑皮层兴奋性降低所致也与增强 γ-氨基丁酸能神经的抑制作用有关。

本类药物不良反应多,安全性差,久用易产生耐受性和依赖性,因此作为镇静催眠药已逐渐被其他药物取代。目前苯巴比妥仍用于麻醉前给药、控制各种原因所致的惊厥、治疗癫痫大发作及癫痫持续状态;硫喷妥钠仍用于诱导麻醉和小手术短时间麻醉。

(二)不良反应及应用注意

1.后遗效应

服药后次晨有头晕、困倦、精神萎靡不振、思睡等,为药物作用的延续反应,减少剂量,饮浓茶可对抗之。

2.耐受性、依赖性

反复用药可产生耐受性、其原因一方面是由于本类药物诱导肝药酶活性,使本身代谢加速;另一方面可能与长期使用后,神经系统对药物产生了适应性有关。产生耐受性后,药物疗效降低,必须增大剂量才能产生应有疗效,但药物的致死量并未增大,故易引起中毒,另外,可产生依赖性,突然停药则出现戒断症状,故应避免滥用。

3.抑制呼吸作用

巴比妥类药物对正常人呼吸影响较小,但对严重肺功能不全如肺气肿、支气管哮喘等患者,中等剂量时即对呼吸中枢产生明显的抑制作用,可使呼吸频率减慢、潮气量减少。呼吸深度抑制是巴比妥类药物中毒致死的主要原因。故对严重肺部疾病患者,用药期间应密切观察呼吸频率及节律,注意口唇、指甲有无发绀等表现。

4.变态反应

少数患者可出现变态反应,如皮疹、血管神经性水肿、哮喘等。

5.药物相互作用

苯巴比妥是药酶诱导剂,可加快自身及香豆素类、皮质激素类、口服避孕药、强心苷类、苯妥英钠、氯霉素等代谢而使作用减弱,作用时间缩短,故这些药物与苯巴比妥合用时应适当增加剂量。

6.禁忌人群

妊娠期及哺乳期妇女、老年人,以及心、肝、肾功能不全者慎用。严重肺功能不全、支气管哮喘颅脑损伤致呼吸中枢抑制者及对本类药物过敏者禁用。

三、其他类

(一)水合氯醛

1.作用和用途

水合氯醛口服或灌肠给药,吸收后大部分在肝内还原成中枢神经系统抑制作用更强的三氯乙醇,有镇静、催眠、抗惊厥作用。催眠作用强,服后15min显效,持续6～8h,对REM无明显影响,停药时无明显的反跳现象,醒后无后遗效应。可用于顽固性失眠或对其他催眠药效果不佳的失眠患者。大剂量也可用于控制小儿高热、破伤风、子痫等所致的惊厥,安全范围小,使用时应注意。

2.不良反应及应用注意

(1)局部刺激性强:口服给药易引起恶心、呕吐、上腹部不适,为减轻其刺激性,常以10%溶液稀释后口服或灌肠给药。

(2)耐受性、依赖性:长期服用可产生耐受性、依赖性,且停药时戒断症状较严重。故用药时间不宜过长,最好与地西泮等药物交替使用。

(3)长期使用可损害心、肝、肾功能,用药前应了解病史,严重心、肝、肾功能不良者禁用;消化性溃疡患者禁用;乙醇可增强其毒性,故服药期间禁止饮酒。

(二)佐匹克隆

1.作用和用途

佐匹克隆具有抗焦虑、镇静,催眠、抗惊厥及骨骼肌松弛等作用。本药催眠作用快,可延长睡眠时间,减少觉醒次数,提高睡眠质量。适用于治疗失眠症。

2.不良反应及应用注意

(1)常见不良反应:催眠后有嗜睡、头昏、乏力、健忘等症状。过量可引起昏睡、昏迷。长期使用可产生依赖性,突然停药时出现激动、焦虑、反跳性失眠、噩梦等。

(2)药物相互作用:与苯二氮䓬类、巴比妥类等中枢抑制药合用时可增强其中枢抑制作用。

(3)呼吸功能不全者、对本药过敏者禁用。15岁以下儿童不宜使用;老年人、肝功能不良者应适当调整剂量。服药期间禁止同时饮酒或含有乙醇的饮料。

此外,甲丙氨酯(安宁、眠尔通)、格鲁米特(导眠能)、甲喹酮(安眠酮)等也都有镇静催眠作用,但久服都可产生依赖性,现已少用。

第七节　抗癫痫药

一、癫痫的主要类型与症状

癫痫是一类慢性、反复性、突然发作性大脑功能失调,可分为原发性和继发性两类,大脑发育不全、脑膜炎、脑寄生虫病、脑肿瘤和脑外伤等病变均可引起继发性癫痫,此外,尿毒症等全身性疾病、过度疲劳、强烈的情绪刺激和酗酒等也是常见的诱发因素。癫痫的主要发作类型和症状表现如下。

(一)全身性发作

1.强直—阵挛性发作

又称大发作,最为常见。患者首先可能出现感觉和运动性先兆,如心悸、眩晕,幻觉、如入梦境,突然意识丧失而倒地,全身强直性痉挛,后转为抽搐,瞳孔散大及光反射消失,进入昏睡或昏迷状态,小便失禁,经数分钟至数小时后逐渐清醒,醒后对发作毫无记忆。脑电图呈现高幅棘慢波或棘波。若癫痫大发作 1d 内发作次数极多,在间歇期内仍不清醒,持续昏迷,称为癫痫持续状态,不及时救治可导致死亡。

2.全脑性非惊厥发作

(1)失神性发作:又称小发作,多见于儿童,主要表现为突然的、短暂的意识丧失,谈话中断、双目凝视、手中物体掉落,但无抽搐或跌倒,一般持续 6～20s 后突然停止,对发作无记忆,脑电图呈现 3Hz/s 高幅左右对称的同步化棘波。

(2)肌阵挛小发作:可分为婴儿、儿童和青春期肌阵挛。头部及上肢肌肉出现 3 次/s 左右的阵挛性抽搐,持续时间同失神性发作。脑电图出现特有的短暂暴发性多棘波。

(二)局限性发作

1.单纯性局限性发作

此型以成人多见,表现一侧面部或肢体的感觉异常、肌肉阵挛或强直性抽搐,一般不影响意识。如发展至对侧,则表现意识丧失,全身抽搐如大发作。

2.复杂性局限性发作

又称精神运动性发作。此型常见于成年人,可表现为一些无意识的动作,如反复咀嚼、吞咽、咂嘴、吐舌等;或呈精神兴奋性发作,如突然出走、跳楼爬墙、无理取闹等。典型脑电图异常呈现 4Hz/s 的高幅方波,多数癫痫患者脑组织有局部病灶,其中大量神经元突然同时除极,出现高频、同步、暴发式放电,并向周围正常脑组织扩散,使受累的脑组织广泛兴奋,出现癫痫发作。由于异常放电神经元所在部位和扩散范围不同,临床就表现为不同的运动、感觉、意识和自主神经功能紊乱的症状。由此,从电生理学的观点上看,抗癫痫药的作用机制有两种方式:①作用于病灶神经元,抑制其异常放电;②作用于病灶周围正常神经组织,抑制异常放电的扩散。目前常用抗癫痫药物大多是通过后一种方式来发挥作用的。

产生上述效应的药理基础可能与增强中枢抑制性神经递质 GABA 的作用或干扰 Na^+、K^+、Ca^{2+} 等离子通道有关,降低神经元的兴奋性。常用的抗癫痫药有苯妥英钠、卡马西平、乙琥胺、巴比妥类、苯二氮䓬类、丙戊酸钠等。

二、常见的抗癫痫药

(一)苯妥英钠

苯妥英钠(大仑丁)属二苯乙内酰脲的钠盐。作为最常用的抗癫痫药已有半个多世纪的历史。

1.体内过程

苯妥英钠呈碱性(pH 为 10.4),刺激性大,不宜作肌内注射,癫痫持续状态时可作静脉注射。口服吸收慢而不规则,作用缓慢,4~12h 血药浓度达高峰,每日 0.3~0.6g 连续服药,须经 6~10d 才达到稳态血药浓度(10~20μg/mL)。血浆蛋白结合率为 85%~90%,脂溶性较大,易透过血-脑脊液屏障,由肝药酶代谢为无活性的对羟基苯基衍生物,与葡萄糖醛酸结合经肾排出,以原形由尿排出者不足 5%。消除速度与血药浓度密切相关,血药浓度低于 10μg/mL 时,按一级动力学消除,$t_{1/2}$ 为 6~24h,血药浓度增高时,则按零级动力学方式消除,$t_{1/2}$ 亦随之延长,可达 20~60h,血药浓度与给药剂量不成比例地升高,易出现毒性反应。本药不同制剂的生物利用度显著不同,且个体差异大,临床应注意剂量个体化。宜从小剂量开始逐步递增,最好做血药浓度监测,及时调整好药物剂量。

2.作用机制

苯妥英钠具有膜稳定作用,血药浓度在 10μmoL/L 以下即可降低细胞膜对 Na^+ 和 Ca^{2+} 的通透性,抑制 Na^+ 和 Ca^{2+} 的内流,导致动作电位不易产生,细胞兴奋性降低。这一作用具有明显的使用-依赖性,对高频异常放电神经元的 Na^+ 通道阻滞作用更加明显,而对正常的低频放电并无明显影响。较高浓度能抑制 K^+ 外流,延长动作电位时程和不应期,此外,高浓度的苯妥英钠还能抑制神经末梢对 GABA 的摄取,诱导 GABA 受体增生,间接增强 GABA 的作用,Cl^- 内流增加导致超极化,抑制异常高频放电的发生和扩散。

3.药理作用

(1)抗癫痫:苯妥英钠为治疗癫痫强直-阵挛性发作的首选药。缓慢静脉注射可缓解癫痫持续状态,对复杂局限性发作和单纯局限性发作疗效次之,但对失神小发作无效,甚至可能使病情恶化。

(2)抗中枢性疼痛综合征:中枢性疼痛综合征与癫痫有相似的发作机制,其神经元在轻微刺激下即产生强烈放电,引起剧痛。苯妥英钠通过稳定神经细胞膜,使疼痛减轻,发作次数减少。对三叉神经痛疗效较好;对坐骨神经痛、舌咽神经痛也有一定效果。

(3)抗心律失常:主要用于室性心律失常,对强心苷中毒引起者更为有效,可作为首选药。

4.不良反应

除局部刺激外,苯妥英钠的其他不良反应都与血药浓度大致平行。一般来讲,血药浓度为 10μg/mL 可有效控制癫痫发作,20μg/mL 出现轻度毒性反应,如眩晕、复视、眼球震颤、共济失调等;血药浓度大于 40μg/mL 可致精神错乱,50μg/mL 以上时出现严重昏睡以至昏迷。

(1)局部刺激:本品为强碱性,可刺激胃肠引起恶心、呕吐、食欲不振、上腹疼痛,严重者可致胃炎,饭后服用可减轻以上症状。静脉注射可发生静脉炎。

(2)牙龈增生:长期用药可致牙龈增生,青少年较为多见,发生率为 20%,虽无痛苦,但影响美观。其发生与药物部分经唾液排泄,胶原代谢改变刺激结缔组织增生有关,注意口腔卫生,经常按摩牙龈和加服钙剂可以预防和减轻。一般停药3～6个月后可自行消退。

(3)造血系统反应:本品可抑制二氢叶酸还原酶,抑制叶酸的吸收和代谢,久服可致叶酸缺乏,引起巨幼红细胞性贫血,补充甲酰四氢叶酸治疗有效。偶见粒细胞缺乏及血小板减少,罕见再生障碍性贫血,可能是由于机体的变态反应所引起。用药期间应定期检查血常规。

(4)变态反应:少数患者可见皮疹、皮肤瘙痒、粒细胞缺乏、血小板减少、再生障碍性贫血等,其中皮疹较为常见,以麻疹样、荨麻疹样或猩红热样皮疹多见,停药可消退。少数患者有剥脱性皮炎。偶见肝损害,甚至致死性肝坏死。用药期间需定期检查血常规和肝功能,如有异常,应及早停药。

(5)致畸作用:妊娠早期用药可致畸胎,胎儿畸形发生率高,如腭裂等。而妊娠中期服用苯妥英钠出生的新生儿可能出现出血倾向或撤药综合征,故孕妇慎用。

(6)其他反应:静脉注射过量,可致心脏抑制、血压下降和心律失常,故宜在心电图监护下进行。久用骤停可致癫痫加重,甚至诱发癫痫持续状态。本药诱导肝药酶,可加速维生素 D 的代谢。长期用药可致低钙血症,诱发软骨症和佝偻病等,必要时补充维生素 D 预防。

5.禁忌证

静脉注射禁用于Ⅱ度及Ⅲ度房室传导阻滞、窦性心动过缓和阿—斯综合征。妊娠妇女禁用。

6.药物相互作用

(1)本药诱导肝药酶,能加快多种药物,如口服避孕药、皮质类固醇的代谢而降低其药效。

(2)巴比妥类药物和卡马西平等通过诱导肝药酶,使苯妥英钠的代谢加速,血药浓度降低,疗效下降。

(3)氯霉素、异烟肼、西咪替丁等均可抑制肝药酶,使苯妥英钠代谢减慢,血药浓度提高,毒性加强。

(4)口服抗凝血药、水杨酸类、苯二氮䓬类及磺胺类药物等可与苯妥英钠竞争血浆蛋白结合部位,使后者游离药物浓度增加,毒性增强。

(5)吩噻嗪类与苯妥英钠合用可抑制后者的代谢,血药浓度显著增高,毒性加大。

(二)苯巴比妥

苯巴比妥(鲁米那)是临床上第一个有机合成的抗癫痫药。

1.药理作用及作用机制

除了具有镇静催眠作用以外,对癫痫强直—阵挛性发作及癫痫持续状态疗效佳,对复杂局限性发作及单纯局限性发作也有效,但对失神发作和婴儿痉挛疗效较差,具有起效快、疗效好、毒性低和价廉等优点。但因中枢抑制作用明显,不做首选药。

苯巴比妥的作用机制与苯妥英钠相似,也能抑制 Na^+ 内流和 K^+ 外流,但需较高浓度。对异常神经元有抑制作用,既能抑制病灶的异常放电,又能抑制异常放电的扩散。

2.不良反应

本品为镇静催眠药,较大剂量时常出现嗜睡、精神不振、共济失调等不良反应。长期用药可发生耐受性而使疗效降低,可能与其具有肝药酶诱导作用,自身代谢速度加快引起血药浓度下降有关。少数患者会发生变态反应,如皮疹,药热等。偶尔出现巨幼红细胞性贫血,白细胞、血小板减少等症状。

3.药物相互作用

本品具有肝药酶诱导作用,可使苯妥英钠的代谢速度加快而血药浓度下降。卡马西平、丙戊酸钠可抑制苯巴比妥代谢,使其血药浓度增加。因此与其他抗癫痫药合用应注意调整剂量。

(三)扑米酮

扑米酮(去氧苯比妥)在体内可代谢生成苯巴比妥和苯乙基丙二酰胺,原形及其代谢物都有抗癫痫作用。对强直-阵挛性发作和单纯局限性发作疗效优于苯巴比妥,对复杂局限性发作也有效,但不及卡马西平和苯妥英钠,对失神发作无效。与苯妥英钠合用有明显协同作用。不良反应与苯巴比妥相似,不宜与苯巴比妥合用。呕吐为常见不良反应。宜从小剂量开始,逐渐增量。

(四)乙琥胺

乙琥胺属琥珀酰亚胺类药物,临床上对其他类型癫痫无效,只对失神发作疗效较好,但不及氯硝西泮和丙戊酸钠,因其不良反应及耐受性的产生较少,可作为防治失神发作的首选药。由于失神发作常伴有大发作,常与治疗大发作的药物合用。作用机制与抑制 T 型 Ca^{2+} 通道有关。

常见的不良反应有胃肠道反应,如恶心、呕吐、食欲不振等,其次还会产生中枢神经系统的不良反应,如嗜睡、眩晕等,易引起精神行为异常,如抑郁、攻击行为、多动、幻听等。有精神病史者慎用。此外,极少数患者可能会出现嗜酸性粒细胞增多症或粒细胞缺乏症,严重者发生再生障碍性贫血,用药期间应定期检查血常规。

(五)丙戊酸钠

丙戊酸钠(抗癫灵)1964 年始用于临床治疗癫痫。

1.体内过程

口服吸收良好,生物利用度 80% 以上。血浆蛋白结合率高,可达 99% 以上。主要经肝代谢为丙戊二酸,再与葡萄糖醛酸结合由肾脏排泄。丙戊酸钠能显著提高苯妥英钠、苯巴比妥、氯硝西泮和乙琥胺的血药浓度和游离药物浓度;而苯妥英钠、苯巴比妥、扑米酮和卡马西平则会降低其血药浓度和抗癫痫作用。

2.作用与用途

对各型癫痫均有效,为广谱抗癫痫药。临床用于失神小发作,疗效优于乙琥胺,但因其肝毒性,不做首选药。复杂部分性发作疗效类似卡马西平,对其他药物未能控制的顽固性癫痫有时可能有效。对非典型性小发作,疗效不及氯硝西泮。对全身强直-阵挛性发作,疗效不如苯巴比妥及苯妥英钠,但对后两药无效者,本品仍可有效。其作用机制不明,可能与抑制 GABA降解,增加脑内 GABA 含量有关,也有认为与其抑制电压敏感性 Na^+ 通道有关。

3.不良反应

不良反应较轻,16% 的患者可能会出现食欲不振、恶心等胃肠道反应,严重者出现肝损害,表现为谷草转氨酶升高,偶致肝功能衰竭,发生率小但可致死,用药期间应定期检查肝功能。儿童耐受性较好。此外,对胎儿有致畸作用,常见脊椎裂,孕妇慎用。

(六)卡马西平

卡马西平(酰胺咪嗪)为广谱抗癫痫药,作用机制与苯妥英钠相似,并具有镇静、抗惊厥、抑制外周神经痛和抗抑郁等作用。对复杂部分性发作疗效较好,至少有 2/3 的病例可得到控制和改善;对全身强直—阵挛性发作也有效,对单纯局限性及失神小发作疗效差;对三叉神经痛及舌咽神经痛疗效优于苯妥英钠。卡马西平还可改善癫痫患者的精神症状,对并发的精神症状以及锂盐治疗无效的躁狂、抑郁症也有效。

不良反应较多,常见的不良反应有眩晕、恶心、呕吐、食欲减退、剥脱性皮炎、嗜睡及共济失调,但一般并不严重,不需中断治疗,1 周左右逐渐消退。少见但严重的不良反应有肝脏损害和骨髓抑制,如粒细胞缺乏、血小板减少、再生障碍性贫血。

用药前后需检查肝肾功能及血常规。如发现骨髓抑制或肝功能异常应停药。本品可使雌激素类避孕药失效,育龄女性患者服用时应注意。卡马西平可降低华法林的血药浓度;西咪替丁、红霉素、异烟肼、维拉帕米等可使卡马西平的血药浓度增高,与上述药品合用时应注意调整用药剂量。心、肝、肾功能不全者及妊娠早期和哺乳期妇女禁用,青光眼患者禁用。

(七)苯二氮䓬类药物

临床用于治疗癫痫的有地西泮、氯硝西泮等。地西泮是控制癫痫持续状态的首选药,常采用静脉缓慢注射给药。氯硝西泮(氯硝基安定)对失神发作及肌阵挛性发作疗效较好,静脉注射可用于控制癫痫持续状态。苯二氮䓬类药物的不良反应是中枢抑制作用明显,甚至发生共济失调,且长期用药易发生耐受性,久服骤停易出现停药反应,可致癫痫发作加重,甚至诱发癫痫持续状态。

三、抗癫痫药的应用原则

癫痫是一种中枢神经系统的慢性疾病,大多数患者需要长期用药。目前治疗癫痫,只局限于药物治疗,控制发作,因此癫痫患者用药应注意以下几个方面。

(一)根据癫痫发作类型用药

1.强直—阵挛性发作

首选苯妥英钠或苯巴比妥,次选丙戊酸钠和卡马西平。

2.失神小发作

首选乙琥胺,次选丙戊酸钠或氯硝西泮。

3.复杂部分性发作

首选卡马西平,次选苯妥英钠、扑米酮及丙戊酸钠。

4.癫痫持续状态

首选地西泮静脉注射,亦可选用氯硝西泮、苯巴比妥和苯妥英钠。

(二)单药治疗

单一类型的癫痫发作患者以单药治疗为宜,单药治疗控制率一般可达 80%,且无明显不良反应。如单药疗效不理想,可用联合治疗,而混合型宜采取联合用药。联合用药一般不宜超过 3 种药物。但联合用药必须注意两个原则,首先应选用对发作类型最有效的药物,其次应避免使用毒副反应相似的药物。

（三）剂量个体化

选定药物后,应按规律用药,用量根据患者的反应而定。一般宜从小剂量开始,逐渐增量,以确保控制发作而不出现严重不良反应为度。剂量应根据药物半衰期长短分次口服,半衰期长的苯巴比妥 2 次/d,半衰期短的丙戊酸钠、卡马西平 3 次/d,切勿漏服或中断。

（四）切勿骤然换药或停药

癫痫必须长期服药治疗,绝不能因症状控制或缓和而突然减药或停药,否则发生反跳现象,引起癫痫严重发作,甚至发生癫痫持续状态。一般当疗程期满逐渐减量,其减量过程应持续至少 6 个月到 1 年。在癫痫治疗过程中,不宜随便更换药物,因毒副反应需更换药物时,应采取过渡方法,在原用药基础上加用新药,待后者发挥作用后,方可逐渐撤销原用药物。一般情况下,典型失神发作在控制 1～2 年后可以停药,原发性大发作完全控制 3 年后,才可以停药。用药期间还应注意药物的毒性反应,并定期进行相应的检查。

第八节　抗惊厥药

惊厥是由多种原因引起的中枢神经系统过度兴奋的一种症状,表现为全身骨骼肌不自主的强烈收缩。常见于小儿高热、破伤风、子痫、癫痫大发作和中枢兴奋药中毒等。常用的抗惊厥药有苯二氮䓬类、巴比妥类、水合氯醛和注射用硫酸镁。前者已于镇静催眠药章节中讨论过,本节主要介绍硫酸镁。

硫酸镁可因不同的给药途经而产生不同的药理作用。外用热敷可消炎去肿,口服给药不易吸收,有导泻利胆作用,注射给药可抑制中枢及外周神经系统,松弛骨骼肌、心肌、血管平滑肌,产生抗惊厥和降压作用。神经化学传递和骨骼肌收缩均需 Ca^{2+} 参与。Mg^{2+} 与 Ca^{2+} 由于化学性质相似,可以特异性地竞争 Ca^{2+} 受点,拮抗 Ca^{2+} 的作用使神经肌肉接头处乙酰胆碱减少,抑制神经化学传递和骨骼肌收缩,导致骨骼肌松弛。与此同时,也作用于中枢神经系统,引起感觉和意识丧失。适用于各种原因所致的惊厥,尤其对子痫引起的惊厥更为有效。也可用于高血压危象、先兆流产、结石、胆绞痛、胃肠道痉挛性疼痛的辅助治疗。

硫酸镁注射给药时安全范围窄,注射过量,血镁过高可抑制延髓呼吸中枢和血管运动中枢,引起血压下降、呼吸抑制甚至死亡。一旦发生中毒应立即停药,及时进行人工呼吸,并缓慢静脉注射氯化钙或葡萄糖酸钙对抗。

第九节　抗帕金森病药

帕金森病又称震颤麻痹,是锥体外系功能紊乱引起的中枢神经系统疾病,其主要临床表现为静止性震颤、肌强直、运动迟缓及姿势步态异常等。多见于中老年人,65 岁以上人群患病率为1000/10万。黑质中的多巴胺能神经元上行纤维到达纹状体,其末梢释放多巴胺,为抑制性递质,对脊髓前角运动神经元起抑制作用;同时纹状体中存在有胆碱能神经元,其末梢释放乙酰胆碱,为兴奋性递质,对脊髓前角运动神经元起兴奋作用。生理状态下,多巴胺和乙酰胆碱两种神经相互制约,处于动态平衡状态,共同调节机体的运动功能。当中枢神经系统黑质多巴胺能神经元受损变性,引起黑质—纹状体通路中的多巴胺能神经功能减弱,纹状体多巴胺含量显著降低,造成胆碱能神经功能相对亢进,引起帕金森病。

抗帕金森病药分为中枢拟多巴胺药和中枢抗胆碱药两类。

一、中枢拟多巴胺药

(一)补充中枢递质药

其中以左旋多巴为主。

左旋多巴又称L-多巴,为酪氨酸的羟化物。因多巴胺不能透过血脑屏障,故选用其前体物质。

1.体内过程

口服在小肠迅速吸收,12h血药浓度达高峰,$t_{1/2}$为13h,吸收后首次通过肝脏大部分被脱羧转化为多巴胺,而多巴胺不易透过血脑屏障。临床用药过程中,实际进入脑内的左旋巴不足用量的1%。如同时给予脱羧酶抑制剂(如卡比多巴),可减少在外周的脱羧,使进入脑组织的左旋多巴量明显增多,以减少用量,并降低外周的不良反应。维生素B_1是脱羧酶的辅基,可促进左旋多巴在外周脱羧,降低疗效。

2.作用和临床应用

(1)抗帕金森病:进入中枢的左旋多巴在脑内多巴脱羧酶的作用下,转化为多巴胺,直接补充纹状体内多巴胺递质的不足,从而增强多巴胺能神经的功能,缓解帕金森病症状。临床用于治疗各种类型帕金森病。

其作用特点是:①对轻症、年轻和治疗初期的患者疗效好,而对重症、年老体弱的患者疗效差。②显效慢,用药后2~3周才能改善症状,1~6个月才能获得稳定疗效。③用药早期效果好,随着治疗时间的延长,疗效逐渐下降。④服药后,先改善肌强直及运动障碍,后缓解肌震颤,但对后者作用差。⑤对氯丙嗪等抗精神病药引起的帕金森病无效。

(2)改善肝昏迷:肝功能衰竭时,体内芳香氨基酸的代谢产物苯乙胺与酪胺难以迅速被氧化解毒,进入脑内后代谢生成为胺类伪递质而干扰NE的正常作用,导致中枢神经信息传导障碍。

左旋多巴为多巴胺和去甲肾上腺素的前体物质,用药后通过补充脑内多巴胺与去甲肾上腺素以恢复神经系统功能,从而使肝昏迷患者意识苏醒,但无改善肝功能作用。

3.不良反应和用药监护

不良反应主要是体内左旋多巴脱羧产物多巴胺引起的外周反应和部分中枢反应所致。

(1)胃肠道反应:治疗初期80%患者出现厌食、恶心、呕吐等,主要是左旋多巴在外周和中枢脱羧成多巴胺,分别直接刺激胃肠道和兴奋延髓呕吐中药多潘立酮是消除恶心、呕吐的有效药。

(2)心血管反应:表现有直立性低血压、心律失常,尤其是老年患者易发生。与外周脱羧酶抑制剂合用可减轻。心脏病心律失常患者禁用。

（3）长期用药反应：①长期用药可出现不自主的异常动作：表现为咬牙、吐舌、点头、舞蹈样动作等。②长期用药的患者出现"开—关"现象，即患者突然多动不安（开），而后又出现肌强直、运动不能（关），这两种现象可交替出现。一旦产生，则应减量或停用，7～10d再从小剂量开始服用。③出现精神错乱，有逼真的梦幻、幻想、幻视等，也可有抑郁等精神症状。

(二)脱羧酶抑制药

其中以卡比多巴和苄丝肼为主。

卡比多巴又名α—甲基多巴肼、洛得新。苄丝肼又名羟苄丝肼、色丝肼。

1.作用和临床应用

两药均是脱羧酶的抑制剂，具有较强的抑制外周脱羧酶活性，与左旋多巴合用可明显减少左旋多巴在外周的脱羧作用，使进入脑内的左旋多巴增加，提高治疗帕金森病的疗效。同时，配伍用药还可减少左旋多巴的用量，明显减少其外周不良反应。

左旋多巴的复方制剂帕金宁（左旋多巴与卡比多巴混合比为10：1）、美多巴（左旋多巴与苄丝肼混合比为4：1）是治疗帕金森病的首选药。

2.不良反应和用药监护

在治疗剂量时不良反应较少见。使用时注意剂量个体化，应逐渐增加剂量至患者的病情有显著改善而无明显不良反应为宜。

(三)多巴胺受体激动药

其中以溴隐亭和培高利特为主。溴隐亭又名溴麦角亭、溴麦亭，为半合成麦角生物碱。培高利特又名硫丙麦角林。

1.作用和临床应用

两药均能选择性激动黑质—纹状体通路的D_2受体，缓解帕金森病患者的肌肉强直和运动障碍，但对改善肌肉震颤疗效差。激动垂体部位的D_2受体，可抑制催乳素和生长激素分泌。临床主要用于不能耐受左旋多巴治疗或用其他药物疗效不佳的帕金森病患者。其抑制催乳素及生长素的分泌，可用于退乳及治疗催乳素分泌过多症和肢端肥大症。

2.不良反应和用药监护

不良反应与左旋多巴相似，有恶心、呕吐、直立性低血压、运动困难和精神症状等，尤其精神症状多见。长期用药偶有肢端红痛和肺纤维化，一旦出现应立即停药。有精神病史者、心肌梗死患者禁用，末梢血管疾病、消化性溃疡患者慎用。

(四)促多巴胺释放药

其中以金刚烷胺为主。金刚烷胺又名金刚胺。

1.作用和临床应用

主要是通过促进帕金森病患者脑中黑质—纹状体内残余多巴胺能神经递质的释放，表现为多巴胺受体激动药的作用，产生抗帕金森病效果。同时，也具有抑直接激动多巴胺受体、较弱的中枢抗胆碱作用。对帕金森病的肌肉强的缓解作用较强，疗效虽不及左旋多巴，但优于抗胆碱药。与左旋多巴合用，能相互补充不足，产生协同作用。

临床主要用于不能耐受左旋多巴的患者。

2.不良反应和用药监护

常见有眩晕、嗜睡、言语不清、运动失调、恶心、呕吐、便秘、口干等。一日用量如超过300mg或与抗胆碱药合用,不良反应明显增强,严重者可致精神错乱和惊厥。长期用药常见下肢网状青斑、踝部水肿等。有癫痫病史、心力衰竭、肾功能不全患者及孕妇禁用。

二、中枢抗胆碱药

其中以苯海索为主。苯海索又名安坦。

(一)作用和临床应用

通过选择性阻断中枢神经系统纹状体内胆碱受体,降低胆碱能神经功能,恢复胆碱能神经与多巴胺能神经的功能平衡,从而改善帕金森病患者的肌肉强直,运动障碍及肌震颤症状,疗效不及左旋多巴和金刚烷胺。其外周抗胆碱作用较弱,仅为阿托品的 $1/10 \sim 1/3$。

临床主要用于轻症或不能耐受左旋多巴的患者以及抗精神病药引起的帕金森综合征。也可用于脑炎或动脉硬化引起的帕金森病,可有效改善流涎、震颤等症状。

(二)不良反应和用药监护

有类似阿托品样不良反应,表现为口干、便秘、尿潴留、瞳孔散大、视力模糊等。前列腺肥大、幽门梗阻、青光眼患者禁用。

(三)制剂和用法

(1)左旋多巴(L-dopa)片剂:50mg。口服,抗帕金森病,开始每次 $0.1 \sim 0.25g$,1 日 $2 \sim 4$ 次,每隔 $2 \sim 4d$ 递增 $0.25 \sim 0.75g$,直至疗效显著而不良反应不明显为止。一般有效量为 1 日 $2 \sim 5g$,最大日用量不超过 8g。与外周多巴脱羧酶抑制剂同用,每日 0.6g,最大日用量不超过 2g。治疗肝昏迷,每次 $0.5 \sim 1g$,口服或鼻饲,1 日 $2 \sim 4$ 次或 5g,保留灌肠;或每次 $0.2 \sim 0.6g$ 加入 5% 葡萄糖注射液 500mL 内,缓慢滴入,清醒后减量至 1 日 0.2g。

(2)复方卡比多巴:片剂,开始治疗时以小剂量为妥,1 日 3 次。间隔 $2 \sim 3d$,增加 $1/2 \sim 1$ 片,每日剂量卡比多巴不超过 75mg,左旋多巴不超过 750mg。

(3)美多巴:片剂,开始服用时,本品 25mg,左旋多巴 100mg,1 日 3 次。每日剂量美多巴不超过 250mg,左旋多巴不超过 1000mg。

(4)溴隐亭:片剂,2.5mg。口服,开始每次 1.25mg,1 日 2 次,在 $2 \sim 4$ 周内每日增加 2.5mg,渐增至 1 日 20mg,以找到最佳疗效的最小剂量。

(5)金刚烷胺:片剂或胶囊剂,100mg。口服,每次 100mg,1 日 2 次,早晚各 1 次。极量为一次 400mg。

(6)盐酸苯海索:片剂,2mg。口服,抗帕金森病,开始每次 $1 \sim 2mg$,1 日 3 次,逐渐递增,1 日不超过 20mg。抗精神病药引起的帕金森综合征,开始 1 日 1mg,逐渐递增至 1 日 $5 \sim 10mg$,1 日 3 次。

第十节　抗精神失常药

精神失常是由多种原因引起的精神活动障碍的一类疾病。治疗这类疾病的药物统称为抗精神失常药。根据临床用途可分为抗精神病药、抗躁狂药、抗抑郁药和抗焦虑药、抗焦虑药是用于消除神经官能症的焦虑症状的药,最常用的是苯二氮䓬类。

一、抗精神病药

(一)氯丙嗪

氯丙嗪(冬眠灵)为吩噻嗪类代表药。口服吸收慢且不规则,肌内注射吸收迅速。易透过血脑屏障,脑组织浓度约为血浆浓度的 10 倍。主要在肝内代谢,代谢产物及部分原形药经肾缓慢排泄。

1.作用

(1)对中枢神经系统作用:①镇静安定作用和抗精神病作用:正常人服用治疗量的氯丙嗪后可出现镇静安定作用,表现为活动减少、感情淡漠,在安静环境中易诱导入睡,但易被唤醒。大剂量不产生麻醉作用。精神分裂症患者服用氯丙嗪后,能迅速控制兴奋躁动,使患者安静下来。镇静安定作用在连续应用后可产生耐受性。长期大剂量用药可消除精神分裂症患者的幻觉、妄想症状,恢复正常理智,情绪安定,使其生活能够自理。长期应用无耐受性。氯丙嗪的镇静安定作用与其阻断脑下网状结构上行激动系统侧支的 α 受体有关。抗精神病作用是通过阻断中脑—边缘系统通路和中脑—皮质通路的 D_2 受体所致。②镇吐作用:氯丙嗪有较强的镇吐作用。小剂量时与阻断延髓催吐化学感受区的多巴胺受体有关,大剂量还可直接抑制呕吐中枢。但对前庭受刺激所致的呕吐(如晕车、晕船等)无效。此外,本药对顽固性呃逆也有治疗作用。③降温作用:在物理降温的配合下,氯丙嗪能使发热患者及正常体温降低到正常以下。氯丙嗪对丘脑下部体温调节中枢有很强的抑制作用,使其调节体温功能减退,因而体温随环境温度升降而升降,在炎热环境中可使体温升高。故氯丙嗪用于降温时应配合物理降温。④增强中枢神经系统抑制药的作用:氯丙嗪能增强全身麻醉药、镇静催眠药、镇痛药等的中枢神经系统抑制作用,因此上述药物与氯丙嗪合用时应适当减少剂量。

(2)对自主神经系统作用:①降压作用:氯丙嗪有阻断 α 受体作用,并有抑制血管运动中枢及直接扩张血管作用,可引起血管扩张,血压降低心率反射性增快。降压作用快而强,但反复用药降压作用可因耐受性而减弱,且不良反应较多,故不宜用于治疗高血压。②抗胆碱作用:有较弱的阻断 M 胆碱受体作用。大剂量应用可出现口干、视力模糊、便秘、尿潴留等不良反应。

(3)对内分泌系统作用:氯丙嗪有阻断结节——漏斗通路多巴胺受体的作用,可抑制下丘脑释放催乳素抑制因子,因而垂体前叶分泌催乳素增加,导致乳房肿大、溢乳、男性乳房发育;抑制促性腺激素的释放而影响卵泡成熟及排卵,引起闭经;还可抑制促肾上腺皮质激素(ACTH)和生长激素的分泌。

2.用途

(1)精神分裂症:临床上可用于治疗精神分裂症,对妄想型、幻觉妄想型和躁狂型疗效较好,尤其对急性患者效果显著、但无病因治疗作用,需长期用药。

(2)止吐:氯丙嗪可用于控制多种疾病和药物引起的呕吐,对妊娠呕吐,顽固性呃逆也有显著疗效,但对晕动病所致的呕吐无效。

(3)人工冬眠和低温麻醉:氯丙嗪在物理降温配合下,体温可降到正常以下,使机体处于"冬眠"状态。用于严重感染,中枢性高热、甲亢危象、妊娠高血压综合征等的辅助治疗。此时机体组织代谢降低,对各种病理性刺激的反应减弱,提高机体对缺氧的耐受能力,并能扩张血管,改善微循环,增加器官血液供应,有利于机体度过危险的缺氧缺能阶段,为进行其他有效地对因治疗争取时间。此外,也可用于人工低温麻醉。

3.不良反应及应用注意

(1)一般反应:常见有嗜睡、乏力、口干、鼻塞、视力模糊、心悸、便秘、尿潴留等。局部刺激性强,宜深部肌内注射;静脉注射可致血栓性静脉炎,故应用生理盐水或葡萄糖溶液稀释后缓慢注入。

(2)锥体外系反应:长期大剂量服用时出现,临床表现有以下几个方面:①帕金森综合征:最常见,多见于中、老年患者。表现为肌张力增高、流涎、面部表情呆板、动作迟缓、静止性震颤等。②静坐不能:多见于中年人,坐立不安、来回走动不能控制,伴有明显的烦躁与焦虑。③急性肌张力障碍:多见于青少年,表现局部肌群持续性痉挛,引起各种奇怪的动作姿势,如强迫性张口,伸舌、斜颈、口眼㖞斜、眼球上翻凝视、呼吸运动障碍、吞咽困难等。以上 3 种情况与阻断黑质-纹状体通路的多巴胺受体有关。一旦发生时应及时报告医生,可给予中枢性抗胆碱药如东莨菪碱,苯海索等治疗。④迟发性运动障碍:以老年人、原有脑血管疾病患者多见,表现为嚼肌、舌肌、颊肌等反复不自主的刻板运动(如舐舌、咀嚼,鼓腮等),可伴有肢体或躯体舞蹈样运动。其机制未明,目前尚无有效的治疗药物,使用抗胆碱药反而可加重症状,尽量避免长期大量用药是有效的预防措施。一旦出现先兆症状应及时停药。

(3)直立性低血压:大剂量注射给药后,患者从卧位突然站立时出现,可因脑部缺血而晕倒。故注射给药后应平卧 2h,然后缓慢坐起。当出现头昏无力、眼前发黑、心慌时,应立即平卧,取头低足高位;在报告医生的同时做好抢救准备,如测量血压、脉搏、呼吸、瞳孔大小,准备好输液及升压药等。因可翻转肾上腺素的升压作用,禁止用肾上腺素。平时避免热水浴。

(4)变态反应:常见有皮疹、光敏性皮炎。少数患者可出现肝脏损害、微胆管阻塞性黄疸,也有少数患者出现急性粒细胞缺乏症。故用药期间应定期检查血常规和肝功能,一旦发现异常应立即停药。

(5)急性中毒:过量服用可造成急性中毒。表现为昏睡、昏迷、瞳孔缩小、体温下降、血压降低,甚至休克、心动过速、脑水肿等,应及时进行抢救,主要采取对症治疗,升压宜用去甲肾上腺素。如不及时抢救可导致呼吸、循环衰竭,肾衰竭、DIC 等严重后果。

(6)药物相互作用:氯丙嗪可增强中枢神经系统抑制药(如催眠药、麻醉药、镇痛药)的抑制作用。当与其合用时,应适当减量,以免加重对中枢神经系统的抑制,尤其是与吗啡、哌替啶等合用时要特别注意呼吸抑制和血压下降。

（7）伴有心血管疾病的老年患者慎用。肝功能严重减退者、昏迷（特别是中枢神经系统抑制药中毒所致者）、冠心病、青光眼、有癫痫病史者禁用。

(二)氟哌啶醇

氟哌啶醇口服吸收快，消除缓慢，有蓄积作用，氟哌啶醇为丁酰苯类药物的代表药，能选择性阻断 D_2 受体，抗精神病作用很强且较持久，控制躁狂、幻觉，妄想为主的精神分裂症及躁狂症疗效显著，对吩噻嗪类无效者也有治疗作用。也可用于焦虑性神经症，呕吐及顽固性呃逆。

锥体外系反应多见，发生率达 80%。长期大剂量应用可引起心肌损害。少数患者可出现精神抑郁，故应注意患者情绪的变化、出现情绪低落时应及时报告医生并交班，以防发生自杀等意外事故。

(三)五氟利多

五氟利多为口服长效的抗精神病药。口服 1 次疗效可维持 1 周，其原因与药物吸收后迅速贮存于脂肪组织中，然后缓慢释放入血并进入脑组织有关。作用与氟哌啶醇相似，抗精神病作用较强持久，而镇静作用较弱，引起精神迟钝较其他药物少见。适用于急、慢性精神分裂症，尤其适用于慢性患者以维持和巩固疗效。

本药易产生锥体外系症状，且较严重。

(四)舒必利

舒必利对急、慢性精神分裂症有较好疗效，对长期用其他药无效的难治性病例也有一定的疗效，且奏效较快。其可活跃情绪，减轻幻觉和妄想症状，对情绪低落、忧郁等症状也有治疗作用；还有抗抑郁作用，也可用于治疗抑郁症。本药不良反应少，无明显镇静作用，对自主神经系统几无影响。舒必利对中脑—边缘系统的 D_2 受体有高亲和力，对黑质—纹状体系统的 D_2 受体亲和力低，故锥体外系反应轻微。

(五)氯氮平

氯氮平为苯二氮䓬类药物。有较强的抗精神病作用，对其他药物无效的患者本药仍有治疗作用，且几乎无锥体外系反应。这可能与阻断纹状体的多巴胺受体作用很弱及有较强的抗胆碱作用有关，适用于慢性精神分裂症。较严重的不良反应是粒细胞减少，应予以警惕。

二、抗抑郁药

抑郁症属于情感障碍性疾病，表现为情绪低落、语言减少、动作迟缓、思维迟钝，患者常自责自罪，消极悲观，甚至企图自杀。其机制可能是因脑内突触间隙中 5-HT、儿茶酚胺类物质（尤其是 NA）绝对或相对减少所致。目前常用的抗抑郁药有丙米嗪、阿米替林、氟西汀、舍曲林、多塞平（多虑平）等。

(一)丙米嗪

1.作用和用途

丙米嗪（米帕明）为三环类抗抑郁药。正常人服用后出现困倦、头晕、口干、视力模糊、血压稍降。对抑郁症患者有明显抗抑郁作用，可出现情绪高涨、活动增加、思维活跃，食欲和睡眠改善。

但作用缓慢，一般连续应用 2~3 周后才显效，故不能作为应急药物应用。作用机制未明，可能与抑制突触前膜对 NA 及 5-HT 的重摄取，使突触间隙 NA 增加，从而促进突触传递功能有关。

临床上可用于治疗各种类型的抑郁症,尤其对内源性、反应性及更年期抑郁症疗效较好。也可用于治疗小儿遗尿症。

2.不良反应及应用注意

(1)抗胆碱作用:有明显的阻断 M 胆碱受体作用,可引起口干、瞳孔散大、视力模糊、心率增快、便秘、尿潴留等不良反应。

(2)心血、管反应:可引起心肌收缩力减弱、心动过速、血压下降,严重者可致心律不齐、传导阻滞,甚至出现室颤或心脏骤停。治疗期间也可发生心肌梗死和充血性心力衰竭。因此,应密切观察患者的面色,定期测血压、脉搏及进行心电图检查。

(3)其他:可诱发躁狂,精神分裂症及癫痫发作,偶见粒细胞减少。

(4)药物相互作用:丙米嗪等三环类抗抑郁药与单胺氧化酶抑制药(MAOI)合用,可引起血压明显升高。这是由于三环类抗抑郁药抑制 NA 再摄取后,MAOI 对 NA 灭活减少,导致 NA 浓度增高所致。与抗精神病药、苯海索合用可增强抗胆碱作用。丙米嗪也可增强中枢神经系统抑制药的抑制作用。与苯妥英钠、保泰松、阿司匹林合用可提高丙米嗪游离型血药浓度。

(5)禁忌证:心血管疾病、肝功能不全、肾功能不全青光眼、前列腺增生患者及老年人禁用。本类药物尚有阿米替林、地昔帕明、多塞平等。

(二)氟西汀

氟西汀商品名为百忧解,是选择性 5－HT 再摄取抑制药。选择性抑制神经末梢对 5－HT 的再摄取,增强 5－HT 的作用而产生抗抑郁、抗焦虑双重作用。对 NA 和 DA 的重摄取抑制作用很弱,对 M 受体也无明显的阻断作用。其抗抑郁作用与三环类药物相似,但其选择性更高,镇静作用较弱,不良反应少。本药作用缓慢,需 2～3 周才显效。适用于脑内 5－HT 减少所致的抑郁症,也可用于其他药物无效或不能耐受的抑郁症患者。

用药初期可出现失眠、易激动、头痛、精神紧张、震颤等中枢神经系统兴奋症状,大剂量可出现精神症状。不能与 MAOI 合用。

同类药物还有帕罗西汀、舍曲林、氟伏沙明、文拉法辛等。

(三)其他抗抑郁药

以马普替林为代表的四环类抗抑郁药是一类新型抗抑郁药。作用机制与其能选择性抑制神经末梢对 NA 的重摄取,也可能通过阻断脑内突触前膜肾上腺素 α_2 受体,抑制负反馈使神经末梢释放 NA 增加有关。本类药物为广谱抗抑郁药,具有显效快(3～4d),对心脏不良反应小,患者易耐受等优点。可用于各型抑郁症,尤其对老年抑郁症患者更适用。一般从小剂量开始,缓慢增加;严重者也可用生理盐水稀释后静脉滴注给药。

同类药物还有米安色林、米氮平等。

三、抗躁狂药

躁狂症也属于情感障碍性疾病,与抑郁症相反,表现为情感病态高涨、思维活动加快、言语动作增多。其发病机制可能与脑内 5－HT 减少,同时伴有 NA 分泌增多有关。常用药物有碳酸锂及抗精神病药氯丙嗪、氟哌啶醇,抗癫痫药卡马西平等对躁狂症也有效。

碳酸锂口服易吸收,但吸收后透过血脑屏障进入脑组织及神经细胞较慢,故显效较慢。主要经肾排泄,在近曲小管与 Na^+ 竞争重吸收,故增加钠盐摄入可加快其排泄。排泄速度个体差异大,老年人排泄缓慢,易蓄积中毒。

(一)作用和用途

有明显抗躁狂作用,特别对急性躁狂和轻度躁狂疗效显著。使患者情绪安定,思维过快、动作过多等症状得到改善,但对正常人精神活动几乎无影响。其显效缓慢,为迅速控制急性患者症状,开始时宜用大剂量。与氯丙嗪合用可增强疗效,且可减轻不良反应。锂盐作用机制不明,可能与抑制中枢神经末梢释放 NA 和 DA,并促进突触前膜的再摄取,降低突触间隙中 NA 和 DA 浓度有关;也可能与抑制肌醇单磷酸酶,抑制脑组织中肌醇的生成,从而减少第二信使(二磷酸磷脂酰肌醇,PIP_2)的释放量有关。

主要用于治疗躁狂症,也可用于控制精神分裂症的兴奋症状。

(二)不良反应及应用注意

碳酸锂不良反应多,安全范围较窄,常见不良反应有以下几个方面。

1.不良反应

多见,有恶心、呕吐,腹痛、腹泻、肢体震颤、头晕、乏力、心悸、皮疹等。可减慢增加药量的速度,并减少白天的药量,增加晚间的药量。

2.抗甲状腺作用

锂盐可引起甲状腺功能低下或甲状腺肿大,应定期测定三碘甲状腺原氨酸(T_3)、甲状腺素(T_4)浓度,密切观察甲状腺功能,一旦发生异常,及时停药可恢复。

3.急性中毒

剂量过大或长期合用利尿药而减少钠摄入时可出现急性中毒。早期表现为乏力,反应迟钝、思睡、食欲不振、恶心、呕吐、眩晕、震颤及抽搐,严重者出现意识障碍、肌张力增高、腱反射亢进、共济失调、发音困难、震颤及癫痫样发作、昏迷甚至死亡。为保证用药安全,应经常测定血锂浓度。一旦出现中毒症状时即应报告医生,立即停药,并补充氯化钠,进行腹膜透析等,以促进锂盐排泄。

第十一节　镇痛药

镇痛药是一类作用于中枢神经系统,选择性地消除或缓解疼痛的药物、本类药物镇痛作用强,反复应用易产生依赖性和成瘾性,造成用药者精神变态而出现药物滥用及停药戒断症状;因此,本类药物又称为麻醉性镇痛药,临床上常用的麻醉性镇痛药包括阿片生物碱类镇痛药和人工合成镇痛药。

一、阿片生物碱类镇痛药

吗啡是阿片中的主要生物碱。通过激活体内的阿片受体而发挥作用。

(一)中枢神经系统作用

1.镇痛镇静

吗啡有强大的选择性镇痛作用,对各种疼痛均有效,对持续性、慢性钝痛的作用大于间断性锐痛。具有明显的镇静作用,消除由疼痛引起的焦虑、紧张、恐惧等情绪,在安静的环境中易入睡。并可产生欣快感。

2.抑制呼吸

治疗量的吗啡能抑制呼吸中枢,急性中毒时呼吸频率可减慢至 3~4 次/min。

3.镇咳作用

有强大的镇咳作用,对多种原因引起的咳嗽有效。常被可待因代替。

4.其他作用

缩瞳作用,中毒时瞳孔缩小如针尖。还可引起恶心、呕吐。

(二)兴奋平滑肌

1.胃肠道

能提高胃肠道平滑肌和括约肌张力,肠蠕动减慢,可引起便秘。

2.胆管

能使胆管括约肌张力提高,胆汁排出受阻,胆囊内压力增高。

3.其他

能使膀胱括约肌张力提高,致排尿困难、尿潴留;能使支气管平滑肌张力提高,诱发哮喘。

(三)心血管系统作用

吗啡可扩张血管平滑肌,引起直立性低血压;抑制呼吸,二氧化碳潴留,脑血管扩张,引起颅内压升高。

(四)用途

1.镇痛

由于成瘾性大,仅用于其他镇痛药无效的急性锐痛如严重创伤、烧伤等。心肌梗死引起的剧痛,血压正常情况下可用吗啡止痛。

2.心源性哮喘

左心衰竭突发性的急性肺水肿而引起的呼吸困难(心源性哮喘),除应用强心苷、氨茶碱及吸氧外,静脉注射吗啡可产生良好效果。作用机制可能是:①吗啡扩张外周血管,降低外周阻力,心脏负荷降低,有利于肺水肿消除,②其镇痛作用消除患者的焦虑、恐惧情绪。③降低呼吸中枢对二氧化碳的敏感性,使呼吸由浅快变深慢。

(五)不良反应

1.不良反应

恶心、呕吐、呼吸抑制、嗜睡、眩晕、便秘、排尿困难、胆绞痛等。

2.耐受性和成瘾性

连续多次给药而产生耐受性和成瘾性,可耐受正常量的 25 倍而不致中毒,成瘾后一旦停药即出现戒断症状,表现为兴奋、失眠、流泪、流涕、出汗、震颤、呕吐、腹泻,甚至虚脱、意识丧失等。

成瘾者为获得使用吗啡后的欣快感及避免停药后戒断症状的痛苦,常不择手段去获得吗啡,对社会造成极大的危害。

3.急性中毒

用量过大可引起急性中毒,表现为昏迷,瞳孔极度缩小如针尖、呼吸抑制、血压下降、尿量减小、体温下降。可因呼吸麻痹而死亡。抢救可采用人工呼吸、吸氧、注射吗啡拮抗剂纳洛酮等措施,必要时给予中枢兴奋药尼可刹米。

(六)用药注意事项

(1)本品属麻醉药品,必须严格按照《麻醉药品管理条例》进行管理和使用。

(2)胆绞痛、肾绞痛时需与阿托品合用,单用本品反加剧疼痛。

(3)疼痛原因未明前慎用,以防掩盖症状,贻误诊治。

(4)禁忌证为支气管哮喘、肺心病颅脑损伤、颅内高压、昏迷、严重肝功能不全、临产妇和哺乳期妇女等。

二、人工合成镇痛药

哌替啶又名杜冷丁。

(一)作用

1.镇痛镇静

镇痛作用为吗啡的1/10,起效快持续时间短。镇静作用明显,可消除患者紧张,焦虑、烦躁不安等疼痛引起的情绪反应,易入睡。

2.抑制呼吸

抑制呼吸中枢,但作用弱,持续时间短。

3.兴奋平滑肌

提高胃肠道平滑肌及括约肌张力,减少推进性肠蠕动,但作用时间短,不引起便秘,也无止泻作用;兴奋胆管括约肌,甚至引起痉挛,胆管内压力增高;治疗量对支气管平滑肌无影响,大剂量引起收缩;对妊娠收缩无影响,不对抗催产素兴奋子宫的作用,用于分娩止痛不影响产程。

4.扩张血管

能扩张血管引起直立性低血压。由于呼吸抑制,使体内二氧化碳蓄积,致脑血管扩张,颅内压升高。

(二)用途

1.镇痛

哌替啶对各种疼痛有效,用于各种剧痛。

2.心源性哮喘

可替代吗啡治疗心源性哮喘。

3.人工冬眠

哌替啶与氯丙嗪、异丙嗪组成冬眠合剂,用于人工冬眠疗法。

4.麻醉前给药

可消除患者的术前紧张和恐惧感,减少麻醉药用量。

(三)不良反应和用药注意事项

(1)不良反应眩晕、恶心、呕吐、出汗、心悸、直立性低血压等,大剂量可抑制呼吸。成瘾性久用可产生成瘾性,较吗啡弱,仍需控制使用。

（2）剂量过大可引起呼吸抑制、震颤、肌肉痉挛、反射亢进甚至惊厥等中毒症状，解救时可配合使用抗惊厥药。

（3）胆绞痛、肾绞痛者需与阿托品等解痉药合用。

（4）新生儿对哌替啶抑制呼吸中枢作用极为敏感，故产前 2～4h 内不宜使用。

（5）禁忌证与吗啡相同。

第十二节　解热镇痛抗炎药

解热镇痛抗炎药是一类具有解热、镇痛，其中大多数还有抗炎抗风湿作用的药物。因此类药物的抗炎作用机制与糖皮质激素类抗炎药（甾体抗炎药）不同，又称为非甾体抗炎药（NSAIDs）。

常用解热镇痛抗炎药按化学结构可分为水杨酸类、磺胺类、吡唑酮类及其他有机酸类等。虽然奉类药物的化学结构各不相同，但都能抑制体内前列腺素（PG）的生物合成，产生共同的药理作用。

花生四烯酸是合成 PG 的前体物质，花生四烯酸经细胞线粒体内环氧酶（COX，前列腺素合成酶）催化生成 PG。PG 参与机体多种生理和病理过程，如致热、致炎、致痛、舒缩血管、分泌胃酸等。

（1）解热作用：下丘脑体温调节中枢通过对产热与散热两个过程的精细调节，使正常人体温维持在 37℃ 左右相对恒定的水平。当机体受到细菌、病毒感染，组织损伤或发生变态反应时，刺激中性粒细胞产生并释放内热原；作用于下丘脑体温调节中枢，提高环氧酶活性，增加前列腺素的合成与释放，使体温调定点提高到 37℃ 以上，此时机体产热增加，散热减少，从而引起发热。

解热镇痛抗炎药通过抑制中枢环氧酶，减少前列腺素的合成，阻断内热原对体温调节中枢的作用，使体温调定点恢复至正常水平，通过扩张血管、增加出汗的方式而降低发热者体温。解热镇痛抗炎药能使发热者体温下降至正常或接近正常水平；而对正常人体温几乎无影响，这有别于氯丙嗪对体温的影响。

（2）镇痛作用：当局部组织损伤或炎症时，局部可产生与释放致痛、致炎物质，如缓激肽、5-HT、组胺及前列腺素等。前列腺素本身不仅有致痛作用，而且还可显著增强痛觉感受器对缓激肽等其他致痛物质的敏感性，对疼痛起到放大作用，使机体产生持续性钝痛。解热镇痛抗炎药的镇痛作用部位主要在外周，通过抑制损伤部位或炎性区域的前列腺素合成与释放发挥镇痛作用。

解热镇痛抗炎药的镇痛作用弱于阿片类镇痛药，仅有中等程度的镇痛效果，对急性锐痛及内脏平滑肌痉挛痛无效，对慢性钝痛如头癣、牙痛、神经痛、肌肉痛、关节痛及痛经等有较好的镇痛作用。不抑制呼吸，无欣快感及依赖性，故临床广泛应用。

（3）抗炎、抗风湿作用：前列腺素是参与炎症反应的重要活性物质，能扩张血管，增强毛细血管通透性,引起局部充血、水肿、疼痛,诱发炎症反应。同时,还能增强缓激肽、5－HT、白三烯等致炎物质的作用,加重炎症反应。解热镇痛抗炎药通过抑制前列腺素的合成与释放,而发挥抗炎、抗风湿作用,有效缓解炎症引起的临床症状。

本类药物除苯胺类药物外都具有抗炎、抗风湿作用,并显著减轻炎症的红、肿、热、痛及功能障碍等症状。

一、水杨酸类

阿司匹林阿司匹林又名乙酰水杨酸,是解热镇痛抗炎药的代表药物。

(一)体内过程

口服后部分在胃内吸收,大部分在小肠吸收,1～2h 血浆药物浓度达峰值。在吸收过程中或吸收后,很快被酯酶水解为水杨酸,并以水杨酸盐的形式分布到全身组织。水杨酸盐与血浆蛋白结合率高达 80％～90％。主要经肝脏代谢,代谢产物与甘氨酸或葡萄糖醛酸结合后随尿排出。尿液的 pH 变化可影响其排泄速度,当尿液呈碱性时排出增多,而呈酸性时则排出减少。

(二)作用和临床应用

1.解热镇痛

阿司匹林有较强的解热、镇痛作用,常与其他解热镇痛药组成复方制剂用于感冒发热、头痛、牙痛、神经痛、肌肉痛及痛经等慢性钝痛。

2.抗风湿

大剂量(成人每日 3～4g)时有显著的抗炎抗风湿作用,能明显减轻风湿性关节炎和类风湿性关节炎的炎症和疼痛,急性风湿热患者用药后 24～48h 内退热,关节红、肿及疼痛症状缓解,血沉下降。由于阿司匹林控制急性风湿热的疗效迅速而可靠,为目前治疗急性风湿,热的首选药,也可作为鉴别诊断依据。阿司匹林抗风湿作用随剂量增加而增强,一般应从小剂量开始服用逐渐增大到患者最大耐受量。只有对症治疗作用,无对因治疗作用,也不能阻止风湿性疾病病程的发展及并发症的出现。

3.抑制血栓形成

小剂量阿司匹林(每日 40mg)能抑制环氧酶(COX),减少血小板中血栓素 A_2(TXA_2)的生成,从而抑制血小板聚集,预防血栓形成。大剂量时能抑制血管壁中环氧酶,减少前列腺素 I_2(PGI_2)的合成。PGI_2 是 TXA_2 的生理性对抗物信 PGI_2 的合成减少则可促进血小板聚集,诱发血栓形成。因此,临床用小剂量阿司匹林防治血栓性疾病,以预防心肌梗死和脑血栓形成。

(三)不良反应和用药监护

1.胃肠道反应

口服刺激胃黏膜,引起上腹不适、恶心、呕吐,大剂量或长期用药可诱发或加重胃溃疡,甚至发生无痛性胃出血或胃穿孔。饭后服药、同服抗酸药、服用肠溶片或水溶片等可减轻胃肠道刺激反应。阿司匹林引起消化性溃疡,除直接刺激胃黏膜外,也与抑制胃黏膜合成前列腺素,使其失去对胃黏膜的保护作用有关。与 PGE 的衍生物米索前列醇合用可减少消化性溃疡发生率。胃溃疡患者禁用。

2.凝血障碍

一般剂量阿司匹林能抑制 TXA2 生成,影响血小板聚集,延长出血时间。大剂量(每日 5g

以上)能抑制肝脏凝血酶原的形成,引起凝血障碍,服用维生素 K 可以预防。如需手术者,手术前 1 周停用阿司匹林,并服用维生素 K。

3.水杨酸反应

服用大剂量阿司匹林(每日 5g 以上)时,可出现头痛、眩晕、恶心、呕吐、耳鸣、视力与听力减退等,严重者有酸碱平衡失调、精神紊乱、出血等,称水杨酸反应。出现此反应,应立即停药,并采取各种对症治疗,如给维生素 K 及静脉滴注碳酸氢钠溶液碱化尿液等措施。

4.变态反应

少数人可出现皮疹、荨麻疹、血管神经性水肿、哮喘等变态反应。服用阿司匹林后诱发的哮喘称为"阿司匹林哮喘",这种哮喘用肾上腺素治疗无效,可用糖皮质激素和抗组胺药治疗。用药前应询问患者用药过敏史,哮喘患者慎用。

5.瑞夷综合征

儿童或青少年感染病毒性疾病,如流感、水痘、流行性腮腺炎等使用阿司匹林退热时,偶可发生急性肝脂肪变性－脑综合征(瑞夷综合征),以肝衰竭合并脑病为突出表现。故病毒感染患儿不宜用阿司匹林,可用对乙酰氨基酚代替。

6.肝肾毒性

肝功能减退时可加重肝脏毒性反应,肝功能不全或肝硬化患者易出现肾功能损害,表现为水肿、多尿等症状,偶可见间质性肾炎、肾病综合征,甚至肾衰竭。

二、苯胺类

对乙酰氨基酚又名扑热息痛,是非那西丁在体内的活性代谢物。

(一)作用和临床应用

能抑制中枢前列腺素合成,产生与阿司匹林相似的解热作用。对外周前列腺素合成抑制作用弱,几乎没有抗炎抗风湿作用。对血小板及凝血机制无影响。临床主要用于感冒发热、关节痛、神经痛和慢性钝痛。

(二)不良反应和用药监护

短期服用不良反应少,对胃刺激性较小,不诱发溃疡、出血及凝血障碍等,偶有皮疹、药热等变态反应。长期使用或过量服用(成人一次 10～15g)可致急性中毒,引起肝坏死。久用少数人有肾损害。

三、吡唑酮类

保泰松和羟基保泰松:保泰松口服吸收迅速、完全。血浆蛋白结合率高达 98%,关节腔内伪药物浓度可达血药浓度的 50%。保泰松经肝代谢转化为羟基保泰松,二者具有相似的药理作用。

两药抗炎抗风湿作用强,而解热镇痛作用弱,较大剂量能促进尿酸排泄。临床用于风湿性关节炎、类风湿性关节炎、强直性脊柱炎和急性痛风的治疗。

不良反应有胃肠道反应、肝肾损害、变态反应、血细胞减少或再生障碍性贫血等。由于不良反应发生率高且较重,目前已少用。

四、其他类

(一)吲哚美辛

吲哚美辛又名消炎痛,为人工合成的吲哚衍生物。本品吸收迅速良好,直肠给药较口服更易吸收。口服后 $1\sim4h$ 血药浓度达峰值,与血浆蛋白结合率达 90%,$t_{1/2}$ 为 $2\sim3h$。主要经肝内代谢,其代谢物又可水解为吲哚美辛,重新吸收再循环。本品排泄快,原药及代谢物经肾脏、胆汁、粪便排泄。

1.作用和临床应用

吲哚美辛有较强的抗炎作用,其抗炎作用比阿司匹林强 $10\sim40$ 倍,解热镇痛作用与阿司匹林相似,对炎性疼痛有明显镇痛效果。

临床可用于急、慢性风湿性关节炎及癌性疼痛。也可用于恶性肿瘤引起的发热或其他难以控制的发热。因本品毒副作用较大,不宜作为治疗关节炎的首选药物,仅用于其他 NSAIDs 治疗无效或不能耐受的患者。

2.不良反应和用药监护

治疗量时不良反应发生率高达 $30\%\sim50\%$,约 20% 患者必须停药。

(1)胃肠反应:对胃肠道刺激性大,引起食欲减退、恶心、呕吐、腹痛、诱发或加重溃疡,引起胃出血及穿孔等。饭后服用可减少胃肠反应。

(2)中枢神经系统反应:可见头晕、头痛等,发生率可达 $25\%\sim50\%$。若头痛持续不退,应停药。

(3)造血系统反应:能抑制造血系统,导致中性粒细胞减少、血小板减少、再生障碍性贫血等。

(4)变态反应:常见皮疹,严重者可诱发哮喘。与阿司匹林有交叉过敏现象,对阿司匹林过敏者不宜用本品。

(二)布洛芬

布洛芬又名异丁洛芬、异丁苯丙酸,属于芳烷酸类化合物。

口服吸收良好,$1\sim2h$ 血药浓度达峰值,血浆蛋白结合率高达 99%,可缓慢进入滑膜腔并保持高浓度。主要经肝代谢,肾排泄,$t_{1/2}$ 为 $2h$。

1.作用和临床应用

本药的抗炎、解热、镇痛作用与阿司匹林、保泰松相似,比对乙酰氨基酚好。对胃肠道刺激较阿司匹林轻。临床用于风湿性关节炎、类风湿性关节炎、骨关节炎、急性肌腱炎等,特别适用于对阿司匹林、保泰松不能耐受的患者。

2.不良反应和用药监护

常见不良反应主要为恶心、上腹部不适、皮疹、消化不良等。偶有头痛、眩晕、视力模糊等,出现视力模糊时应立即停用。胃、十二指肠溃疡和出血者慎用。

(三)萘普生和酮洛芬

两药与布洛芬为同类药物。具有解热、镇痛、消炎作用,消炎作用较布洛芬为强,不良反应少,毒性低。适用于风湿性关节炎、类风湿性关节炎、骨关节炎等,也可用于不能耐受阿司匹林、吲哚美辛的患者。

(四)塞来昔布

塞来昔布为选择性环氧酶 2(COX-2)抑制药。

1.作用和临床应用

环氧酶存在两种异构体,即环氧酶1(COX-1)和环氧酶2(COX-2)。COX-1的底物前列腺素主要参与调节机体的可导致胃肠道、肾的不良反应。COX-2的底物前列腺素导致炎症产生,因此,选择性环氧酶2(COX-2)抑制药相继出现。塞来昔布为选择性COX-2抑制药,其抑制COX-2的作用较COX-1强750倍,治疗剂量时对人体内的COX-1无明显影响。通过抑制COX-2阻断前列腺素的合成而发挥解热、镇痛作用。

临床主要用于类风湿性关节炎、急慢性骨关节炎的治疗。也可用于手术后镇痛、牙痛、痛经等。

2.不良反应和用药监护

常见不良反应为上腹疼痛、腹泻和消化不良,偶见肝肾功能损害。胃及十二指肠溃疡的发生率低,不抑制血小板聚集,也不延长出血时间。对阿司匹林和磺胺类药物过敏者禁用。

(五)解热镇痛药的复方制剂

为了提高疗效,减轻不良反应,解热镇痛药常制成复方制剂应用于临床。在各种复方制剂中,除含有不同的解热镇痛药成分外,还常与咖啡因、抗组胺药或巴比妥类药物配伍。咖啡因能收缩头痛时扩张的脑血管,有助于缓解头痛;抗组胺药可缓解过敏症状及促进睡眠;巴比妥类药可增强解热镇痛药的镇痛作用。

第十三节　中枢兴奋药

中枢兴奋药是一类能选择性地兴奋中枢神经系统,提高中枢神经系统功能活动的药物。根据作用部位可分为3类:①主要兴奋大脑皮层的药物,如咖啡因等;②主要兴奋延脑呼吸中枢的药物,又称呼吸兴奋药,如尼可刹米等;③主要兴奋脊髓的药物,如士的宁等,但因毒性较大,易致惊厥,无临床应用价值,现仅作为实验工具药使用,故不做介绍。临床上主要用于各种危重疾病和中枢抑制药物中毒引起的呼吸抑制或呼吸衰竭的抢救,但是本类药物的选择性一般都不高,安全范围小,随着剂量的增加,其中枢作用部位也随之扩大,过量均可引起中枢神经系统各部位广泛兴奋而导致惊厥,故使用时应严格控制剂量与间隔时间。

一、主要兴奋大脑皮层的药物

(一)咖啡因

咖啡因又称咖啡碱,是从茶叶、咖啡豆、可可豆中提纯的生物碱,属于黄嘌呤类,现已人工合成。能与苯甲酸(安息香酸)钠形成苯甲酸钠咖啡因(安钠咖)供注射使用。此外,茶叶中还含有茶碱,也属黄嘌呤类,与咖啡因药理作用相似,但咖啡因的中枢兴奋作用较强,临床主要用作中枢兴奋药;而茶碱的舒张平滑肌作用较强,主要用作平喘药。

1.药理作用与作用机制

(1)中枢神经系统兴奋作用:咖啡因对大脑皮层有选择性兴奋作用,小剂量(50~200mg)即可兴奋大脑皮层,使睡意消失,疲劳减轻,提高机体对外界的反应能力;精神振奋,思维敏捷,工作效率提高,因此咖啡和茶叶早就成为世界性的兴奋性饮料成分。较大剂量时(200～500mg)时则可直接兴奋延脑呼吸中枢和血管运动中枢,使呼吸中枢对 CO_2 的敏感性增强,呼吸加深加快、血压升高,当呼吸中枢处于抑制状态时作用尤为明显;中毒剂量(大于800mg)还可兴奋脊髓,引起阵挛性惊厥。

(2)心血管系统:咖啡因对心血管系统具有中枢性和外周性的双重作用。咖啡因可直接兴奋心脏、加强心肌收缩力、加快心率、扩张血管(冠脉血管、肾血管等),但外周作用常被兴奋迷走中枢及血管运动中枢的作用所掩盖,表现为血压无明显改变,故无治疗意义。但当心血管功能低下时,则有强心、升压、改善循环的作用,而对脑血管的作用相反,直接作用于大脑小动脉的肌层,使其收缩,血管阻力增加,脑血流量减少。

(3)其他咖啡因可舒张支气管、胆管和胃肠道平滑肌,呈现解痉作用。研究认为,治疗剂量的咖啡因和茶碱能在体内竞争性拮抗腺苷受体,而腺苷具有镇静、抗惊厥及收缩支气管平滑肌等作用,提示咖啡因的中枢兴奋及舒张支气管平滑肌的作用与其阻断腺苷受体有关。此外咖啡因还具有排钠利尿作用和刺激胃酸分泌的作用。

2.临床应用

主要用于治疗中枢抑制状态,如严重传染病、酒精中毒、镇静催眠药或抗组胺药过量引起的昏睡、呼吸及循环衰竭等。此外,咖啡因与麦角胺配伍可治疗偏头痛;与解热镇痛药配伍(如APC等)可治疗感冒发烧和一般性头痛。可能因其收缩脑血管,减少脑血管搏动的幅度而加强了药物抑制头痛的作用。

3.不良反应

不良反应少见,较大剂量(1g以上)因过度兴奋大脑皮层可引起激动、不安、失眠、头痛、心悸、恶心、呕吐呼吸加快、肌肉抽搐;过量可兴奋脊髓,引起惊厥。久用可产生耐受性和依赖性。

因增加胃酸分泌,消化性溃疡病患者不宜久用,孕妇慎用。咖啡因与单胺氧化酶抑制剂合用,可致高血压危象。严重心脏病患者禁用,癫痫患者慎用。

(二)哌醋甲酯

哌醋甲酯又名利他林,化学结构与具有中枢兴奋作用的苯丙胺相似,且作用性质也相似,交感神经作用很弱,中枢兴奋作用较为温和,其精神兴奋作用强于运动兴奋,能改善精神活动,解除轻度中枢抑制,消除疲劳感及睡意,大剂量也能兴奋呼吸中枢,过量可引起惊厥。

临床用于对抗巴比妥等中枢抑制药中毒引起的昏迷和呼吸抑制。因本品可兴奋大脑皮层,使人易被尿意唤醒,临床也可用于治疗小儿遗尿症。对儿童多动综合征也有效,使其注意力集中,自制力增强,学习能力提高,此外本品还可用于轻度抑郁症的治疗。

本药在治疗剂量时不良反应较少,偶有失眠、心悸、焦虑、厌食、口干等。大剂量时可使血压升高、眩晕、头痛等。癫痫、高血压患者禁用。不能与升压药或抗抑郁药合用。长期反复应用可产生依赖性和耐受性。

二、主要兴奋呼吸中枢的药物

(一)尼可刹米

尼可刹米又名可拉明,为人工合成药。主要直接兴奋延脑呼吸中枢,也可刺激颈动脉体和主动脉体化学感受器而反射性地兴奋呼吸中枢,提高呼吸中枢对 CO_2 的敏感性,使呼吸加深加快,通气量增加,呼吸功能改善。本品安全范围较大,作用温和,但维持时间短,为 5～10min,必要时重复用药。一般间歇静脉注射给药效果较好,临床常用于各种原因所致中枢性呼吸抑制,慢性阻塞性肺部疾病引起的肺性脑病,对肺心病引起的呼吸衰竭和吗啡引起的呼吸抑制效果较好,对吸入麻醉药中毒的解救效果次之,对巴比妥类药物中毒的效果较差。治疗剂量不良反应少,过量可引起中枢神经系统广泛兴奋而致血压上升、心动过速、肌震颤及僵直、咳嗽、呕吐、出汗甚至惊厥。

(二)洛贝林

洛贝林(山梗菜碱)是从山梗菜中提取的生物碱,现已能化学合成。治疗量时不直接兴奋延脑呼吸中枢,而是通过刺激颈动脉体和主动脉体的化学感受器,反射性地兴奋延脑呼吸中枢,使呼吸加深加快。其作用短暂、维持时间短,安全范围大,不易引起惊厥。临床常用于治疗新生儿窒息、小儿感染性疾病引起的呼吸衰竭、一氧化碳中毒、吸入麻醉剂及其他中枢抑制药引起的呼吸衰竭的急救。剂量较大可兴奋迷走神经中枢而致心动过缓、传导阻滞。过量时可因兴奋交感神经节及肾上腺髓质而致心动过速,甚至惊厥。

(三)二甲弗林

二甲弗林(回苏灵)为人工合成品。本品对呼吸中枢的直接兴奋作用强,是尼克刹米的100 倍,苏醒率可达 90%～95%。能够显著改善呼吸,增加肺换气量,提高动脉血氧饱和度,使动脉 PO_2 提高,PCO_2 降低,对肺性脑病有苏醒作用。作用快,疗效明显,但维持时间短。临床用于濒危患者的抢救,如各种原因引起的中枢性呼吸衰竭和麻醉药、催眠药所致呼吸抑制。对肺性脑病也有较好的苏醒作用。吗啡中毒时,可兴奋脊髓,因此对吗啡中毒者应小量慎用,以免引起惊厥。

静脉给药需稀释后缓慢注射,并严密观察患者反应。有惊厥史、肝肾功能不全者及孕妇禁用。中枢兴奋药是一类能选择性地兴奋中枢神经系统,提高中枢神经系统功能活动的药物。根据作用部位可分为主要兴奋大脑皮层的药物、主要兴奋延脑呼吸中枢的药物和主要兴奋脊髓的药物三大类。临床上主用于各种危重疾病和中枢抑制药中毒引起的呼吸抑制或呼吸衰竭,随着剂:量的增加,其中枢作用部位也随之扩大,过量均可引起中枢各部位广泛兴奋而导致惊厥。故使用时应严格控制剂量与间隔时间。

第十四节　改善脑血液循环及脑功能活化剂

本类药物能改善脑组织的血液供应,并促进脑组织的代谢,可恢复和提高脑组织的功能。其主要药物分述如下。

一、盐酸尼莫地平

(一)性状

本品为淡黄色结晶性粉末,无臭无味,溶于氯仿、丙酮、乙醇、不溶于水。熔点124～128℃。

(二)作用与用途

一种新的亲脂性很强的钙拮抗剂。选择性地扩张脑血管,明显而持久地增加脑血流量,并抑制和解除各种血管活性物(5－羟色胺、去甲肾上腺素、组织胺等)引起的血管痉挛所致的缺血性脑损伤。对血压的影响小。故用来治疗脑血管疾病如脑血管痉挛、缺血性脑卒中早期、血管性偏头痛。也用于突发性耳聋。有人证明本品有促进记忆作用。

口服后 0.5～1.5h,血浓度达峰值。血浆蛋白结合率 99%,代谢物自胆汁排泄。$T_{1/2}$ 为 1.5～2h。

(三)不良反应及注意点

口服可见头晕、头痛、颜面潮红、胃肠道不适、发热感、血压下降。注射用时,可发生静脉炎,转氨酶和 ALP 升高。

脑水肿及颅内压升高、孕妇和哺乳期妇女禁用。本品应避免与其他钙拮抗剂、β 受体阻滞剂、降压药合用,以防发生低血压,必须合用时应注意观察。

二、盐酸尼卡地平

(一)别名

硝苯乙吡啶;硝苯苄胺啶。

(二)性状

自甲醇/丙酮中析出的结晶分两型:α－型熔点 179～181℃、β－型熔点 168～170℃。

(三)作用与用途

作用似硝苯地平,是一种新的钙拮抗剂。能松弛血管平滑肌,对人的脑血管和冠状血管有选择作用。可抑制磷酸二酯酶,这可能是扩张血管的另一种作用。临床用于脑血管栓塞、脑出血后遗症及脑动脉硬化症。治疗原发性高血压、突发性耳聋等。

(四)不良反应

皮疹、瘙痒。胃肠道反应:偶见恶心、呕吐、食欲缺乏、腹痛腹泻、便秘等。有时面部潮红、血压下降、下肢水肿。偶可发生血清胆红素、ALT、AST、ALP、BUN 增高。

脑出血急性期、孕妇及哺乳期妇女忌用。本品能增高地高辛的血浓度。与 β 受体阻滞剂合用有相加作用。

三、桂利嗪

(一)别名

脑益嗪、肉桂嗪。

(二)性状

白色或类白色结晶或结晶性粉末,无臭、无味,易溶于氯仿或苯,几乎不溶于水。

(三)作用与用途

本品为钙拮抗剂,可直接扩张血管平滑肌,增加脑组织及冠脉血液流量,改善其缺血状况。对各种血管活性物质(5－羟色胺、肾上腺素等)有抑制作用,缓解血管痉挛,同时有防止血管脆化作用。

临床用于脑血管栓塞、脑动脉硬化、脑及蛛网膜下腔出血的恢复期、脑外伤后遗症。也可用于内耳晕动症。

(四)不良反应及注意点

偶有胃肠道反应、嗜睡、皮疹等,停药或减量后自行消失。颅内出血未止、脑栓塞急性期患者禁用,孕妇慎用。

四、氟桂利嗪

(一)别名

西比灵、氟脑嗪。

(二)性状

白色粉末,熔点 251.5℃。

(三)作用与用途

与桂利嗪的作用相似,是选择性长效钙拮抗剂,每日只服 1 次。可用于眩晕、偏头疼、耳鸣、记忆力减退、易激动、睡眠节律紊乱等。

口服吸收较好,服后 2～4h 血浓度达峰值,连用 5～6 周达稳态血浓度。可透过血脑屏障。血浆蛋白结合率为 90%。肝脏为主要代谢器官,具原形及代谢物主要随粪便排除。

(四)不良反应及注意点

治疗剂量下常见嗜睡、乏力,服用中可减轻,但少数患者此反应可加重,出现冷淡、无力需停药或减量。罕见抑郁和锥体外反应。服药期能增加体重。也可发生皮疹、恶心、胃灼热感、口干、肌痛等。

有抑郁症史、帕金森病、驾驶员、操作机器者及孕妇忌用。与酒精、催眠药等中枢神经抑制药合用时嗜睡等不良反应加重。

五、长春胺

(一)别名

长春花素。

(二)性状

黄色结晶(自丙酮或甲醇中结晶)。熔点 232～233℃。

(三)作用与用途

本品为生物碱类脑血管扩张药。能改善脑组织的血流量并促进对氧的利用,改善了缺氧的脑组织代谢,而且只增加病变区脑组织的血流,对正常区域及正常人的脑组织血流量无明显影响,也不影响外周血管,无明显降压作用。尚有弱的镇静作用。适用于脑血栓及脑出血后遗症。尤其适用于进行性脑功能不全的早期症状,如头痛、注意力不集中、记忆力减退、失语、美尼尔氏综合征等。

(四)不良反应及注意点

不良反应较少,口服可出现胃肠道反应,个别患者可见不安、失眠、出汗过多及荨麻疹等。颅内压增高者及孕妇禁用,心肌梗死后遗症应慎用。

六、长春西丁

(一)别名

卡兰片、长春乙酯。

(二)性状

白色或淡黄色结晶性粉末。无臭,易溶于氯仿和冰醋酸,略难溶于丙酮,难溶于甲醇、乙醇,不溶于水。熔点为 149～153℃。

(三)作用与用途

本品可透过血脑屏障,抑制磷酸二酯酶,能增加血管平滑肌中环磷酸腺苷含量,选择性松弛脑血管,增加脑血流量,兴奋神经元改善循环和脑代谢。临床用于脑动脉硬化症、脑梗死和脑出血后遗症引起的头晕、头痛、头重、四肢麻木等有效。

(四)不良反应及注意点

可见皮疹、瘙痒、头痛、眩晕、困倦、消化道反应、面部潮红等。有时出现白细胞减少,ALP、AST、ALT、血尿素氮升高等。孕妇及哺乳期妇女禁用。

七、二氢麦角碱甲磺酸盐

(一)别名

海得琴、安得静。

本品由二氢麦角考宁、二氢麦角嵋亭和二氢麦角隐亭 3 种麦角碱的双氢衍生物组成。

(二)作用与用途

近年来本品也用为脑细胞代谢活化剂。有增强突触前膜释放介质和增强突触后膜受体激动作用,改善神经元的传递功能。其 α 受体阻断作用可扩张脑血管,增加脑血流量和神经元的代谢,改善脑神经功能。本品尚能抑制磷酸二酯酶的活性,减少环磷酸腺苷的降解,同时因 α 受体阻断作用削弱去甲肾上腺素升高环磷酸腺苷的能力,保持环磷酸苷腺的适当浓度,以维护神经元细胞的稳定性。临床用于老年性痴呆、脑动脉硬化,中风后遗症、头部外伤后遗症等。

(三)不良反应及注意点

可有恶心呕吐、皮疹、视力模糊、鼻塞等。严重反应为直立性低血压,注射给药后必须平卧两小时。低血压、严重动脉硬化、心脏器质性病变、肾功能障碍患者禁用。避免合用吩噻嗪类药、降压药。

八、尼麦角林

(一)别名

脑通片、麦角溴烟酯。

(二)性状

本品为淡黄色结晶性粉末,熔点 136～138℃,不溶于水;微溶于乙醚;溶于氯仿、苯和稀醋酸;易溶于醇和丙酮。

(三)作用与用途

本品为麦角生物碱的衍生物。具有 α－受体阻滞作用和扩血管作用,增加脑组织血液供应。加强脑细胞对葡萄糖的利用,促进其新陈代谢,改善智能障碍。本品还有抑制磷酸二酯酶分解 cAMP 的作用,促进脑动脉硬化患者增加脑血流量。尚有抑制血小板聚集抗血栓形成的作用。

适用于改善脑动脉硬化症状,也用于下肢闭塞性动脉内膜炎等周围血管病。

(四)不良反应及注意点

一般耐受性好。可见食欲缺乏、耳鸣倦怠等。长期使用偶有尿频、口唇裂及 BUN、ALP、总胆固醇轻度改变。注射给药偶有直立性低血压及眩晕现象。注射时平卧片刻可预防。

九、环扁桃酯

(一)别名

抗栓丸、安脉生、息脑痉。

(二)性状

白色或类白色蜡状固体,或无定形粉末;类似薄荷醇臭;味苦。极易溶于甲醇、乙醚、丙酮;易溶于石油醚;不溶于水。

(三)作用与用途

本品直接松弛血管平滑肌,扩张血管,并能促进侧支循环。适用于脑血管意外后遗症、脑外伤后遗症、脑动脉硬化、冠心病、视网膜中心动静脉栓塞、中心性脉络膜炎、肢端动脉痉挛症、血栓闭塞性脉管炎和内耳眩晕症等。

(四)不良反应及注意点

可见消化道反应、面部潮红、头痛、头晕、口干、心悸、皮疹、瘙痒感等,大剂量可致低血压。有出血或出血倾向者及青光眼患者慎用。

十、盐酸吡硫醇

(一)别名

脑复新。

(二)性状

白色粉末,无臭,味苦酸。易溶于水,微溶于乙醇。熔点184℃。

(三)作用与用途

本品为维生素风 B_6 生物。促进脑组织对葡萄糖和氨基酸的代谢,改善全身同化作用。调整脑血流量,尤其是增加颈动脉血流量,增加脑部血液供应。临床用于脑震荡综合征,脑外伤后遗症,脑炎及脑膜炎后遗症。也用于脑动脉硬化、老年痴呆性等。

(四)不良反应及注意点

少数患者恶心、头痛、头晕、皮疹等。孕妇禁用。

十一、乙酰谷酰胺

(一)性状

白色结晶性粉末,尤臭,无味。易溶于水,微溶于乙醇。熔点195～199℃。

(二)作用与用途

本品为谷氨酰胺的衍生物。能通过血脑屏障,改善神经细胞代谢,维持神经的正常功能。还可降低血氨,可用于肝昏迷。主要用于神经系统疾病,如脑外伤昏迷、截瘫、乙脑后遗症、智力减退及小儿麻痹后遗症等。对神经性头痛、腰痛用穴位注射也可见效。

(三)不良反应及注意点

可使血压下降,应注意观察。

十二、吡拉西坦

(一)别名

乙酰胺吡咯烷酮、脑复康、酰胺吡酮。

（二）性状

白色或几乎白色结晶性粉末，无臭，味苦。

（三）作用与用途

本品可促进脑代谢和恢复脑功能，可直接作用于大脑皮质，提高大脑对葡萄糖的利用率和能量的贮存。具有激活、保护和修复神经细胞的作用。能改善大脑功能，促进记忆。无兴奋作用，无依赖性。用于因衰老脑功能障碍引起的功能衰退性征候群，如轻、中度老年痴呆，意识障碍，反应迟钝等有一定疗效，可以改善症状。尚可用于外伤所致记忆障碍及弱智儿童。

口眼后可分布到大部分组织器官，易通过血脑屏障及胎盘屏障。服后 $30\sim40min$ 达血浓度峰值，蛋白结合率 30%，$t_{1/2}$ 为 $4\sim6h$，$94\%\sim98\%$ 原形由尿排出。

（四）不良反应及注意点

个别患者用药后出现口干、食欲缺乏、恶心、呕吐、失眠、荨麻疹等。停药自行消失。

十三、茴拉西坦

（一）别名

脑康酮、茴拉西坦。

（二）性状

从乙醇中结晶，熔点 $121\sim122℃$。

（三）作用与用途

本品为 γ 内酰胺类脑功能改善剂。能有效地改善环己酰亚胺造成的记忆障碍。同时使受恢复。并改善脑代谢，提高记忆功能。较吡拉西坦作用强、毒性低。

口服吸收迅速，$30min$ 血浓度达峰值。$T_{1/2}$ 为 $1.7\sim2.1h$。其代谢物主要经肾排泄。

本品适用于改善脑功能，治疗和预防脑血管疾病的后遗症及老年性痴呆等。

（四）不良反应及注意点

不良反应轻微，常见恶心、厌食，偶有皮疹等变态反应。

十四、胞磷胆碱

（一）别名

尼可灵、胞二磷胆碱。

（二）性状

极易吸湿的白色粉末。易溶于水，不溶于乙醇、丙酮、氯仿中。

（三）作用与用途

本品为核苷衍生物，可减轻脑血管阻力，增加脑血流量，改善脑代谢。能增强脑干与意识密切相关的上行激活系统的功能，因此可促进大脑功能的恢复和苏醒。本品亦可增强锥体系统的功能，可改善运动麻痹症症状。

适用于脑外伤、中风后遗症等的意识障碍，也用于中枢神经系统急性损伤所致意识障碍。

（四）不良反应及注意点

不良反应较少。偶见恶心、呕吐、厌食、兴奋、失眠等。本品应于中枢神经损伤的恢复期使用，急性期一般不用。

十五、都可喜

本品为复合制剂,每片含 A(阿米三嗪)30mg;B(萝巴辛)10mg。

(一)性状

A 为结晶性粉末,熔点 181℃。

(二)作用与用途

都可喜片的药理作用为加强肺泡和毛细血管间的气体交换,增加脑动脉血氧分压和饱和度,提高了脑组织的供氧量,改善脑代谢增强大脑的功能。

本制剂中 A 发挥药理作用,B 发挥增效作用,即延长 A 的作用强度和作用持续时间。适用脑动脉硬化和脑血管功能不全引起的脑功能障碍、脉络膜视网膜功能障碍、缺血性耳蜗及前庭功能失调等。

(三)不良反应及注意点

不良反应少,偶有头晕、恶心。孕妇不宜使用,避免与 MAO 抑制剂合用。

十六、溴脒硫乙胺

(一)别名

克脑迷、抗利痛。

(二)性状

白色针状结晶或粉末,无臭、味咸、涩。易吸水而结块,并部分环合成异构体即为 2-氨基噻唑啉。易溶于水,可溶于 5%葡萄糖溶液。熔点 194～195℃。

(三)作用与用途

能促进脑细胞代谢,增加对碳水化合物的利用,提高中枢兴奋性。能使外伤性昏迷患者迅速地恢复脑的功能,并有对抗中枢抑制药物的作用。适用于外伤性昏迷、心血管疾患所致的昏迷、一氧化碳中毒、巴比妥类及安定药物等的中毒、放射性损伤及脑缺氧等。

(四)不良反应及注意点

静脉滴注后,有时可引起静脉炎或猩红热样皮疹,间有发热症状出现,一般停药后即可消失。与可的松类药物合用可减轻或消除不良反应。滴注时切不可外漏。孕妇、产妇及严重冠心病患者忌用。

第七章　循环系统药物

第一节　抗慢性心功能不全药

　　慢性心功能不全又称充血性心力衰竭简称心衰,是由于多因素导致慢性心肌损伤或心脏长期负荷过重,心肌收缩力减弱、功能障碍,使心脏不能泵出足够的血液满足全身组织器官代谢需要的一种病理状态。临床表现为组织血液灌流不足,体循环和(或)肺循环淤血,可见呼吸困难、咳嗽、颈静脉怒张、下肢水肿、食欲减退、恶心呕吐及肝脾肿大等。

　　目前治疗慢性心功能不全的药主要有正性肌力药、血管紧张素转化酶抑制药和减负荷药,以提高和改善心脏的泵血功能,减轻或消除心功能不全的症状和体征。

一、正性肌力药

　　强心苷类:强心苷是一类选择性作用于心脏,增强心肌收缩力的药物。临床主要用于治疗慢性心功能不全。强心苷类药从含有强心苷的植物中提取,主要来源于毛花洋地黄、黄花夹竹桃、冰凉花、铃兰以及羊角拗等。

　　强心苷的化学结构由苷元及糖两部分结合而成。苷元由甾核和不饱和内酯环构成,其结构特征与强心作用活性密切相关,是产生正性肌力作用的基本结构;糖往往由 3 个洋地黄毒糖、糙麻糖等稀有糖组成,可增加苷元对心肌的亲和力和水溶性,延长苷元的作用时间,使其作用强而持久。各强心苷作用性质基本相同,只是甾核上羟基数目不同,使其作用有快慢、强弱、久暂之分。临床上常用的有洋地黄毒苷、地高辛、毛花苷 C(西地兰)。

(一)体内过程

　　强心苷类药物药理作用相似,由于甾核上极性基团羟基数目的不同,导致体内过程特点的差异。甾核羟基少者脂溶性高、口服吸收率高,血浆蛋白结合率和被肝脏代谢的程度亦高,如洋地黄毒苷;甾核羟基多者脂溶性低,口服吸收率低,常采用静脉注射方式给药,如毒毛花苷K;地高辛甾核羟基数目居中,体内过程特点居于两者之间。

(二)药理作用

　　(1)正性肌力作用(加强心肌收缩力)强心苷对心脏选择性高,在治疗剂量下,能直接加强心肌收缩力、增加心排血量,其正性肌力作用特点如下两方面。

　　心肌收缩更加敏捷有力,使收缩期缩短,舒张期相对延长,有利于衰竭心脏充分休息、增加冠状动脉供血及静脉回流量。

　　降低衰竭心肌耗氧量,心肌耗氧量主要取决于心肌收缩力、心率和心室壁张力。心衰时心肌收缩无力、心排血量降低、心室排空不全,使心率加快,心室容积增大,心室壁张力增高,而导致心肌耗氧量明显增高。应用强心苷后,增强了衰竭心肌的收缩力,虽可使部分耗氧量有所增加,但由于心排血量增加,心室排空完全,室壁张力降低,收缩时间缩短,则使耗氧量显著减少;

同时心排血量增加反射性地使心率减慢,外周阻力降低,也能明显降低耗氧量,因而强心苷使慢性心功能不全患者心肌总耗氧量降低。

增加衰竭心脏的输出量,对正常心脏的心排血量并不增加,因对正常心脏,强心苷加强心肌收缩力,还有直接缩血管作用,外周阻力增加,抵消了心排出量的增加。衰竭心脏,强心苷增强衰竭心肌收缩力,使心室排空完全;反射性降低交感神经张力,外周血管阻力降低,超过强心苷的直接缩血管效应,外周血管扩张,故心排血量增加。

(2)负性频率作用(减慢心率):强心苷的负性频率作用,主要表现在由于慢性心功能不全反射性提高交感神经兴奋性引起心率加快的患者。负性频率作用是强心苷正性肌力效应的继发作用。强心苷增强心肌收缩力,增加心排血量,作用于颈动脉窦、主动脉弓压力感受器,反射性降低交感神经张力,提高迷走神经兴奋性而减慢心率,进一步延长舒张期。

(3)对心肌电生理特性的影响:①对传导组织的影响:治疗量强心苷反射性兴奋迷走神经,降低窦房结和心房的自律性;抑制房室结 Ca^{2+} 内流,而减慢房室传导速度;促进 K^+ 外流,扩大静息电位水平,提高除极速率,加快心房传导速度。中毒量强心苷严重抑制 Na^+-K^+-ATP 酶,使细胞内失钾,最大舒张电位减小而提高浦氏纤维自律性,缩短有效不应期。②对心电图的影响:主要表现为心率减慢的 $P-P$ 间期延长;房室传导减慢的 $P-R$ 间期延长;浦氏纤维和心室肌动作电位时程缩短的 $Q-T$ 间期缩短;以及 T 波扁平,甚至倒置;$S-T$ 段呈鱼钩状改变。

(4)利尿作用:强心苷加强心肌收缩力作用使肾血流量增加还能直接抑制肾小管细胞膜 Na^+-K^+-ATP 酶,使肾小管对 Na^+ 的重吸收减少。因此,强心苷对慢性心功能不全患者有明显的利尿作用。

作用机制:Ca^{2+} 是心肌兴奋-收缩偶联中的关键物质,心肌细胞内 Ca^{2+} 量增加则心肌收缩力增强。强心苷选择性与心肌细胞膜上 Na^+-K^++-ATP 酶受体结合,抑制酶活性,使 Na^+-K^+ 交换受阻,细胞内蓄积大量的 Na^+,而促使 Na^+ 更多地依靠 Na^+-Ca^{2+} 交换偶联,导致细胞内 Ca^{2+} 浓度升高,而使心肌收缩力增强。强心苷通过抑制心肌细胞膜上 Na^+-K^+-ATP 酶,增加心肌细胞内 Ca^{2+} 含量而产生正性肌力作用。

3.临床应用

(1)慢性心功能不全强心苷类药物可用于各种原因引起的慢性心功能不全,但疗效因病情不同而有差异。

对高血压、心瓣膜病、先天性心脏病、风湿性心脏病、动脉硬化所引起的心功能不全疗效好,对伴有室率加快或心房颤动者疗效更好。

对继发于严重贫血、维生素 B 缺乏、甲状腺功能亢进等心肌能量代谢障碍的心功能不全疗效较差。

对严重心肌损伤、活动性心肌炎和肺源性心脏病引起的心功能不全疗效差且易中毒。此时心肌不仅能量产生障碍,还因缺氧促使心肌细胞进一步缺钾,儿茶酚胺释放增多,浦氏纤维兴奋性增高诱发强心苷中毒。

对严重的二尖瓣狭窄、缩窄性心包炎等,因机械性阻塞引起的心功能不全无效,原因是机械性阻塞使心室充盈和舒张受阻,难以改善心功能不全症状。

(2)某些心律失常:①心房纤颤是指心房发生 400～600 次/min 紊乱而细弱的纤维性颤动。房颤的主要危险并不是其本身,而在于心房的过多冲动传到心室,引起室率过快,干扰心室泵血功能,导致严重的循环障碍。强心苷通过直接抑制房室结或兴奋迷走神经,增加房室结中隐匿性传导,阻止过多冲动传入心室,减慢心室率,从而改善循环障碍,增加心排血量。但对多数患者并不能消除房颤。强心苷是治疗心房纤颤的首选药。②心房扑动是指源于心房的250～300 次/min 快速而规则的异位节律。房扑的冲动比房颤频率强且慢,更易传入心室而难以控制。强心苷通过缩短心房不应期,使房扑转为房颤,然后再增加房室结隐匿性传导而减慢心室率,达到治疗目的。强心苷也是治疗房扑的首选药,其治疗意义在于保护心室,当心室率减慢停用强心苷后,取消缩短不应期作用,使心房不应期延长,有利于消除折返停止房颤,有恢复窦性心律的可能。③阵发性室上性心动过速强心苷通过降低交感神经兴奋性,增强迷走神经对心脏的抑制作用,而达到治疗阵发性室上性心动过速的目的。

4.不良反应

强心苷类药安全范围较小,治疗指数低,临床治疗量已达中毒量的 60%,且强心苷生物利用度个体差异大,有些中毒症状与心功能不全症状相似不易鉴别,使中毒发生率较高。

(1)胃肠道反应:强心苷直接兴奋延髓催吐化学感受区,表现为恶心、呕吐、厌食、腹泻等,是最常见的早期中毒反应。心功能不全未能控制时,由于胃肠静脉淤血也能引起胃肠道反应。应注意将强心苷中毒时与心功能不全未能控制时的胃肠道反应相区别。

(2)中枢神经系统反应:主要表现为失眠、眩晕、头痛、谵妄等症状,还有色视障碍,如黄视症、绿视症、视物模糊等,与强心苷分布于视网膜有关。色视障碍也是强心苷中毒停药的先兆指征之一。

(3)心脏毒性是强心苷中毒最常见的不良反应,中毒量强心苷明显抑制 Na^+-K^+-ATP 酶,使心肌细胞内 Na^+ 剧增,Ca^+ 钙超负荷,严重缺 K^+,导致静息电位上移、最大舒张电位减小,自律性增高,传导减慢,导致各种心律失常。约 50%的中毒病例发生各种快速型和缓慢性心律失常。

快速型心律失常,以单发性室性期前收缩多见且较早出现,约占心脏毒性发生率的 1/3。也可有二联律、三联律、阵发性室上性和室性心动过速。室性心动过速最严重,应立即停药抢救,以免发展为危及生命的室颤。

缓慢性心律失常,房室传导阻滞,大剂量强心苷可引起各种程度的房室传导阻滞。主要与强心苷增加迷走神经兴奋性,高度抑制 Na^+-K^+-ATP 酶,使细胞内失钾;窦性心动过缓,过量强心苷直接抑制窦房结、降低自律性,引起窦性心动过缓,严重者可致窦性停搏。心率低于 60 次/min 为中毒先兆,是停药指征之一。

5.中毒的防治与用药护理

(1)避免诱发中毒的各种因素:强心苷用药期间应避免诱发中毒因素,如低血钾、低血镁、高血钙、心肌缺血、酸中毒、老年人肾功能低下等均易诱发强心苷中毒。

(2)加强用药监护:强心苷类应用期间密切监测脉搏、心率、心律、心电图等;熟悉强心苷引起的各种毒性反应;观察中毒早期症状,如胃肠道反应、色视障碍,室性期前收缩,心电图 P－R 间期延长,Q－T 间期缩短等;注意与洋地黄用量不足,心衰尚未控制时的症状相鉴别。一旦出现中毒先兆,应及时停药,轻者可自行消失,重者采取相应的治疗措施。

(3)补钾:强心苷引起的心脏毒性主要与高度抑制 Na^+-K^+-ATP 酶而导致的细胞内严重失钾有关。细胞外钾可与强心苷竞争 Na^+-K^+-ATP 酶,降低强心苷与酶结合率,而阻止强心苷中毒的发展。快速型心律失常应及时补钾,不可过量。对房室传导阻滞的强心苷中毒不能补钾盐。

(4)抗快速型心律失常:首选苯妥英钠用于各种快速型心律失常,疗效显著。该药可使结合的强心苷与 Na^+-K^+-ATP 酶解离,恢复酶的活性。利多卡因可用于消除室性心律失常,治疗强心苷中毒引起的严重室性心动过速和心室纤颤。严重中毒时用地高辛特异性抗体 Fab 片段解救可获良效。

(5)抗缓慢性心律失常:对强心苷中毒时的缓慢性心律失常,如房室传导阻滞、窦性心动过缓或窦性停搏等,可用 M 受体阻断药阿托品治疗。

(6)剂量应个体化:视病因、病情、肝、肾功能及对药物的敏感性而定,并根据病情变化随时调整剂量,如老人、小儿、心肌缺氧、电解质紊乱及肾功能障碍者,用量应减少。慢性心功能不全症状减轻和体征改善是治疗有效的指征,如过快的心率减慢至 $80\sim90$ 次/min,心律整齐,心悸气短症状改善,水肿消退,尿量增多,肝脏缩小,颈静脉怒张减轻,食欲增加,运动耐力改善,均表示治疗有效,此时应及时调整剂量,减量给予维持。

6.用药方法

(1)传统给药法:先在短期内给予足量强心苷以发挥充分疗效,之后每日给予维持量。前者分缓给法和速给法。缓给法:口服地高辛、洋地黄毒苷,于 $3\sim4d$ 内给足全效量,适用于慢性轻症患者。速给法:选用毒毛花苷 K 在 24h 内给足全效量,适于两周内未用过强心苷的重症患者。

(2)每日维持量给药法:对病情轻者,选用地高辛,逐日给予维持量,经 $4\sim5$ 个 $t_{1/2}$ 达到稳态血药浓度而发挥治疗作用,并能明显降低中毒的发生率。强心苷肌内注射时应选择较大肌肉深部注射,并经常调换注射部位。静脉注射时速度应缓慢,不能与其他药液混合注射,注射后 $1\sim2h$ 要密切监视患者心脏情况。

二、非苷类正性肌力药

(一)儿茶酚胺类

多巴酚丁胺对心脏 β_1 受体选择性高,增强心肌收缩力,使心脏泵血功能改善;减轻心脏负荷,增加心排血量。心肌兴奋作用较温和,较少影响心率,不增加心肌耗氧量,较少引起心律失常。临床用于对强心苷反应不佳的严重左室功能不全及心肌梗死所致心功能不全者,口服无效。

静脉给药起效快,$t_{1/2}$ 与作用时间短暂,适用于心功能不全的紧急处理。

过大剂量易致血压升高、心动过速、诱发或加重心绞痛,易产生耐受性,持续静脉滴注不应超过 72h。房颤患者不宜应用,因使房室传导加速。

(二)磷酸二酯酶抑制药

米力农和氨力农均为磷酸二酯酶抑制药,选择性抑制磷酸二酯酶,提高心肌细胞内 cAMP 含量,使钙通道磷酸化、促进钙内流而增加心肌细胞内钙离子浓度,发挥正性肌力作用;另一方面抑制血管平滑肌细胞内磷酸二酯酶,使 cAMP 含量增加,胞浆内 Ca^{2+} 浓度降低,血管舒张。临床主要用于强心苷治疗无效的难治性慢性心功能不全。

氨力农不良反应较多,常见的有恶心、呕吐、心律失常等。米力农作用较氨力农强 20 倍,长期应用加快心率、增加耗氧量、缩短存活期、增加病死率,仅供短期重度心力衰竭强心苷不耐受或效果不佳者。

三、血管紧张素转化酶抑制药

血管紧张素转化酶抑制剂(ACEI)不仅能缓解心衰的症状,且能降低 CHF 的病死率和改善预后,并能逆转左室肥厚,防止心室的重构,现是治疗 CHF 的主要药物。

常用药物:卡托普利、依那普利、贝那普利等。

卡托普利为血管紧张素转化酶抑制剂,是目前治疗慢性心功能不全的一线药物。

(一)抑制 Ang I 转化酶的活性而降低 Ang II 含量

卡托普利抑制血管紧张素 I 生成血管紧张素 II,使血管平滑肌扩张,外周阻力减轻,从而降低心脏前后负荷,降低心肌耗氧量;也使醛固酮分泌减少,减轻水钠潴留,减少回心血量,减轻心脏前负荷。

(二)抑制 Ang II 所致的心肌及血管的肥厚、增生

逆转心室重构肥厚及已出现的纤维组织和肌层内冠脉壁的增厚,提高心肌及血管的顺应性。此作用与它们对血管、血压的作用无关。

卡托普利可明显改善心功能,减少并发症,降低病死率,明显降低高血压患者心力衰竭发生率,故对高血压并发心功能不全可作为首选药。常与利尿药、地高辛合用作为治疗慢性心功能不全的基础药物。治疗应从小剂量开始,逐步增至最大耐受量。

四、减负荷药

(一)利尿药

利,尿药是治疗心功能不全的常规用药,主要通过增加 Na^+ 排出量,降低血管壁中 Na^+ 含量,减弱 Na^+/Ca^{2+} 交换,降低血管张力,从而减轻心脏负荷,改善心功能,增加心排血量。中效利尿药氢氯噻嗪单独应用,治疗轻度慢性心功能不全效果良好;口服强效利尿药或噻嗪类与留钾利尿药合用,治疗中度慢性心功能不全;对严重心功能不全、急性左心衰合并肺水肿,选用强效利尿药如呋塞米静脉注射,可迅速缓解症状,注意同时补钾或与留钾利尿药合用。

(二)血管扩张药

血管扩张药是治疗慢性心功能不全的辅助药物,不能代替强心苷和利尿药等作为常规治疗。临床主要用于对强心苷和利尿药无效的难治患者,即在常规治疗基础上加用扩血管药可提高疗效。血管扩张药用于慢性心功能不全的基本药理作用是:扩张静脉,减少回心血量,降低前负荷,使肺部淤血得以缓解;扩张小动脉,减少外周阻力,降低后负荷,改善心功能,增加心排血量,增加组织供血。

治疗慢性心功能不全选用血管扩张药,临床根据患者血流动力学效应选药,如静脉压明显升高,肺淤血症状显著者,宜选用以扩张静脉降低前负荷为主的硝酸甘油;对外周阻力升高,心排血量明显减少的后负荷升高明显者,宜选用扩张动脉为主的肼屈嗪;对前后负荷都升高,心排血量明显降低者,应选用对静脉、动脉均扩张明显降低外周阻力、改善心功能的哌唑嗪、卡托

普利;对顽固性、急性左心功能降低,心排血量明显减少者,宜选用硝普钠。

本类药物常见主要不良反应有水钠潴留、低血压、心动过速等。为减少不良反应,宜从小剂量开始逐渐增量,或采用扩血管药联合、交替使用。应用时要特别注意血压的变化。

第二节 抗心律失常药

正常心脏在窦房结的控制下按一定频率进行有节律的跳动,当心脏的冲动起源异常或冲动传导障碍时均可引起心律失常。它有缓慢型与快速型之分,本节讨论的是治疗快速型心律失常的药物。

一、肌电生理简介

(一)心肌细胞膜电位

心肌细胞膜的静息电位,约为 90mV,处于内负外正极化状态。当 Na^+ 内流逐渐增加,膜电位随之上升(负值减小),达到阈电位水平就激发可以扩大电流脉冲,形成动作电位,动作电位包括除极和复极两个过程,按其发生的顺序将动作电位分为 5 个时相,每个时相均由不同离子内流或外流所引起。

0 相:快速除极期;钠通道被激活,大量的 Na^+ 快速内流,使细胞内负电位转变为正电位。

1 相:快速复极初期:钠通道关闭,是由钾短暂外流形成。

2 相:缓慢复极期(平台期):是由少量 Na^+ 及 Ca^{2+} 缓慢内流与 K^+ 外流所形成动作电位的平台。

3 相:快速复极末期:是 Ca^{2+} 停止内流,K^+ 快速外流所形成。0 相至 3 相的时程合称为动作电位时程(APD)。

4 相:静息期:通过 Na^+-K^+ 泵主动转运,泵出细胞内的 Na^+ 并摄入 K^+,最后细胞内外的离子浓度及分布恢复到除极前状态。在无自律性的心肌细胞,4 相处于水平的静息膜电位。而具有自律性的心肌细胞,如窦房结、房室结区、房室束及浦肯野纤维,在 4 相自动除极。根据动作电位除极化的速度及幅度,可将自律细胞分为快反应自律细胞(包括心房传导组织、房室束及浦肯野纤维)及慢反应自律细胞(包括窦房结及房室结)。快反应自律细胞 4 相自动除极速率主要与 Na^+ 内流有关,除极速率快,传导速度也快,呈现快反应电活动。慢反应自律细胞 4 相自动除极与 Ca^{2+} 内流有关,除极速率慢,传导速度也慢,呈慢反应电活动。当心肌发生病变,快反应细胞也可转变慢反应细胞,自律性降低。

(二)心肌电生理特性

1.自律性

一些心肌细胞能够在没有外来刺激的条件下,反复自动地发生节律性兴奋,这种特性称为自律性。自律性高低主要取决于舒张期自动除极速度即 4 相斜率,如 4 相斜率大则自律性高。凡能在快反应细胞 4 相中抑制 Na^+ 内流、促进 K^+ 外流或在慢反应细胞减少 Ca^{2+} 内流的药物,都能使 4 相斜率降低,自律性降低。反之则使自律性升高。

2.传导性

指心肌细胞有将冲动传布到邻近细胞的性能。动作电位 0 相除极化速率决定传导性。快反应自律细胞 0 相除极化是由 Na^+ 内流决定,慢反应自律细胞 0 相除极化是由 Ca^{2+} 内流决定,因而抑制 Na^+ 内流、抑制 Ca^{2+} 内流均可抑制传导。

3.有效不应期

从 0 相除极开始至复极过程中,膜内电位达为 $-60 \sim -50mV$ 时,这段时间称之为有效不应期(ERP),在 ERP 内心肌细胞对任何刺激不产生兴奋,或虽产生兴奋,但兴奋并不向周围扩布。一般 ERP 的长短与动作电位时程(APD)长短变化相适应,但程度可有不同。

二、心律失常发生机制

心律失常是由冲动形成异常和冲动传导异常或二者兼有所致。

(一)冲动形成异常

1.自律性升高

窦房结细胞动作电位 4 相 Ca^{2+} 内流增多或最大舒张电位减小,其自律性就会增高,引起窦性心动过速。其他自律细胞的 4 相除极加快或最大舒张电位减少时,其自律性也会升高,导致异位节律。

2.后除极与触发活动

后除极是在一个动作电位中继 0 相除极后所发生的除极,常表现为频率较快,振幅较小,振荡性波动。此时膜电位不稳定,容易引起异常冲动发放,此过程称为触发活动。其主要由 Ca^{2+} 或 Na^+ 内流增多所致。

(二)冲动传导异常

1.单纯性传导障碍

包括传导减慢、传导阻滞等。其发生可能是与邻近细胞不应期长短不一致或病变引起的传导有关。

2.折返激动

指冲动经传导通路折回原处而反复运行的现象。浦肯野纤维 A、B 两支与心室形成杯状,正常时冲动沿 A、B 两支同时到达心肌,激发除极与收缩,然后冲动各自消失在对方的不应期中。在病变时,如 A 支发生单向传导阻滞,冲动不能下传,而 B 支传导的冲动经过心肌后,可缓慢逆行经 A 支,再传回 B 支,若此时 B 支有效不应期已过,则冲动再沿 B 支下传到心室肌,形成冲动折返。这样,一个冲动折返可引起一个早搏(期前收缩),如连续多次折返,可引起一连串的期前收缩,呈现快速型心律失常。

三、抗心律失常药物的基本作用和分类

(一)抗心律失常药的基本作用

1.降低自律性

药物可通过抑制快反应细胞 4 相 Na^+ 内流或抑制慢反应细胞 4 相 Ca^{2+} 内流,减慢 4 相自动除极速率,降低自律性;也可通过促进 K^+ 外流而增大最大舒张电位而降低自律性。

2.减少后除极与触发活动

药物抑制 Ca^{2+} 或 Na^+ 内流,就可以减少后除极与触发活动。

3.改变传导性

药物一方面通过促进 K^+ 外流,加大膜电位(负值),使 0 相除极速率加快,改善传导,消除单向传导阻滞,终止折返冲动如苯妥英钠。另一方面通过抑制 K^+ 外流或 Ca^{2+} 内流或 Na^+ 内流,降低膜反应性而减慢传导,使单向传导阻滞变为双向阻滞,消除折返冲动如奎尼丁。

4.延长有效不应期(ERP)

药物可以通过以下几种方式,延长 ERP,消除折返。

(1)延长 APD、ERP,但 ERP 延长更显著,由于在一个 APD 中 ERP 所占时间越长,冲动将有更多的机会落入 ERP 中,折返冲动易被消除。

(2)缩短 APD、ERP,但 APD 缩短更显著,所以 ERP/APD 比值加大、即 ERP 相对延长,易消除折返。

(3)使邻近细胞不均一的 ERP 趋向均一化而终止折返。一般延长 ERP 的药物,可使 ERP 较短的心肌细胞延长较多,使 ERP 较长的心肌细胞延长较少,从而使邻近细胞不均一的 ERP 趋向均一,减少或终止折返。反之亦然,缩短 ERP 的药物,则使 ERP 短者,缩短少些,ERP 长者,缩短多些。

(二)抗心律失常药的分类

用于抗心律失常药的药物较多,根据其对心肌电生理的作用特点,可分为四类,其中 1 类又分 A、B、C3 个亚类。

四、常用抗心律失常药

(一)Ⅰ类:钠通道阻滞药

1.ⅠA 类药物

本类药物能适度减少除极时 Na^+ 内流,降低 0 相上升速率,降低动作电位振幅,减慢传导速度。减少异位起搏细胞 4 相 Na^+ 内流而降低自律性。

(1)奎尼丁:奎尼丁是由茜草科植物金鸡纳树皮中提得的生物碱,是抗疟药奎宁的右旋异构体。口服后心肌中药物浓度为血浆中的 10 倍,$t_{1/2}$ 约 6h,主要在肝脏代谢。

作用和临床应用:奎尼丁能降低自律性,对功能正常的窦房结自律性影响很小。可降低心房、心室、浦肯野纤维等的 0 相上升速度及膜反应性,因而减慢传导速度。还能明显延长 APD 和 ERP,而 ERP 的延长更为显著,故可消除折返。此外,尚有抑制心肌收缩力及阿托品作用。本品为广谱抗心律失常药,适用于阵发性室上性和室性心动过速、心房颤动、心房扑动及用于转律。

不良反应:较多,安全范围小,易出现毒性反应。①胃肠道反应:表现为恶心、呕吐,食欲不振、腹痛和腹泻等。②金鸡纳反应:一般与剂量无关。轻者出现胃肠不适,耳鸣、听力下降、视力模糊,重者出现复视、神志不清,甚至精神失常。③心血管反应:较严重,包括血压下降、心力衰竭、传导阻滞等,严重者可发生奎尼丁晕厥,并可出现心室颤动或心脏停搏等,应立即静脉滴注异丙肾上腺素或注射阿托品,静脉补钾及补镁等。④变态反应:可表现瘙痒、皮疹、发热、哮喘、血小板减少、粒细胞减少等。

用药注意及禁忌证:①奎尼丁与地高辛合用,使后者肾清除率降低而增加其血药浓度。②与双香豆素、华法林合用,竞争与血浆蛋白结合,使后者抗凝血作用增强。③肝药酶诱导剂苯巴比妥、苯妥英钠等加速其代谢,使血药浓度降低。④西咪替丁、钙通道阻滞药可减慢其在肝脏的代谢。⑤本药还可减慢三环类抗抑郁药、可待因在肝脏的代谢。⑥肝、肾功能不全、严重房室传导阻滞、心动过缓、低血压、强心苷中毒所致的心律失常禁用。

(2)普鲁卡因胺:普鲁卡因胺为局麻药普鲁卡因的衍生物。作用和临床应用:普鲁卡因胺的作用与奎尼丁基本相似,但抑制心脏传导以房室结以下为主。主要用于室性心律失常,包括室性期前收缩及室性心动过速;对房性心律失常也可选用,但对心房纤颤和心房扑动疗效较差。不良反应:变态反应较常见,表现为皮疹、药热、粒细胞减少等。用药过久少数患者出现全身红斑狼疮样综合征。长期应用也会出现恶心、呕吐等消化道症状,静注可引起低血压及窦性心动过缓。低血压及支气管哮喘者慎用,房室传导阻滞的患者禁用。

2.IB类药物

本类药物轻度抑制 Na⁺ 通道,促进 K⁺ 外流。能降低自律性,使 APD 和 ERP 均缩短,但 APD 缩短更明显,从而 ERP 相对延长。

(1)利多卡因:利多卡因为常用的局麻药,但也有抗心律失常的作用,口服无效,必须注射用药。

作用:治疗量的利多卡因能选择性降低浦肯野纤维自律性,改善传导,相对延长有效不应期(ERP),明显提高心室致颤阈,而达到控制室性心律失常的目的。

临床应用:主要用于室性心律失常,对室性期前收缩、阵发性室性心动过速、心室纤颤等均有较好疗效。对强心苷中毒引起的室性心律失常也有较好疗效。对低血钾者,应先补钾,否则因心肌膜对 K⁺ 通透性降低,而影响疗效。

不良反应:主要有头昏,兴奋、激动、嗜睡、语言与吞咽障碍等中枢神经系统症状。严重者可有短暂视力模糊、肌肉颤动、抽搐、呼吸抑制;剂量过大时可出现心率减慢、窦性停搏、房室传导阻滞、血压下降。超量可致惊厥,心脏骤停。

用药注意及禁忌证:①肝药酶抑制剂如异烟肼,能减少利多卡因代谢,增强其作用。②肝药酶诱导剂如巴比妥类,能加速利多卡因代谢,减弱其作用。③普萘洛尔可延长利多卡因的半衰期而增强具作用。④利多卡因还可增强肌松药的肌松作用。⑤严重传导阻滞、伴有心动过缓的脑缺血综合征及对本药有过敏史者禁用。

(2)苯妥英钠:苯妥英钠既是一个良好的抗癫痫药,又是一个有效的抗心律失常药。其作用和用途与利多卡因相似,主要用于治疗室性心律失常,特别是对强心苷类药物中毒所致的快速性室性心律失常疗效更佳。对心肌梗死、心脏手术、麻醉、电复律等引起的室性心律失常也有效。

3.IC类药物

本类药物主要作用于浦肯野纤维,阻滞 Na⁺ 通道作用强,明显降低 0 相上升速率,减慢传导;也降低 4 相自动除极化速率,降低自律性。对复极过程影响较小。

普罗帕酮兼有抑制 Na⁺ 内流、β受体阻断和钙拮抗 3 种作用;因毒性较大仅用于危及生命的室性心律失常。常见的不良反应有恶心、呕吐、味觉改变、头痛、眩晕,一般不须停药,严重时可致心律失常,如传导阻滞,窦房结功能障碍,加重心衰等。偶见粒细胞缺乏,红斑性狼疮样综合征。

(二)Ⅱ类:β受体阻断药

常用于治疗心律失常的β受体阻断药有普萘洛尔、阿替洛尔、美托洛尔、吲哚洛尔等,现以普萘洛尔为代表药加以介绍。

1.普萘洛尔

(1)作用:普萘洛尔主要通过β受体阻断作用,降低自律性,减慢传导,发挥抗心律失常作用。其口服吸收完全,但首过效应达到70%,口服给药时应加大剂量,个体差异大,主要在肝脏代谢。

(2)临床应用:适用于治疗与交感神经兴奋过高有关的各种心律失常。对窦性心动过速、心房纤颤、心房扑动及阵发性室上性心动过速疗效好;对由运动、情绪激动、甲状腺功能亢进等诱发的室性心律失常也有效;普萘洛尔尚有抗心绞痛和抗高血压的作用,故对伴有心绞痛或高血压的心律失常患者更为适用。

(3)不良反应和注意事项:本药可引起窦性心动过缓、房室传导阻滞、低血压、心力衰竭等,对有窦性心动过缓、房室传导阻滞、支气管哮喘或慢性肺部疾患的患者禁用。

(三)Ⅲ类:延长动作电位时程(APD)药

胺碘酮(乙胺磺呋酮):胺磺酮抗心律失常的特点是广谱、长效。口服吸收缓慢,起效慢,主要在肝脏代谢,胆汁排泄,消除缓慢,停药后作用可持续4～6周。静脉注射10min显效,维持1～2h。

(1)作用:胺碘酮能阻滞K^+通道,较明显的抑制复极过程,延长APD和ERP;尚能松弛冠状动脉和周围血管平滑肌,增加冠状动脉血流量,减轻心脏负荷,减少心肌耗氧。

(2)临床应用:适用于各种室上性和室性心律失常,如心房纤颤、心房扑动、心动过速及预激综合征等。对室性心动过速、室性期前收缩也有效。

(3)不良反应和注意事项:有胃肠道反应,角膜褐色微粒沉着,偶见肺纤维化。因其含碘,长期服用可影响甲状腺功能,对本药或碘过敏、甲亢、心动过缓、房室传导阻滞等患者禁用。

(四)Ⅳ类:钙通道阻滞药

1.维拉帕米(戊脉安、异搏定)

(1)作用:维拉帕米能选择性阻滞Ca^{2+}通道,抑制Ca^{2+}内流,降低自律性,减慢传导速度和延长ERP,减慢心率;还能扩张冠状动脉和外周血管,增加冠状动脉流量,降低血压,减轻心脏负荷。

(2)临床应用:维拉帕米是治疗阵发性室上性心动过速的首选药,能使80%以上的患者转为窦性节律。对房性心动过速也有良好效果。还可用于高血压,心绞痛的治疗。

(3)不良反应:维拉帕米有恶心、呕吐、头痛、眩晕、颜面潮红等不良反应症状。静注时可引走窦性心动过缓和低血压,必要时可用葡萄糖酸钙或阿托品纠正。

(4)用药注意及禁忌证:①不宜与β受体阻断药或地高辛合用。②禁用于窦房结疾患、房室传导阻滞、心力衰竭及心源性休克者。老人,尤其是心、肾功能不全者应慎用。

2.地尔硫䓬

地尔硫䓬的抗心律失常作用与维拉帕米相似,口服起效较快,可用于阵发性室上性心动过速和心房颤动。

第三节　抗心绞痛药

　　心绞痛是缺血性心脏病的常见症状,而缺血性心脏病多由冠状动脉粥样硬化性心脏病(冠心病)所引起。心绞痛发生的主要原因是心肌缺血,致使心肌需氧与供氧之间平衡失调(供不应求)。

　　心脏接受冠状动脉的血液供应,冠脉经心外膜穿过心室壁到达心内膜。在心室壁肌内,冠状血管呈直角分枝,形成网络。靠近心内膜下的冠状小血管更易受心肌收缩的挤压,故内膜下易发生缺血、缺氧。心肌代谢以有氧代谢为主,较其他组织能从血液中摄取更多的氧,因而心肌对血氧的依赖性更强。

　　决定心肌耗氧量的因素主要包括心率、心收缩力、心室壁张力,冠心病患者常有粥样斑块形成干冠状血管壁,使管腔狭窄,并更易发生痉挛,导致,心肌缺血、缺氧。同时,心肌代谢紊乱,使心肌肉积聚过多的乳酸、丙酮酸、组胺、缓激肽等代谢产物,刺激末梢神经,引起心绞痛,并加重缺血的损害。临床上,按发病的特征将心绞痛分为稳定型、不稳定型和变异型三类。

　　现有抗心绞痛药物作用是多方面的,主要包括以下几类:①硝酸酯及亚硝酸酯类,如硝酸甘油、硝酸异山梨酯、戊四硝酯、亚硝酸异戊酯等。本类药物以扩张静脉为主,减轻心脏前负荷,缩小心室容积,兼有较轻的动脉扩张作用,降低心肌耗氧量,此外还促进侧支循环,改善缺血区供血,故适用于各型心绞痛。②β受体阻滞剂,如普萘洛尔、美托洛尔、丙烯洛尔、氧烯洛尔、吲哚洛尔、阿替洛尔、纳多洛尔等。本类药物降低心肌收缩力,减慢心率,降低交感神经张力和动脉血压,使心肌需氧量减少,故适用于劳力或交感神经兴奋性增高诱发的心绞痛,而对于冠脉痉挛所致的心绞痛不利。③钙拮抗剂,包括硝苯地平及其他二氢吡啶类药、维拉帕米及其衍生物、地尔硫䓬以及普尼拉明、哌克昔林、利多氟嗪等。本类药物既能扩张血管,解除痉挛,又能减弱心肌收缩力和心率,降低心肌需氧量,适用于各型心绞痛。④其他西药,如吗多明、卡波罗孟等。⑤中草药,如丹参、川芎、葛根、毛冬青等。

一、硝酸甘油

(一)其他名称

三硝酸甘油酯。

(二)性状

近无色或微黄色澄明油状液体,无臭,味甜带辛;略有挥发性;稍溶于水;遇热或撞击易爆炸。

(三)作用

　　本品为速效、短效的抗心绞痛药物,能直接松弛血管平滑肌,尤其是小血管平滑肌,使小动脉舒张,外周阻力减小,血压下降,心脏后负荷减轻,并使小静脉舒张,回心血量减少,心排血量降低,心脏前负荷减轻。结果是心脏做功和耗氧量均减少,使心绞痛得以缓解。本品尚能促进冠状血管侧支循环形成,也有利于缓解心绞痛。另外,本品对胃肠道、胆管、输尿管等平滑肌亦有松弛使用,但作用短暂,临床意义不大。

(四)体内过程

本品易自口腔黏膜和胃肠道吸收,也可从皮肤吸收。自舌下黏膜吸收迅速而完全,生物利用度约80%;口服时,因肝脏首过效应,生物利用度仅约8%。蛋白结合率中等。舌下含服2～3min起效,5min达最大效应。血药峰值2.3ng/mL,持续作用10～45min。主要在肝脏代谢,经肾排泄。$t_{1/2}$(舌下)1～4min。长效胶囊(疗痛脉)口服吸收缓慢,作用可持续10～12h。软膏剂经皮肤缓慢吸收,作用持续1～4h。贴膜剂(TTS)经皮肤持续均匀吸收,血药浓度相对恒定,疗效保持24h。喷雾剂(永保心灵)经口腔黏膜吸收迅速,30s起效。

(五)应用

片剂含服,用于防治心绞痛,0.25～0.5mg/次,按需要5min后可再用,每日不超过2mg。

胶囊剂,预防心绞痛发作,口服:1粒/次,每12h1次。

软膏剂,预防心绞痛发作,涂于前臂或胸部,1.5×3cm²/次。

贴膜剂,预防心绞痛发作,与洋地黄或利尿剂合用可治疗慢性心力衰竭。1贴/次,每24h1次。为防止耐药的发生,也有隔12h贴12h的用法。

喷雾剂,用于治疗心绞痛、冠状动脉供血不全、肺源性心脏病、心血管痉挛等。于心绞痛发作时,用本品对着口腔喷射1～2次。

注射剂,①缓解急性心肌梗死,将本品1～5mg溶于5%或10%葡萄糖液100mL中,静滴10～20滴/min,可根据患者反应,每10～15min递增剂量25%～50%。②用于心外科手术中降低血压时,可将本品20mg溶于5%葡萄糖灌100mL中,静滴60滴/min,待血压降至预计值时,调至10～15滴/min。

(六)注意

(1)下列情况慎用或禁用:脑出血或头颅外伤,因本品可增高颅内压;严重贫血用本品时可能加重心脏负担;青光眼,因本品可增高眼内压;近期心肌梗死患者用本品后,可能出现低血压及心动过速危险,从而加重心肌缺血;梗阻性心肌病时,本品可加重心绞痛。

(2)对其他硝酸酯或亚硝酸酯过敏的患者对本品也可能过敏。

(3)含服及喷雾(口腔)给药时应持坐位并保持安静。如15min内用过3片仍无缓解时,应即就诊。

(4)应用本品过程中应监测血压和心功能,以便调整剂量。

(5)用药期间从卧位或坐位站起时应缓慢,以防突发直立性低血压。

(6)长期连续用药可产生耐受性,故宜用最低有效量。

(7)药物过量引起低血压时,应抬高两腿,以利静脉血回流;如仍不能纠正,可加用去氧肾上腺素或甲氧明,但不用肾上腺素。

(七)不良反应

由于血管扩张,可引起头痛、眩晕、昏厥、面颈潮红,严重时可出现恶心、呕吐、心动过速、视力模糊、皮疹等。过量时可出现口唇指甲青紫、气短、头胀、脉速而弱、发热、虚脱、抽搐。

(八)相互作用

(1)与普萘洛尔合用,有协同作用,并互相抵消各自的缺点,但剂量不可过大。

(2)与乙酰胆碱、组胺或儿茶酚胺类拟交感药合用时,本品疗效减弱。

(3)与降压药或扩血管药合用时,本品的体位性降压作用增强。

(4)与三环抗抑郁药合用时,可加剧低血压和抗胆碱能效应。

(5)用药期间饮酒,可导致低血压。

(九)干扰检验

(1)血中变性血红蛋白增多。

(2)尿中儿茶酚胺、香草杏仁酸值升高。

二、硝酸异山梨酯

(一)其他名称

硝异梨醇、消心痛。

(二)性状

本品为白色结晶性粉末,无臭,微溶于水。爆炸性比硝酸甘油小。

(三)作用

本品作用与硝酸甘油相似,但较持久;松弛血管平滑肌,改善外周及冠脉循环,减少心肌负荷及耗氧量,使心绞痛得以缓解。

(四)体内过程

片剂口服吸收完全,但由于肝脏首过效应,生物利用度仅 19%～29%,服后 15～40min 起效,持续 4～6h。舌下含服,吸收迅速,生物利用度为 30%～59%。服后 1～3min 起效,持续 1～3h。本品的 $t_{1/2}$ 约为 4.5min。控释片(异舒吉)和缓释胶囊(易顺脉)服后均匀持续吸收,作用持续 8～12h。口腔喷雾剂和皮肤喷雾剂均易从口腔黏膜或皮肤吸收,多于 1min 内起效。吸收的硝酸异山梨酯主要在肝脏代谢,经肾排泄。

(五)应用

用于各型心绞痛。

(1)口服,用于预防心绞痛发作,5～10mg/次,每日 2～3 次。

(2)舌下含服,用于心绞痛急性发作,5mg/次。

(3)控释片或缓释胶囊,预防心绞痛,1 片或 1 粒(20mg)/次,早、晚各 1 次。

(4)口腔喷雾剂,用于急性心绞痛发作、伴左心室衰竭的心肌梗死、慢性右心室衰竭和慢性肺源性心脏病,喷入口腔 1～3 个喷雾剂量,每次隔 30s,并深深吸入。

(5)皮肤喷雾剂,用于心绞痛的长期治疗,每日 1～2 次,每次 1 个喷雾剂量。

(6)注射剂,用于治疗急性心肌梗死继发的迟发性左心衰竭以及各种原因引起的严重的变异型左心衰竭,将 50mL 药液加入 450mL 输液中滴注,剂量和滴速一般为 2mg/h,并根据患者情况调整,心衰患者可滴注 2～7mg/h。

(7)注意:参见硝酸甘油。

(8)不良反应:参见硝酸甘油。

(9)相互作用:参见硝酸甘油。

三、单硝酸异山梨酯

(一)其他名称

单硝酸异山梨醇、长效心痛治 20、异乐定、新亚丹消。

(二)作用

本品为硝酸异山梨酯的代谢产物之一,作用与硝酸异山梨酯相同。具有明显的扩血管作用。

(三)体内过程

本品特点是无肝脏首过效应,能经胃肠道迅速而完全地吸收,生物利用度几乎达100%。服后1h血药浓度达峰值,作用持续8h。$t_{1/2}$约5h。

(四)应用

适用于心脏冠状动脉血流障碍(冠心病)的长期治疗和预防心绞痛发作,也适用于心肌梗死后的治疗和肺循环高压的治疗。口服:20mg/次,每日2次,必要时可增至每日3次,饭后吞服,亦可临睡前服。

(五)注意

(1)严重低血压、急性循环衰竭、急性心肌梗死伴低充盈压者,妊娠初3个月的妇女禁用。

(2)孕妇慎用。

(3)服药后切勿饮酒。

(六)不良反应

用药初期可出现血压下降,偶见头痛、头晕、恶心、疲劳、心悸、心动过速及皮肤充血等。

(七)相互作用

与其他降压药合用可增强后者的降压效果。

四、尼可地尔

(一)其他名称

Perisalol、Sigmart。

(二)作用

本品主要作用于冠状动脉血管,通过抑制细胞内钙离子游离和提高细胞膜对钾离子的通透性发挥如下作用。

(1)扩张冠状动脉血管:对冠状血管起剂量依赖性扩张作用,可持续增加冠脉血流量。

(2)抑制冠状动脉痉挛:实验室研究显示,对由乙酰胆碱类引起的冠状动脉痉挛有抑制作用。临床上,心绞痛患者冠状动脉造影证实,本品对变异性心绞痛的自然发作或由麦角新碱负荷量引起的冠状动脉痉挛均具抑制作用,可使心电图上ST段的升高消失。

(3)在使用冠状动脉血流量增加的剂量时,几乎不影响血压、心率、房室传导、心肌收缩力等。在临床上,心绞痛患者用药后未见心脏、血流方面的变化。

(三)体内过程

口服吸收迅速,服后30min血药浓度达峰值,$t_{1/2}$约为50min。代谢物是硝酸酯基水解产物,主要从尿中排泄。

(四)应用

防治心绞痛,对各种类型心绞痛都有效,有效率约72.2%。口服:成人15mg/d,分3次服,随症状适当增减。

（五）注意

青光眼、严重肝病患者及孕妇慎用。

（六）不良反应

主要是头痛，但多在继续服药时消失。此外，偶见眩晕、失眠、心悸、面潮红、疲倦、下肢水肿、恶心、呕吐、腹痛，腹泻、便秘、皮疹、肝 SGOT、SGPT、ALP 上升等。

五、噻吗洛尔

（一）其他名称

噻吗心安。

（二）性状

本品为噻吗洛尔马来酸盐，为白色结晶性粉末，易溶于水。

（三）作用

本品为 β 受体阻滞剂，对 β 受体的拮抗作用为普萘洛尔的 6～8 倍，对 β_1、β_2 受体无选择性，无内源性拟交感作用和直接心脏抑制作用，无膜稳定作用。

（四）体内过程

口服吸收较易，吸收率为 90％，服后 2h 血药浓度达峰值。蛋白结合率约 10％。$T_{1/2}$ 为 5～6h。原形药及其代谢物多经肾、少量经粪排泄。

（五）应用

（1）用于冠心病、心绞痛（劳累性心绞痛）、急性心肌梗死、心律失常患者，口服：5～10mg/次，每日 2～3 次。3 日后剂量加倍。

（2）用于高血压（Ⅰ期、Ⅱ期）患者，口服 2.5～5mg/次，每日 3 次，饭后服，3 日后剂量加倍。

（3）治疗青光眼，对原发性、开角型青光眼有良效。滴眼：0.25％眼药水，1 滴/次，每日 2 次；如疗效不佳，可改用 0.5％眼药水，1 滴/次，每日 1～2 次。滴眼后 20min 起效，作用可维持 24h。这是本药最主要的用途。

（六）注意

（1）房室传导阻滞、心力衰竭、心动过缓、支气管哮喘患者及孕妇禁用。

（2）滴眼时亦可引起过敏，应慎用。

（3）滴眼时，可被吸收而产生全身作用，故不宜与其他 β 受体阻滞剂合用。

（七）不良反应

可有腹部不适、恶心、腹泻、头痛、头昏、胸闷、心动过缓、支气管痉挛等。

六、比索洛尔

（一）其他名称

康司、Concor、Iebeta。

（二）作用

本品为比索洛尔富马酸盐，是具有 β 受体选择性，且半衰期较长的 β 受体阻滞剂，β_1 选择性高于阿替洛尔、美托洛尔和倍他洛尔等心脏选择性 β 受体阻滞剂；无内在拟交感活性，在通常使用剂量范围内也无膜稳定作用；较大剂量时，对大鼠的葡萄糖耐量仅有很小影响，而相应剂量的普萘洛尔可使其明显降低。本品对血浆脂质代谢亦无影响。

（三）体内过程

本品口服易吸收，吸收率大于 90％。首过效应使剂量的约 10％代谢灭活。其包衣片的生物利用度达 88％。不论空腹或就餐时服用均不影响其吸收。本品的血浆蛋白结合率约 30％。吸收的药物约有一半在肝脏代谢，另一半则以原形药和代谢物一起经肾排泄。$t_{1/2}$为 10～12h。

（四）应用

用于高血压、冠心病、心绞痛，口服：5～10mg/次，每日 1 次，于早餐前或早餐时服。

（五）注意

(1)下列情况禁用：代偿失调的心功能不全、刚发生心肌梗死、休克、Ⅱ～Ⅲ度房室传导阻滞、窦房结综合征、窦房传导阻滞，治疗开始时出现心搏徐缓、低血压、支气管哮喘、晚期周围血流障碍患者、孕妇和哺乳期妇女。

(2)慎用于长期禁食和代谢性酸中毒而使血糖值波动较大的糖尿病患者。

(3)本品的降血压作用可能影响患者的行动和反应能力，用药开始时或同时饮酒时更应注意。

(4)可能改变老年糖尿病患者的葡萄糖耐量，掩盖出现低血糖的危险。

（六）不良反应

治疗初期可有暂时性乏力、眩晕、轻度头痛、出汗，失眠多梦、抑郁性情绪不佳。少有胃肠不适、皮肤瘙痒、肢端发冷、肌肉痉挛。偶见血压意外下降、心动过缓、房室传导阻滞等。但不良反应发生率低，仅为 1％左右，患者能长期坚持服药。

（七）相互作用

(1)硝苯地平等其他降压药、胰岛素和口服抗糖尿病药会增强本品的作用。

(2)并用利血平、甲基多巴、可乐定、胍法辛等可使心率减慢。

(3)并用维拉帕米类钙拮抗药和其他抗心律失常药时必须谨慎。

七、布库洛尔

（一）其他名称

Bucumarol。

（二）作用

本品为布库洛尔盐酸盐，为香豆素类 β 受体阻滞剂，通过 β 受体阻滞作用，对由异丙肾上腺素、交感神经电刺激以及运动引起的心动过速具有强烈的抑制作用；对由乌头碱、毒毛花苷、肾上腺素等诱发的心律失常有明显抑制作用。本品不具有内源性拟交感神经刺激作用。

（三）体内过程

口服本品后 2h 血药浓度达峰值。吸收的药物迅速代谢并从尿中排泄，24h 几乎排泄完毕，90％以上的尿中排泄物是代谢物。

（四）应用

适用于心绞痛、心律失常（窦性心动过速、室上性期外收缩、室性期外收缩）。口服：5～10mg/次，每日 3 次。对心绞痛、心律失常的有效率均高于 60％。

(五)注意

(1)下列情况禁用:可能发生支气管哮喘、支气管痉挛的患者;糖尿病性酮症酸中毒、代谢性酸中毒、严重心动过缓(明显窦性心动过缓)、房室传导阻滞(Ⅱ～Ⅲ度)、窦房传导阻滞、心源性休克患者;肺动脉高血压引起的右心衰竭患者以及充血性。心力衰竭患者。

(2)下列情况慎用:可能发生充血性心力衰竭的患者;特发性低血糖症、来完全控制的糖尿病、长期绝食的患者;严重肝、肾功能障碍、甲状腺中毒症患者;老年人、小儿以及孕妇、哺乳期妇女。

(3)长期用药时应定期检查心功能,在出现心动过缓及低血压时,应减量或停药。必要时应使用阿托品。停药时应逐渐减量。手术前24h不要服药。

(六)不良反应

不良反应发生率约11.4%,包括厌食、恶心呕吐、腹泻、腹痛、充心性心力衰竭、低血压、心动过缓、传导阻滞、水肿、眩晕、头痛、咳嗽、气喘、眼干、倦怠、血清肌酸磷酸激酶值升高等。

(七)相互作用

(1)与抑制交感神经系统的其他药物合用时,可引起过度抑制。

(2)与丙吡胺、普鲁卡因胺、阿义马林合用时,可过度抑制心功能,应减量。

(3)与降血糖药合用可增强其降血糖作用。

(4)与钙拮抗剂(维拉帕米、普尼拉明)合用时,可相互增强作用。

(5)本品可增强可乐定停药后的反跳现象。

八、硝苯地平

(一)其他名称

硝苯吡啶、心痛定。

(二)性状

本品为黄色结晶性粉末,无臭,无味,几不溶于水。遇光不稳定。

(三)作用

本品为二氢吡啶类钙通道阻滞剂,阻止钙离子进入心肌或血管平滑肌细胞内,由此引起周身血管包括冠脉血管张力减低,导致血压下降和冠脉血流量增加;另一方面,可抑制心肌收缩,加之外周血管阻力减少,降低心脏负荷,使心肌需氧量减少。

(四)体内过程

口服吸收良好,吸收率约90%,舌下含服吸收也快。蛋白结合率为90%左右。口服15min起效,1～2h达最大效应,持续作用4～8h。舌下给药2～3min起效,20min达高峰。喷雾给药10min出现降压作用,1h疗效达高峰,约3h后血压回升。口服控释片后,约4h血药浓度达峰值,有效血浓度维持12～14h。吸收的药物经肝代谢,80%经肾排泄,20%随粪便排出。$T_{1/2}$约为2h。

(五)应用

适用于防治心绞痛,特别是变异型心绞痛和冠脉痉挛所致的心绞痛,对呼吸功能无不良影响。还可用于各型高血压,对顽固性重度高血压也有疗效。最近有治疗顽固性心力衰竭的报告,亦显示良好疗效。口服:5～20mg/次,每日3次;或控释片20mg欲,每日早晚各1次。急用时可舌下含服片剂。咽部喷雾给药：1.5～2mg(约喷 3～4 下)。

(六)注意

(1)严重主动脉瓣狭窄、低血压、肝或肾功能不全者慎用。

(2)在啮齿类动物实验中，发现有致畸胎作用。

(3)可有致糖尿病作用，糖尿病患者应用本品时，应调节降血糖药剂量。

(4)长期给药不宜骤停，以避免发生停药综合征而出现反跳现象。

(七)不良反应

一般较轻，常见有面潮红、头晕、头痛、恶心、少见下肢肿胀(踝关节水肿)、心悸、窦性心动过缓、呼吸困难，偶见胸痛、昏厥。

(八)相互作用

(1)与其他降压药同用，可致极度低血压。

(2)与 β 阻滞剂同用可致血压过低、心功能抑制，心力衰竭发生机会增多。

(3)与硝酸酯类同用，抗心绞痛作用增强。

(4)与地高辛合用时，可增加地高辛血药浓度和毒性。

九、维拉帕米

(一)其他名称

异搏定、戊脉胺、异搏停、Isoptin。

(二)性状

本品为维拉帕米盐酸盐，为白色至类白色结晶性粉末，无臭，味苦，可溶于水。

(三)作用

本品能选择性地抑制心肌细胞膜的钙离子通道蛋白，阻止钙离子内流，从而降低窦房结、房室结的自律性，减慢心率和传导，减弱心肌收缩力，降低耗氧量；也作用于血管平滑肌，使冠状动脉扩张，冠脉血流量和肾血流量显著增加，有缓和的降压作用。

(四)体内过程

口服吸收迅速而完全，吸收率达 90％以上，但由于首过效应，生物利用度仅 20％～35％。服后 30～45min 达有效血药浓度。蛋白结合率约 90％。本品在肝脏代谢后主要从尿、少量从粪便排出。$T_{1/2}$ 为 2.8～7.4h，多剂给药的 $t_{1/2}$ 为 4.5～12h。

(五)应用

(1)用于房性期前收缩、阵发性室上性心动过速、各种类型心绞痛、肥厚型心肌病。①成人口服：开始 40～80mg/次，每日 3～4 次；维持量 40mg/次，每日 3 次。静注：5～10mg 欲，静注2～3min，隔 15min 后可重复 1～2 次，仍无效时则停用。静滴：5～10mg/h，溶于氯化钠或葡萄糖液中静滴，每日总量不超过 50～100mg。②小儿口服：2 岁以下，20mg 欣，每日 2～3 次。静注：新生儿～1 岁，0.1～0.2mg/kg；1～15 岁，0.1～0.3mg/kg。

(2)用于高血压。可用缓释制剂(SR)，120～240mg/次，每日 1 次。

(六)注意

(1)下列情况禁用：心源性休克、心力衰竭、Ⅱ～Ⅲ度房室传导阻滞、重度低血压、病态窦房结综合征患者。

（2）下列情况慎用：心动过缓、肝肾功能损害、轻至中度低血压、支气管哮喘患者及孕妇。

（3）用药期间应检查血压、心电图、肝功能。

（4）口服对心绞痛较适宜，静注对心律失常较适宜，但应备有急救设备和药品。

（七）不良反应

多与剂量有关，可有心动过缓、眩晕，偶可发生Ⅱ～Ⅲ度房室传导阻滞、心脏停搏、心率加快、心力衰竭、低血压、水肿、恶心、呕吐、便秘、皮肤过敏等。血液生化检查偶见转氨酶、磷性磷酸酶、催乳激素水平增高。

（八）相互作用

（1）与降压药合用易引起血压过低。

（2）静注时，合用β受体阻滞剂可抑制心肌收缩和传导功能，甚至可致心搏骤停。

（3）洋地黄中毒时不宜静注本品，因为可能产生严重房室传导阻滞。另本品可降低地高辛的肾清除，故两药合用时需减小地高辛剂量。

（4）给本品前48h或后24h内不宜用丙吡胺，因两药均具负性肌力作用，可引起房室传导阻滞、心动过缓等。

（5）蛋白结合率高的药物可使本品游离型血药浓度增高。

（6）用本品期间不要饮酒。

十、戈洛帕米

（一）其他名称

搭帕米、甲氧异搏定、甲氧戊脉安、心钙灵、Procorum。

（二）作用

本品为戈洛帕米的盐酸盐。为维拉帕米的衍生物，钙拮抗剂类抗心绞痛药，阻滞钙离子流通过膜，能减少心脏能量转换及氧利用，由于钙拮抗作用使血管平滑肌舒张和血压降低，从而减轻心脏的后负荷及适度减轻前负荷。本品还能减弱窦房结自律性及房室传导。常用剂量可使心率减慢至初值的79％。口服后0.5～1h起效，维持4～7h。

（三）应用

用于心绞痛、慢性冠脉功能不全、心肌梗死后治疗、静息性心绞痛、无节律的心动过速。口服：50mg/次，每日2～3次。最高剂量为200mg/d。

（四）注意

（1）下列情况禁用：代偿失调性心功能不全、严重低血压、严重肝肾功能不全、Ⅱ～Ⅲ度房室传导阻滞的患者及哺乳期妇女。

（2）孕妇慎用。

十一、地尔硫䓬

（一）其他名称

硫氮䓬酮、合心爽、恬尔心、Herbesser。

（二）性状

本品为地尔硫䓬盐酸盐，为白色结晶或结晶性粉末，无臭、味苦；易溶于水；受光照后逐渐变色。

(三)作用

本品为苯噻嗪类钙拮抗剂,能选择性地作用于心肌和血管平滑肌,阻止钙离子进入细胞,抑制心肌和血管平滑肌的兴奋—收缩偶联,使心肌收缩力减弱,血管扩张;冠状动脉和侧支血管扩张,而增加冠脉血流和侧支血流,改善心肌缺血,限制心肌梗死范围的扩大;外周血管扩张,则血压下降,心脏负荷减轻,心脏做功量和耗氧量减少。本品还具有改善心肌能量代谢,保护心肌,增加脑血流和抗血小板聚集等作用;对血管活性物质儿茶酚胺、乙酰胆碱、组胺等有非竞争性拮抗作用。在治疗剂量下,本品可延长房室结的有效不应期和相对不应期。

(四)体内过程

口服吸收良好,吸收率大于90%,由于肝脏首过效应,生物利用度约为42%。服后30min血药浓度达峰值。蛋白结合率约80%。主要分布于心、肝、肾等多种器官和组织。96%～99%的药物在体内代谢,肝脏为主要代谢器官。$t_{1/2}$为4～6h。代谢物的60%经粪、35%经尿排出。

(五)应用

用于各种类型心绞痛,尤其对变异型、劳累型和陈旧性心肌梗死的心绞痛效果明显。此外,还可用于室上性心律失常及轻至中度高血压。成人口服:30～60mg/次,每日3次。

(六)注意

(1)服药时应吞服。

(2)Ⅱ度以上房室传导阻滞、病态窦房结综合征、低血压患者及孕妇禁用。

(3)Ⅰ度房室传导阻滞或明显心功能减退者及哺乳期妇女慎用。

(4)肝、肾病患者及老年人应适当减量。

(七)不良反应

不良反应发生率比硝苯地平和维拉帕米低,仅极少数患者出现头痛、头晕、胃肠不适、恶心、腹泻、便秘、皮疹、心悸、心率减慢、房室传导阻滞、直立性低血压,偶见肝大、黄疸、SGOT、SG－PT升高等。

(八)相互作用

与降压药、β受体阻滞剂及萝芙木制剂合用时,可加强降压作用或致缓脉。

十二、尼卡地平

(一)其他名称

硝苯苄胺啶、佩尔地平、Perdipine。

(二)性状

本品为尼卡地平盐酸盐,为带有绿黄色的结晶状粉末,无臭、稍有苦味;难溶于水、乙酸酐中。

(三)作用

本品对血管具有较高的选择性,通过抑制钙离子进入血管平滑肌细胞而发挥扩张血管作用,且能抑制cAMP磷酸二酯酶。这些作用表现为:可使不同动物的高血压明显而迅速地降低,且长期给药不产生耐药性;血压降低使心脏后负荷减轻,心肌耗氧量减少。本品可有效地扩张冠状血管,增加冠脉血流量,还能扩张脑血管,缓解脑血管痉挛,增加脑血流量,使脑组织氧分压上升。此外,本品还能抑制血小板活性,增强红细胞变形性能。

(四)体内过程

片剂、粉剂口服吸收迅速,服后30min血药浓度达峰值。$t_{1/2}$约为90min。连续服用,需8d血药浓度达稳态,且可维持有效血浓度约24h,连续口服的$t_{1/2}$约为4小时。缓释剂口服吸收稳定、均匀,血药浓度变动小,1日服药2次,可保持24h的稳定效果。

(五)应用

治疗原发性高血压、脑血管疾病、脑血栓形成或脑出血后遗症及脑动脉硬化等。对原发性高血压有效率约为69.3%,对脑梗死后遗症有效率约为25.9%,对脑出血后遗症有效率约为28.1%,对脑动脉硬化症有效率约为29.8%。口服:10～20mg/次,每日3次。缓释剂为20～40mg/次,每日2次。

(六)注意

(1)禁用于颅内出血而尚未完全止血以及脑血管意外急性期、颅内压亢进的患者。

(2)肝肾功能不全、低血压及青光眼患者慎用。

(3)孕妇禁用,哺乳期妇女用药期间应避免授乳。

(4)药动学性能呈非线性,剂量的增加与血药浓度的增加不成比例。

(5)与其他降压药合用时,作用增强。

(6)需停用本品时,应在医生指导下逐渐减量。

(七)不良反应

服片剂、散剂者,不良反应发生率约为3%;服缓释剂者,不良反应发生率为9.6%。主要包括:面潮红、热感、头晕、心悸、眩晕、血压低下、下肢浮肿、恶心、呕吐;厌食、便秘、腹泻、腹痛、嗜睡、皮疹等。有时出现血清胆红素、SGOT、SGPT、碱性磷酸酶值上升,BUN、肌酐值上升,罕见粒细胞减少。

十三、尼群地平

(一)作用

本品的作用与硝苯地平相似,为选择性作用于血管平滑肌的钙拮抗剂,对血管的亲和力比对心肌大,对冠状血管的选择性更强。本品能降低心肌耗氧量,降低外周血管阻力,对缺血性心肌有保护作用。其特点是降压作用温和、持久,并有较强的利钠作用,对心率影响不大。

(二)体内过程

口服吸收迅速,约30min血药浓度达峰值。蛋白结合率约98%。$t_{1/2}$为4～6h。

(三)应用

可用于治疗冠心病、原发性和继发性的中轻度高血压,也可用于充血性心力衰竭。口服:10mg/次,每日2～3次。

(四)注意

孕妇与哺乳期妇女忌用。

(五)不良反应

可有头痛、眩晕、心悸、潮红、恶心、口干等,但不严重,停药即消失。

（六）相互作用

治疗心力衰竭时，如与地高辛合用，可使后者血药浓度增加近 1 倍。

十四、尼莫地平

（一）作用

本品为二氢吡啶类钙拮抗剂，作用于细胞膜上的钙通道蛋白，阻止钙离子进入细胞内，能有效地调节细胞内钙的水平，使保持正常的生理功能。本品对血管，特别是对脑血管的作用尤为突出，可抑制蛛网膜下腔出血等因素所致的脑血管痉挛和多种血管活性物质（如 5－羟色胺、去甲肾上腺素、组胺）引起的脑组织缺血；能明显改善脑血流，促进脑细胞的恢复，对脑梗死及脑卒中后遗症作用明显；在适宜剂量下选择性扩张脑血管，几乎不影响外周血管；但增加剂量，对外周血管也有一定影响，这是其治疗心绞痛、高血压的基础。

（二）体内过程

口服吸收迅速，服后 0.5～1.5h 血药浓度达峰值。由于肝首关作用强，生物利用度仅 5%～10%。蛋白结合率约 99%。本品在肝脏代谢后的产物主要由胆汁排出，少量由尿排出。$t_{1/2}$ 为 1.5～2h。

（三）应用

主要用于治疗和预防蛛网膜下腔出血所致的脑血管痉挛，治疗脑梗死等缺血性中风、偏头痛、突发性耳聋等，也用于冠心病、心绞痛和各型轻、中度高血压，特别是高血压合并有脑血管疾病的治疗。口服：40～60mg/次，每日 3～4 次，日最大量为 240mg。静滴：开始时 0.5mg/h，2h 后酌情增至 1mg/h，随后 2mg/h。静滴 5～14d 后可改为口服。

（四）注意

（1）颅内出血估计未完全止血者、脑水肿及颅内压增高的患者禁用。

（2）孕妇、哺乳期妇女慎用。

（3）低血压、脑梗死刚发作后的患者、心绞痛及心肌梗死新病例、合并肝炎或肝功异常的患者慎用。

（4）用药期间应定期检查 SGOT、SGPT。

（五）不良反应

口服时，偶有一过性消化道不适、头痛、头晕、热感、面潮红等。静注时可有血压轻度下降、心率加快以及转氨酶、碱性磷酸酶和 γ－谷氨酰转肽酶（γ－GT）升高。

（六）相互作用

（1）与降压药合用会增强降压效应。

（2）应尽量避免与其他钙拮抗剂或 β 受体阻滞剂合用。必须合用时，应对患者仔细观察。

十五、普尼拉明

（一）其他名称

心可定、Segontin。

（二）性状

本品为普尼拉明乳酸盐，是白色结晶或结晶性粉末，无臭，味苦而麻，溶于水中。

（三）作用

本品可抑制磷酸二酯酶,降低细胞内钙离子浓度和交感神经末梢内去甲肾上腺素含量,使心肌收缩力减弱,不应期延长,血管平滑肌松弛,冠脉流量增加,又可促进心脏侧支循环形成。

（四）应用

用于防治心绞痛、心肌梗死,对期前收缩和室性心动过速亦有疗效。口服:15～30mg/次,每日3次;维持量15mg/次,每日2～3次。

（五）注意

心力衰竭、高度房室传导阻滞及肝功能异常者禁用。

（六）不良反应

可有恶心、呕吐、厌食、腹泻、皮疹等,大剂量偶致低血压、嗜睡。

（七）相互作用

不能与β受体阻滞剂合用,以防心肌收缩力过度减弱而致心力衰竭。

十六、苄普地尔

（一）性状

本品为苄普地尔盐酸盐一水合物,为白色或类白色结晶性粉末,味苦,略溶于水。

（二）作用

体外实验证实,本品能抑制钙一钠慢通道的动作电位,高浓度时也抑制钠快通道的电位;直接作用于窦房结,降低自动节律和传导。体内实验结果表明,本品能降低心肌耗氧,使冠状窦氧分压增加,并有明显的抗心搏过速作用。本品有中度的减弱心肌收缩力的作用,但不降低心排血量,这可能与其松弛血管平滑肌而使血管扩张、后负荷降低有关。临床可见本品能预防运动时及静息时的心绞痛发作或减少发作次数,并能减缓窦性心律,延长心房和房室结的有效不应期,显示其明显的抗室上性心律失常和抗心室颤动的作用。

（三）体内过程

本品口服吸收率近40％。多次给药5～6d后达到稳态血浓度。$t_{1/2}$约为2d。在体内代谢后随尿排出。

（四）应用

用于心绞痛发作的预防和治疗,尤其对劳力型心绞痛疗效较好,可使大部分病例运动耐量(包括时间及负荷)增加,在各运动水平时心电图ST段下降均有减小。口服:300mg/d。

（五）注意

(1)禁用于Ⅱ～Ⅲ度房室传导阻滞、失代偿期心功能不全及窦房结功能异常的患者。

(2)极少数病例用药8d～4个月始生效。

(3)突发情况常见于老年患者,且均发生于低钾血症(一般与服用利尿药有关),或与抗心律失常药合用,或给予减缓心率的药物时。因此,在用本品前,应首先纠正任何原因引起的低钾血症,并在治疗期间严密注意血钾浓度。

（六）不良反应

一般对本品耐受良好。以常用剂量治疗3个月,不良反应发生率约19％,以腹泻最为常见(6％)。极少数病例出现尖端扭转型室性心动过速,其中多为妇女。

十七、哌克昔林

(一)其他名称

双环己哌啶、沛心达、心舒宁、Pexid。

(二)性状

本品是哌克昔林马来酸盐,为白色结晶或结晶性粉末,无臭,无味;不溶于水。

(三)作用

本品可抑制钙离子内流入细胞,能直接扩张血管平滑肌,明显扩张冠状动脉,增加冠脉血流量,减慢心率,减少心排血量,从而减轻左心室负荷,降低心肌耗氧量;此外,还有明显的利尿和扩张支气管作用。

(四)应用

用于防治心绞痛和室性心律失常,对室上性心律失常疗效较差。口服:100mg/次,每日 2次,以后渐增至每日 300~400mg,极量 600mg/d。可减少心绞痛发作和硝酸甘油的需要量。

(五)注意

(1)本品不良反应较多,故不用作抗心绞痛的首选药。

(2)肝、肾功能不全及心肌梗死急性期的患者禁用。

(六)不良反应

较多,常见头痛、恶心、呕吐、虚弱、周围神经炎、颅内压增高、直立性低血压、肝功能损害等。

十八、双嘧达莫

(一)其他名称

双嘧哌氨醇、潘生丁、Persantin。

(二)性状

深黄色针状结晶或结晶性粉末,无臭,味苦;微溶于水,其溶液为黄色;能溶于稀酸。

(三)作用

本品属并嘧啶氨醇类,为一作用较强的冠状动脉扩张药。它能抑制细胞对腺苷的摄取和腺苷的酶解,还抑制磷酸二酯酶,使 cAMP 水平增加;腺苷和 cAMP 均可使冠状血管扩张,从而显著增加冠脉血流量和心肌供氧量。但有人认为本品主要是扩张冠脉循环的小阻力血管。在心肌缺血区,小阻力血管已代偿性扩张,本品不能使缺血区已扩张的血管再扩张,只能使非缺血区血管舒张,有可能造成窃流(将血流自缺血区引向非缺血区),对缺血区造成不利影响。长期用药后,本品能促进侧支循环的形成,从而逐渐改善缺血区循环。此外,本品还能抑制血小板聚集,防止血栓形成。这是本品最主要的作用。

(四)体内过程

口服吸收迅速,$t_{1/2}$ 为 2~3h。

(五)应用

主要用于治疗弥散性血管内凝血症。口服:25~50mg/次,每日 3 次,饭前 1h 服。

(六)注意

(1)由于本品可能会引起血流"窃流"因而心肌梗死患者慎用。

（2）低血压患者慎用。

（3）静注时应缓慢，不超过 5mg/min，尤其对高血压患者。

（七）不良反应

可有头痛、眩晕、恶心、呕吐、腹泻等；长期大量应用可致出血倾向。

（八）相互作用

（1）不宜与除葡萄糖注射液以外的其他药液混合注射。

（2）与肝素合用可导致出血倾向。

十九、地拉䓬

（一）其他名称

地拉齐普、克冠䓬、克冠二氮䓬、Cormelian。

（二）性状

本品为地拉䓬盐酸盐，为白色或白色结晶性粉末，无臭，味苦；在空气中易吸湿，易溶于水，可溶于冰醋酸。

（三）作用

本品具有明显、持久的冠脉扩张作用，能降低冠脉阻力，增加冠脉血流；还具有抑制血小板聚集的作用。这些作用是通过其抑制腺苷分解酶，减少腺苷分解而发挥的。

（四）体内过程

口服吸收良好，服后 2～3h 血药浓度达峰值。在心脏的分布多于脑和其他组织。$T_{1/2}$ 约为 24h。

（五）应用

适用于冠脉功能不全、心绞痛的治疗、心肌梗死的预防及后期治疗。与强心苷合用可增强对慢性心力衰竭的疗效。口服：30～60mg/次，每日 3 次，2 个月为 1 疗程。

（六）注意

新近心肌梗死、急性心肌梗死患者忌用。

（七）不良反应

偶有头晕、头痛、胃肠道不适等，多发生在用药 1～2 周。

二十、乙氧黄酮

（一）其他名称

乙酯黄酮、立可定、心脉舒通。

（二）性状

本品为白色或类白色针状结晶或结晶性粉末，无臭，无味；在水中几乎不溶。

（三）作用

能选择性地扩张冠状血管平滑肌，增加冠脉血流量，但对周围血管、血压、心率、心排血量、呼吸等均无影响；其对冠脉的作用较硝酸甘油强，且能增加侧支循环，而不增加心肌耗氧量；此外，还有降低血中胆固醇的作用。

（四）应用

适用于慢性冠脉功能不全、心绞痛等。长期使用可防止心肌梗死。口服：30～60mg/次，每日 2～3 次。严重患者可增加剂量至 120～180mg/d,极量 360mg/d。

(五)注意

(1)孕妇忌用。

(2)与硝酸甘油合用,对症状的改善效果更好。

(六)不良反应

偶有口干、恶心、呕吐、头面部潮红、失眠等。

二十一、卡波罗孟

(一)其他名称

乙氧香豆素、乙胺香豆素、延痛心、Intensain、Chromonar。

(二)性状

本品为卡波罗孟盐酸盐,为白色或微黄色结晶性粉末,味略苦;易溶于水。

(三)作用

本品为香豆素类抗心绞痛药,具有选择性的冠状动脉扩张作用,而无周围血管扩张作用,能持久地增加冠脉血流量,改善心肌供氧,而不影响血压、心率和心排血量;长期服用能促进侧支循环形成;此外,还能抑制血小板聚集,防止血栓形成。本品起效慢,但维持时间长。

(四)应用

适用于慢性冠状动脉功能不全、预防心绞痛发作和心肌梗死,尤其适用于慢性冠状动脉功能不全的长期治疗;还可用来预防手术、麻醉时出现的冠脉循环障碍和心律失常。①口服:75～150mg/次,每日 3 次。重症开始时可 150mg/次,每日 4 次,待症状改善后减至 75mg/次,每日 3～4 次。②肌注:40mg/次,每日 1～2 次。③静注:20～40mg/次,用 5% 葡萄糖液或灭菌生理盐水 10～20mL 溶解后缓推(3～5min),每日;1～2 次。④静滴:20～40mg/次,用 5% 葡萄糖液 500mL 溶解稀释后以 0.3～1mg/min 的速度滴入。症状缓解后以口服维持。⑤喷雾吸入:2～3 个喷雾剂量欲(相当于本品 3～5mg),每日 3 次。

(五)注意

有变态反应时,应停药。

(六)不良反应

可有食欲不振、恶心、呕吐、失眠、头痛、关节痛等。静注过快时,可引起短暂面潮红、热感、心悸等。

二十二、氯达香豆素

(一)其他名称

氯达罗、氯苄呋酮、心力加、Clobenfurole、Menoxicor、Menacor。

(二)作用

本品为苯并呋喃类衍生物,是一种选择性的冠状血管扩张药。它能增加冠脉血流改善心肌功能,消除心律失常,利尿,增强患者活动能力。本品对动脉压、肝、肾及造血系统的功能几无影响,适合长期用药。

(三)应用

单用或与戊四硝酯合用,效果相似;用于冠脉功能不全、心绞痛、心肌梗死等,尤其适合老年冠心病患者。口服:250~500mg/d,或遵医嘱,连用 20d 以上。

(四)注意

对严重肝、肾功能疾病者,大剂量用药时应慎重。对本品过敏者禁用。

(五)不良反应

偶见变态反应。

二十三、曲美他嗪

(一)其他名称

三甲氧苄嗪、Vestarel、Vastazin。

(二)性状

本品为曲美他嗪二盐酸盐,为白色结晶或结晶性粉末,味苦;极易溶于水。

(三)作用

本品具有对抗肾上腺素、去甲肾上腺素及加压素的作用,通过保持缺血、缺氧细胞的能量代谢,防止细胞内 ATP 水平下降,维持细胞内环境稳定,保持离子泵功能和钠一钾跨膜正常转运。人体试验显示,本品可增加冠状动脉血流贮备,从治疗第 15 日起可延缓运动所诱发的心肌缺血,限制血压快速波动而不引起心率明显变化,显著减少心绞痛发作频率,并使硝酸甘油用量减少。口服吸收迅速,口服 20mg 2h 达峰值为 $55\mu g/mL$,连续给药在第 $24\sim36h$ 达稳态,分布容积为 4.8L/kg,主要经尿排泄,大部分为原形药,$t_{1/2}$ 约 6h。

(四)应用

心绞痛发作的预防治疗、眩晕和耳鸣的辅助性对症治疗。口服:1 次 20mg,每日 2~3 次,用餐前后服用。

(五)注意

新近心肌梗死患者忌用。孕妇、哺乳期妇女用药的安全性未确定。

(六)不良反应

偶有食欲不振、头晕、皮疹等。

二十四、前列地尔

本品为花生四烯酸衍生物,药用品为人工合成的化合物。

(一)其他名称

前列腺素 E、ProstaglandinE₁、PGE₁。

(二)性状

本品为白色结晶,在生理盐水中略溶,可溶于 pH7.4~8.0 的磷酸缓冲液,也可溶于碳酸钠溶液。其水溶液不稳定。

(三)作用

前列地尔为前列腺素的一种,具有广泛的生理活性。

1.扩张血管

本品直接作用于血管平滑肌,抑制血管变感神经束梢释放去甲肾上腺素,使血管平滑肌舒张,外周阻力降低,血压下降,增加冠脉及末梢血流量,改善末梢循环。

2.抑制血小板聚集

本品在体外、体内都能明显抑制血小板的聚集活性。

3.抑制血小板血栓素 A_2（TXA_2）合成

血小板合成的 TXA_2 有强烈的聚集血小板和收缩血管作用,而血管内皮细胞合成的前列环（PGI_2）则有强烈的抑制血小板聚集和松弛血管平滑肌作用。PGI_2/TXA_2 的平衡失调,TXA_2 相对增多是形成血栓和动脉硬化的重要条件。本品对血小板 TXA_2 合成的抑制是其防治动脉粥样硬化和血栓性心血管病的基础。

4.延长血小板寿命

本品对血小板细胞有保护作用,延长其寿命。

5.抑制动脉粥样硬化

本品通过提高动脉组织内 cAMP 水平、降低血脂抑制血小板聚集、抑制平滑肌细胞增生等作用而抑制动脉粥样硬化斑块形成,缩小斑块面积。

6.保护缺血性心肌

本品能增加心肌营养性血流,对急性心肌缺血和心肌梗死有明显保护作用,能缩小心肌梗死范围,减少心肌组织内肌酸磷酸激酶的释放,减轻 ST 段的抬高。

(四)体内过程

本品静注后,与血浆蛋白微弱地结合,$t_{1/2}$ 为 5～10min。在体内代谢完全,剂量的 68％ 经肝脏首过效应代谢,以代谢物形式经肾排泄。其脂肪乳剂 $t_{1/2}$ 较长,且容易分布于严重阻塞的血管内。

(五)应用

(1)治疗心绞痛、心肌梗死、脑梗死,成人静滴:100～200μg/d,溶于生理盐水、右旋糖酐或葡萄糖液中静滴,速度为每分钟 0.025～0.1μg/kg,15d 为 1 疗程。

(2)用于新生儿先天性发绀型心脏病,静滴:每分钟 0.02～0.5μg/kg。

(3)用于血栓闭塞性脉管炎、慢性动脉闭塞症,静滴:100～200μg/d,15～20d 为 1 疗程。

(4)用于视网膜中央静脉血栓,静滴:200μg/d。有条件时,用动脉注射器持续动脉内滴注,效果好于静滴。

(5)用于血管外科手术和在体外循环时保护血小板。为了维护低血压,可每分钟滴注 2.5～10μg(或每分钟 0.05～0.2μg/kg)。

(6)用于呼吸系统疾病及其他,静滴:每分钟 0.1μg/kg。

(六)注意

(1)孕妇、哺乳期妇女及眼压增高者慎用。

(2)注射液需在用前新鲜配制。

(3)用药期间注意检查肝功能、体温和白细胞变化。

(七)不良反应

可有头痛、食欲减退、恶心、腹泻、低血压、心动过速、可逆性骨质增生。注射局部可有肿胀痛、发红、发热等。减慢滴注速度,不良反应可减轻。

(八)相互作用

本品可增强降压药和血小板聚集抑制剂的作用。

二十五、葛根素

本品为由豆科植物野葛或甘葛藤酮苷。

(一)其他名称

普乐林。

(二)性状

本品为白色针状结晶,水溶液无色或微黄色。

(三)作用

本品为血管扩张药,特别是对冠状动脉和脑血管有扩张作用,能降低心肌耗氧量,并有活血化瘀、改善微循环作用。

(四)应用

用于冠心病、心绞痛、心肌梗死。①静注:100～200mg/次,以5%葡萄糖液稀释至50mL后,缓缓推入,1日2次。②静滴:200～400mg/次,加于葡萄糖液500mL中滴注,每日1次。

(五)注意

(1)有出血倾向者慎用。

(2)个别人可出现腹胀、恶心等反应,但能自行消失。

第四节　调节血脂药

人体血液中脂肪主要有3种:三酰甘油、胆固醇及磷脂,它们都在不同程度上与载脂蛋白结合成微粒状的脂蛋白;人体血浆中的脂蛋白有4种:①高密度脂蛋白(HDL),对冠状动脉有保护和免遭粥样硬化作用;②低密度脂蛋白(LDL),运转外源性胆固醇,其增高可产生高胆固醇血症;③极低密度脂蛋白(VLDL),主要运转内源性三酰甘油,其增高则产生高三酰甘油血症和高胆固醇血症;④乳糜微粒(CM),主要运转外源性三酰甘油,血浆中CM升高可引起明显的高三酰甘油血症、高脂血症是一种常见的心血管疾病,系人体脂代谢失调所致,主要是指血清总胆固醇(TC),三酰甘油(TG)水平过高,血低密度脂蛋白胆固醇(LDL-C)水平过高或血高密度脂蛋白胆固醇(HDL-C)水平过低。高脂血症是构成动脉粥样硬化的一个重要因素,是公认的高血压、冠心病和脑血管意外的主要危险因素,同时它又与许多疾病相关。因此,纠正脂代谢紊乱,对改善冠心病、高血压及相关疾病的症状,降低脑血管意外的发生具有十分重要的意义、临床上将高脂血症分为高胆固醇血症、混合型高脂血症,高三酰甘油血症和低密度脂蛋白血症4类。

凡能使LDL、VLDL、TC、TG降低,或使HDL升高的药物,都有抗动脉粥样硬化作用,统称为调节血脂药。

一、抑制肝脏胆固醇合成药

抑制肝脏胆固醇合成药有洛伐他汀(美降之)、普伐他汀(普拉固)、辛伐他汀(舒降之)、氟伐他汀等,属羟甲基戊二酰辅酶 A 还原酶抑制剂,又称他汀类:本类药对降低 TC 及 LDL 十分有效,对 TG 也有降低作用,适用于高胆固醇血症。

(一)体内过程

除氟伐他汀外,本类药物吸收皆不完全,洛伐他汀和普伐他汀的吸收可受食物干扰。

(二)作用

1.降低血浆胆固醇

他汀类竞争性抑制羟甲基戊二酰辅酶 A 还原酶(肝合成胆固醇的限速酶),使肝内胆固醇合成减少;还可通过自身调节机制,代偿性刺激低密度脂蛋白受体合成和数量的增加,从而增加 VLDL 和 LDL 的消除,升高 HDL 水平,降低血浆 TC 水平。降低 LDL－C 作用以洛伐他汀最强,普伐他汀最弱。

2.降低血小板活性

普伐他汀能抑制血小板血栓烷素 B,并抑制血小板的聚集功能,从而阻止血栓形成。

(三)用途

适用于原发性高胆固醇血症、继发性高胆固醇血症,预防冠心病的发生,防止经皮穿刺冠状动脉内球囊成形术后再狭窄:对纯合子家族性高胆固醇血症无效,因肝细胞表面缺乏低密度脂蛋白受体。

(四)不良反应及应用注意

1.肌毒性

有肌触痛、肌无力、肌酸磷酸激酶(CK)升高,最严重的是骨骼肌溶解和急性肾衰竭,普伐他汀发生率较低。

2.肝毒性

偶见血清转氨酶(ALT)升高。

3.其他不良反应

有恶心、腹痛等胃肠道反应,以及失眠、头痛、视觉障碍等神经系统反应。

4.药物相互作用

与苯氧酸类、烟酸类、红霉素、环孢素合用骨骼肌溶解症状可加重。

5.禁忌证

肾功能不全患者、孕妇及哺乳期妇女禁用。

二、促进胆固醇排泄药

促进胆固醇排泄药考来烯胺(消胆胺)和考来替泊(降胆宁)皆为季胺阴离子交换树脂,不溶于水,不易被消化酶破坏。

(一)作用和用途

利用其阴离子交换树脂的功能,在肠道中与胆汁酸结合形成络合物随粪便排泄,阻断了胆汁酸的重吸收,从而激活 7－α 羟化酶,促使胆固醇变为胆汁酸,降低了 TC 及 LDL,适用于纯合子家族性高胆固醇血症以外的任何类型的高胆固醇血症。对高三酰甘油血症无效,对混合型高脂血症,需合用其他类型的调血脂药。

(二)不良反应及应用注意

1.胃肠道反应

常致恶心、呕吐,腹胀、便秘或腹泻等。

2.药物相互作用

与羟甲基戊二酰辅酶 A 还原酶抑制剂合用,减弱肝脏合成胆固醇的能力,增强降脂作用;和阿司匹林、保泰松、洋地黄毒苷、地高辛、华法林、甲状腺素等合成难溶性复合物,从而妨碍这些药物的吸收;与香豆素类药物竞争血浆蛋白结合,增强后者疗效,引起出血;可减少脂溶性维生素 A、D、K、E 及钙盐的吸收。若合并用药需在本药前 1h 或用药后 4h 服用。

3.长期应用

应适当补充脂溶性维生素和钙盐。

三、降低三酰甘油药

降低三酰甘油药主要是苯氧酸类,又称贝特类,常用药有吉非贝齐、苯扎贝特(必降脂)、非诺贝特(立平脂)、环丙贝特等。

(一)体内过程

口服吸收迅速而完全,t_{max} 为 2~4h,血浆蛋白结合率高达 95% 以上。各药 $t_{1/2}$ 不全相同,吉非贝齐为 1.1h,苯扎贝特为 2h,非诺贝特为 20h,环丙贝特为 17~42h。大部分以葡萄糖醛酸形式经尿排出。

(二)作用和用途

贝特类药物的基本作用是增加脂蛋白脂肪酶的活性,从而促进 VLDL 的降解,抑制肝对 VLDL 的合成和分泌,进而减少 LDL。适用于以 VLDL 升高为主的高脂蛋白血症,可降低冠心病发生率及病死率。

(三)不良反应及应用注意

(1)胃肠道反应:轻度腹泻、恶心等。

(2)其他反应:脱发,血常规及肝功能异常等。

(3)药物相互作用:与羟甲基戊二酰辅酶 A 还原酶抑制剂合用时,有引起心肌病的危险。

(4)本类药可引起胆石症,故胆管疾病患者、肥胖症者慎用,肝、肾功能不良者,以及孕妇禁用。

四、防止动脉内膜下胆固醇沉积药

(一)抗氧自由基药

抗氧自由基药可中断 LDL 被氧自由基氧化为 VLDL,因而影响粥样斑块的形成及动脉粥样硬化、常用药有维生素 E、维生素 C、普罗布考、泛硫乙胺等。

(二)保护动脉内膜的药

吡醇氨酯是一种抗动脉粥样硬化药,有抗炎、抗凝血和抗缓激肽的作用,尚能降低二磷腺苷(ADP)引起的血小板聚集。

(三)其他调整血脂药

1.亚油酸

能够与胆固醇结合为酯,进而促进其降解为胆汁酸而随胆汁排泄。也有一定降低 TG 的作用。

2.烟酸及其衍生物

烟酸可降低心肌梗死发生率及冠心病病死率,但不良反应多,限制其临床应用;但新一代烟酸类制剂阿昔莫司(乐脂平)能抑制脂肪组织释放脂肪酸,减少血中 VLDL 和 LDL,从而使血中 TG 和 TC 水平降低,并促进 HDL-C 增加,用于各型高脂血症患者及伴有糖尿病和痛风的患者。

药物不良反应少,发展前景好。孕妇和哺乳期妇女慎用,肾功能不全者应酌情减量。消化性溃疡者禁用。

第五节　抗高血压药

一、抗高血压药的分类

抗高血压药又称降压药,是一类能降低动脉血压,用于治疗高血压的药物。根据世界卫生组织规定:成人未服抗高血压药物情况下,收缩压不低于 18.7kPa 和(或)舒张压不低于 12kPa(140mmHg/90mmHg)即为高血压。并将高血压分为:Ⅰ级(轻度)高血压 18.7~21.2/12.0~13.2kPa(140~159/90~99mmHg)、Ⅱ级(中度)高血压 21.3~23.9/13.1~14.5kPa(160~179/100~109mmHg)、Ⅲ级(高度)高血压[不低于 24.0/14.7kPa(180/110mmHg)]。

临床上把继发于其他疾病(如肾动脉狭窄、嗜铬细胞瘤等)或妊娠、服药后的高血压称为继发性高血压,其病因清楚,通过治疗原有疾病,就可以降压。把找不到发病原因的高血压称为原发性高血压或高血压病。长期高血压状态可损害心、脑、肾、血管等重要脏器,并造成血管硬化、心律失常、心绞痛、猝死等较重的并发症。而我国高血压病又是常见病、多发病,严重威胁着我国人民的健康和寿命。在高血压的综合疗法中,药物治疗显得越来越重要。所以合理应用抗高血压药,可以保持血压正常和平稳,减少或防止并发症,降低死亡率,延长寿命。

血压的生理调节极其复杂,在众多的神经体液调节机制中,交感神经系统、肾素-血管紧张素-醛固酮系统及血管内皮松弛因子-收缩因子系统等起重要作用,抗高血压药物往往通过影响这些系统而发挥降压作用。根据药物在血压调节系统中的主要影响及作用部位,可将抗高血压药物分为七大类。分别为钙通道阻滞药、血管紧张素转化酶抑制药、血管紧张素Ⅱ受体阻断药、肾上腺素受体阻断药、利尿药、交感神经抑制药、血管舒张药。

现临床常用的降压药物是上述的前五类,这些药物降压作用可靠,不良反应较少。其他降压药已较少单独应用,多在复方制剂中使用。

二、常用的抗高血压药

(一)钙通道阻滞药

本类药物可选择性的阻滞细胞膜的 Ca^{2+} 通道,阻滞 Ca^{2+} 内流,降低细胞内 Ca^{2+} 浓度,从而抑制 Ca^{2+} 所调节的细胞过程,产生以下作用:①降低心肌收缩力、减慢心率和减慢传导、对缺血心肌有保护作用;②松弛血管平滑肌;③抑制支气管、消化道、输尿管以及子宫平滑肌。其临床应用范围较广,主要用于心绞痛、高血压、心律失常、心肌梗死等心血管疾病。作为降压药使用时该类药有以下优点:①血压下降时并不降低重要脏器的血流量;②不引起脂代谢紊乱及葡萄糖耐受性的改变。其中尼莫地平、尼卡地平、氟桂嗪等选择性扩张脑血管作用较强,多用于防治脑血管痉挛、脑供血不足、脑血栓形成、脑血管痉挛性头痛、脑动脉硬化等;而对外周血管平滑肌作用较明显的硝苯地平、尼群地平、氨氯地平等则多用于高血压的治疗。

1.硝苯地平(以痛定)

(1)作用:硝苯地平降压作用强、起效快、持久。口服 30min 显效,1~2h 达最大降压效应,可使血压下降 21%~26%,作用持续 6h。舌下含服,2~3min 起效,20~30min 达高峰。降压时伴有反射性心率加快,心排血量增加,外周血管阻力降低。无水钠潴留,不易产生耐受性。

(2)临床应用:适用于治疗轻、中度高血压,伴有高血压危象者或心力衰竭者也可以应用。还可用于伴有肾功能不全或心绞痛的患者。与 β 受体阻断药合用以消除降压时出现的心率加快和肾素活性增高的不良反应并增强降压效果,应酌情减量。

(3)不良反应:常见的不良反应有头痛、面部潮红、眩晕、心悸、踝部水肿等。

(4)用药注意:①硝苯地平与苯妥英钠、洋地黄毒苷、奎尼丁及双香豆素等药物合用时,应适当减少用药量。②西咪替丁会显著地引起硝苯地平血药浓度升高,合用时需将硝苯地平的剂量降低 40%。

2.尼群地平

尼群地平的作用、用途与硝苯地平相似,能选择性舒张血管,降低外周血管阻力。尚能舒张冠状血管的作用,并降低心肌耗氧量,高血压并发冠心病患者尤为适用。也可单用治疗各型高血压。不良反应与硝苯地平相似,但较轻,偶见头痛、头晕、心悸等。该药主要在肝代谢,肝功能不全者应适当减量。

3.氨氯地平

氨氯地平属于长效的钙通道阻滞药,口服起效缓慢,降压平稳,1~2 周后呈现降压作用,作用持续时间长。每日服药 1 次,可持续 24h。与噻嗪类利尿药,β 受体阻断药或血管紧张素转化酶抑制药合用效果更好。不良反应有心悸、头痛、面红、水肿等。

(二)血管紧张素转化酶抑制药

肾素－血管紧张素－醛固酮系统(RAAS)对血压有重要的调节作用,肾素使血管紧张素原水解为血管紧张素 I,后者又在血管紧张素转化酶(ACE)的作用下转变为血管紧张素 II。血管紧张素 II 可使外周血管收缩和醛固酮分泌增多,使血压升高;ACE 还能促使缓激肽失活。目前临床常用的血管紧张素转化酶抑制药有卡托普利、依那普利、雷米普利等。

1.卡托普利(巯甲丙脯酸)

(1)作用:卡托普利通过抑制血管紧张素 I 转化酶,使血管紧张素 II 形成减少,同时也减少缓激肽的水解。两方面作用使血管扩张,血压下降。本药与其他降压药比较,具有以下特点:①起效快,口服 15h 即可生效,1～2h 作用达高峰,持续时间较长,每日给药 1 次,效果稳定可靠。②降压时不会引起反射性心率加快,心排血量不减少。③可降低肾血管阻力,使肾血流量增加,肾小球滤过率得到改善。④能防止心肌肥大与血管重构,长期用药无明显耐受性。⑤能增强糖尿病或高血压患者对胰岛素的敏感性,不引起电解质紊乱及脂质代谢改变。

(2)临床应用:卡托普利用于各型高血压,尤其是肾性高血压和常规疗法无效的高血压,可单用或与利尿药、β 受体阻断药、钙通道阻滞药等合用。还用于治疗伴有左心室肥厚、慢性心功能不全、肾功能不全、糖尿病肾病、心肌缺血甚至急性心肌梗死的高血压患者。

(3)不良反应:长期小剂量使用,毒性小。常见的有刺激性干咳,发生率为 5%～20%,可能与缓激肽、前列腺素等物质蓄积有关。此外还有血管神经性水肿、蛋白尿、皮疹、味觉和嗅觉缺损、脱发、中性粒细胞减少、嗜酸性粒细胞增多等。

(4)用药注意:①卡托普利与利尿药合用,可增强降压效果,并减少 Zn^{2+} 的排泄。②与地高辛合用,可使地高辛的血药浓度升高。③吲哚美辛、布洛芬、阿司匹林等非甾体消炎药可减弱卡托普利的降压效果,可能与吲哚美辛等抑制前列腺素合成有关。④双侧肾动脉狭窄患者禁用。

2.依那普利(苯丁酯脯酸)

依那普利为不含巯基的强效血管紧张素转化酶抑制药,作用与卡托普利相比,强、慢而久,能降低外周血管阻力和肾血管阻力,增加肾血流量,适用于各型高血压和慢性心功能不全。

(三)血管紧张素Ⅱ受体阻断药

血管紧张素Ⅱ受体阻断药是继血管紧张素转化酶抑制药之后一类新的抗高血压药物。血管紧张素Ⅱ受体有两种亚型,即 AT_1 和 AT_2,AT_1 受体主要分布于血管平滑肌、心肌组织等,AT_2 受体主要位于肾上腺体质和中枢。血管紧张素Ⅱ受体通过与其受体结合而发挥生物效应。血管紧张素Ⅱ受体阻断药能特异性的与 AT_1 受体结合,减少血管紧张素Ⅱ与其受体结合,减弱血管紧张素Ⅱ的生物效应,从而发挥其舒张血管、降低血压作用。代表药有氯沙坦、缬沙坦等;氯沙坦起效慢,作用强。平稳及持久。不良反应与血管紧张素转化酶抑制药相似,但不易引起干咳及血管神经性水肿。孕妇和肾动脉狭窄患者禁用。

(四)肾上腺素受体阻断药

1.α_1 受体阻断药

(1)哌唑嗪:

作用:哌唑嗪选择性阻断血管平滑肌突触后膜 α_1 受体,使血管扩张,血压降低。降压时一般不引起心率加快及肾素分泌增加,可升高高密度脂蛋白,具有保护心血管功能。

临床应用:哌唑嗪作为二线降压药,治疗各型高血压;与利尿药或 β 受体阻滞药合用治疗重度或伴有肾功能不全者的高血压。也可用于顽固性慢性心功能不全的治疗。

不良反应:常见的不良反应有眩晕、乏力、口干等,一般不影响用药。部分患者首次用药后发生严重的直立性低血压、眩晕、出汗、心悸等,此反应称为"首剂现象"。采取首剂小量(不超过 0.5mg)并于睡前服用可避免或减轻这种不良反应。

(2)特拉唑嗪和多沙唑嗪:特拉唑嗪和多沙唑嗪作用、应用及不良反应均类似哌唑嗪,可用于轻、中度高血压。两药 $t_{1/2}$ 较长,分别为 12h 和 22h,每日服药 1 次即可。

2.β 受体阻断药——普萘洛尔

(1)作用:普萘洛尔降压作用是通过阻断 β 受体而实现的。一是阻断心脏上 $β_1$ 受体,使心率减慢,心收缩力减弱,心排血量减少。二是阻断肾脏人球小动脉上的 β 受体,使其分泌肾素减少,血管紧张素和醛固酮随之减少,血管扩张,尿量增多,血容量减少。三是阻断去甲肾上腺素能神经突触前膜的 $β_2$ 受体,减少去甲肾上腺素的释放。四是阻断中枢兴奋神经元 β 受体,使外周交感神经活性降低。普萘洛尔降压作用缓慢,持久,不引起直立性低血压,久用也不易产生耐受性。

(2)临床应用:普萘洛尔适用于各型高血压,对伴有心排血量增多、肾素活性偏高或伴有心动过速、心绞痛的高血压患者尤其适用,可单独用药或联合用药。

(3)不良反应和注意事项:①停药综合征:长期用药后突然停药出现反跳性心动过速、心绞痛、室性心律失常,甚至诱发心肌梗死或猝死,主要是因为长期使用 β 受体阻断药使心肌细胞膜上的 β 受体上调。长期用药应从小剂量开始,每天用量不宜超过 300mg,需要停药时应逐步减量停药。②中枢反应:可引起乏力、头晕、失眠、性功能减退等。③β 受体阻断效应:由于普萘洛尔的负性肌力、负性传导及 $β_2$ 受体阻断作用,故严重心功能不全、心脏传导阻滞、支气管哮喘、慢性阻塞性肺气肿患者禁用。

β 受体阻断药除普萘洛尔外,还有选择性 $β_1$ 受体阻断药阿替洛尔、美托洛尔(美多心安,倍他乐克),作用优于普萘洛尔,在较小剂量时对支气管的影响很小,不良反应较少,故临床使用较多。

3.α、β 受体阻断药

拉贝洛尔:拉贝洛尔可阻断 α、β 受体,但阻断 β 受体的作用较强,对 $β_1$ 和 $β_2$ 受体无选择性,对 $α_1$ 受体阻断作用较弱,对 $α_2$ 受体则无作用。适用于各型高血压,静注可用于治疗高血压危象。

不良反应有眩晕、乏力、幻觉等,大剂量可引起直立性低血压。儿童、孕妇、脑出血患者及支气管哮喘患者禁用。

(五)利尿药

氢氯噻嗪(双氢克尿噻)

1.作用

氢氯噻嗪降压作用以下几个特点。

(1)起效慢、维持时间长。

(2)作用较弱、安全。

(3)无水钠潴留,长期应用不易产生耐受性。

用药初期降压机制是通过排钠利尿造成体内钠水负平衡,使细胞外液和血容量减少。长期应用血压仍可持续降低,其机制可能是:①因排钠而降低小动脉壁细胞内 Na^+ 的浓度,通过 Na^+-Ca^{2+} 交换机制,使细胞内 Ca^{2+} 量减少,因而血管平滑肌扩张;同时细胞内 Ca^{2+} 减少可降低血管平滑肌对血管收缩物质的反应性以及增强对舒张血管物质的敏感性;②诱导动脉壁产生扩血管物质如激肽、前列腺素等。

2.临床应用

适用于轻、中度高血压。可单独应用,也可与其他药物合用,缓解其他降压药引起的水钠潴留,并增强疗效。

3.不良反应和注意事项

较少,长期用药可出现低血钾,高血糖、高血脂、高尿酸血症,其中以低血钾最为见。伴有糖尿病、痛风、心律失常、血脂升高的高血压患者慎用,该药小剂量联合用药较安全。其他利尿药如呋塞米、吲达帕胺等也可用于高血压治疗。呋塞米降压作用快、强,主要用于高血压危象、急性肺水肿或伴严重肾功能不全的高血压患者。

(六)交感神经抑制药

1.中枢性降压药

以可乐定为例论述。

(1)作用:可乐定降压作用中等偏强。其降压作用机制是通过激动中枢突触后膜孤束核α_2受体和延髓腹外侧区的咪唑啉受体,使外周交感神经活性降低及去甲肾上腺素释放减少,外周血管扩张而降压。

(2)临床应用:适用于中度高血压,尤其是消化道溃疡的高血压。与噻嗪类利尿药或其他降压药合用可提高疗效。还可治疗偏头痛及开角型青光眼。

(3)不良反应和注意事项:较轻,主要表现为口干、便秘、嗜睡、乏力,偶可发生心动过缓。长期用药可致水钠潴留,与利尿药合用可以防止水钠潴留并可提高疗效。久用骤停可出现血压升高、失眠、心悸出汗等交感神经功能亢进症状,故停药时应逐渐减量。

2.神经节阻断药

本类药物可阻断交感神经节 N_1 受体,使血管扩张,外周阻力降低,回心血量减少,血压下降。因选择性不高,也可阻断副交感神经节,引起较多的不良反应。现已很少应用于高血压,主要用于高血压危象或外科手术时控制性降压。代表药有卡拉明和樟磺咪芬等。

3.影响去甲肾上腺素能神经末梢递质药

以利血平(蛇根碱、利舍平)为例介绍。

利血平降压作用温和而持久,其机制是抑制去甲肾上腺素能神经能神经末梢对递质的再摄取,并抑制递质的合成和贮存,最终导致末梢递质耗竭,从而使血压降低;还可使中枢的儿茶酚胺递质耗竭,产生镇静、安定作用。由于长期使用,会引起精神抑郁,且降压作用较弱等,故目前很少单用,多制成复方制剂,用于轻、中度高血压。不良反应较多,常见的不良反应有鼻塞、腹泻、胃酸分泌增加、嗜睡、精神抑郁等。常见副交感神经功能增强的症状,如鼻塞、乏力、心率减慢、胃酸分泌增多等。消化性溃疡、精神抑郁症患者禁用。

(七)血管舒张药

1.直接舒张血管平滑肌药

(1)硝普钠(亚硝基铁氰化钠):硝普钠通过直接扩张小动脉和小静脉血管平滑肌,降低血压。不能口服,静滴1min起效,立、卧位血压均大幅降低,但维持时间短暂,停止静滴5min后血压迅速回升,因此可通过调节滴速来控制降压水平。主要用于治疗高血压危象,也可用于高血压伴有充血性心力衰竭、急性心肌梗死患者。该药液遇光易分解失效,应临用前配制,并避光保存。

（2）肼屈嗪：肼屈嗪直接扩张小动脉血管平滑肌，降低外周阻力，使血压下降。临床上极少不单独使用，常与 β 受体阻断药合用，治疗中度高血压。久用可引起水钠潴留，长期大剂量应用，少数可产生全身性红斑狼疮综合征。

2.钾通道开放药

吡那地尔和米诺地尔两药能促进细胞内 K^+ 外流，细胞膜超极化，使电压依赖性钙通道关闭，阻滞 Ca^{2+} 内流，减少细胞内 Ca^{2+} 含量，导致血管扩张，血压降低。吡那地尔主要用于轻、中度高血压病的治疗、米诺地尔静脉给药，治疗高血压危象、高血压脑病等。米诺地尔还可用于治疗男性脱发。

第六节　抗动脉粥样硬化药

动脉粥样硬化是缺血性心脑血管病的病理基础。在我国，心脑血管病发病率与死亡率近年也明显增加。因而，抗动脉粥样硬化药的研究日益受到重视。动脉粥样硬化病因、病理复杂，本类药物涉及面较广。主要介绍调血脂药、抗氧化药、多烯脂肪酸类及保护动脉内皮药等。

血脂以胆固醇酯（CE）和三酰甘油（TG）为核心，胆固醇（Ch）和磷脂（PL）构成球形颗粒。再与载脂蛋白（Apo）相结合，形成脂蛋白溶于血浆进行转运与代谢。脂蛋白可分为乳糜微粒（CM）、极低密度脂蛋白（VLDL）、中间密度脂蛋白（IDL）、低密度脂蛋白（LDL）和高密度脂蛋白（HDL）等。

一、HMG－CoA 还原酶抑制药

羟基甲基戊二酸单酰辅酶 A（HMG－CoA）还原酶抑制药，又称为他汀类药，从真菌培养液中提取，用于临床的有洛伐他汀、普伐他汀、辛伐他汀以及人工合成的氟伐他汀、阿伐他汀等。

（一）体内过程

除氟伐他汀口服吸收完全而迅速，不受食物的影响外，其他药物口服均吸收不完全，且易受食物的影响。药物大部分经肝代谢灭活，小部分经肾原形排泄。

（二）药理作用

HMG－CoA 还原酶是合成胆固醇的限速酶，因此能在肝脏竞争抑制 HMG－CoA 还原酶，从而阻碍内源性胆固醇的合成，降低血浆总胆固醇水平。此外，他汀类药物还具有提高血管平滑肌对扩张血管物质的反应性、抑制血管平滑肌细胞增殖、迁移和促进其凋亡、减少动脉壁泡沫细胞的形成、抑制巨噬细胞和单核细胞的黏附和分泌功能、抑制血小板聚集等作用。

（三）临床应用

是原发性高胆固醇血症、杂合子家族性高胆固醇血症，以及糖尿病和肾性高脂血症的首选药。

（四）不良反应

该类药物不良反应轻，少数患者可有：①轻度胃肠道反应、头痛和皮疹。②血清转氨酶升高,肝病患者慎用或禁用。③无力、肌痛、肌酸磷酸激酶(CPK)升高等骨骼肌溶解症状,普伐他汀不易进入骨骼肌细胞,此反应轻,与苯氧酸类、烟酸类、红霉素、环孢素合用则症状加重。

二、胆汁酸结合树脂

胆汁酸结合树脂是碱性阴离子交换树脂,不溶于水,不易被消化酶破坏,常用药物有考来烯胺(消胆胺)和考来替泊(降胆宁)。胆固醇在肝脏经 7-α 羟化酶转化为胆汁酸排入肠道,95%被肠道重吸收形成肝肠循环,胆汁酸可反馈抑制 7-α 羟化酶而减少胆汁酸的合成,肠道胆汁酸有利于胆固醇的吸收。这类药物与胆汁酸结合而妨碍胆固醇的吸收,达到降血脂的目的,主要用于治高胆固醇血症。常见的不良反应是恶心、腹胀、便秘等;长期使用可引起水溶性维生素缺乏;该药以氯化物形式出现,可引起高氯性酸中毒;可妨碍噻嗪类、香豆素类、洋地黄类药物吸收。

三、烟酸

烟酸是广谱调血脂药,用药 1~4d 可使 VLDL 和 TG 下降,与考来烯胺合用作用增强。其调血脂作用可能与抑制脂肪酶活性,肝脏合成 TG 的原料减少而使 VLDL 合成减少,继而引起 LDL 生成较少有关。可用于高脂血症和心肌梗死的治疗。可引起皮肤潮红、瘙痒等,服药前 30min 服用阿司匹林可缓解;也可引起恶心、呕吐、腹泻等胃肠刺激症状;大剂量可引起高血糖和高尿酸血症及肝功能异常。

四、苯氧酸类

苯氧酸类常用药物有吉非罗齐(吉非贝齐)、苯扎贝特、非诺贝特、环丙贝特等。此类药物可明显降低血浆 TG、VLDL,中度降低 TC 和 LDL-C,升高 HDL。此外还具有抑制血小板聚集、抗凝血、降低血浆黏度、增加纤溶酶活性作用。该类药物主要用于高脂血症。不良反应有恶心、腹痛和腹泻等,偶见皮疹、脱发、视力模糊、血常规和肝功能异常等。

五、多烯不饱和脂肪酸类

多烯不饱和脂肪酸类,主要存在于玉米、葵花子等植物油中,也存在于海洋生物藻、鱼及贝壳类中。此类药物使血浆 TC 和 LDL-C 下降,TG、VLDL 明显下降,HDL-C 升高;也有抑制血小板聚集、使全血黏度下降、红细胞可变性增加、抑制血管平滑肌向内膜增殖和舒张血管等作用。上述作用均有利于防治动脉粥样硬化。该类药物能竞争性地抑制花生四烯酸利用环氧酶,减少 TXA2 的生成,其抗血小板作用可能与此有关。临床除用于降血脂外,也可用于预防血管再造术后的再梗阻。

六、抗氧化剂

氧自由基可对 LDL 进行氧化修饰,形成氧化修饰的 LDL,有细胞毒性,通过以下途径促进动脉粥样硬化形成:①抑制 LDL 与其受体结合和巨噬细胞游走,使 LDL 不能被清除而沉积在动脉内壁下。②可损伤血管内皮。③促进血小板、白细胞与内皮细胞黏附。④分泌生长因子,造成血管平滑肌过度生长。

(一)维生素 E

维生素 E 苯环的羟基失去电子或 H^+,可清除氧自由基和过氧化物,也可抑制磷脂酶 A_2 和脂氧酶,减少氧自由基的生成,中断过氧化物和丙二醛生成。本身生成的生育醌又可被维生素 C 或氧化还原系统复原而继续发挥作用。能防止动脉粥样硬化病变过程。

（二）普罗布考（丙丁酚）

普罗布考口服吸收率低于10％，且不规则，餐后服用吸收增加。降血脂作用弱，抗氧化作用强。主要与其他调血脂药合用治疗高胆固醇血症。用药后少数患者有消化道反应和肝功能异常；偶见嗜酸性粒细胞增加、感觉异常、血管神经性水肿；个别患者心电图Q-T间期延长。禁用于Q-T间期延长、心肌损伤的患者。

七、保护动脉内皮药

在动脉粥样硬化的发病过程中，血管内皮损伤有重要意义。机械、化学、细菌毒素因素都可损伤血管内皮，改变其通透性，引起白细胞和血小板黏附，并释放各种活性因子，导致内皮进一步损伤，最终促使动脉粥样硬化斑块形成。所以保护血管内皮免受各种因子损伤，是抗动脉粥样硬化的重要措施。

硫酸多糖是一类含有硫酸基的多糖，从动物脏器或藻类中提取或半合成的硫酸多糖如肝素、硫酸类肝素、硫酸软骨素A、硫酸葡聚糖等都有抗多种化学物质致动脉内皮损伤的作用。对血管再造术后再狭窄也有预防作用。这类物质具有大量阴电荷，结合在血管内皮表面，能防止白细胞、血小板以及有害因子的黏附，因而有保护作用，对平滑肌细胞增生也有抑制作用。

第七节 作用于心血管系统的中药

一、强心药

（一）附子

1.药理作用

附子具有强心作用，熟附片煎剂具有明显的强心作用。其所含的去甲乌药碱是主要强心成分，将其稀释至10^{-9}浓度时，仍然表现强心作用。能增强心肌收缩力，加快心率，使心排血量增加，心肌耗氧量增加。还能使心肌细胞搏动频率及振幅增加。此外，去甲猪毛菜碱、氯化甲基多巴胺亦有强心作用。

2.临床报道

治充血性心力衰竭：用大剂量万附葶方（万年青15～30g，附子15～40g，葶苈子30～45g）随证加减，治疗60例，服药3日。结果：显效（心衰完全纠正或心衰Ⅲ度转Ⅰ度）36例，有效（心衰Ⅲ度转Ⅱ度或Ⅱ度转Ⅰ度）17例，无效7例。

（二）蟾酥

1.药理作用

蟾酥及其二烯内酯化合物具有强心作用。其强心机制是促使钙离子进入细胞内和肌浆网中的钙离子释放。

2.临床报道

治心力衰竭：用蟾酥4～8mg装入胶囊口服，用药后症状改善，小便增多，水肿消失。优点是作用快且无蓄积作用。

(三)枳实

1.药理作用

枳实具有增强心肌收缩力作用,其注射液、对羟福林及 N－甲基酪胺均有增强心肌收缩力,增加心排血量,改变心脏泵血功能作用,能显著改善多种心肌收缩性和泵血功能指标。

2.临床报道

治心力衰竭:枳实注射液 40g(体重超过 60kg 者用 60g)加入 10％葡萄糖 250mL 中缓慢静滴,证明有强心、利尿等作用;或以枳实注射液 80g 加入 10％葡萄糖 500mL 中静滴,每日 1次,7～14d 为 1 个疗程,结果亦有良效。

(四)杠柳

1.药理作用

杠柳所含的杠柳总苷具有类似毒毛旋花子 K 样的强心作用。

2.临床报道

治疗心脏性水肿:北五加,成人每日每次 12～18g,密切观察病情,随时增减,心衰控制后要及时减量,以防中毒,维持量为 6～9g,治疗 3 例,根据病情不同,做适当配伍,均取得满意疗效。

(五)人参

药理作用:人参治疗剂量能加强多种动物心脏的收缩力,减慢心率,在心功能不全时,其强心作用更为明显。其活性成分是人参皂苷,尤以人参三醇型皂苷作用为强,强心机制与促进儿茶酚胺的释放及抑制心肌细胞膜 Na^+-K^+-ATP 酶活性有关。

(六)党参

药理作用:党参有增强心肌收缩力、增加心泵出量的作用,此作用系抑制心肌细胞内磷酸二酯酶的活性所致。

(七)黄芪

药理作用:黄芪注射液有加强心肌收缩力和加快心率。增加心排血量的作用,对因中毒或疲劳的衰竭心脏作用更为明显。

(八)玉竹

药理作用:玉竹煎剂和酊剂小剂量能增强离体心肌搏动。

(九)沙参

药理作用:沙参水浸液低浓度能加强心脏收缩,而浓度增高则抑制心跳,使血压稍有上升,呼吸加强。

(十)生地黄

药理作用:生地黄醇浸膏中等浓度能强心,收缩血管,对衰弱的心脏有较显著的强心作用。而高浓度则抑制心脏,扩张血管。

(十一)何首乌

药理作用:何首乌对离体心脏有兴奋作用,特别对疲劳心脏作用更为显著。

(十二)鹿茸

药理作用:鹿茸醇提物具有强心作用。

（十三）菟丝子

药理作用：菟丝子能增强离体心脏的收缩力。

（十四）石膏

药理作用：石膏小剂量时有兴奋心脏作用，使离体心脏振幅加大，心率加快。

（十五）黄连

药理作用：黄连所含小檗碱能兴奋心脏，增强心肌收缩力，加快左心室压力最大变化速率，而且作用发生快，在浓度 $0.1\sim300\mu moL/L$ 范围内呈剂量依赖性关系。现认为，小檗碱的正性肌力作用是其阻止 K^+ 外流，延长动作电位时程，使慢通道开放时间延长，增加 Ca^{2+} 跨膜内流的结果。此外，小檗碱能使衰竭的动物心肌收缩力加强，心脏射血分数增加，并明显降低衰竭心脏的心肌耗氧量，对缺血心肌也起到保护作用。抗心衰机制与小檗碱抑制羟自由基的产生，减少由于脂质过氧化物对心肌细胞损伤有关。

（十六）苦参

药理作用：苦参碱及氧化苦参碱能增加心房及乳头肌收缩作用，其机制与激活 Ca^{2+} 通道有关。苦参碱和氧化苦参碱对心房和培养心肌细胞均有明显减慢心率作用，其机制与通过心肌 α 受体介导有关。

（十七）牛角

药理作用：牛角对心肌收缩力具有加强作用。

（十八）连翘

药理作用：连翘具有强心、增加心排血量作用。

（十九）紫草

药理作用：紫草对心脏有明显的兴奋作用。

（二十）莲子心

药理作用：莲子心的生物碱有强心作用。

（二十一）白薇

药理作用：白薇有强心苷反应。

（二十二）麝香

药理作用：麝香具有增强心肌收缩作用，在麝香的醚不溶物中，含有能增强儿茶酚胺类良受体作用的物质，能选择性增强异丙肾上腺素对心乳头肌的收缩作用。

（二十三）三七

药理作用：三七低浓度时能增加心肌收缩幅度，增加心搏出量。

（二十四）地榆

药理作用：地榆低浓度能使心脏收缩力加强，频率减慢，心脏排出量增加。高浓度则抑制心脏收缩。

（二十五）陈皮

药理作用：鲜陈皮煎剂、醇提取物及橙皮苷均能兴奋心脏，能使心收缩力增强，输出量增加;剂量过大则呈抑制作用。

(二十六)升麻

药理作用:升麻能加强心肌收缩力,而不影响节律。

(二十七)泽兰

药理作用:泽兰有强心作用。

(二十八)小蓟

药理作用:小蓟具有兴奋 α 和 β 受体作用,能加强离体心脏收缩力。

(二十九)槐花

药理作用:槐花水浸液对实验动物心脏有轻度的兴奋作用,其所含芸香苷、槲皮素、槲皮苷能增强离体及在体动物心脏的收缩力和输出量,减慢心率。

(三十)鹿蹄草

药理作用:鹿蹄草有强心作用。

(三十一)五味子

药理作用:五味子具有强心作用。

(三十二)补骨脂

药理作用:补骨脂乙素能加强心脏收缩力,兴奋心脏,对抗心力衰竭,提高心脏功率。

(三十三)葶苈子

药理作用:葶苈子具有强心苷的作用。

(三十四)细辛

药理作用:细辛有强心作用。

(三十五)天麻

药理作用:天麻素能使心肌细胞搏动频率加快,搏动强度增加,心肌收缩力增强,促进心肌细胞能量代谢。

(三十六)木通

药理作用:木通具有强心作用。

(三十七)山楂

药理作用:山楂具有增强心肌收缩力、增加心血输出量、减慢心率的作用。山楂酸对疲劳衰竭动物心脏的停搏有恢复跳动作用,但持续时间较短。

(三十八)香附

药理作用:香附及其总生物碱、苷类,黄酮类的水溶液均有强心作用,同时能使血压降低。香附水提醇沉物在较低浓度时对心脏具有强心和减慢心率作用,高浓度则使离体心脏活动停止在收缩期。

(三十九)浮萍

药理作用:青萍水浸膏具有强心作用,并能收缩血管,使血压上升。

(四十)灵芝

药理作用:灵芝能加强心脏功能,保证循环系统的稳态调节功能。

二、改善心肌供血供氧药

(一)麝香

1.药理作用

麝香能提高动物耐缺氧能力,其所含麝香酮能增加心肌营养性血流量。

2.临床报道

治冠心病心绞痛:麝香心绞痛膏(麝香、牙皂、白芷等药)2 张,分别贴于心前区疼痛处及心俞穴,24h 更换 1 次,治疗期间停用其他抗心绞痛药物,共治疗 287 例。结果:总有效率为 81.9%,改善心电图、降血压的有效率均较对照组有显著差异。

(二)丹参

1.药理作用

丹参所含丹参酮ⅡA 磺酸钠及丹参素能阻滞钙内流和抗钙调蛋白而具明显的扩张冠状动脉的作用,能增加冠脉血流量,促进侧支循环,改善心肌微循环,而不增加心室做功及心肌耗氧量。此外,丹参及其有效成分能改善血液流变学,抗血栓,也有利于冠心病的防治。

2.临床报道

治冠心病:用丹参葛根元胡片(丹参 60%,葛根 30%,元胡 10%)治疗,4 周为 1 个疗程,一般用 1~2 个疗程,并停用一切扩冠药,治疗 40 例。结果:总有效率 87.5%,疗效优于硝酸戊四醇酯西药对照组。

(三)川芎

1.药理作用

川芎所含川芎嗪和阿魏酸均具有明显扩张冠脉、增加冠脉流量及心肌营养血流量,使心肌供氧量增加,促进心肌供氧和耗氧的平衡作用。川芎嗪还能提高耐缺氧能力,降低心肌耗氧量,缩小心肌梗死范围。此外,川芎煎剂、川芎嗪、生物碱及酚性物质等,均有对抗心肌缺血作用。

2.临床报道

(1)治冠心病:①川芎冲剂(每包含生药 15g)每次 1 包,每日 3 次,3 周为 1 个疗程,治疗 38 例。结果:经本品治疗后血小板聚集性降低,血浆子血小板球蛋白、血小板第 INV 因子、血栓素 β_2 浓度下降,6-酮-前列腺素 Fia 浓度升高。说明川芎及其成分有抑制血小板聚集、释放及调节 TXA2/PGI2 平衡作用,川芎冲剂是较理想的抗血小板聚集的、药物。②用舒胸片(川芎、红花、三七)治疗 94 例。结果:有效率 81.9%,其中心电图好转率 46.3%,心绞痛有效率 95%,心律失常有效率 58.8%。对以心绞痛为主的患者最为适宜。

(2)治心绞痛:心痛气雾剂(寒证用川芎、肉桂、香附;热证用川芎、丹皮、冰片)舌下黏膜喷雾每次约 0.3~0.6mL(相当于生药 0.1~0.2g),治疗寒热两型共 79 例。结果:总有效率分别为 88%和 85%,心电图有效率为 41%和 38%,在 3min 内达止痛效果者均在 50%以上。

(四)三七

1.药理作用

三七能扩张冠状动脉,增加冠脉流量。并能对抗垂体后叶素所致急性心肌缺血,促进实验性梗死区心肌侧支循环形成,改善心肌内循环。

2.临床报道

治冠心病:用三七治疗72例,对心绞痛症状的总有效率为96.5％,用药1～3个月疗效最明显,对休息时心电图有慢性冠脉供血不全病例及运动测验阳性病例的总有效率均为74.2％。

(五)红花

1.药理作用

红花具有轻度兴奋心脏、降低冠脉阻力、增加冠脉流量和心肌营养性血流量作用。对心肌缺血心肌梗死有不同程度的对抗作用。

2.临床报道

治冠心病:①红花、观音座莲按1:2比例组成,浓煎,每次30mL,每日2次,3个月为1个疗程,治疗期间停服其他扩血管药,治疗88例。结果:心电图显效12例,有效57例,无效18例,恶化1例。心绞痛30例中,显效12例,有效15例,无效3例。②红花注射液(每1mL含生药0.5g)15mL加入5％葡萄糖液200mL内静滴,每日1次,2周为1个疗程,连续2个疗程,治疗60例。结果:心电图总有效率为65％,心绞痛总有效率为76.7％,血沉、血沉方程K值、红细胞电泳、血细胞比容、全血黏度、全血还原黏度、血浆黏度、体外形成血栓长度和重量均显著下降,血小板黏附率和纤维蛋白下降尤为显著。

(六)赤芍药

1.药理作用

赤芍药能直接扩张冠脉,增加心肌营养血流量,增强心肌耐缺氧能力,对急性心肌缺血有明显的保护作用。

2.临床报道

(1)治冠心病:①赤芍药煎剂(每1mL含生药1g)40mL口服,每日3次,连用70d,治疗125例。结果:93例有心绞痛患者中近期有效控制72例,改善8例;112例有心慌气急者中近期控制83例,改善19例;95例心电图示冠状动脉供血不足者中,显效60例,改善30例312例室性期前收缩者中,治愈6例,好转4例,无效2例。②赤芍药注射液200～250mL静脉滴注,每日1次,10d为1个疗程,治疗22例。结果:抗心绞痛有效率72.8％,心电图改善率31.8％。

(2)治肺心病:赤芍药浸膏片,每次用量相当于生药10g,每日3次,治疗肺心病代偿期30例。结果:有一定疗效。

(七)莪术

1.药理作用

莪术具有明显扩张冠状动脉、增加心脏血流量作用。

2.临床报道

治冠心病:莪红注射液(莪术、红花)40～60mL,加入5％～10％葡萄糖液500mL内静滴,每日1次,12次为1个疗程,共2个疗程,疗程间隔2～3d,治疗50例。结果:显效24例,改善8例,无效18例;43例心电图异常者显效11例,改善17例,无效15例;全血比黏度、血浆比黏度和红细胞电泳时间较治疗前明显改善。

(八)水蛭

1.药理作用

水蛭所含水蛭素能增加心肌营养性血流量,防止垂体后叶素引起的心电图变化,缓解动脉痉挛,扩张血管,促进患者心功能恢复,缩小心肌梗死面积,保护心肌。

2.临床报道

(1)治冠心病心绞痛:水蛭片(每片含生药0.75g),每次2～4片,每日3次,连服21～60d,治疗100例(对伴有高血压、心力衰竭、心律失常者给予中西药对症治疗)。结果:显效34例,改善56例,无效10例。心电图恢复正常及改善者各为15例、44例。

(2)治肺心病:对肺心病急性发作期患者加用水蛭粉,每次增,每日3次,连服2周,治疗63例。结果:有效率为90.5%,对照组(不加用水蛭粉)有效率为77.6%。在胸闷气促、发绀等方面明显好转,血气分析、血黏度、甲皱与球结膜微循环等方面,均较对照组有明显差异。

(九)苏合香

1.药理作用

苏合香具有抗心肌缺血作用,对动物实验性心肌梗死有降低心肌耗氧、改善冠脉流量,减慢心率的作用。

2.临床报道

治冠心病心绞痛:①用苏冰滴丸(苏合香、冰片)治疗301例。结果:症状有效率为83.4%,心电图有效率为31.5%。②用冠心苏合丸(苏合香脂、冰片、木香、朱砂、檀香)治疗146例。结果:症状有效率为91.5%。

(十)人参

1.药理作用

人参所含Re、Rg1、Rb2、Rc等成分能扩张冠状动脉,还能促进心肌细胞对葡萄糖的摄取和利用,提高糖酵解和有氧分解,增加能量供应,降低缺氧时心肌乳酸的含量。人参总皂苷能明显对抗异丙肾上腺素所致的动物心肌缺血。

2.临床报道

治冠心病,心绞痛:①人参注射液6～10mL(每支2mL,含生药200mg)加入10%～50%葡萄糖液20～40mL,每日1次,静脉注射,10d为1个疗程,抢救时不必稀释,可重复多次用药,治疗301例。结果:显效237例,有效21例,无效43例。②用参芍口服液(人参、白芍、甜叶菊)治疗40例。结果:经治疗30～60d后,症状消失31例,症状减轻3例,无变化6例。疗效优于西药对照组。电子显微镜和甲皱微循环证实本品有抑制血小板聚集和改善微循环的功能。

(十一)黄芪

1.药理作用

黄芪有明显扩张冠状动脉、外周血管作用,从而增加心肌供血供氧,降低心脏做功及耗氧量。

2.临床报道

(1)治冠心病:黄芪生脉饮(黄芪加生脉饮)口服,4周为1个疗程,治疗100例。结果:显效 54 例,有效 41 例,无效 5 例。疗效优于生脉饮对照组。

(2)治急性心肌梗死:黄芪 30g,赤芍、丹参各 15g 等,煎服,每日 1 剂,4～6 周为 1 个疗程,并配合西药对症治疗,共治疗气虚血瘀型 98 例。结果:恢复 90 例,死亡 8 例,疗效优于单用西药组。

(十二)冬虫夏草

1.药理作用

冬虫夏草能增加心肌营养性血流量,使心率减缓,降低心肌收缩力,从而减少心肌对氧的需求,具有特异性增强;心肌耐缺氧的能力。又能对抗心肌缺血时心电图 ST 段抬高和 T 波的改变。对动物应激性心肌梗死有一定保护作用。

2.临床报道

治冠心病:用冬虫夏草菌冲剂治疗,4 周为 1 个疗程,并停用任何扩张血管药物,治疗 33 例(其中合并高血压 6 例,高脂血症 17 例,慢性肺源性心脏病)例,心律失常 9 例,心功能不全 5 例)。结果:自觉症状均有不同程度的改善。

(十三)淫羊藿

1.药理作用

淫羊藿及淫羊藿苷能明显增加冠脉流量,并对垂体后叶素引起的动物心肌缺血有一定的保护作用;具有抑制心肌收缩力而使心脏做功减少,降低耗氧量作用,从而有抗冠心病心绞痛的功能。

2.临床报道

治冠心病:淫羊藿片 4～6 片,每日 2 次,1 个月为 1 个疗程,连服 2 个疗程(疗程间隔 7～10d);或用 200%淫羊藿注射液 2mL 肌注,每日 2 次,连用 1 月,治疗 120 例。结果:90 例心绞痛者,显效 62 例,改善 15 例,无效 13 例;94 例胸闷者,消失 67 例;92 例心悸者,消失 66 例;93 例气短者,消失 66 例;104 例心电图异常者,显效 38 例,改善 42 例,无变化 23 例,加重 1 例;71 例高血压者,显效 31 例,有效 26 例,无效 14 例;3 例高胆固醇者,恢复正常 2 例;14 例高甘油三酯者,恢复正常 7 例。

(十四)瓜蒌皮

1.药理作用

从瓜蒌、瓜蒌皮中分离得到的类生物碱均有扩张冠脉的作用。对垂体后叶素引起的急性心肌缺血有明显的保护作用。

2.临床报道

治冠心病心绞痛:全瓜蒌片剂,每日 3 次,每次 3 片,一日剂量 9 片(相当于生药 30g),3 个月为 1 个疗程,治疗 10 例。结果:取得了比较满意的效果,10 例中显效 4 例,改善 6 例。心绞痛开始缓解的时间为 1～3 周,多数病例治疗后停、减了硝酸甘油片。瓜蒌片有明显的降血脂作用。

(十五)葛根

1.药理作用

葛根总黄酮能使血压降低。心率减慢、总外周阻力减小,从而使心肌耗氧量降低,同时还能改善心肌氧代谢和乳酸代谢,提高心肌工作效率。葛根总黄酮和葛根素有明显的扩张冠状血管作用,能使正常和痉挛状态的冠状动脉扩张。葛根多种制剂及其总黄酮、葛根素、大豆苷元均能对抗心肌缺血或对抗冠状动脉痉挛,从而具有缓解心绞痛和改善心电图缺血反应。

2.临床报道

治冠心病心绞痛:①葛根片(每片含总黄酮 10mg,约等于生药 1.5g)每次 3 片,每日 3 次,治疗 71 例。结果:显效 29 例,改善 20 例,无效 22 例。②葛根酒浸膏片(每片含葛苷 100mg)每日 900～1200mg,少数加用葛根注射液,每日 2～4mL(每 1mL 含黄酮 200mg)肌注,治疗 75 例。

结果:心绞痛有效率为 86.7%;心电图好转率为 44.4%。胆固醇治疗前后有显著差异性。③葛根糖浆(每 1mL 含生药 1g),每次 20mL,每日 3 次,4～12 周为 1 个疗程,治疗 19 例。结果:显效 6 例,有效 8 例,无效 5 例。

(十六)益母草

1.药理作用

益母草能扩张冠状动脉,明显增加冠脉流量和心肌营养性血流量,对心肌早期缺血,甚至接近缺血性坏死有较好改善作用,能明显缩小心肌梗死范围,减轻病变程度及心肌坏死量。

2.临床报道

治冠心病:益母草注射液 8 支(每支内含生药 4g)加入 5% 葡萄糖 500mL 中静脉滴注,每日 1 次,2 周为 1 个疗程,治疗 80 例。结果:有效 70 例,无效 10 例;心电图有效 49 例,无效 31 例。

(十七)防己

1.药理作用

粉防己碱对高 K^+ 去极化毒毛花苷加电刺激等所致冠脉收缩有明显松弛作用,并能增加心肌营养性血流量,对缺血心肌具有明显保护作用。

2.临床报道

治冠心病:粉防己碱 2～3mg/kg,加入生理盐水 20mL 静脉注射,每日 2 次,共 2 周,治疗 50 例。结果:对劳累型心绞痛效果显著,对冠心病合并高血压者也有显著疗效。

(十八)山楂

1.药理作用

山楂能增加冠脉流量,降低心肌耗氧量,并能增强心肌对铷(Rb86)的摄取能力。增加心肌营养性血流量,对实验性心肌梗死动物能缩小心肌梗死的范围,降低 ST 段作用。对实验性心肌缺血有一定的保护作用。

2.临床报道

治冠心病心绞痛:山楂酮(每片 25mg)每次 4 片,每日 3 次,4 周为 1 个疗程,治疗 219 例。结果:症状有效率 92.2%。心电图有效率 47.1%。

(十九)麦门冬

1.药理作用

麦门冬能明显提高心肌抗缺氧能力,降低心肌耗氧量,增加心肌能量供应,促进心肌损伤愈合,限制并缩小心肌梗死范围和坏死区域,保护正常心肌细胞。又能增加冠脉流量,明显对抗垂体后叶素引起的心电图 T 波变化。还能显著提高冠心病患者的心肌收缩力,保护心肌缺血时的心泵功能,以及改善心脏血流动力学效应。

2.临床报道

(1)治冠心病:麦冬煎剂每次 10mL(含生药 15g),每日 3 次,疗程 3～18 个月,治疗 50 例,结果:有效率 74％,或用麦冬注射液每次 4mL(含生药 8g),肌注,每日 1～2 次,疗程 2～4 个月,治疗 31 例,结果:有效率 83.7％;或用麦冬注射液 40mL(含生药 40g)静脉注射,每日 1 次,7d 为 1 个疗程,治疗 20 例,结果:有效率 80％。

(2)治慢性肺心病低氧血症:参麦注射液(每 2mL 内含红参、麦冬各 0.2g)20mL 加入 10％葡萄糖液 250mL 中静滴,每日 1 次,连用 15d,治疗 15 例。结果:本品能显著提高动脉血氧分压和血氧饱和度,从而起到改善肺心病低氧血症的作用。

(二十)女贞子

1.药理作用

女贞子能延长动物在急性缺氧条件下的存活时间,有增加冠脉流量、改善微循环、增加心排血量等作用。此外,对实验性主动脉特别是冠状动脉脂质斑块的形成有消减作用。

2.临床报道

治冠心病:女贞子注射液(每 1mL 含醋酸乙酯总提取物 10mg)每次 2～4mL 肌注,每日 1～2 次(或静注,或静滴),治疗 100 例。结果心绞痛有效率 86.3％,心电图有效率 50.7％。

(二十一)沙棘

1.药理作用

沙棘总黄酮能增加心肌血流量,改善心肌微循环,降低心肌耗氧量。

2.临床报道

治缺血性心脏病:用沙棘提取物治疗 40 例。结果:对心绞痛有效率达 94％。

(二十二)蒺藜草

1.药理作用

蒺藜草有增强心肌收缩、缓解心绞痛作用。

2.临床报道

治冠心病、心绞痛:心脑舒通胶囊(为蒺藜草的提取品,每粒含呋甾皂苷 15mg),每日 3 次,每次 2～3 粒,饭后服用。连续服药 21d,间隔 4d,总疗程为 2～3 个月,治疗 302 例。结果:总有效率达 83.1％,心电图总有效率达 53.6％。其中心绞痛有效率:轻者为 86.1％,中等者为 60.6％,重者为 85.7％;胸闷有效率达 78％;气短有效率 74％;心悸有效率 75％。

(二十三)附子

药理作用:附子能显著提高实验动物对缺氧的耐受力,对抗垂体后叶素所致的心肌缺血,缩小和减轻心肌缺血损伤的范围和程度,此作用与其扩张心、脑血管,改善心、脑循环有关。

(二十四)肉桂

药理作用:肉桂水提取物、肉桂挥发油对异丙肾上腺素引起的心功能及血流动力学的改变具有对抗作用,能增加冠脉流量,对心肌损伤有一定的保护作用,能使心肌细胞膜结合酶的异常变化得到一定的恢复。

(二十五)当归

药理作用:当归水提取物能增加实验动物心肌对。86 铷的摄取能力,对垂体后叶素所致的心肌缺血也有缓解作用,阿魏酸也有增加心肌对铷的摄取作用。

(二十六)茜草

药理作用:茜草甲醇提取物能抑制血管紧张素转化酶,有利于扩血管,使心肌 ATP 含量增加,增加耐缺氧能力,改善心功能。

(二十七)蒲黄

药理作用:蒲黄能扩张冠状动脉,使冠脉血流量明显增加,还具有改善微循环的作用。

(二十八)五灵脂

药理作用:五灵脂水提取液有减少体外培养心肌细胞耗氧量作用。

(二十九)三棱

药理作用:三棱水提取液具有减少心肌细胞耗氧量作用。

(三十)穿山甲

药理作用:穿山甲水提取液能减少体外培养心肌细胞耗氧量。

(三十一)银杏叶

药理作用:银杏叶所含黄酮类物质能扩张实验动物心脏冠状血管。

(三十二)月见草

药理作用:月见草能保护缺血性心肌,减少坏死区。

(三十三)天麻

药理作用:天麻能增加冠脉流量,使心肌营养性血流量增加。

(三十四)枳实

药理作用:枳实所含 N-甲基酪胺能增加冠脉流量,降低心肌耗氧量和改善心肌代谢。

(三十五)冰片

药理作用:冰片能抗心肌缺血,使心肌缺血性动物冠脉流量恢复动静脉血氧差减少。

(三十六)白芍药

药理作用:白芍药能明显扩张冠状血管,有增加心肌营养血流量作用,其水溶物和水不溶物均能显著增加实验动物心肌对。^{86}Rb 的摄取量。白芍药的乙醇提取物或 α-儿茶精对脑垂体后叶素所致的急性心肌梗死及异丙肾上腺素造成的小鼠心肌缺氧均有明显的保护作用。

(三十七)牡丹皮

药理作用:丹皮乙醇提取液能增加实验性心肌缺血时的冠脉流量,并能降低心排血量,不同程度地降低左室做功,降低心肌耗氧量且作用持续时间较长。丹皮酚对心肌细胞 Ca^{2+} 代谢紊乱所致心肌损伤有保护作用,能减轻钙反常损伤,并显著抑制正常心肌细胞和钙反常心肌细胞对^{45}Ca 摄取和搏动频率,降低心肌细胞内过氧化脂质含量。

(三十八)白芷

药理作用:白芷所含白当归素等有扩张冠状动脉血管作用。

(三十九)玄参

药理作用:玄参提取液能明显增加心脏冠脉流量,增加心肌营养性血流量,对垂体后叶素所引起的心肌缺血有保护作用。

(四十)陈皮

药理作用:陈皮煎剂、提取物及甲基橙皮苷能扩张冠状血管,使冠脉流量增加,冠脉阻力下降。

(四十一)苦参

药理作用:苦参总碱能增加冠脉流量,保护心肌缺血,增强实验动物耐缺氧能力。

(四十二)山豆根

药理作用:山豆根能显著增加冠脉流量。

(四十三)泽泻

药理作用:泽泻具有增加冠脉流量及松弛主动脉平滑肌作用。

(四十四)金钱草

药理作用:广金钱草所含总黄酮具有明显增加心肌营养性血流量,增加在体动物冠脉及脑血流量,使血管阻力和血压下降,缓解离体血管痉挛性收缩,对急性缺血有保护作用。

(四十五)鹿茸

药理作用:鹿茸醇提取物能增加动物离体心脏冠脉流量。

(四十六)菟丝子

药理作用:菟丝子黄酮能缩小心肌缺血范围,减轻缺血程度,增加冠脉流量和心肌营养性血流量,减慢心率,同时轻度降压,减少心室做功。

(四十七)何首乌

药理作用:何首乌能减慢心率,增加冠脉流量,对实验动物心肌缺血有一定保护作用。

(四十八)补骨脂

药理作用:补骨脂所含补骨脂乙素能扩张冠脉,对抗脑垂体后叶素引起的冠脉收缩;补骨脂衍生物能增加冠脉及末梢血管的血流量。

(四十九)桑寄生

药理作用:桑寄生有舒张冠状血管的作用,能增加冠脉血流量,并能对抗垂体后叶素所致的冠脉血管痉挛。

(五十)前胡

药理作用:白花前胡水醇提取物能增加冠脉流量,降低冠脉阻力,减少心肌耗氧量,抑制心肌收缩力,减少心脏做功。

(五十一)百部

药理作用:百部静注对实验动物具有扩张冠状动脉作用。

(五十二)降香

药理作用:降香能增加冠脉血流量。

(五十三)延胡索

药理作用:延胡索及其所含季铵碱类,特别是去氢延胡索甲素,能增加冠脉流量和心肌营养血流量,提高耐缺氧能力,对心肌坏死。心肌缺血有一定的保护作用。

(五十四)郁金

药理作用:郁金挥发油能扩张冠状动脉,增加心肌营养性血流量,改善微循环,此作用与增加心肌 cAMP 量有关。

(五十五)姜黄

药理作用:姜黄有抗心绞痛的作用,能增加心肌营养血流量,从而有利于防治动脉粥样硬化。心绞痛和心肌梗死。

(五十六)徐长卿

药理作用:徐长卿能改善心肌代谢,从而缓解心肌缺血。

(五十七)细辛

药理作用:细辛挥发油能对抗因垂体后叶素所致的急性心肌缺血,增强对缺氧的耐受力。

(五十八)独活

药理作用:独活所含的当归素、异虎耳草素、5-甲氧基-8-羟基补骨脂素等均有扩张冠状动脉作用。

(五十九)羌活

药理作用:羌活挥发油能对抗垂体后叶素所致心肌缺血,明显增加营养性血流量,从而改善心肌供血。

(六十)威灵仙

药理作用:威灵仙对垂体后叶素所致的心肌缺血有保护作用,并有较强的抗缺氧活性。

(六十一)佛手

药理作用:佛手醇提物具有扩张冠脉血管,增加冠脉流量作用;能延长动物耐缺氧时间,并对心肌缺血有保护作用。

(六十二)党参

药理作用:党参注射液对垂体后叶素引起的实验动物心肌缺血具有一定的保护作用。

(六十三)酸枣仁

药理作用:酸枣仁对心肌缺血有明显的对抗作用。酸枣仁总皂苷对缺氧、缺血、氯丙嗪和丝裂霉素 C 所造成的心肌损伤有保护作用。

(六十四)穿心莲

药理作用:穿心莲总黄酮具有抗心肌缺血作用,对异丙肾上腺素引起的心肌损伤和实验性心肌梗死缺血性损伤均有一定保护作用,能减少心电图病理波出现的数目,缩小心肌梗死的面积。

(六十五)菊花

药理作用:菊花的水煎醇沉制剂,有扩张冠脉、增加冠脉流量、提高心缩力的作用;菊花浸膏能提高对减压缺氧的耐受力。

(六十六)野菊花

药理作用:野菊花能增加冠状动脉流量,对心肌缺血有明显保护作用。

(六十七)白茅根

药理作用:白茅根水醇综合提取物能增加实验动物心肌对^{86}Rb 的摄取量。

(六十八)槐花

药理作用:槐花所含槲皮素能扩张冠状血管。

(六十九)刺五加

药理作用:刺五加注射液对脑垂体后叶素引起的动物急性心肌缺血有保护作用,能明显增加心脏冠脉流量,缩小心肌梗死面积。

(七十)芫花

药理作用:芫花乙素、黄芫花叶提取液有扩张冠脉作用,能使冠脉流量增加,并提高耐缺氧能力。

(七十一)桃仁

临床报道:治冠心病,桃仁、栀子各 12g,研末,加炼蜜调成糊状,摊敷心前区,每 3 天换 1 次,2 次后每隔 7 天换 1 次,6 次为 1 个疗程,治疗 50 例。结果心电图显效 7 例,改善 18 例;症状显效 22 例,改善 22 例。

三、抑制心脏药

(一)藁本

药理作用:藁本水提取物有明显抑制心脏作用,能使心肌收缩力减弱。

(二)白芷

药理作用:滇白芷香豆素能使动物心率减慢。

(三)柴胡

药理作用:柴胡对动物离体心脏有抑制作用。

(四)升麻

药理作用:升麻有抑制心脏、减慢心律作用。

(五)荆芥

药理作用:荆芥油对蟾蜍心脏具有抑制作用。

(六)青蒿

药理作用:青蒿素能减慢心率,抑制心肌收缩力,降低冠脉流量。

(七)独活

药理作用:独活能抑制离体心脏的收缩。

(八)贯众

药理作用:贯众对离体动物心脏有明显抑制作用。

(九)牛膝

药理作用:牛膝能抑制实验动物的心脏。

(十)苦参

药理作用:苦参能明显抑制心脏,使心率减慢,心肌收缩力减弱,心排血量减少。

(十一)木香

药理作用:木香挥发油及其各内酯成分均能不同程度抑制实验动物心脏活动。水提液及醇提液小剂量具有兴奋作用,而大剂量则呈抑制作用。

(十二)车前子

药理作用:车前子能抑制心脏兴奋。

(十三)百部

药理作用:百部具有抑制心肌收缩作用。

(十四)热参

药理作用:热参对动物心脏可呈现抑制现象。

(十五)葛根

药理作用:葛根和葛根素能对抗异丙肾上腺素诱发的心脏兴奋作用。

四、抗心律失常药

(一)当归

1.药理作用

当归具有抗心律失常作用。当归醚提取物能延长实验动物心房不应期,对抗乙酰胆碱或电流引起的房颤;当归流浸膏及醚提取物能降低心肌兴奋性,延长不应期及减慢洋金花所致的心率加快,还能拮抗肾上腺素、氯化钡或地高辛所致的心律失常。

2.临床报道

治期前收缩:25％～50％当归注射液 60～120mL 静脉推注或滴注,每日 1 次;或 150％当归糖浆 7.0mL 口服,每日 3 次,15d 为 1 个疗程,连续 2 个疗程,治疗室性期前收缩 70 例。结果:有效 36 例,尤以冠心病室性期前收缩疗效较好,通常用药 3d 即见效。

(二)黄连

1.药理作用

黄连所含的小檗碱有明显的抗心律失常的作用,能防治因氯化钙、乌头碱、氯化钡、肾上腺素、电刺激所致的室性心律失常和抗氯化钙－乙酰胆碱诱发的房颤、房扑,临床证实小檗碱对多种原因引起的室性及房性心律失常有效,其抗心律失常是通过延长动作电位时程和有效不应期,抑制快钠内流而减慢传导,减少钙大量内流等途径而实现的。

2.临床报道

治心律失常:黄连素(小檗碱)口眼,每次 0.3～0.5g,1 日 3 次,治疗室性快速心律失常 50 例。结果:有效率为 60％。

(三)苦参

1.药理作用

苦参碱和氧化苦参碱有抗心律失常作用,能对抗乌头碱、氯仿－肾上腺素、氯化钡和结扎冠脉前降支诱发的心律失常;槐果碱能对抗氯化钙、乌头碱、毒毛花苷诱发的心律失常;苦参总黄酮能对抗培养心肌细胞团自发性及毒毛花苷诱发的搏动节律失常。苦参生物碱的抗心律失常机制与其阻 Na^+ 内流、非特异性抗肾上腺素能神经和对心肌细胞的直接作用有关。

2.临床报道

治心律失常:用苦参片、苦参碱及苦参注射液治疗期前收缩等心律失常 100 例,取得相当疗效,尤对合并冠心病疗效较好。

3.注意事项

本品对病态窦房结综合征所致心律失常无效。

（四）冬虫夏草

1.药理作用

冬虫夏草醇提物能明显对抗乌头碱、氯化钡和毒毛花苷过量所致的心律失常，延长心律失常的潜伏期和缩短持续时间。

2.临床报道

治心律失常：用冬虫夏草菌丝体制剂治疗，每次口服2丸（每丸0.25g），每日3次，疗程2周，治疗57例。结果：显效17例，有效20例。

（五）麦门冬

1.药理作用

麦门冬能使心动过速的心律失常心电变化转为窦性心律，预防心肌梗死后的心律失常发生。麦门冬总皂苷能预防或对抗由氯仿—肾上腺素、氯化钡、乌头碱所致的心律失常，还能降低结扎冠状动脉后室性心律失常发生率。

2.临床报道

治心律失常：用参麦注射液和复方丹参注射液治疗气阴两虚兼血瘀型，心阳虚型配参附注射液或鹿茸注射液，或给予相应内服药，治78例。结果：显效37例，有效33例。

（六）葛根

1.药理作用

葛根醇浸膏及其所含大豆苷元具有预防和对抗乌头碱、氯化钡等诱发的心律失常作用。

2.临床报道

治心律失常：首剂用葛根素200mg加入50％葡萄糖液20mL内，于5～10min内静脉推注。静推4h后，以葛根素500mg加入10％葡萄糖液500mL中静滴，以后每日静滴1次，共7d，治疗32例。结果：有效率60％。

（七）甘草

1.药理作用

甘草能对抗实验动物的心律失常。

2.临床报道

治室性期前收缩：生甘草、炙甘草、泽泻各30g，每日1剂。有不定时烦躁、自汗、失眠、自觉寒热无常兼症者，先服桂枝加龙骨牡蛎汤，再服本方，治疗23例。结果：均获良效。少则3剂，多则不超过12剂，均症状消失、心电图复查正常。

（八）半夏

1.药理作用

半夏对实验性心律失常具有拮抗作用。

2.临床报道

治室上性心动过速：生半夏、生石菖蒲等分研细末。用时取少许吹患者鼻腔，取嚏3～8次。治疗14例。结果：在取嚏后5～10min恢复正常心律13例，无效1例。

（九）甘松

1.药理作用

甘松所含金缬草酮具有抗心律不齐作用,能抑制异位性室性节律,损伤性心房扑动以及乌头碱性心房颤动。

2.临床报道

治期前收缩:用甘松加健心灵(黄芪、丹参、川芎、桂枝)组成健心复脉灵,共治疗60例。结果:总有效率为91.67%。

3.注意事项

甘松对洋地黄引起的心律失常无效。

（十）青皮

1.药理作用

青皮所含羟福林具有兴奋α受体作用,能缩短动物在体心脏的心动周期时间、窦－室兴奋传导时间、静脉窦动作电位4相去极化时间、心室肌动作电位时间以及有效不应期,使收缩加强,心率增快。同时又能通过升高血压反射性兴奋迷走神经而使室上性心动过速心律转复。

2.临床报道

治室上性心动过速:青皮注射液(1mL内含生药1g)4mL加入25%葡萄糖注射液40mL中,以5mL/min速度作静脉缓注,一旦心率降至130～140次/min以下时,即停止注射,用药30min仍未转律者为无效。治疗49例。结果:有效42例,无效7例;5min之内转律有效者占有效病例的73.8%。

（十一）附子

药理作用:附子能明显防治慢性心律失常,其所含消旋去甲乌药碱能使希氏束电图A－H间期缩短,改善房室传导,加快心率,恢复窦性心律,并对因甲醛所致窦房结功能低下症有一定治疗作用,使窦房结与房室结功能趋于正常。其机制与兴奋β受体有关。

（十二）牛黄

药理作用:牛磺酸能对抗药物所诱发的心律失常。

（十三）刺五加

药理作用:刺五加有一定的对抗再灌期恶性心律失常作用,使室颤和室速发生率明显下降,正常窦律时间增加,并使异常动作电位减少。

（十四）酸枣仁

药理作用:酸枣仁具有预防和治疗乌头碱、氯仿、氯化钡诱发的动物心律失常作用,能减慢心率;其对心脏的抑制作用是对心脏的直接作用。

（十五）沙棘

药理作用:沙棘总黄酮能对抗房性和室性心律失常。

（十六）郁金

药理作用:郁金能抑制心肌收缩力、心率及延长心房的有效不应期,对抗毒毛花苷、氯化钙等诱发的心律失常。

(十七)延胡索

药理作用:延胡索具有抗心律失常及抑制心肌收缩力的作用,其作用与拮抗 C+有关。

(十八)防己

药理作用:粉防己碱、盐酸木防己碱及碘化二甲基木防己碱对多种因素诱发的心律失常均有对抗作用。粉防己碱抗心律失常的主要机制是对心肌细胞外钙内流和内钙释放都有抑制作用。

(十九)山豆根

药理作用:山豆根所含蝙蝠葛碱具有抗心律失常作用,能延长窦房传导时间,抑制房室结细胞动作电位(APA)、动作电位 O 相最大上升速率(V_{max}),降低患者心房纤维 A 相除极化速率(SP_4),减慢自发动作电位频率(SR)并延长心房和房室结不应期,使心脏对期前或快速刺激不起反应,从而有助于终止心房和房室结折返激动。其抑制希-浦系统传导和室内传导并延长希-浦系统有效不应期,是治疗室性心律失常和防治急性心肌梗死及复灌性快速型心律失常的生理基础。此外,蝙蝠葛碱还能阻断旁路的前向传导,减慢过速的心室率。蝙蝠葛酚性碱(含蝙蝠葛碱、蝙蝠葛苏林碱等五种酚性生物碱)具有与蝙蝠葛碱相似的抗多种实验性心律失常的作用。实验表明,其抗心律失常电生理作用基础是抑制 Ca^{2+}、Na^+内流所致。

(二十)山楂

药理作用:山楂有抗心律失常作用。

(二十一)益母草

药理作用:益母草提取物能减缓心肌细胞簇搏动频率及异丙肾上腺素等药引起的心率加快,经益母草治疗大部分心电图可恢复正常。

(二十二)羌活

药理作用:羌活水提取物能缩短乌头碱诱发的心律失常的持续时间,并延长其潜伏期,还能对抗氯仿-肾上腺素所致的心律失常。

(二十三)独活

药理作用:独活对实验动物心脏有抑制作用,随剂量加大而增强。所含 γ-氨基丁酸能对抗药物所致的心律失常,降低室速发生率,缩短室速持续时间,降低室颤发生率和死亡率,还能使心室肌动作电位振幅减小,动作电位时程缩短。

(二十四)前胡

药理作用:白花前胡水醇提取液能抗氯化钡、冠脉结扎所致的心律失常,对缺血性心律失常具有保护作用。

(二十五)蛇床子

药理作用:蛇床子水提取物对氯仿、氯化钙诱发的室颤具有预防作用,对乌头碱诱发的心律失常具有预防及明显的治疗作用。

(二十六)常山

药理作用:由常山碱乙结构改造而获得的新药常咯啉,能抗心律失常,对心脏期前收缩及心动过速有显著疗效。

（二十七）芫花

药理作用：黄芫花总黄酮对心律失常有一定的对抗作用。

（二十八）补骨脂

临床报道：①治心律失常：用补骨脂、木通、泽泻各 20g 为基本方，辨证加味，2 周为 1 个疗程，治疗 34 例。结果显效 26 例、有效 8 例。2/3 病例在 6 日内生效。本方对多发性室性期前收缩、窦性心动过速及频发性期前收缩的疗效较好。此外，尚有降血压、降血脂、降血糖等作用。②治病态窦房结综合征：补骨脂片（每片含生药 1.4g）每次 3～5 片，每日 3 次，1 个月为 1 个疗效，另按症配服成药，治疗 10 例。结果，平均心率提高 11 次/min 以上，症状基本消失者 6 例；平均心率提高 5～10 次/min，症状显著改善者 4 例。7 例作阿托品试验，其中 6 例转阴；5 例窦缓转为正常；窦缓伴结性逸搏 2 例，治疗后消失 1 例，偶发 1 例。

（二十九）熟地黄

临床报道：治期前收缩，用熟地 30～60g，五味子 15～30g 为主辨证加味，治疗 18 例。结果，显效 6 例，有效 9 例，无效 3 例。

（三十）鹿茸

临床报道：治房室传导阻滞，鹿茸精每日肌注 2mL，25～30d 为 1 个疗程，治疗 20 例。结果，有效率达 85%。

五、抗动脉粥样硬化药

（一）山楂

药理作用：山楂有抗动脉粥样硬化作用。

（二）女贞子

药理作用：女贞子具有抗动脉粥样硬化作用，对实验性主动脉特别是冠状动脉脂质斑块的形成有消减作用。

（三）栀子

药理作用：栀子提取物能明显增加主动脉内皮细胞的数目，这与增加 ^3H－胸腺嘧啶及 ^{14}C－亮氨酸的渗入量，刺激 DNA、蛋白质合成有关。栀子提取物能增加内皮细胞基本原始纤维细胞生长因子，防止内皮细胞的损伤和衰退，有利于抗动脉粥样硬化及抗血栓形成。

（四）马勃

药理作用：马勃能抗动脉粥样硬化。

（五）金樱子

药理作用：金樱子对实验性动脉粥样硬化有治疗作用。

（六）蒺藜草

药理作用：蒺藜草有抗动脉硬化作用。

六、扩血管与改善微循环药

（一）附子

1.药理作用

附子能使心排血量、冠状动脉、脑及动脉血流量明显增加，血管阻力降低，有明显的扩张血管作用，改善微循环，同时又能收缩血管，提高血压，故附子对失血性休克、内毒素性休克、心源性休克及肠系膜上动脉夹闭性休克等具抗休克作用，此外，对纯缺氧性休克、血管栓塞性休克有明显的保护作用,不同程度地提高其平均动脉压。

2.临床报道

(1)治休克:复脉注射液(制附子、红参、麦冬,按3:1:6的比例制作)肌注或静注,结合口服灼伤饮料,创面外用中药等综合疗法,治疗烧伤性休克183例。结果,平稳度过休克者147例,不平稳者29例,死亡7例。

(2)治厥脱:30%参附注射液10~20mL加于5%~10%葡萄糖液或生理盐水或林格氏液20mL中静注,必要时每隔半小时或1h重复1次;或用50~100mL本品,加入250~500mL上述液体中静滴,治疗138例。结果显效91例、有效32例、无效15例。

(3)治多发性大动脉炎:参附注射液(每1mL含人参0.1g,附子、丹参各0.6g)10~20mL加入10%葡萄糖液500mL,静滴,每日1次,并配合内服温阳通淋汤,治疗67例。结果治愈41例、显效14例、有效6例、无效6例。

(二)黄芪

1.药理作用

黄芪有明显扩张外周血管、脑血管和肠血管、肾血管作用。并能改善微循环,增加毛细血管抵抗力,降低毛细血管脆性和通透性。

2.临床报道

(1)治脑血管意外:通脉舒络液(黄芪丹参、川芎、赤芍药)每次250mL静脉注射,配合口服通脉舒络汤(黄芪、红花、地龙等),治疗110例。结果痊愈52例、显效36例、好转20例。

(2)治无脉症:用补阳还五汤为基础方,方中重用黄芪(60g),间用黄芪和丹参注射液,治疗6例。结果治愈3例、明显改善2例、改善1例。

(三)当归

1.药理作用

当归水提取物能扩张脑血管和外周血管,增加血流量;当归挥发油能对抗血小板释放的TXA_2所致的血管收缩;当归还能改善微循环,使血流速度增快,血细胞解聚,液态改善。

2.临床报道

治脑缺血性中风,25%当归注射液80~160mL静脉滴注,每日1次,10~30d为1个疗程,治疗40例。结果基本痊愈12例、进步24例、无效4例。

(四)丹参

1.药理作用

丹参素能显著增加毛细血管网数,加速血流,从而增加局部循环的血液灌流,并促进侧支循环的建立,使微循环功能恢复。另外,能降低血浆乳酸含量,对改善细胞缺氧所致的代谢障碍有较好的作用。

2.临床报道

(1)治蛛网膜下腔出血:丹参注射液8~10支(每支含生药2g)加入10%葡萄糖液500mL中静滴,每日1次,10次为1个疗程,同时配合对症处理,治疗24例。结果痊愈16例、显效5例、有效2例、死亡1例。与西药对照组比较有显著差异。

(2)治缺血性中风:①丹参注射液12~20mL加入25%葡萄糖液40mL静脉注射,每日1

次,14 次为 1 个疗程,治疗 60 例。结果治愈 25 例、显效 18 例、有效 15 例、无效 2 例。②复方丹参注射液 16mL(含丹参、降香各 16g)加入 10％葡萄糖 500mL 静滴,每日 1 次,14 次为 1 个疗程,治疗 32 例。结果有效 28 例、无效 3 例、死亡 1 例。

(3)治脑血管意外:丹参注射液 4mL(每 1mL 含丹参和降香各 1g)加入 2.5％葡萄糖或生理盐水 40mL,以 4～5min 的时间缓慢注入瘫痪肢体对侧颈动脉内,隔日 1 次,治疗 30 例。结果基本痊愈 1 例、显效 8 例、有效 20 例、无效 1 例。

(4)治急性高血压脑出血:复方丹参注射液 10mL 加入 10％葡萄糖 500mL 静滴,每日 1 次,14 次为 1 个疗程,治疗 30 例,结果,用药 1～2 周时肢体功能恢复明显优于对照组($P<0.01$)。

(5)治雷诺氏病:用虎参胶丸(丹参、壁虎等分)治疗 14 例。结果痊愈 11 例、好转 1 例、无效 1 例、中途停药 1 例。

(6)治肺心病:丹参注射液 20mL 加入 5％葡萄糖液 250mL 静滴,每日 1 次,10d 为 1 个疗程,治疗 119 例。结果,显效 69 例、好转 46 例、无效 4 例。

(7)治红斑性肢痛症:丹参注射液、川芎注射液各 2mL 肌注,每日 2 次,治疗 8 例。结果全部获效,一般用药 1.5～5d 即见效。

(五)川芎

1.药理作用

川芎所含川芎嗪能透过血脑屏障,改善脑血液循环,并使脑搏动性之容量增加,对脑膜微循环有明显改善作用。

2.临床报道

(1)治缺血性中风:磷酸川芎嗪 80～100mg 加入 5％葡萄糖 500mL 静滴,每日 1 次,10 次为 1 个疗程,未完全恢复者隔 5～7d 继续治疗 1 个疗程,治疗 267 例。结果基本痊愈 82 例、显效 109 例、有效 55 例、无效 21 例。

(2)治短暂性脑缺血发作:川芎胶囊每次 1 丸,每日 1 次口服,治疗 111 例。结果发作停止 58 例、显著进步 23 例、进步 18 例、无变化 10 例、加重 2 例。

(3)治肺心病:川芎嗪 120mg 静滴,治疗肺心病失代偿期 49 例。结果,能扩张肺血管、降低肺动脉的平均压和肺血管阻力,增加心排血量,改善右心功能和血液流变性,使临床症状减轻。

(六)红花

1.药理作用

红花具有扩张血管作用,对由于肾上腺素或去甲肾上腺素引致紧张度增加的血管有扩张作用,其机制与拮抗 α 肾上腺素受体的作用有关。

2.临床报道

治静脉炎:红花、甘草等量研粉,与 50％酒精调匀后敷于患处,外用纱布包扎,每日换药 1 次,治疗 69 例。结果显效 43 例、有效 26 例。

(七)莪术

1.药理作用

莪术能增加血管血流量,对增加股动脉血流量作用最为明显,动脉血流量峰值增加 252％,用药 10min 后血流量增加 36％,血管阻力减少 66.4％。

2.临床报道

(1)治慢性阻塞性肺部疾病:用莪术、防己、马鞭草为主加味治疗 37 例(具有舌质紫暗、舌下静脉曲张等明显瘀阻现象)。结果显效 16 例、有效 16 例、无效 5 例。治疗后全血比黏度、还原黏度、血浆比黏度、纤维蛋白原、血沉、血沉方程 K 值等血液流变学指标较治疗前明显降低。

(2)治精神科血瘀证患者:达营片(莪术、赤芍,大黄,按 10∶3∶3 的比例制成,每片含生药8g)每次 6～8 片,每日 3 次,30d 为 1 个疗程,治疗 71 例(包括精神分裂症、早老性症状性和狂躁性精神病)。结果有效率 59.1%。

(八)葛根

1.药理作用

葛根总黄酮有扩张脑血管作用,能使脑血流量增加,脑血管阻力降低,促使异常的脑循环恢复正常。葛根素能解除微动脉痉挛,改善微循环。

2.临床报道

(1)治偏头痛:葛根片(每片含葛根素 100mg)每次 5 片,每日 3 次,治疗 53 例。结果有效率 83%。

(2)治视网膜动脉阻塞:葛根素 50mg 加丙二醇溶媒介 2mL 为 1 支,并口服维生素 B、C,肌注肌苷、维生素 B_{12} 治疗 51 例(51 眼)。结果,治疗前后平均视力分别为 $2.6\pm1.4,3.6\pm1.3$ ($P<0.0001$);治疗后白光视网膜电图波幅值提高,红光视网膜电图波谷增加,白光振荡电位 O_3、O_4 波时值较治前缩短,O_1、O_2 波幅值增大。振荡电位子波数增多,总幅增加。红光振荡电位 $O_2\sim O_5$ 波幅值明显增大,振荡电位总子波数增多,幅值增大。

(九)桂枝

药理作用:桂皮油能使血管扩张,调整血液循环,使血液流向体表。

(十)细辛

药理作用:细辛醇提液能降低脑血管阻力,扩张脑血管。

(十一)苦参

药理作用:苦参能扩张肾血管,使肾血流量增加。

(十二)党参

药理作用:党参能扩张外周血管,增加脑、下肢和内脏的血流量。

(十三)刺五加

药理作用:刺五加能扩张脑血管,改善大脑供血量。

(十四)蜂王浆

药理作用:1∶1000 浓度的蜂王浆对离体动物冠状血管和后肢血管均有持久的扩张作用。

(十五)麝香

药理作用:麝香能扩张外周血管。

(十六)牛黄

药理作用:牛黄对离体血管具有扩张作用,而对冠状动脉则有收缩作用。

(十七)肉桂

药理作用:肉桂具有对抗前列腺素的缩血管作用。

（十八）白芷

药理作用：白芷醚溶性成分对外周血管具有扩张效应。

（十九）水蛭

药理作用：水蛭素能扩张血管，增加血液循环，对血栓形成后的组织血供有明显改善作用。

（二十）木香

药理作用：木香所含内酯挥发油，总内酯，12－甲氧基二氢木香内酯能扩张血管，使实验动物后肢血管灌流量明显增加，而其总生物碱则在小剂量时可使血管扩张，大剂量时反能引起收缩。

（二十一）连翘

药理作用：连翘具有扩张血管、改善微循环作用。

（二十二）豨莶草

药理作用：豨莶草提取液能使保留神经的实验动物耳血管明显扩张，并能阻断刺激交感神经引起的缩血管反应。

（二十三）桑寄生

药理作用：桑寄生对胆固醇硬化的血管有直接扩张作用。

（二十四）蒺藜草

药理作用：蒺藜茎叶粗皂苷能扩张外周血管。

（二十五）山楂

药理作用：山楂具有扩张内脏血管作用，能增加肝、肾血流量，改善肝、肾微循环。

（二十六）石膏

药理作用：石膏有扩张血管作用。

（二十七）银杏叶

药理作用：银杏叶能显著增加实验动物脑血流量，降低脑血管阻力，改善脑循环。并能对抗肾上腺素所致的血管收缩。

（二十八）益母草

药理作用：益母草有促进微动脉血流恢复作用，可使微血流从粒状变为线状，闭锁的毛细血管重新开放，恢复正常。

（二十九）赤芍药

药理作用：赤芍药提取物能改善实验动物的微循环。

（三十）蒲黄

药理作用：蒲黄有改善微循环的作用，能使实验动物微循环血流加速，毛细血管开放数增加。

（三十一）月见草

药理作用：月见草能促进血液循环有改善心脑供血不足作用。

（三十二）桃仁

药理作用：桃仁提取液能使脑血管及外周血管流量增加。

(三十三)蔓荆子

药理作用:蔓荆子具有改善微循环作用,能使实验动物的血流速度显著加快、血管交网点增加、粒状流变为带状流、血色由紫黑色转为淡红色。

(三十四)麻黄根

药理作用:麻黄根对末梢血管有扩张作用。

(三十五)阿魏

药理作用:阿魏具有舒张血管平滑肌的作用。

七、影响血压药

(一)对血压双向调节药

1.附子

(1)药理作用:附子含有降压和升压两种成分。降压的有效成分是消旋去甲乌药碱,能降低血管阻力,扩张血管,升压的有效成分是氯化甲基多巴胺,其作用与兴奋 α-受体和神经节有关。

(2)临床报道:治低血压症、附子、桂枝、甘草各 15g,每日 1 剂,开水泡频服,服药 4~10 剂,最多 12 剂,治疗 38 例。结果,平均血压上升至 14.9/9.1kPa,1 个月至半年随访 28 例,平均血压为 14.7/9.1kPa。

2.葛根

(1)药理作用:葛根煎剂、浸剂和总黄酮均有降压作用,所含葛根素能使动物血压降低,血浆肾素下降,高血压患者血压下降,心率减慢,血浆儿茶酚胺含量减少。但由葛根提取的 PM2 物质静脉注射,能使正常动物血压升高,说明葛根含有降压和升压的物质。

(2)临床报道:①治高血压:葛根片(愈风宁心片)治疗伴有颈项强痛的高血压病 222 例。结果症状有效率 78%~90%。②治高血压病颈项强痛病:葛根总黄酮,每日 100mg,分 2 次服,连服 2~8 周,治疗 40 例。结果项痛消失 9 例、明显减轻 27 例。降压不明显,但对高血压的头痛、头晕、耳鸣及肢麻等症状有一定改善作用。多数在用药第一周即可出现疗效,作用持续 1~2 周。

3.人参

药理作用:人参及人参皂苷对血压有双向调节作用,能使高血压患者血压下降,而使低血压或休克患者血压上升。

4.玉竹

药理作用:玉竹煎剂能使血压缓慢上升,较大剂量则可使血压暂时下降。

5.五加皮

药理作用:南五加皮有调整血压的作用,能使低血压恢复正常,肾上腺素性高血压降至正常范围。

6.陈皮

药理作用:陈皮具有升压和降压双向作用。鲜橘皮煎剂或醇提物能收缩血管,使血压升高,持续时间较肾上腺素长,在血压恢复后可出现短暂的降压现象。所含橙皮素静脉注射可使血压上升,而橙皮苷查耳酮和甲基橙皮苷则具有降压效应,其降压机制与直接扩张血管有关。

7.木香

药理作用:木香水提液与醇提液有轻度升压作用,而去内酯挥发油、总内酯、木香内酯、二氢木香内酯、去氢木香内酯和12-甲氧基二氢木香内酯能使血压中度降低,其机制与抑制心脏和扩张血管有关。

8.细辛

药理作用:细辛挥发油有降压作用,而煎剂却有明显的升压作用。

(二)升压药

1.党参

(1)药理作用:党参有明显的升压作用,党参注射液能使实验动物晚期失血性休克动脉血压迅速回升,而中心静脉压下降,心率轻度减慢,说明其升压作用是通过增加心肌收缩力,增加心排血量所致。

(2)临床报道:治低血压症,党参30g,黄精30g,炙甘草15g,枸杞子15g,每日1剂,分2次服。并适当辨证加味,治疗25例。结果治愈13例、好转11例、无效1例。

2.枳实

(1)药理作用:枳实有升高血压的作用,注射液能使实验动物血压明显升高。升压特点是作用迅速,持久,呈双峰形上升,然后缓慢下降,连续用药无快速耐受性,升压同时心率无明显增快。

枳实具有收缩血管的作用,枳实注射液能明显收缩肾、脑血管,并使外周阻力增高,此作用与其升压作用有关。枳实升压的有效成分是对羟福林和N-甲基酪胺,主要通过兴奋α-受体而产生升压作用。

(2)临床报道:治休克,用枳实注射液治各种类型休克,配合其他抗休克措施,但不用其他升压药,治疗94例。结果,升压作用显著的占74.5%,其中有13例曾用过多巴胺、间羟胺、去甲肾上腺素而不维持血压者。

3.青皮

(1)药理作用:青皮静脉注射具有显著的升高血压作用,其机制与直接兴奋α-受体有关,且能兴奋呼吸,对创伤性、失血性、内毒素性、药物中毒性及输血性休克等有明显治疗作用,能使其血压迅速回升。对马血清过敏性休克及组织胺性休克,具有保护和预防作用。

(2)临床报道:治休克,①用青皮注射液静滴治疗22例(其中感染性休克17例、心源性休克1例、过敏性休克1例、神经源性休克3例)。结果显效(注射后立即或30min后收缩压上升至11.9kPa以上,脉压差增至3.9~5.3kPa,并稳定5h以上)17例、有效5例。治疗后平均血压由7.5/5.1kPa上升至14.1/8.8kPa,患者四肢转温、口唇及肢体末端发绀减轻。未发现明显毒副作用。②青皮注射液0.1mL(每1mL含生药1g)加25%葡萄糖20mL静脉缓注,再将本品4mL加500mL补液静滴,每分钟40滴,治疗菠萝过敏性休克1例。结果痊愈。③青皮注射液10~15mL,加入10%葡萄糖液中静滴,治疗流行性出血热低血压休克30例,有肯定而显著的升压效果。

4.麻黄

药理作用:麻黄碱有升压作用,能兴奋肾上腺素能神经而使心率加快,心肌收缩力增强,心排血量增加,血管收缩,血压升高,且收缩压的升高较舒张压明显。其升压特点是缓慢、温和而持久,反复应用易产生快速耐受性。

5.生姜

药理作用:生姜醇提取液对血管运动中枢和心脏均有兴奋作用,能升高血压。

6.山茱萸

药理作用:山茱萸醇提取液静脉注射对失血性休克有迅速而明显的升压作用。

7.麦门冬

药理作用:麦门冬静脉注射能使失血性休克动物的血压迅速回升,但作用短,再次给半量,则可延长。

8.蟾酥

药理作用:蟾酥有升压作用,主要由于具有强心作用,部分由于周围血管的收缩。

9.南瓜子

药理作用:南瓜子氨酸静脉注射能使血压升高。

10.款冬花

药理作用:款冬花醚提取物款冬酮能直接收缩血管,提高外周阻力,具有显著的升压作用。

11.山慈姑

药理作用:能收缩血管、兴奋血管运动中枢而引起高血压。

(三)降压药

1.钩藤

(1)药理作用:钩藤碱、钩藤总碱具有明显的降压作用,其降压呈三相变化,即先降压,继之快速回升,然后又持续下降,约维持3~4h,重复给药无快速耐受现象。降压特点缓和而持久。

其机制为抑制血管运动中枢、阻滞交感神经和神经节,扩张外周血管。

(2)临床报道:治高血压,钩藤总碱片20~40mg,每日3次,口服。治疗245例。结果,降压总有效率为77.2%,显效为38.2%.降压作用持久,不良反应轻微。对中医辨证为阴虚阳亢者疗效较佳。

(3)注意事项:本品不宜久煎,煮20min以上,则降压效果降低。

2.地龙

(1)药理作用:地龙具有缓慢而持久降低血压的作用,其主要作用部位在脊髓以上的中枢部位。

(2)临床报道:治高血压病,服用40%蚯蚓酊,每日3次,每次10mL,服药6~64d,平均27.9d.治疗34例,效果良好。

3.川芎

(1)药理作用:川芎的水浸剂及醇提取物有降血压的作用,对麻醉动物静脉注射,降压作用较明显,肌内注射亦可引起降压。以水浸剂较显著而持久,醇提取物则作用短暂。

(2)临床报道:治妊娠高血压综合征,川芎嗪注射液120~160mg加入5%葡萄糖500~1000mL,每日1次静滴,治疗41例。结果有效率82.9%,疗效明显优于西药对照组。

4.菊花

(1)药理作用:菊苷有降压作用。

(2)临床报道:治高血压病、动脉硬化症,用菊花饮(银花、菊花各 24～30g,头晕明显者加桑叶 12g,动脉硬化、血脂高者加山楂 12～24g。以上为 1 日量,上药混匀,每日分 4 次,每次用沸滚开水冲泡 10～15min 后当茶饮,冲泡 2 次就可弃掉另换。不可煎熬,否则会破坏有效成分)。治疗 200 例,效果良好。其中系统观察的 46 例中,服本方 3～7d 后头痛、眩晕、失眠等症状开始减轻,随之血压渐降至正常者 35 例,其余病例服药 10～30d 后,均有不同程度的效果。

5.防己

(1)药理作用:盐酸木防己碱及碘化二甲基木防己碱对麻醉动物均有降压作用,其中碘化二甲基木防己碱静脉注射还能降低肾型高血压,长期口服,对清醒的实验动物收缩压、舒张压均有降低作用。粉防己碱对缺氧性肺动脉高血压有降低作用,能使外周阻力下降,减弱缺氧性肺血管收缩。

(2)临床报道:治高血压病,用粉防己碱治疗 270 例,其中静脉给药(每日 2 次,每次120～180mg)256 例,口服 14 例(量与静注同),降压总有效率为 84.07%。对高血压急症亦有相似疗效。

6.豨莶草

(1)药理作用:豨莶草煎剂、水浸剂及乙醇浸液均有降压作用,煎剂腹腔注射用药 10min 后血压开始下降,约可降低 40%,作用持续 1～1.5h。目前已知腺豨莶萜二醇酸为有效成分之一。

(2)临床报道:治高血压,复方臭梧桐片(豨莶草、臭梧桐、夏枯草、益母草)治疗 56 例。结果,服药 1d 后血压就能下降,第 10d 作用达到高峰。

7.黄连

(1)药理作用:黄连所含小檗碱能降低血压,尤以舒张压降低更为显著,使脉压增宽。降压作用与剂量反应呈正相关,反复给药无快速耐受性。小檗碱不仅扩张外围阻力血管,也扩张容量血管,从而减轻心脏前后负荷。其降压机制是竞争性地阻断血管平滑肌上的 α 受体,使外周血管阻力降低所致;小檗碱抗胆碱酯酶活性而增强乙酰胆碱作用也参与降压作用。

(2)临床报道:治高血压病,小檗碱口服,每次 0.2～0.6g,1 日 3 次。治疗 88 例。结果有效率为 70%～93.3%,如配伍利舍平,则疗效更佳。

8.牡丹皮

(1)药理作用:牡丹皮所含丹皮酚及去丹皮酚的水煎剂对麻醉或不麻醉的高血压动物均有降压作用。

(2)临床报道:治高血压,牡丹皮 30～45g 水煎成 120～150mL,每日 3 次分服。治疗 20 余例。结果全部有效,一般服药 5d 左右血压即有明显下降,症状改善;服药 6～33 天,舒张压平均下降 1.3～2.6kPa(10～20mmHg),收缩压平均下降 2.6～5.3kPa(20～40mmHg)。

9.地骨皮

(1)药理作用:地骨皮浸剂、酊剂及煎剂均有明显的降压作用,浸剂作用优于煎剂,其降压作用与中枢有关,还与阻断交感神经末梢及直接舒张血管作用有关。降压期间,心电图有心率变慢、T波减低外,其他无明显变化。其所含精胺类生物碱枸杞胺A具有降压活性。

(2)临床报道:治高血压,地骨皮60g,加水3碗煎至1碗,再加少量白糖或猪肉煎服,隔日1剂,5剂1个疗程,可连服2～3个疗程。治疗50例(原发性高血压)。结果有效率94%,显效率40%。

10.大蓟

(1)药理作用:大蓟水浸剂、乙醇-水浸出液和乙醇浸出液,对多种麻醉动物均有降低血压作用。

(2)临床报道:治高血压,用大蓟根片剂、大蓟叶片剂治疗102例。其中用大蓟根片组72例Ⅰ期13例,Ⅱ期27例,Ⅲ期32例),结果显效17例、有效45例、无效10例,总有效率86.1%;大蓟叶片组30例(Ⅰ期5例,Ⅱ期10例,Ⅲ期15例)。结果显效5例、有效10例、无效15例,总有效率50%。

11.小蓟

(1)药理作用:小蓟的水、乙醇浸出液对麻醉动物有降压作用。

(2)临床报道:治原发性高血压,每日早晨吃酒醋花生仁10粒,晚上取小蓟煎剂、花生酒各10mL,加白开水100mL兑服,30d为1个疗程。治疗100例。结果痊愈75例、好转20例、无效5例。

12.车前子

(1)药理作用:车前子醇提取物能降低血压。

(2)临床报道:治高血压,车前子9g(经1个月治疗疗效不显加至18g)水煎,当茶饮,经3～4个月,治疗50例。结果,收缩压下降到20kPa(150mmHg)以内为23例,舒张压下降到11.9kPa(90mmHg)以内的25例。治疗中除个别有胃部不适外,无其他不良反应。

13.泽泻

(1)药理作用:泽泻有轻度降压作用。

(2)临床报道:治高血压,泽泻50～100g、配伍益母草、车前仁、夏枯草等药,水煎,每日1剂,分2次服,9剂为1疗程。共治104例。结果显效率为62.5%、有效率为35.6%、无效为1.9%。

14.山楂

(1)药理作用:山楂总提物、山楂黄酮、水解物、三萜酸等均有降压作用,降压机制与其扩张血管有关。

(2)临床报道:治高血压,用楂芹果冰饮(鲜山楂、草果各30g,鲜芹菜3根,蒸服,加冰糖10g)内服。治疗20余例。结果疗效满意。

15.莱菔子

(1)药理作用:莱菔子具有降压作用,能使动物血压下降,其降压作用与扩张血管、降低血管阻力有关。

(2)临床报道:治高血压病,莱菔子水煎过滤,浓缩滤液成浸膏,干燥、粉碎、过筛、加50%乙醇制成干燥片剂,每片0.3g,含生药6g,每次5片,每日3次,治疗120例。结果显效56例、有效52例、无效12例。与对照组(利血平服1个月)无显著差异,说明二者降压疗效相似;本品亦能明显降低胆固醇和改善心电图。

16. 生地黄

(1)药理作用:怀庆地黄醇提物能降压。

(2)临床报道:治高血压,降压片(醇提生地干浸膏 0.15g,醇提泽泻干浸膏 0.068g,钩藤总碱 6mg)每日 3 次,每次 2 片,治疗 56 例(中医辨证为阴虚阳亢型)。结果,降压显效 24,有效 21 例,无效 11 例,血胆固醇平均降低 0.6mmoL/L(23.23mg/dL)。

17. 吴茱萸

(1)药理作用:吴茱萸具有降压作用,其作用主要使外周血管扩张而降低了外周血管阻力,且与组胺释放有关。

(2)临床报道:治高血压,吴茱萸制成冲剂,每包含生药 15g,每日 2 包,早晚饭后各服 1 包,用开水冲服,血压下降较快者宜减为 1 日 1 包,先服 1 月,正常后再服 1~2 周以巩固疗效。共治疗 182 例。结果显效 73 例、有效 51 例。总有效率为 68.1%。

18. 天麻

药理作用:天麻及天麻素均有降低血压作用,天麻能扩张小动脉及微血管,增加微循环血流量。

19. 羚羊角

药理作用:羚羊角具有降低血压作用。

20. 夏枯草

药理作用:夏枯草的水、醇浸出液或煎剂均有降压作用。

21. 杜仲

药理作用:杜仲具有降压作用,水煎剂比醇提出物强,炒炭后的又比生药强,主要降压成分已初步被证实为松脂醇二葡萄糖苷。

22. 桑寄生

药理作用:桑寄生有降血压作用,与其有中枢镇静作用、能降低交感神经及血管运动中枢的兴奋性或刺激内感受器引起降压反射有关。

23. 臭梧桐

药理作用:臭梧桐煎剂对麻醉或不麻醉动物及肾型高血压动物均有不同程度的降压作用。

24. 白芍药

药理作用:白芍药能扩张外周血管,降低外周阻力,使血压轻度下降。

25. 全蝎

药理作用:全蝎具有持久降压作用,能影响血管运动中枢的机能,扩张血管,直接抑制心脏活动,并能减弱肾上腺素的升压作用。

26. 牛黄

药理作用:牛黄及所含胆酸钙,具有显著而持久的降压作用;去氧胆酸、胆红素、SMC 亦具降压作用;口服牛磺酸可阻止高血压的发展。

27. 黄芩

药理作用:黄芩浸剂能使实验动物血压明显降低,一般认为是由抑制血管运动中枢所致,同时能扩张外周血管及刺激血管壁感受器,引起反射性血压下降。

28.黄柏

药理作用:黄柏对麻醉动物静脉或腹腔注射,能产生显著和持久的降压作用,颈动脉注射较静脉注射作用更强,其降压是中枢性的。

29.苦参

药理作用:苦参所含槐果碱能扩张血管、阻滞交感神经节而起降压作用。

30.栀子

药理作用:栀子煎剂和醇提取物有持久降压作用,其降压原理是加强延脑副交感中枢紧张度所致。

31.连翘

药理作用:连翘有降压作用。

32.莲子心

药理作用:莲子心水煎剂有降压作用。莲心碱结晶能短暂降压,若改变为季铵盐,则出现强而持久的降压作用;莲子心非结晶生物碱 Nn－9 亦有较强的降压作用。

33.大黄

药理作用:大黄能扩张血管,降低血压。

34.虎杖

药理作用:虎杖具有降血压作用。

35.西瓜皮

药理作用:西瓜皮有降压作用。

36.荷叶

药理作用:荷叶的浸剂和煎剂在动物实验中能直接扩张血管,引起中等度降压。

37.紫草

药理作用:紫草有一定的降压作用。

38.玄参

药理作用:玄参对健康的、麻醉的和肾性高血压动物均有降压作用。

39.决明子

药理作用:决明子的水浸液、醇浸液及醇－水浸液均有降压作用。

40.射干

药理作用:射干有降压作用。

41.山豆根

药理作用:山豆根所含蝙蝠葛碱有较好的降压效应,静脉注射后 1～5min 可达最大值,降压幅度和持续时间随剂量增加而增大。其直接扩张阻力血管是降压的主要因素,同时还有中枢因素参与。

42.苍术

药理作用:苍术有降血压作用。

43.秦艽

药理作用:秦艽碱甲能降低实验动物血压,并能使心率变慢。

44.独活

药理作用:独活酊剂及煎剂均有降压作用,酊剂作用大于煎剂,但不持久。

45.白花蛇

药理作用:白花蛇提取物能直接扩张血管,降低血压。

46.防风

药理作用:关防风所含 3－0－当归酰基亥茅酚和 5－0－甲基阿密固醇具有降压作用。

47.络石藤

药理作用:络石藤所含牛蒡苷,能引起血管扩张,血压下降。

48.徐长卿

药理作用:牡丹酚有降低动物血压的作用。

49.藁本

药理作用:藁本水醇提取物对麻醉动物具有显著降压作用。

50.姜黄

药理作用:姜黄有降压作用。

51.辛夷

药理作用:辛夷的水或醇提取物有降压作用。

52.玉米须

药理作用:玉米须沸水透析液对末梢血管有扩张作用,能使正常动物血压降低,心率减慢。

53.半边莲

药理作用:半边莲浸剂静脉注射对实验动物有显著而持久的降压作用。

54.马齿苋

药理作用:马齿苋能使动物血压短暂下降,对呼吸心跳则无影响。

55.槐花

药理作用:槐花水浸液能使实验动物的血压下降。

56.茵陈蒿

药理作用:茵陈蒿所含 6,7－二甲氧基香豆素和对羟基苯乙酮有降血压作用。降压程度及持续时间随着剂量增加而加强和延长。

57.萹蓄

药理作用:萹蓄的水及醇提取物静脉注射,对实验动物具有降压作用。

58.莪术

药理作用:莪术具降低血压作用。

59.浙贝母

药理作用:大剂量浙贝母碱和去氢浙贝母碱能使实验动物血压下降,呼吸抑制,离体心脏呈抑制作用。

60.百部

药理作用:百部具有降压作用。

61.刺蒺藜

药理作用:刺蒺藜水浸液和30％乙醇浸出液对麻醉动物具有降压作用。

62.蒺藜草

药理作用:蒺藜草有降压作用。

63.黄芪

药理作用:黄芪所含 γ－氨基丁酸及黄芪皂苷甲等成分具有降血压作用,其特点是迅速而短暂,连续给药无快速耐受性。机制与直接扩张外周血管有关。

64.鹿茸

药理作用:鹿茸大剂量能使外周血管扩张,心缩幅度变小,心率减慢,血压下降。

65.肉桂

药理作用:肉桂能降低肾上腺再生性高血压动物的血压和尿醛固酮排出,显著增加纹状体和下丘脑的脑啡肽含量,改善主动脉内膜的高血压性损害。

66.淫羊藿

药理作用置淫羊藿能扩张外周血管,降低外周阻力,并抑制心肌收缩力而发挥降压作用。

67.巴戟天

药理作用:巴戟天有降低血压作用。

68.黄精

药理作用:黄精有降低麻醉动物血压作用。

69.肉苁蓉

药理作用:肉苁蓉乙醇浸出液有降低血压作用。

70.菟丝子

药理作用:菟丝子能降低麻醉动物的血压。

71.远志

药理作用:远志具有降血压作用,但作用短暂。

72.冬虫夏草

药理作用:冬虫夏草浸剂有明显的降压作用,而虫草菌醇提物则仅有短暂的降压作用。

73.蒲黄

药理作用:蒲黄醇提物能扩张外周血管,降低外周阻力,从而血压明显下降。

74.三七花

药理作用:三七花浸膏、水煎剂及水醇提取物,对麻醉动物均有明显降压作用,不仅静脉、腹腔给药降压明显,十二指肠给药也得到证实。

75.丁香

药理作用:丁香具有降压作用。

76.山茱萸

药理作用:山茱萸能使血压降低。

77.柴胡

药理作用:柴胡能降低血压。

78.升麻

药理作用:升麻有降低血压作用。

79.酸枣仁

药理作用:酸枣仁能使实验动物血压明显下降,抑制肾性高血压形成,降压机制与黄酮类成分直接作用于外周血管平滑肌、扩张血管有关。

80.厚朴

药理作用:厚朴碱具有降压作用。

81.郁李仁

药理作用:郁李仁对实验动物有显著降压作用,

82.麻黄根

药理作用:麻黄根有降压作用,麻黄根碱甲盐酸盐能使动物血压显著下降。

83.常山

药理作用:常山碱甲、乙、丙对实验动物有降压作用,其降压程度、维持时间与剂量有关。

84.藜芦

药理作用:藜芦有明显的降压作用,小剂量能通过颈动脉窦区的兴奋,大剂量则是通过直接抑制血管运动中枢而产生降压。

八、其他药

(一)水蛭

1.药理作用

水蛭具有改善脑缺氧、微循环障碍、降低血压、加速纤维蛋白溶解等作用,能增强吞噬细胞功能,促进血肿吸收,有利于神经功能恢复。

2.临床报道

治高血压性脑出血:用由水蛭制成的脑血康口服液(每支 10mL),每日 3 次,每次 10mL,昏迷患者用鼻饲法给药,治疗 180 例。结果,痊愈 107 例,占 59.4%,显效 38 例,占 21.1%,好转 17 例,占 9.4%,无效 18 例,占 10.0%,总有效率 90%。出血部位外侧型与皮层型血肿疗效较高。

(二)蜂王浆

药理报道:蜂王浆对循环系统有一定的调整作用。

(三)天麻

药理作用:天麻有增加脑血流量、降低脑血管阻力等作用,对已扩张的脑血管又有收缩作用,能调整脑血管功能。

(四)葛根

药理作用:葛根有改善脑循环作用,若用乙酰甲胆碱或去甲肾上腺素引起脑血管功能改变时,葛根可使脑血流量恢复到给药前水平,使异常的脑循环恢复正常。

(五)薏苡仁

药理作用:薏苡仁油对离体动物耳血管,低浓度能收缩,高浓度则有扩张作用。

(六)马兜铃

药理作用:马兜铃碱对动物末梢血管呈强大的收缩作用。

(七)桑寄生

药理作用:芸香苷有维生素 P 样作用,能维持毛细血管抵抗力,降低其脆性。

(八)白花蛇

临床应用:治中风,蛇蝎蜈蚣散(白花蛇 1 条,蜈蚣 1 条,全蝎 10g,共研细末),每日 1 剂,水煎,分 3 次服,静滴维脑路通每日 400mg,平均治疗 14d,治疗 47 例。结果痊愈 24 例、有效 17 例、无效 6 例。

第八章　消化系统药物

第一节　助消化药

助消化药是促进食物消化吸收的药物。其化学成分多为消化液的有效成分,可使食物降解为小分子物质,以利于机体消化吸收,增强胃肠消化功能。临床用于消化不良的治疗。

一、稀盐酸

稀盐酸为10%的盐酸溶液。口服后可提高胃内酸度,激活胃蛋白酶并维持其活性所需酸性;进入十二指肠后,能反射性地刺激胰液和胆汁的分泌;促进 Fe^{2+}、Ca^{2+}、PO_3^- 等离子的吸收;有抑制细菌的作用。临床用于各种原因引起的胃酸缺乏症和消化不良等。

二、胃蛋白酶

胃蛋白酶能将蛋白质水解为腺、胨及少量的多肽和氨基酸。胃蛋白酶在酸性环境中被激活且稳定性高,故常与盐酸合用。临床用于消化不良、长期患病所致消化功能减弱、慢性萎缩性胃炎、胃癌。不易与碱性药物配伍。

三、胰酶

胰酶是胰蛋白酶、胰脂肪酶和胰淀粉酶的混合物,能消化蛋白、脂肪和淀粉。此酶在中性或碱性环境中活性高,临床常用其肠溶制剂或与碳酸氢钠配伍使用,治疗胰酶分泌缺乏患者。口服不宜咬碎或与酸性药物配伍。

四、乳酶生

乳酶生又名表飞明,为活的乳酸杆菌,在肠内能分解糖类生成乳酸,提高肠内酸度,抑制腐败菌的生长繁殖,减少发酵和产气,改善胃肠蠕动,促进消化或止泻。用于消化不良和腹泻,特别是小儿消化不良引起的腹泻。不宜与抗菌药或吸附药合用。

第二节　抗消化性溃疡药

消化性溃疡是指发生于胃及十二指肠的慢性溃疡,是消化系统常见病,发病率为10%～12%。本病的发病机制复杂,现认为胃酸分泌过多、幽门螺杆菌感染和胃黏膜保护作用减弱等是主要诱发因素。抗消化性溃疡药是一类能减轻溃疡病症状、促进溃疡愈合、防止和减少溃疡病复发或并发症的药物。临床上常用的抗消化性溃疡药物包括:抗酸药、抑制胃酸分泌药、增强胃黏膜屏障功能药物和抗幽门螺杆菌药物。

一、抗酸药

抗酸药为弱碱性物质,口服后能直接和胃酸发生中和反应,产生抗消化性溃疡的作用。其作用机制主要有:①直接中和胃酸,减轻或消除胃酸对溃疡面的刺激和腐蚀作用;②提高胃液pH,降低胃蛋白酶的活性,阻止对胃黏膜的自身消化。胃液 pH 在 1.5～2.5 时,胃蛋白酶活性最强,当 pH 达 4.0 时,其活性减弱或者消失。口服抗酸药中和 90% 的胃酸,可使胃内 pH 由 1.3 升到 2.3;如中和 99% 的胃酸,可使胃内 pH 升至 3.3,从而降低胃蛋白酶的活性;③有些抗酸药如氢氧化铝、三硅酸镁等在中和胃酸的同时还能形成胶状物,覆盖于溃疡面,起到保护溃疡面和胃黏膜的作用。

抗酸药物较少单药使用,大多组成复方汤剂,既可增强抗酸作用,又减少了不良反应。

二、抑制胃酸分泌药

盐酸是胃液的主要成分,由壁细胞分泌,受神经、体液调节。壁细胞膜上有 3 种受体,即组胺受体、胆碱能受体、胃泌素受体,分别受组胺、乙酰胆碱、胃泌素的激活,通过不同的第二信使介导,激活 H^+-K^+-ATP 酶(又称 H^+ 泵或质子泵),通过 H^+-K^+ 交换,使 H^+ 由壁细胞内转运到胃腔,形成胃酸。因此,凡能阻断 H_2 受体、胆碱能受体、胃泌素受体或抑制 H^+-K^+-ATP 酶的药物,均可减少胃酸分泌,从而缓解消化性溃疡症状,促进溃疡愈合。

(一)H_2 受体阻断药

H_2 受体阻断药能选择性阻断胃壁细胞上的 H_2 受体而抑制胃酸分泌。临床常用的 H_2 受体阻断药有西咪替丁、雷尼替丁、法莫替丁、尼扎替丁、罗沙替丁、乙溴替丁等。

1.西咪替丁

西咪替丁口服吸收迅速而完全,服用后 1h 血药浓度达高峰,药效持续 5～6h。部分药物在肝内代谢,原形药及其代谢产物经肾排出,肾功能不全者排泄缓慢。

(1)作用:通过竞争性阻断胃壁细胞膜上 H_2 受体,抑制基础胃酸及各种刺激(如组胺、五肽胃泌素、食物等)引起的胃酸分泌,作用较强,单次口服 300mg,可使胃液 pH 升至 5,并保持 2h。胃蛋白酶分泌也相对减少,对胃黏膜有保护作用。

(2)临床应用:①主要用于治疗消化性溃疡,能迅速缓解症状,对十二指肠溃疡的疗效优于胃溃疡,服药 4～8 周后,能明显促进溃疡面愈合;停药后复发率高,延长用药时间可减少复发。②临床也用于上消化道出血、反流性食管炎、卓-艾综合征等疾病的治疗。

(3)不良反应和用药监护:①中枢神经系统反应,以眩晕、头痛、乏力、嗜睡等常见,剂量过大时可有不安、幻觉、昏迷等,多见于老人及肝肾功能不全患者。②消化系统反应:可出现恶心、呕吐、腹胀、腹泻等。③造血系统反应:少数患者偶致粒细胞减少、血小板减少等,用药期间注意检查血常规。④对内分泌的影响具有抗雄激素作用,大量久用时,表现为男性患者乳房发育,女性患者溢乳等,临床应予以注意。⑤本品属酶抑制剂,能抑制细胞色素氧化酶的作用,从而减慢华法林、苯妥英钠、普萘洛尔、利多卡因、钙通道阻滞剂等多种药物代谢,使其药理作用和毒性增强,合用时应引起注意。

2.雷尼替丁

口服易吸收,服用后 0.5～1h 血药浓度达高峰,作用持续 8～12h,原形药及部分代谢产物经肾排出。

(1)作用和临床应用:本药对 H_2 受体的选择性比西咪替丁高,抗酸作用较强,为西咪替丁的 4~10 倍,具有速效、强效;长效和安全的特点。

临床用于胃溃疡及十二指肠溃疡的治疗,远期疗效较西咪替丁好,且复发率较低,对西咪替丁无效的患者,本品仍有效。

(2)不良反应和用药监护:不良反应少而轻,有眩晕、头痛、乏力等,偶见血小板减少、转氨酶升高及抗雄激素作用,停药后可恢复。对肝药酶抑制作用较西咪替丁弱。

3.法莫替丁

本品抑制胃酸分泌作用较强,其抑制胃酸分泌的强度是西咪替丁的 40~50 倍,雷尼替丁的 7~10 倍。显效快,作用持续时间长(12h 以上)。临床用于胃和十二指肠溃疡、应激性溃疡及反流性食管炎等疾病的治疗。

不良反应少,不抑制肝药酶,也无抗雄激素作用。

4.尼扎替丁、罗沙替丁和乙溴替丁

作用和临床应用与雷尼替丁相似。

(二)胆碱受体阻断药

1.哌仑西平

(1)作用和临床应用:能选择性阻断胃壁细胞上的 M_1 受体,抑制胃酸分泌;也可减少组胺和胃泌素等物质释放,间接减少胃酸的分泌;并具有解痉作用。每天服用 100~150mg,能显著抑制胃酸分泌,明显缓解溃疡症状。临床用于胃、十二指肠溃疡的治疗,疗效与西咪替丁相当。

(2)不良反应和用药监护:由于本品对唾液腺、平滑肌、眼、心脏等部位的 M 受体亲和力低,不易透过血脑屏障,故无中枢神经系统作用。主要不良反应有口干,视物模糊、心动过速等。食物可减少其吸收,宜餐前服用。

2.替仑西平

本品作用与哌仑西平相似,但抑制胃酸分泌作用强,是哌仑西平的 6 倍。口服易吸收,维持时间较长,$t_{1/2}$ 约 14h。适用于治疗胃、十二指肠溃疡,不良反应少而轻。

(三)胃泌素受体阻断药－丙谷胺

(1)作用和临床应用:本品化学结构与胃泌素相似,能竞争性阻断胃泌素受体,减少胃酸分泌,并具有保护胃黏膜和促进溃疡愈合的作用。适用于治疗消化性溃疡,但疗效不及 H_2 受体阻断药。

(2)不良反应和用药监护:偶有口干、腹胀、便秘、腹泻、失眠等。

(四)H^+-K^+-ATP 酶抑制药

胃液中 H+的最高浓度可达 150mmoL/L,比壁细胞质中 H^+ 浓度高约 300 万倍,这主要靠细胞膜上的质子泵,即 H^+-K^+-ATP 酶实现的。H^+-K^+-ATP 酶是一种镶嵌于细胞膜内的转运蛋白,具有转运 H^+、K^+ 和水解 ATP 的功能,将 H+逆浓度差转运到胃腔内。质子泵是各种因素引起胃酸分泌的最后通路,H^+-K^+-ATP 酶抑制药能选择性与胃壁细胞的 H^+-K^+-ATP 酶产生不可逆结合,使酶失活,起到抑制胃酸分泌作用,作用强大而持久。临床常用药物有奥美拉唑、兰索拉唑、泮托拉唑、雷贝拉唑和依索拉唑等。

1.奥美拉唑

奥美拉唑又名洛赛克。

(1)体内过程:口服易吸收,达峰时间 1~3h,血浆蛋白结合率高于 95%,主要分布于胃、十二指肠、肝、肾等脏器,肝内代谢,代谢产物主要经肾排泄。胃内食物充盈时可减少其吸收,故应餐前空腹服用。

(2)作用:①抑制胃酸分泌,本药为弱碱性物质,进入壁细胞分泌小管后,在酸性环境下转化为活性物质亚磺酰胺,并与 H^+-K^+-ATP 酶不可逆结合,使酶失活,从而起到抑制胃酸分泌作用。对正常人及溃疡患者的基础胃酸分泌及由组胺、五肽胃泌素等刺激引起的胃酸分泌均有明显抑制。在通常剂量(20~40mg/d)下,24h 抑制胃酸分泌有效率超过 90%,连续服用抑制胃酸分泌效应强于单次服用,大剂量甚至可使胃内 pH 升高至 7,是目前最强的抑酸药。由于抑制 H^+-K^+-ATP 酶的不可逆性,必须待新的 H^+-K^+-ATP 酶合成后,胃酸分泌才能恢复,因而具有长时间维持有效抑制胃酸分泌的作用。同时胃蛋白酶分泌也减少。②促进溃疡愈合由于抑制胃酸分泌,胃内 pH 升高,反馈性使胃黏膜中的 G 细胞分泌胃泌素,引起血浆中的胃泌素水平增高,从而增加胃黏膜血流量,促进胃黏膜生长,有利于溃疡愈合。③抑制幽门螺杆菌单用抑制幽门螺杆菌作用较弱,合并使用抗菌药物,能增强抗菌药对幽门螺杆菌的根除率。

(3)临床应用:①治疗消化性溃疡,可迅速控制症状,有效缓解疼痛,促进溃疡愈合。十二指肠溃疡治疗 2 周的愈合率为 70%,4 周的愈合率为 90%,6~8 周几乎全部愈合。在其他药物治疗无效时,本药仍能奏效。幽门螺杆菌阳性者,合用抗菌药物,可使转阴率达 90% 以上,明显降低复发率。②治疗反流性食管炎、卓-艾综合征、胃肠吻合部溃疡、上消化道出血等。

(4)不良反应和用药监护:①主要有口干、恶心、呕吐、腹胀、腹泻、便秘等胃肠反应及头痛、失眠、嗜睡等中枢神经系统反应,偶见皮疹、外周神经炎、血清转氨酶升高。②对肝药酶有抑制作用,与华法林、地西泮、苯妥英钠等药合用,可使上述药物体内代谢减慢。肝功能减退者慎用或减量。

2.兰索拉唑

本品为第二代质子泵抑制药。口服易吸收,抑制胃酸分泌作用和抗幽门螺杆菌作用较奥美拉唑强,升高血胃泌素、胃黏膜保护作用与奥美拉唑相似。主要用于消化性溃疡和反流性食管炎等胃酸相关疾病的治疗。

不良反应少而轻,主要是腹泻、头痛、恶心、皮疹等。

3.潘多拉唑、雷贝拉唑和依索拉唑

为第三代质子泵抑制药,具有抑制胃酸作用强、作用持续时间长、不良反应少等特点。主要用于消化性溃疡和反流性食管炎等胃酸相关疾病的治疗。

三、胃黏膜保护药

正常胃黏膜具有保护作用,包括黏膜上皮之间的紧密连接、上皮细胞的快速修复与再生、黏膜血流量,黏膜上皮细胞分泌的黏液、HCO_3^-、前列腺素、生长因子等。当胃黏膜防御功能受损时,可导致溃疡病发作。胃黏膜保护药是指能增强胃黏膜防御功能的药物。

(一)米索前列醇

米索前列醇又名喜克溃,为前列腺素 E 衍生物。口服吸收良好,血浆蛋白结合率 80%～90%,在胃、肠、肝、肾中浓度高于血液。

1.作用

(1)抑制胃酸分泌作用:对基础胃酸、组胺、五肽胃泌素等刺激引起的胃酸分泌均有抑制作用,且胃蛋白酶分泌也减少。

(2)细胞保护作用:低于抑制胃酸分泌剂量时,能促进胃黏膜分泌黏液和 HCO_3^- 盐;增强黏膜细胞对损伤因子的抵抗力;并具有增加胃黏膜血流量,促进胃黏膜受损上皮细胞的重建和增殖作用。

2.临床应用

临床主要适用于消化性溃疡、应激性溃疡及急性胃黏膜损伤出血等,尤其对非甾体消炎药所致消化性溃疡和胃出血有特效。

3.不良反应和用药监护

主要不良反应有腹泻、腹部不适、恶心、头痛、眩晕、子宫收缩等。孕妇及对前列腺素类过敏者禁用。

(二)恩前列素

本品为前列腺素 E_2 的衍生物,作用类似于米索前列醇。口服吸收良好,其特点是维持时间长,一次用药抑制胃酸作用可达 12h,并能抑制胃泌素释放,对长期服用奥美拉唑引起的高胃泌素血症,有明显减轻作用。

(三)枸橼酸铋钾

枸橼酸铋钾又名得乐。

1.作用

(1)胃黏膜保护作用:①本品难吸收,在酸性胃液中形成不溶性氧化铋胶体,附着于溃疡面,隔绝了胃酸、胃蛋白酶及食物对溃疡的刺激和侵蚀,从而起到保护胃黏膜作用;②促进胃黏膜合成前列腺素,增加胃黏液、HCO_3^- 盐分泌,及时消除过多的 H^+,阻止其对黏膜的损伤作用;③通过提高胃内 pH,与胃蛋白酶发生螯合作用,使其活性减弱或消失,有利于溃疡愈合。

(2)抑制幽门螺杆菌作用:具有抑制幽门螺杆菌作用,延缓其对抗菌药耐药性的产生。与抗菌药物合用有协同作用。

2.临床应用

主要用于胃、十二指肠溃疡及慢性胃炎的治疗,疗效与西咪替丁相似,且复发率较低。治疗幽门螺杆菌阳性感染,与抗菌药有协同作用。

3.不良反应和用药监护

(1)不良反应轻,偶有恶心、便秘、腹泻等。服药期间可使舌、粪染黑,口中可能有氨味。

(2)不宜与抗酸药、抑制胃酸分泌药同时使用。

(3)为避免铋在体内过量,不宜连续长期服用。肾功能不全者及孕妇禁用。

(四)硫糖铝

硫糖铝又名胃溃宁,是蔗糖硫酸酯的碱式铝盐。

1.作用

(1)附着作用:在酸性胃液中凝聚成糊状黏稠物,可附着于胃、十二指肠黏膜表面,与溃疡面的亲和力较强,附着尤为显著,是正常黏膜的6~7倍。

(2)保护胃黏膜作用:能刺激胃黏膜合成前列腺素,促进胃黏液和HCO_3^-的分泌,增强黏膜的屏障作用;能与胃蛋白酶和胆汁酸结合,减轻其对胃黏膜的损伤,促进溃疡愈合。

(3)抑制幽门螺杆菌作用:抑制幽门螺杆菌繁殖,使胃黏膜中的幽门螺杆菌密度降低,阻止幽门螺杆菌的蛋白酶、脂酶对胃黏膜的破坏。

2.临床应用

适用于消化性溃疡、慢性糜烂性胃炎、反流性食管炎等疾病治疗。

3.不良反应和用药监护

(1)不良反应少,有轻微便秘、口干等。

(2)本药在酸性环境中起保护胃、十二指肠黏膜的作用,故不宜与抗酸药、抑制胃酸分泌药、多酶片同时使用。

四、抗幽门螺杆菌药

幽门螺杆菌(Hp)寄居于胃及十二指肠的黏液层和黏膜细胞之间,对黏膜产生损伤作用,引发溃疡,且 Hp 阳性与溃疡病的复发有关。消除 Hp 能提高消化性溃疡的治愈率,降低复发率至6%以下。临床用于抗 Hp 的药物主要有四类:①抗生素,如阿莫西林、克拉霉素、庆大霉素、四环素等;②合成抗菌药,如呋喃唑酮、甲硝唑等;③铋制剂,如枸橼酸铋钾等;④H^+-K^+-ATP 酶抑制药,如奥美拉唑、兰索拉唑等。

为提高 Hp 根除率,减轻不良反应,临床多采取联合用药,以不同的类别组方成二联或三联疗法。目前临床上比较理想的方案主要有以下几类。

(一)以铋制剂为核心的三联用药方案

枸橼酸铋钾 240mg+甲硝唑 400mg+阿莫西林 500mg,每日 2 次,疗程 2 周,根除率达80%~90%;也可以庆大霉素缓释剂代替阿莫西林、替硝唑代替甲硝唑,疗效相似。

(二)采用一种抑酸剂(H^+-K^+-ATP 酶抑制药或 H_2 受体阻断药)加两种抗生素的三联用药方案

(1)奥美拉唑 20mg(或兰索拉唑 30mg)+阿莫西林 1g+甲硝唑 0.4g,每日 2 次,疗程 2 周,根除率达 85%,缓解疼痛快,不良反应较少,患者用药依从性较好。

(2)雷尼替丁 150mg(每日 2 次)+甲硝唑 0.4g(每日 3 次)+阿莫西林 0.5g(每日 2 次),疗程 2 周,根除率达 85%,不良反应较少。

(三)枸橼酸铋雷尼替丁新型制剂

每 800mg 含雷尼替丁 300mg 和枸橼酸铋钾 240mg,每日 2 次,如合用阿莫西林 500mg,每日 4 次(或克拉霉素 250mg,每日 4 次),根除率可分别达 89%和 83%。

第三节 消化功能调节药

一、助消化药

助消化药多为消化液中主要成分或是促进消化液分泌的药物,有的药物能补偿消化液分泌的不足,促进对食物的消化,增强胃肠消化功能;有的药物则通过促进消化液的分泌或抑制肠道过度发酵而呈现助消化作用。主要用于消化不良或消化液分泌不足引起的消化功能减弱。

(一)稀盐酸

稀盐酸常用10%盐酸溶液。可增加胃内酸度和增强胃蛋白酶活性;尚可促进胰液和胆汁的分泌,并有助于钙和铁的吸收。主要用于各种胃酸缺乏症和消化不良等。常用量0.5~2.0mL/次,宜在饭前或饭时用水稀释后服用。服后用碱性液漱口,以保护牙齿。胃酸过多者禁用。

(二)胃蛋白酶

胃蛋白酶在胃酸环境中能使蛋白质水解为蛋白胨等物质。此酶在pH为2时活性最高,故常与稀盐酸同服。主要用于消化不良、病后恢复期消化功能减退及慢性萎缩性胃炎、胃癌等胃蛋白酶缺乏患者。本药不宜与碱性药物合用,以免影响疗效。

(三)胰酶

胰酶从猪、牛、羊的胰脏中提取,内含胰蛋白酶、胰淀粉酶和胰脂肪酶。在中性或弱碱性环境中活性较强,遇酸易破坏,故多与等量碳酸氢钠同服或制成肠溶片口服,而不宜与酸性药物同服。用于各种消化不良、食欲不振等,尤其适用于肝、胆、胰腺疾病所致消化功能减退。

(四)乳酶生

乳酶生(表飞鸣)为干燥的活乳酸杆菌制剂,在肠内能分解糖类生成乳酸,使肠内酸度增加,从而抑制腐败菌的生长繁殖,减少发酵、产气。用于消化不良、肠胀气及小儿饮食不当所致腹泻等。不宜与抗菌药、抗酸药及吸附剂合用,以免降低疗效。

二、止吐药

(一)甲氧氯普胺

甲氧氯普胺(胃复安,灭吐灵)能选择性的阻断中枢和外周D_2受体,从而产生止吐和增强胃及食管的蠕动作用,促进胃排空。临床上用于胃肠功能紊乱所致的呕吐及放射治疗、术后和药物引起的呕吐。不良反应有便秘、嗜睡、乏力、头晕等,大剂量或长期应用可引起锥体外系反应及高泌乳素血症;注射给药可致直立性低血压。

(二)多潘立酮

多潘立酮(吗丁啉)选择性阻断外周多巴胺受体,加强胃动力,能增加食管下段括约肌张力,防止胃食管反流;增强胃蠕动,扩张幽门,促进胃肠协调活动而止吐。临床用于治疗各种胃轻瘫、胃胀气、胃滞留、呕吐等,但对术后、麻醉引起的呕吐无效。不良反应包括头痛、促进催乳素释放及胃酸分泌。注射给药可致心律失常。不宜与抗胆碱药合用,以免减弱本药的作用。

婴儿及孕妇慎用。

(三)昂丹司琼

昂丹司琼(枢复宁)通过阻断外周及中枢的 $5-HL_3$ 受体发挥强大的止吐作用,对抗肿瘤药引起的呕吐止吐作用强大迅速,明显较甲氧氯普胺强,且无锥体外系反应。主要用于恶性肿瘤的化学治疗和放射治疗引起的呕吐,也可防止手术后恶心呕吐,对晕动症及阿扑吗啡所致的呕吐无效。不良反应可见头痛、头晕、便秘或腹泻等。对本药过敏者禁用,孕妇及哺乳妇女慎用。

同类药物还有格拉司琼、多拉司琼、托烷司琼。

三、泻药

泻药是一类能增加肠内水分、促进肠蠕动,软化粪便或润滑肠道,促使肠内容物排出的药物。

按其作用方式可分为容积性、接触性和润滑性泻药 3 类。

(一)渗透性泻药(容积性泻药)

1.硫酸镁

硫酸镁(泻盐)如采取不同的给药途径,可呈现不同的药理作用。口服给药可发挥导泻和利胆的局部作用。注射给药则呈抗惊厥及降压等全身作用。

(1)药理作用与临床应用:与给药途径有关。①导泻:大量口服在肠道难以被吸收,形成高渗盐溶液而阻止肠内水分吸收,扩张肠道,刺激肠壁,反射性引起肠蠕动而导泻。此外,镁盐通过刺激十二指肠,促进小肠和结肠的分泌和蠕动。一般空腹饮用,并大量饮水,$1\sim3h$ 即可排出稀便或水样便。主要用于药物或食物中毒时排出肠内毒物或与某些驱虫药合用以促进虫体排出,也用于急性便秘。②利胆:口服 33% 的硫酸镁溶液或用导管直接注入十二指肠内,能直接刺激十二指肠黏膜,引起胆总管括约肌松弛和胆囊收缩,促进胆汁排出,产生利胆作用。可用于慢性胆囊炎、胆石症及阻塞性黄疸等。③抗惊厥:注射硫酸镁后,Mg^{2+} 可引起中枢抑制和骨骼肌松弛而产生抗惊厥作用。本药可用于各种原因引起的惊厥,尤其对子痫引起的惊厥有较好疗效。④降压:用注射给药后,Mg^{2+} 可直接扩张外周血管,降低血压,且降压作用迅速。也可扩张冠状血管,增加心肌供血供氧。用于高血压危象或高血压脑病,也可用于急性心肌梗死的治疗。⑤消炎止痛:用 50% 硫酸镁溶液热敷患处可消炎止痛。

(2)不良反应和注意事项:①硫酸镁注射过量或静脉注射速度过快,可引起急性镁中毒,出现中枢抑制、腱反射消失、血压迅速下降、呼吸抑制等。一旦出现中毒症状应立即进行人工呼吸,并静脉注射钙盐解救。②硫酸镁用于导泻时可引起盆腔充血和失水,故孕妇、月经期妇女禁用;吸收后的 Mg^{2+} 主要经肾脏排泄,故肾功能不全者或老年患者应禁用或慎用。

2.硫酸钠

硫酸钠(芒硝)导泻作用及用法与硫酸镁相同,但作用较弱。临床多用于口服中枢抑制药中毒时的导泻。对肾功能不全者,用硫酸钠导泻较硫酸镁安全。

3.乳果糖

乳果糖口服不吸收,到结肠后被细菌分解成乳酸,刺激结肠局部渗出,引起粪便容积增加,加快肠蠕动而促进排便。乳酸还可抑制结肠对氨的吸收,所以有降血氨作用。

甘油和山梨醇有轻度刺激性导泻作用,直肠内给药后,很快起作用,适用于老年体弱和小儿便秘患者。

纤维素类包括蔬菜、水果中天然和半合成的多糖及纤维素衍生物,如甲基纤维素、羧甲基纤维素等不被肠道吸收,增加肠内容积并保持粪便湿软,有良好的通便作用。可防治功能性便秘。

(二)刺激性泻药(接触性泻药)

1.酚酞

酚酞(果导)口服后在碱性肠液中形成可溶性钠盐,刺激结肠黏膜,促进结肠蠕动,抑制水、钠吸收而起缓泻作用。本药约有 15％吸收后进入肝肠循环,故作用可维持 3～4d。适用于慢性便秘。不良反应轻微,高敏患者可发生皮炎等反应,偶尔致肠绞痛、紫癜,心、肺、肾损害;长期应用可致水、电解质丢失和结肠功能障碍。经肾脏排泄时在碱性尿液中呈红色,应事先告诉患者。

2.比沙可啶

比沙可啶(便塞停)作用及用途与酚酞基本相同,一般口服 6h 内,直肠给药 15～60min 起效。但刺激性较强,可致肠痉挛、直肠炎。孕妇慎用。

3.蒽醌类

蒽醌类:大黄(Rhubarb)、番泻叶等中药含有蒽醌苷类物质,可在肠道内分解释出蒽醌,刺激结肠推进性蠕动,4～8h 可排出软便或腹泻。丹蒽醌是游离的蒽醌,口服后 6～12h 排便。常用于急慢性便秘。

(三)润滑性泻药

液体石蜡为矿物油,口服不被肠道吸收,有润滑肠壁、软化粪便作用,使粪便易于排出。适用于年老体弱、高血压、痔疮及心衰患者的便秘。久服可妨碍脂溶性维生素及钙、磷吸收。不宜应用于婴幼儿。

此外,甘油、维生素等也有导泻作用。

四、止泻药

临床常用的止泻药有抑制肠蠕动药、保护肠黏膜免受刺激的收敛药和吸附药等。

(一)阿片类止泻药

地芬诺酯(苯乙哌啶)是人工合成的哌替啶衍生物,对肠道运动的影响与吗啡相似,能直接作用于肠道平滑肌,提高其张力,抑制肠蠕动,使肠内水分吸收增多而止泻。可用于急性功能性腹泻。不良反应轻而少见,大量、久服可成瘾。

洛哌丁胺(苯丁哌胺)的结构与地芬诺酯相似,其止泻作用更强、快且持久。另外可增加肛门括约肌张力,制止大便失禁和便急。适用于急性腹泻和慢性腹泻。不良反应轻微。

1 岁以下儿童禁用,孕妇及哺乳期妇女慎用。

(二)收敛性止泻药

鞣酸蛋白能与肠黏膜表面蛋白质结合,形成保护膜,减轻对黏膜的刺激,减少炎性渗出而起收敛止泻作用。适用于急性胃肠炎、非细菌性腹泻等。

(三)吸附性止泻药

药用炭(活性炭)为不溶性的微细粉末,能吸附肠内大量气体、毒物及细菌毒素等,防止毒物吸收并减弱刺激性肠蠕动而止泻。用于腹泻、胃肠胀气及服毒者解救。

(四)菌制剂

1.双歧三联活菌制剂

双歧三联活菌制剂(塔菲康)由双歧杆菌、嗜酸乳酸菌和粪链球菌组成的活菌制剂,用于肠道菌群失调及其他原因引起的腹泻。忌与抗菌药物同用,应避光,置干燥处低温(2~8℃)或冷暗处保存,送服水温不宜超过40℃。

2.多维乳酸菌散

多维乳酸菌散(妈咪爱)由乳酸菌培养物、活粪链球菌、枯草杆菌和维生素等组成,用于防治婴幼儿消化不良、肠道感染性腹泻、功能性便秘和新生儿黄疸。无明显不良反应,对抗生素有耐药性,合用抗生素可提高疗效。送服水温不宜超过40℃。

五、利胆药

利胆药是具有促进胆汁分泌或胆囊排空作用的药物。胆汁的基本成分是胆汁酸,胆汁酸的主要成分是胆酸、鹅去氧胆酸和去氢胆酸,占95%。

(一)熊去氧胆酸

熊去氧胆酸可降低胆汁中胆固醇含量,降低胆固醇在胆汁的相对浓度,促进胆固醇从解释表面溶解。另外,可减弱胆固醇降低时正常补偿的合成,抑制肠道吸收胆固醇。用于不宜手术治疗的胆固醇型胆结石,对胆囊炎、胆管炎也有效。

不良反应主要有腹泻,其次有少见的便秘、变态反应、头痛、头晕、胃痛、胰腺炎及心动过缓等。

(二)去氢胆酸

去氢胆酸系半合成的胆酸氧化的衍生物,可促进胆汁分泌,而固体成分并不增加,使胆汁变稀,发挥胆管内冲洗作用。对脂肪的消化吸收也有一定的促进作用。用于胆囊及胆管功能失调、胆汁郁积、慢性胆囊炎及胆石症。禁用于胆管梗阻和严重肝肾功能减退者。

(三)苯丙醇

苯丙醇(利胆醇)有促进胆汁分泌作用,利于泥沙样小结石排出。可促进消化,增加食欲,降低血胆固醇。用于胆囊炎、胆管感染、胆石症、胆管术后综合征和高胆固醇血症等。

第四节　治疗肝性脑病药

一、谷氨酸

肝昏迷多由血氨(NH_3)升高引起,谷氨酸能与血液中过多的氨结合成无害的谷氨酰胺,由尿液排出体外。用于血氨升高的肝性脑病,也可用于癫痫小发作。肾功能不全或无尿患者慎用;不宜与碱性药物合用;可减弱抗胆碱药的作用,不宜合用。

二、氨丁酸

氨丁酸（GABA）能与血氨结合生成尿素排出体外，并能促进大脑新陈代谢，恢复脑细胞功能。用于治疗各种类型的肝性脑病，也可用于尿毒症，癫痫、催眠药及煤气中毒等所致昏迷。对脑血管病引起的功能障碍（偏瘫、记忆障碍、语言障碍、儿童发育迟缓及精神幼稚症等）也有一定疗效。

三、果乳糖

果乳糖在肠道内分解成乳酸及其他有机酸，使肠腔呈酸性，从而抑制肠腔内产氨细菌的生长，使氨的生成减少。也可使已生成的氨与 H^+ 结合生成难以吸收的铵离子降低血氨。用于肝性脑病。此外，本品也可使肠内压升高，促进肠蠕动而导泻，用于慢性便秘的治疗。本品无毒性，偶有腹部不适、腹泻、腹胀等不良反应。与新霉素合用可增强疗效。

四、左旋多巴

左旋多巴进入脑组织后，转变为多巴胺和去甲肾上腺素，竞争对抗伪递质，使脑神经传导功能恢复而具有苏醒作用，但无肝功能改善作用。

不良反应有胃肠反应、直立性低血压、心律失常、精神改变等。应注意调整剂量，必要时停药。消化性溃疡、高血压、精神病、糖尿病、心律失常及闭角型青光眼患者禁用。

五、制剂及用法

胃蛋白酶粉剂：0.2～0.6g/次，3 次/d，饭前或饭时服。合剂：每 10mL 含胃蛋白酶 0.2～0.3g，稀盐酸 0.1mL，10mL/次，3 次/d，饭前服。

（1）胰酶：片剂，0.3～0.5g/次，3 次/d，饭前服。

（2）乳酶生：片剂，0.3～0.9g/次，3 次/d。

（3）干酵母：片剂，0.3～0.5g/次，3 次/d。

（4）氢氧化铝：凝胶，4～8mL/次，3 次/d，口服。

（5）碳酸钙：0.5～2.0g/次，3 次/d，口服。

（6）氧化镁 0.2～1.0g/次，3 次/d，口服。

（7）三硅酸镁：为氧化镁及二氧化硅的复合物，口服，0.3～0.9g/次，3 次/d。

（8）碳酸氢钠：片剂，用于制酸，0.3～1.0g/次，3 次/d。纠正酸中毒，轻者可口服，较重者可用 4%～5%碳酸氢钠注射液静脉滴注，0.25g/kg。

（9）西咪替丁：片剂，400mg/次，3 次/d，或 800mg，晚饭后服，1 次/d。注射剂：200mg/次，静脉滴注，1～2 次/d。

（10）盐酸雷尼替丁：片剂，150mg/次，2 次/d，或 300mg，晚饭后服，1 次/d，4～8 周为一疗程。注射剂：50mg/次。每 6～8h 肌内注射或静脉注射。

（11）法莫替丁：片剂，20mg/次，2 次/d，或 40mg，晚饭后服，1 次/d。注射剂：20mg/次，2 次/d，静脉滴注。

（12）尼扎替丁：胶囊，150mg/次，2 次/d，或 300mg，晚饭后服，1 次/d，4～8 周为一疗程。

（13）乙溴替丁：片剂，400mg/次或 800mg/次，1 次/d，睡前服用。

（14）哌仑西平：片剂，50mg/次，2 次/d，早、晚饭前 1.5h 服，疗程 4～6 周。严重者，可 50mg/次，3 次/d。

(15)奥美拉唑:片剂,20mg/次,1 次/d,疗程 2～4 周。治疗反流性食管炎,20～60mg/次, 1 次/d。卓-艾综合征,60mg/次,1 次/d。

(16)米索前列醇:片剂,口服,200μg/次,1 次/d。

(17)枸橼酸铋钾:片剂,120mg/次,4 次/d,餐前、睡前各 1 次。4～8 周一疗程。

(18)甲氧氯普胺:片剂,5～10mg/次,3 次/d,饭前 0.5h 服。注射剂 10～20mg/次,每日不 超过 0.5mg/kg,肌内注射。

(19)多潘立酮:片剂,10mg/次,饭前 15～30min 服,注射剂,8～10mg/次,3 次/d,肌内注 射或静脉滴注。

(20)阿扑吗啡:注射剂,皮下注射,2～5mg/次。极量:5mg/次。

(21)硫酸镁:粉剂,5～20mg/次,口服,同时应用大量温水。利胆时,2～5mg/次,3 次/d, 饭前口服、十二指肠引流,33%溶液 30～50mL,导入十二指肠。

(22)酚酞:片剂,50～200mg/次,睡前服。

(23)蓖麻油:油剂,10～20mL/次,睡前服。

(24)液体石蜡:油剂,15～30mL/次,睡前口服。

(25)甘油:栓剂,纳入肛门,成人,2.67g/次;儿童,1.33g/次。

(26)复方地芬诺酯:片剂,每片含盐酸地芬诺酯 2.5mg,硫酸阿托品 0.025mg,1～2 片/次, 3 次/d。

(27)洛哌丁胺:胶囊,2mg/次,3 次/d,首剂加倍。

(28)鞣酸蛋白:片剂,1～2g/次,3 次/d。

(29)次碳酸铋:片剂,0.3～1.0g/次,3 次/d。

(30)药用炭:片剂,1g/次,3 次/d。粉剂:1～3g/次,3 次/d。

(31)谷氨酸钠:粉剂,11.5g/次,以 5%葡萄糖注射液 750～1000mL 或 10%葡萄糖注射液 250～500mL 稀释后缓慢静脉滴注。一日量不超过 23g。

(32)氨丁酸:粉剂,1～4g/次,用 5%葡萄糖注射液 250～500mL 稀释后静脉滴注。

(33)果乳糖:糖浆剂(60%),30～40mL/次,2～3 次/d,口服。

(34)左旋多巴:注射剂,0.3～0.4g/d,以 5%葡萄糖注射液 500mL 稀释后静脉滴注或 5g 以生理盐水 100mL 稀释后鼻饲或灌肠。

第五节 作用于消化系统的中药

一、对胃肠运动有双向作用药

(一)白术

1.药理作用

白术对肠管具有双向调节作用,当肠管受乙酰胆碱作用而处在兴奋状态时,具有抑制作 用;受肾上腺素作用而处在抑制状态时,则又有兴奋作用,能使肠管活动恢复正常状态,还能使正常小肠张力提高,具有纠正胃肠运动减弱作用。

2.临床报道

(1)治小儿腹泻:土炒白术、麸炒山药各 200g,炒枣树皮、炒车前子各 200g,共为细末。周岁内每次服 0.5～1g;2～3 岁每服 2～3g;4～6 岁每服 4～6g,每日 3 次,饭前服,治疗 320 例。结果痊愈 259 例、好转 56 例、无效 5 例。

(2)治妇科术后便秘:生白术 60g,生地 30g,升麻 3g,每日 1 剂,连用 1～4 剂,治疗 50 例。结果疗效满意。

(二)枳实(枳壳)

1.药理作用

枳实与枳壳对胃肠平滑肌呈现既能兴奋胃肠,使蠕动增强,又有降低平滑肌张力和解痉作用的双重作用。此作用与机体机能状态和药物浓度有关,在清醒状态下对胃肠运动有兴奋作用,可促使胃肠收缩节律增加,肠鸣音脉冲幅度增大,小肠蠕动加强、加深;而实验动物离体肠平滑肌则呈现抑制效应,明显降低其张力;此外,枳实高浓度时能抑制肠子滑肌,而低浓度时则在短时间抑制后出现兴奋作用。

2.临床报道

(1)治胃下垂:①将枳实浸 24 小时后剪细,煮沸 1.5h,共煎 3 次,3 次滤液微火浓缩使成 66% 或 132% 浓度的煎剂。每日 3 次,每次 10～20mL,饭前 2 小时服。服药 15～45d,治疗 21 例。结果痊愈 8 例、好转 6 例、有效 6 例、无效 1 例。②枳实、蓖麻仁等量制成 10% 溶液,行离子透入疗法,每日 1 次,每次 10～20min,15 天为 1 个疗程,一般 2～3 疗程,治疗 18 例。结果痊愈 13 例、显著好转 2 例、好转 2 例、无效 1 例。治疗后多数患者之腹胀、腹痛.便秘、胃纳不佳,失眠、头昏、乏力等症状消失,体重有不同程度增加。

(2)治肝脾曲综合征:枳实 8g,厚朴 5g,生大黄 12g(后下),水煎服,每日 1 剂,连服 3 剂,治疗 57 例。结果痊愈 48 例、好转 5 例、无效 4 例。

(三)木香

1.药理作用

云木香水提液,挥发油及总生物碱对实验动物离体小肠呈轻度兴奋作用,继而使肠紧张性和节律性明显降低,大剂量可使肠肌完全抑制。其挥发油及生物碱能对抗乙酰胆碱、组胺和氯化钡对离体肠肌收缩作用。云木香对肠肌的解痉作用类似罂粟碱,有直接松弛作用。

2.临床报道

治胃肠胀气:100% 木香注射液 2mL 肌注,每日 2 次,儿童酌减,治疗消化不良、胃炎等疾病引起的胃肠胀气 29 例。结果总有效率为 93%。

(四)小茴香

1.药理作用

茴香油能促进胃肠蠕动和分泌,在腹胀气时排除气体、减轻疼痛,在兴奋后蠕动又降低,因此有助于缓解痉挛,减轻疼痛。

2.临床报道

治嵌闭性小肠疝:小茴香开水泡服,成人每次 15g,小儿减半。服药后 15min 许,患者自觉肠鸣、矢气、嗳气、腹股沟阴囊部肿物随即消失平复,疼痛骤然消除。若 15min 后未见上述反应,如法再用 1 次,半小时后无效者,必须手术。治疗 15 例(其中小儿 7 例,成人 8 例)。结果,除成人 2 例属大网膜嵌顿者无效外,其余 13 例均治愈。

(五)石膏

1.药理作用

石膏对离体小肠,小剂量时兴奋,大剂量时抑制,对在体小肠则能抑制肠内容物的输送。

2.临床报道

治小儿暑热泻:玉露散(生石膏、寒水石、滑石各 30g)加水 200mL 煎煮,取两次煎液混合,分数次饮服,轻者 24 小时服 1 剂;腹泻口渴严重者,24h 内服 2～3 剂。治疗 175 例。结果痊愈 155 例、好转 7 例、无效 13 例。本方用于症见口渴、尿黄及舌质红者效较佳,寒泻、脾虚泻忌用。药量宜大不宜小。2d 内无效改用他法,不可久服。

(六)老鹳草

1.药理作用

日本或尼泊尔老鹳草的水溶性提取物,有一定止泻作用。其煎剂或干燥提取物,都能抑制十二指肠和小肠的活动,并促进盲肠的逆蠕动,因而出现止泻作用。但剂量过大,则能促进大肠的蠕动而出现泻下作用。止泻的有效成分除鞣质外,似尚有使黏膜特别是大肠收敛的物质。

2.临床报道

治肠道感染:老鹳草制成 100％煎剂,每次 40mL,每日 2～3 次。或用老鹳草 100～150g,每日煎服 1 剂。治疗急慢性菌痢、急慢性肠炎、阿米巴痢疾等 114 例。结果痊愈 84 例、好转 20 例,总有效率达 91.22％。大多数患者服药后 2～3d,症状好转或消失。

(七)党参

药理作用:党参对胃肠运动节律性紊乱具有调整作用,能对抗应激引起的胃运动增加和胃排空加快。党参水煎剂对实验动物回肠具有兴奋和抑制两种不同作用。

(八)山楂

药理作用:山楂对胃肠功能具有一定调节作用,对活动亢进的十二指肠平滑肌呈抑制作用,而对松弛的胃平滑肌有轻度的增强收缩作用。

(九)厚朴

药理作用:厚朴碱能使在位小肠张力下降;煎剂对离体肠管及支气管平滑肌呈兴奋作用,大剂量则抑制。

(十)香薷

药理作用:香薷挥发油对离体回肠的自发运动具有抑制作用,能对抗组织胺、乙酰胆碱、氯化钡和蛋清所致的收缩作用,调节胃肠运动;同时又能增加胃肠蠕动。

(十一)肉桂

药理作用:桂皮油对胃肠有缓和的刺激作用,又能解除内脏平滑肌痉挛,缓解肠道痉挛性疼痛。

(十二)干姜

药理作用:干姜对消化道有轻度刺激作用,能使肠张力、节律及蠕动增加,有时继以降低。

(十三)薤白

药理作用:薤白对平滑肌的反应先是短暂兴奋,继而抑制。

(十四)肉豆蔻

药理作用:肉豆蔻有促进胃液分泌,增强肠蠕动的作用,但若用量过大则呈抑制作用。

(十五)红花

药理作用:红花煎剂对小肠有兴奋作用,又具解除肠管痉挛作用。

(十六)地榆

药理作用:地榆低浓度能使肠收缩减慢,高浓度则收缩加强,甚则呈痉挛状态。

(十七)虎杖

药理作用:虎杖对胃肠道的功能有调节作用。

(十八)白花蛇舌草

药理作用:白花蛇舌草对异常功能状态的肠管有一定的调整作用。

(十九)沙棘

药理作用:沙棘油能调节消化功能失调。

(二十)石斛

药理作用:石斛能促进胃液的分泌而助消化,至肠道则使其蠕动亢进而通便。但若用量增大,反使肠肌麻痹。

二、抑制胃肠运动药

(一)吴茱萸

1.药理作用

吴茱萸能抑制胃肠推进运动。显著减少蓖麻油、番泻叶引起的腹泻次数。

2.临床报道

治婴幼儿腹泻:吴茱萸、白术等份,研成粉末贮瓶备用。用时取 1~2g,以填平脐部为度,外加敷料胶布固定。2d 换 1 次,一般治疗 1~2 次。治疗 100 例。结果治愈 70 例、显效 14 例、无效 16 例。

(二)茯苓

1.药理作用

茯苓对消化道平滑肌有直接松弛作用,能使收缩幅度减少,张力下降。

2.临床报道

治婴幼儿秋季腹泻:用茯苓(研细过筛,炒后贮瓶备用)治疗,小于 1 岁每次 0.5g,1~2 岁每次均,每日 3 次,治疗 93 例。结果治愈 79 例、好转 8 例、无效 6 例。在控制症状,缩短病程方面优于西药对照组。

(三)当归

1.药理作用

当归能缓解肠肌痉挛;当归挥发油能明显对抗乙酰胆碱引起的平滑肌痉挛,尤其是其所含藁本内酯有较强的解痉作用。

2.临床报道

治胃脘痛:当归贝母苦参汤(当归 15~30g、贝母 10g,苦参 6~15g,加水 1500mL 煎至 500mL)每日 1 剂,分 3 次饭前服。郁火伤阴用川贝母;湿热中阻证、肝胃郁热证用象贝母;病势急迫者合芍药甘草汤;兼气滞加九香虫、甘松。治疗 180 例。结果痊愈 146 例、好转 32 例、无效 2 例。

(四)麻黄

1.药理作用

麻黄碱能抑制回肠纵肌的自发收缩。

2.临床报道

治小儿腹泻:麻黄 2~4g,前胡 4~8g,水煎后加白糖频服,每日 1 剂,治疗 138 例。结果治愈 126 例、其中 124 例服 1~2 剂即愈。

(五)白芍药

药理作用:芍药苷具有较好的解痉作用;芍药浸出液和芍药苷能直接作用于肠管平滑肌,对小肠具有抑制自发收缩,降低紧张性作用,对肠痉挛引起的腹痛有明显作用,其机制主要是通过刺激交感神经而对肠管起抑制作用。芍药苷与甘草之甲醇提取成分 FM10 表现有协同作用,对胃平滑肌也有抑制作用。

(六)甘草

药理作用:甘草煎剂、甘草浸膏、甘草苷、甘草苷元、FM100、异甘草苷等成分对离体十二指肠有明显抑制作用,能降低肠管紧张度,减少收缩幅度,解除肠痉挛,其中以甘草苷元的解痉作用最强。

(七)香附

药理作用:香附能松弛平滑肌,其乙醇提取物能使回肠松弛,并可抗乙酰胆碱、氯化钡和 5-HT 致肠肌痉挛的作用。

(八)陈皮

药理作用:陈皮煎剂和甲基橙皮苷对胃肠运动具有抑制作用,作用较弱,但较持久;还能拮抗由于毛果芸香碱或氯化钡引起的肠管痉挛性收缩。

(九)青皮

药理作用:青皮能抑制肠肌收缩,对毛果芸香碱、氯化钡或组织胺引起的离体肠管痉挛性收缩具有拮抗作用,亦能缓解由乙酰胆碱和毒扁豆碱所致在体胃肠痉挛,其作用机制与 M 及 α 受体有关。

(十)石菖蒲

药理作用:石菖蒲具有解痉作用,能缓解胃肠平滑肌的痉挛,以所含 α-细辛醚作用较强,β-细辛醚和 1-烯丙基-2、4、5-三甲氧基苯的解痉强度次之。

(十一)葛根

药理作用:葛根提取物对回肠有明显的松弛作用,其中大豆苷元亦有明显的罂粟碱样松弛平滑肌作用。

（十二）秦皮

药理作用：秦皮能抑制离体肠肌，表现为收缩幅度变小，弛缓期延长，频率减小。

（十三）细辛

药理作用：细辛挥发油能松弛组织胺，乙酰胆碱及氯化钡引起的离体回肠的痉挛。

（十四）银杏叶

药理作用：银杏叶提取物对平滑肌有解痉作用，能对抗组织胺、乙酰胆碱对回肠的致痉作用。

（十五）独活

药理作用：独活所含佛手苷等对回肠有明显的解痉作用，其中异虎耳草素、白芷素等能对抗十二指肠段痉挛。

（十六）白芷

药理作用：白芷能抑制肠的正常活动，使其收缩振幅变小，并随浓度的增加而抑制作用加强；并能拮抗乙酰胆碱、新斯的明、氯化钡等致肠肌出现的强直性收缩。

（十七）甘松

药理作用：甘松对胃肠道运动呈现抑制作用。

（十八）荆芥

药理作用：荆芥煎剂具有抑制肠肌收缩的作用。

（十九）薄荷

药理作用：薄荷醇对离体动物肠具有抑制作用；薄荷精油对离体小肠具有解痉作用。

（二十）黄芩

药理作用：黄芩有弛缓平滑肌作用，水煎酒沉液能抑制离体回肠运动，明显对抗乙酰胆碱所致回肠段强直性收缩。

（二十一）栀子

药理作用：栀子具有抑制胃运动作用。

（二十二）龙胆草

药理作用：藏龙胆水提取物能抑制十二指肠的自发收缩，并对抗乙酰胆碱、氯化钡及组胺引起的肠肌强直性收缩。

（二十三）青蒿

药理作用：青蒿素能抑制乙酰胆碱或组织胺引起的回肠收缩。

（二十四）升麻

药理作用：升麻能抑制肠管，松弛小肠平滑肌。

（二十五）川芎

药理作用：川芎浸膏大剂量能抑制离体小肠，对平滑肌有解痉作用。

（二十六）茜草

药理作用：茜草能对抗离体肠管的痉挛，有解痉作用。

（二十七）川贝母

药理作用：川贝母碱对实验动物离体及在位肠均有明显的松弛作用，其解痉作用类似罂粟碱,且不被新斯的明和氯化钡所对抗。

(二十八)款冬花

药理作用:款冬花对胃肠平滑肌有抑制作用。

(二十九)钩藤

药理作用:钩藤能舒张肠平滑肌,对抗组织胺引起的收缩。

(三十)前胡

药理作用:紫花前胡甲醇提取物能抑制乙酰胆碱及组织胺所致的小肠收缩。

(三十一)刺蒺藜

药理作用:刺蒺藜生物碱及水溶部分均能抑制小肠运动,与乙酰胆碱表现拮抗。

(三十二)槐花

药理作用:槐花具有解痉作用,所含槲皮素能降低肠平滑肌的张力,其解痉作用较芸香苷强 5 倍。

(三十三)山茱萸

药理作用:山茱萸对肠管痉挛有对抗作用。

(三十四)乌梅

药理作用:乌梅对实验动物的肠有抑制作用。

(三十五)儿茶

药理作用:儿茶溶液能抑制家兔的十二指肠和小肠的蠕动。

(三十六)徐长卿

药理作用:徐长卿能对抗氯化钡引起的豚鼠离体回肠的强烈收缩。

(三十七)佛手

药理作用:佛手对肠管平滑肌有抑制作用。

(三十八)阿魏

药理作用:阿魏具有直接松弛肠管平滑肌作用,能缓解乙酰胆碱、新斯的明引起的痉挛性收缩。

(三十九)巴豆

临床报道:治腹泻,①巴硫散(制巴豆霜 0.62g,生硫黄 1.24g)装胶囊,分 2 次饭后服,连续 1~30d。治疗 38 例慢性腹泻。结果基本痊愈 20 例、进步 13 例、无效 5 例,对于痉挛性结肠炎、黏液性结肠炎较为适宜。②黄蜡、巴豆各 30g,共捣如泥,做饼如铜钱大,贴敷脐部,用胶布固定,用热水袋热敷脐部早晚各 30min,日敷 1 次。共治疗 100 例。结果痊愈 82 例、好转 15 例、无效 3 例。

(四十)赤芍药

临床报道:治肝脾曲综合征,赤芍药 30g,川朴 25g,丹参 20g,每日 1 剂,水煎分 3 次服,连服 7d 为 1 个疗程,治疗 12 例。结果显效(服药 2 个疗程内症状消失,腹平透未见异常,观察 3 个月以上未复发)6 例、有效(服药 2 个疗程以上,症状明显好转,尚有轻微发作)5 例、无效 1 例。

三、促进胃肠运动药

(一)莱菔子

1.药理作用

莱菔子有增强离体回肠节律性收缩和抑制胃排空作用,从而有利于小肠消化;又能提高胃幽门部环行肌的紧张性和降低胃底部纵行肌的紧张性;同时还能明显对抗肾上腺素对离体回肠的抑制作用。

2.临床报道

(1)治便秘:①莱菔子用文火炒黄,每次 30~40g 温水送服,每日 2~3 次,治疗 60 岁以上老年性便秘 32 例。结果服药后 12h 以内排便者 20 例,12~24h 排便 9 例,超过 24h 仍不能自动排便者 3 例,总有效率为 90.6%。②用通幽灵(当归、莱菔子各 20g)治疗习惯性便秘 117 例。结果有效 110 例。一般 3~5d 后即可出现明显效果。疗效优于综合性药物对照组。

(2)治小儿中毒性肠麻痹:用莱荜蜜(莱菔子,荜澄茄研细备用,加蜜制成合剂)灌肠。三者用量分别为:小于 1 岁 9g、3g、50g;2~3 岁 15g、4g、100g;4~5 岁 18g、6g、120g;6~7 岁 20g、7g、150g。多数病例灌肠后 30min~2h 见效。本组最少 2 次,用药 2d,最多 7 次,用药 4d,治疗 56 例。结果治愈 48 例、有效 6 例、无效 2 例。

(二)紫苏

药理作用:紫苏所含紫苏酮能增加小肠推进力。

(三)生姜

药理作用:生姜能刺激消化道,增加肠张力、节律和蠕动,用于因肠道胀气或其他原因所致的肠绞痛,能兴奋小肠,促进活动,从而帮助消化。

(四)半夏

药理作用:半夏能显著增强肠道蠕动。

(五)高良姜

药理作用:高良姜挥发油能刺激胃壁神经,使消化机能亢进;亦能刺激肠壁血管,使之收缩。

(六)补骨脂

药理作用:补骨脂具有兴奋肠管作用。

(七)木香

药理作用:木香对胃肠有轻度刺激,并能促进蠕动及分泌,从而缓解胃肠气胀所致的腹痛。

(八)大腹皮

药理作用:大腹皮煎剂能加强肠管收缩,提高其紧张性。

(九)佩兰

药理作用:佩兰有刺激胃肠运动,促进胃内容物排空的作用。

(十)附子

药理作用:附子及乌头碱对实验动物的肠肌有收缩作用,其作用与兴奋迷走神经有关。

(十一)黄柏

药理作用:黄柏粉能增强动物离体肠管的收缩。

（十二）马齿苋

药理作用：马齿苋能使肠蠕动增加。

（十三）车前子

药理作用：车前子能促进肠管的运动。

（十四）牛黄

药理作用：牛黄所含 SMC 能收缩肠管平滑肌。

（十五）何首乌

药理作用：何首乌所含蒽醌类物质能促进肠管运动。

（十六）莪术

药理作用：莪术挥发油能直接兴奋胃肠道。

（十七）蒲黄

药理作用：蒲黄能增强离体肠管的节律性收缩。

（十八）威灵仙

药理作用：威灵仙能使实验动物的肠管兴奋。

（十九）瞿麦

药理作用：瞿麦煎剂有兴奋肠管的作用，能使肠管的紧张度上升。

（二十）麻黄根

药理作用：麻黄根对肠管平滑肌呈兴奋作用。

（二十一）陆英

药理作用：陆英具有促进胃肠功能恢复、增加食欲的作用。

（二十二）地耳草

药理作用：地耳草对肠的作用，低浓度能见节律性收缩加强，高浓度出现痉挛收缩。

四、镇吐药

（一）半夏

1.药理作用

姜油酮和姜烯酮的混合物具有镇吐作用。生姜汁和生姜浸膏也均能抑制呕吐。姜油能反射性地增加胃液分泌、胃肠蠕动，调整胃肠功能和健胃功能。

2.临床报道

治小儿呕吐：芦姜合剂（鲜芦根 30g，生姜 10g）每日 1 剂，治疗 20 例。结果疗效良好。

（三）干姜

药理作用：干姜浸膏能抑制实验性动物呕吐。

（四）吴茱萸

药理作用：吴茱萸有镇吐作用，与生姜合用能延长呕吐潜伏期，有协同作用。

（五）连翘

药理作用：连翘能抑制延脑催吐化学感受区而具镇吐作用，能使呕吐潜伏期延长，呕吐次数减少。

（六）地榆

药理作用：地榆具有镇吐作用，能使因静注洋地黄引起的呕吐次数减少。

五、催吐药

（一）瓜蒂

药理作用：瓜蒂具有较强催吐作用，其原理是由于刺激胃黏膜，反射性地引起呕吐中枢兴奋所致。

（二）常山

药理作用：常山碱具有催吐作用。

（三）胆矾

药理作用：胆矾有催吐作用。

（四）明矾

药理作用：明矾能刺激胃黏膜，有催吐作用。

六、泻下通便药

（一）大黄

1.药理作用

大黄具有显著的致泻作用，引起致泻的主要成分是结合型蒽苷，其中以番泻苷 A 作用最强，其机制为结合状态的蒽苷抵达大肠，在肠内细菌酶作用下，水解成游离的苷元，刺激肠黏膜，兴奋肠平滑肌上的 M—受体，使肠蠕动增加，同时苷元又能阻断 Na^+ 从肠腔转运至细胞内，使肠腔内渗透压增高，保留大量水分，使肠内容物容积扩大，机械刺激肠壁促使肠蠕动增强而致泻。另外部分蒽苷自小肠吸收，在体内还原成蒽酮，经血流或胆汁运输至大肠而发挥泻下作用。

2.临床报道

(1)治肠梗阻：①生大黄粉每次 9g（老幼减半）每日 2 次，冲服或胃管注入。共治 44 例。结果 44 例均有效。其中 4 例加用食物油，1 例加用木香粉 3g，1 例 24h 后改服甘遂片0.5g，10 例配合胃肠减压。②生大黄 15g 研细末，糯米 50g 炒至微黄后研末，两药混匀并加入蜂蜜100g，调成糊状，成人 1 次顿服，儿童可 1 次顿服或数次分服，药后 4～10h 开始腹泻。共治疗不完全性肠梗阻 30 例。结果均获临床治愈，观察 1 周无复发。

(2)治中毒性肠麻痹：在治疗原发病的基础上，生大黄用开水 50～100mL 浸泡，待水温约37℃时行直肠灌注，保留 10～20min，每日 2～3 次。共治疗小儿中毒性肠麻痹 50 例。结果痊愈 42 例、好转 6 例、无效 2 例。多数在 0.5～2h 内见效，1～3d 大便通畅。

(3)治蛔虫性肠梗阻：乌黄姜蜜饮（大黄、乌梅各 30g，干姜 20g，蜂蜜 100g，先将干姜、乌梅用清水 300mL 煎 10min 左右，再将大黄、蜂蜜入煎 2～3min）少量频频喂服。呕吐剧烈者，可经胃管灌入，每次 50mL，每隔 2h 1 次，6h 未好转者，可由肛门灌肠。腹痛剧烈者可予阿托品皮下注射；中度以上脱水者可输液。治疗 80 例。结果，除 1 例转手术治疗外，其余均在6～48h内排虫排便，其中 6～24h 解除肠梗阻 56 例。患者均在 3～5d 痊愈出院。

（二）芒硝

1.药理作用

芒硝所含硫酸钠，内服水解后，产生大量硫酸根离子，不易被肠黏膜吸收，滞留于肠腔使肠腔处于高渗状态,阻滞肠腔内水分吸收,甚至使体内水分入肠腔致使肠内容物容积扩大,机械性刺激肠壁,反射性引起肠蠕动增加而致泻,同时硫酸钠本身也可刺激肠黏膜,使其蠕动作用增加,一般于服药后4~6h排出稀便。

2.临床报道

治粘连性肠梗阻:取鲜萝卜5000g,切成细丝,加芒硝500g,甘草15g,用水煎至1000mL,纱布过滤。患者行胃肠减压后,自胃管注入本药200mL,夹管2h,再灌入200mL,如法直至梗阻解除。必要时配合肥皂水灌肠或甘油栓肛门塞入。小儿用量每公斤体重5mL,每日2~3次。经灌1~4次,个别7次。治疗50例。结果,腹痛呕吐停止、肠道通畅者47例,中转手术2例,死亡1例。

3.注意事项

芒硝的泻下速度与饮水量多少有关,饮水量多,则泻下作用快。芒硝对小肠也有作用,使小肠蠕动增加,肠内容物急速通过小肠,影响小肠对营养物质的吸收。

(三)番泻叶

1.药理作用

番泻叶所含番泻苷C与A具有明显泻下作用。番泻苷C在大肠内主要通过肠内细菌的作用生成芦荟大黄素蒽酮与大黄酸蒽酮而起作用。

2.临床报道

(1)治便秘:番泻叶3~10g,将约80℃的开水200mL浸泡5~10min,1次温服,治疗137例(其中高血压便秘4例,心脏病便秘7例,产后便秘9例,手术后便秘44例,其他42例)。结果痊愈90例、显效30例、好转12例、无效5例(包括2例直肠癌后期患者)。

(2)治急性农药中毒:在用西药的基础上,用番泻叶30g,开水冲泡或煮沸3min,取汁500mL,待温经胃管灌入,在8~24h内灌入或口服甘草绿豆汤(甘草30g,加水300mL,煮沸3~5min,分次取汁与绿豆250g加水150mL,煮沸20min,开始取汁混合频服,绿豆可频煎频服)连服3d,高热39℃以上用西药无效时,用安宫牛黄丸1粒化水灌入。结果治疗组均治愈,单用西药对照组治愈17例,死亡3例。

(3)X线术前清洁肠道:番泻叶10~15g,开水冲泡2次,于术前1天晚上服用,经用100例。结果,一、二、三类照片分别为61、37及2例,优于2次肥皂水清肠。

(四)巴豆

1.药理作用

巴豆在肠内能刺激肠黏膜,增加分泌,促进蠕动,0.5~3h内产生剧烈腹泻。巴豆燃烟吸入后,通过B超、胃肠钡透,观察胃窦部气体反射情况以及胃排出钡剂速度,证实其能促进胃肠蠕动,消除胃肠道积气。

2.临床报道

(1)治肠梗阻:巴豆去壳,去净油质,用龙眼肉或荔枝肉包吞,每次0.5~1g,治疗12例。结果,10例在服后2~3h即解水样便数次,梗阻随即解除;2例于服药6h后仍未排便,转手术治疗。

(2)治急腹症手术后胃肠功能紊乱:巴豆40mg,大黄粉600mg,赤芍、木香各300mg,共为细末,分装 3 个 1 号胶囊,为 1 次量,于术后 42h 服用 1 次,治疗 60 例。结果,本品有明显通下作用,可增强胃肠蠕动,对术后胃肠功能恢复有明显的促进作用,与对照组比较有显著性差异($P<0.001$)。还用于急性肠梗阻、胆道蛔虫症、急性胆道感染等疾病。

(五)甘遂

1.药理作用

甘遂具有刺激肠管,增加肠蠕动,从而产生泻下作用。

2.临床报道

治肠梗阻:甘遂黄硝散(甘遂面 0.9g,生大黄面 0.6g,芒硝 0.3g)用沸水 20mL 冲化后自胃管注入或口服,2h 后迫加 1 次,以后 4~6h 1 次,日限 4 次,治疗肠梗阻 248 例。结果治愈 226 例、无效 22 例。经本法治疗 72h 不见好转者改为手术治疗。本法禁用于绞窄性肠梗阻、孕产妇之急腹症。

(六)蒲公英

1.药理作用

蒲公英有缓泻作用。

2.临床报道

治小儿热性便秘:蒲公英 60~90g,每日 1 剂顿服,治疗 30 例。结果全部治愈,其中服药 3 剂 4 例,5 剂 18 例,9 剂 8 例。

(七)郁李仁

药理作用:郁李仁水提取物能促进小肠蠕动,具有缓泻作用。

(八)火麻仁

药理作用:火麻仁所含脂肪油在肠中遇碱性肠液后产生脂肪酸刺激肠壁,使分泌增多,蠕动增速而有缓下作用。

(九)杏仁

药理作用:苦杏仁质润多油,其所含脂肪油能润肠通便。

(十)桃仁

药理作用:桃仁含有 45% 的脂肪油,能提高肠内容物对黏膜的润滑性,从而促使排便,表现为缓泻作用。

(十一)柏子仁

药理作用:柏子仁含有大量脂肪油而有润肠通便作用。

(十二)胡桃仁

药理作用:胡桃仁含 40%~50% 脂肪油,有润肠通便作用。

(十三)何首乌

药理作用:何首乌具有泻下作用,何首乌浸膏和所含蒽醌衍生物能促进肠蠕动而有轻度泻下作用。

(十四)决明子

药理作用:决明子有泻下作用。

(十五)瓜蒌皮

药理作用:瓜蒌皮含致泻物质,有泻下作用,但作用较弱。

(十六)芫花

药理作用:芫花煎剂、水浸剂或醇浸剂均能兴奋小肠,使肠蠕动增加而致泻。

(十七)牵牛子

药理作用:牵牛子对离体肠管有兴奋作用,所含牵牛子苷在肠内遇胆汁及肠液,能分解出牵牛子素,刺激肠道,增强蠕动,产生强烈泻下作用。牵牛子的水、醇浸剂均能致泻,但经煎煮,即失去作用。

(十八)槟榔

药理作用:槟榔碱能兴奋 M 胆碱受体,能使胃肠平滑肌张力升高,增加肠蠕动,可致下泻。

(十九)芦荟

药理作用:芦荟所含蒽醌衍生物,在肠管中放出大黄素等,刺激大肠而有泻下作用。

(二十)轻粉

药理作用:轻粉所含甘汞在肠内遇碱及胆汁,小部分变成易溶的二价汞离子,能抑制肠壁细胞代谢与机能活动,阻碍肠中电解质与水分的吸收而导致泻下。

(二十一)硫黄

药理作用:硫黄内服后变为硫化物或硫化氢,刺激胃肠黏膜,使之兴奋蠕动,导致泻下。此过程需要有碱性环境、大肠埃希菌,特别是脂肪分解酶的存在。肠内容物中脂肪性物质较多时,易产生大量硫化氢而致泻。

(二十二)栀子

药理作用:栀子水提取物及京尼平苷有泻下作用。

(二十三)槐花

药理作用:槐花液能刺激肠腔黏膜,产生渗出液,而有缓下作用。

(二十四)桑白皮

药理作用:桑白皮有导泻作用。

(二十五)玄参

临床报道:治便秘,用增液汤(玄参 50g,麦冬 50g,生地 50～110g)治疗 50 例。结果显效(3d 以内恢复正常)41 例,有效(6d 以内恢复正常)9 例。

七、止泻药

(一)诃子

1.药理作用

诃子所含鞣质,主要为诃子酸,原阿子酸、没食子酸等,具有收敛止泻作用。

2.临床报道

治婴幼儿腹泻:诃子、防风、陈皮、麦芽各 5～10g,葛根、山楂各 5～20g,并随症加减,共治230 例。结果痊愈 227 例、无效 3 例。

(二)罂粟壳

药理作用:罂粟壳有止泻作用。

（三）赤石脂

药理作用：赤石脂所含硅酸铝有吸附和保护作用，能吸附消化道内的毒物，如磷、汞、细菌毒素、异常发酵产物及炎性渗出物，并能覆盖肠黏膜，具有吸着性止泻作用，能使肠胃黏膜的局部炎症得以缓解。

（四）金樱子

药理作用：金樱子有收敛作用，又能减少肠液分泌，故有止泻作用。

（五）车前子

临床报道：治小儿单纯性消化不良性腹泻，车前子炒焦研末口服，4 个月～2 周岁，每次 0.5～1g，每日 3～4 次，治疗 63 例。结果 53 例腹泻停止。

八、促消化药

（一）山楂

1.药理作用

山楂能增加胃消化酶的分泌，有助消化作用。其所含脂肪酶，能促使脂肪消化；并含有多种有机酸、维生素 C，能提高胃蛋白酶活性，促进蛋白的分解消化。

2.临床报道

（1）治小儿疳积：用焦山楂、炙鸡内金、苍术、陈皮等制成合剂，每次口服 10mL，每日 3 次，1 个月为 1 个疗程，治疗 54 例。结果显效 21 例、有效 24 例、无效 9 例。

（2）治婴幼儿腹泻：山楂糖浆每次 10～15mL，每日 3 次，同时结合禁食、补液、纠酸和对症处理，共治 212 例。结果，1～3d 痊愈 189 例，4～6d 痊愈 23 例。

（二）鸡内金

1.药理作用

鸡内金有良好的助消化作用，能使胃液分泌量增加，胃液酸度增高，胃运动机能明显增强，包括胃运动期延长及蠕动波增强，胃排空速率加快等。其增强消化力的作用较为迟缓但维持时间较久。其机制是由消化吸收后进入血液，兴奋胃壁的神经肌肉所致，亦与其所含胃激素促进胃分泌机能有关。

2.临床报道

治婴儿腹泻：鸡内金白术苹果糊（炙鸡内金 12g，白术 20g，炒黄，研末过筛；苹果 1 个连皮置瓦片上用武火煨烂后去皮核，取果肉 50g 捣烂，并与上药混合糊状），每次 15g，每日 4 次，治疗 45 例。结果痊愈 25 例、有效 14 例、无效 6 例。

（三）丁香

1.药理作用

丁香能缓解腹部气胀，增强消化力，减轻呕恶。丁香浸出液能刺激胃黏膜充血，胃酸分泌，其分泌的胃酸度高且消化力强，并能增强胃蛋白酶的分泌和活力，刺激胃肠蠕动，而促进消化。丁香油酚能使胃液分泌显著增加，而酸度不增强。丁香对功能失调的肠活动有调整作用，还能抑制药物所致的腹泻次数，作用显著。

2.临床报道

治小儿厌食症：用健胃灵糖浆（丁香、山药、陈皮）治疗 327 例。结果疗效明显 266 例、进步

47例、一般3例、无效11例。因脾胃功能紊乱而并见腹痛、泄泻、呕吐、腹胀、流涎等症均有不同程度的好转。

(四)六曲

药理作用:六曲含有多种酶类,能促进消化。

(五)麦芽

药理作用:麦芽含有消化酶及B族维生素,能助消化。麦芽煎剂对胃酸与胃蛋白酶的分泌有轻度促进作用。

(六)谷芽

药理作用:谷芽所含淀粉酶有促进淀粉消化的作用。

(七)陈皮

药理作用:陈皮具有助消化作用,其挥发油能促进胃液分泌;水煎物能使人唾液淀粉酶活性提高,有助于消化。

(八)青皮

药理作用:青皮能温和地刺激胃肠道,促进消化液分泌。

(九)槟榔

药理作用:槟榔能促使消化液分泌增加。

(十)佛手

药理作用:佛手能促使消化液的分泌。

(十一)紫苏

药理作用:紫苏能促使消化液分泌,增加胃肠蠕动。

(十二)藿香

药理作用:藿香所含挥发油能刺激胃黏膜,促进胃液分泌,能助消化。

(十三)砂仁

药理作用:砂仁能促进胃消化液的分泌。

(十四)白豆蔻

药理作用:白蔻仁可促进胃液分泌。

(十五)草豆蔻

药理作用:草豆蔻能增加胃液分泌。

(十六)生姜

药理作用:生姜能刺激胃液分泌,促进消化。

(十七)干姜

药理作用:干姜有健胃作用。

(十八)肉桂

药理作用:肉桂所含桂皮油能刺激嗅觉,促使唾液分泌,反射地促进胃机能;并能直接对胃黏膜有缓和的刺激作用,使分泌增加,蠕动增强,呈芳香性健胃作用。

(十九)吴茱萸

药理作用:吴茱萸所含挥发油具有芳香健胃作用,吴茱萸苦素则有苦味健胃作用。

(二十)高良姜

药理作用:高良姜所含挥发油能刺激胃壁神经,使消化机能亢进。

(二十一)乌药

药理作用:乌药能促进消化液分泌。

(二十二)荜茇

药理作用:荜茇有健胃作用。

(二十三)龙胆

药理作用:龙胆苦甙能促进胃液分泌,使游离酸增加,食前少量服用,有健胃作用。

(二十四)石菖蒲

药理作用:石菖蒲水煎剂能促进消化液分泌,制止胃肠的异常发酵。

(二十五)地榆

药理作用:地榆能显著增强对蛋白质的消化能力。

(二十六)金樱子

药理作用:金樱子能加强胃液分泌,促进消化。

(二十七)刺梨

药理作用:刺梨有健胃消食作用,能增强食欲。

(二十八)马钱子

药理作用:马钱子有苦味健胃作用。

(二十九)蟾蜍

临床报道:治小儿疳积,蟾蜍1只,去内脏,剥皮;鸡肝1叶,划开,将砂仁0.1g均匀撒在肝叶内,再一同放入蟾蜍内,用鲜荷叶包好,将其焙干至焦香,立即将放有少量白糖的醋喷在上面,使其酥脆,分3次吃完,一般服6~14d,治疗100例。结果治愈91例,好转9例。

九、抗溃疡药

(一)白芍药

1.药理作用

芍药对应激性溃疡有预防作用。

2.临床报道

治胃及十二指肠溃疡,芍甘冰胡散(白芍200g,甘草150g,冰片15g,白胡椒20g,共研细末)每次5g,每日3次,饭前30分钟口服,连服2月后复查,未愈者服第2疗程,治疗105例。结果痊愈86例、显效15例、无效4例。

(二)甘草

1.药理作用

甘草及甘草次酸、甘草苷、甘草苷元、异甘草苷和FM100都能抑制实验动物消化性溃疡,其抗溃疡机制是多方面的,主要是通过抑制磷酸二酯酶活性,增加胃黏膜细胞的 cAMP 含量而抑制胃酸分泌和通过对盐酸的吸着作用降低胃液酸度,促进溃疡愈合。其水提取物能增加胃黏膜细胞的己糖胺成分,保护胃黏膜使之不受损害。

2.临床报道

治胃及十二指肠溃疡:生胃酮(甘草次酸的水溶性衍生物,即甘草次酸琥珀酸半酯二钠盐,每粒 50mg)口服,胃溃疡者第 1 周 1 次 2 粒,第 8 天开始每次 1 粒,每日 3 次;球部溃疡每次 1 粒,每日 4 次。均以 20d 为 1 疗程。1 个疗程后经胃镜检查,不愈者再服,最长不超过 60d,共治疗 60 例,治愈率 68.33%,总有效率 98.33%。有 20 例发生水肿、高血压、低血钾等不良反应。

(三)黄芪

1.药理作用

黄芪能降低胃液与胃酸的分泌量,预防实验动物溃疡的发生。

2.临床报道

治胃及十二指肠溃疡:①黄芪注射液,肌内注射,每次 2mL(含生药 2 g),每日 2 次,治疗 73 例(其中胃溃疡18例,十二指肠球部溃疡51例,复合性溃疡4例)。结果,用药 1 周后,各主要症状均有不同程度改善,1 个月后 X 线复查 38 例,病灶愈合 13 例,好转 15 例,无效 10 例。②黄芪 12g、桂枝 12g、白芍 2g 等,每日 1 剂,水煎服,治疗 43 例。结果,用药 25～53d 后,治愈 22 例,好转 17 例,无效 4 例。③胃痛灵糖浆(生黄芪 105g、白头翁 210g、蜂蜜 280g,制成糖浆)每次 20mL,每日 3 次,饭前热开水冲服,3 个月为 1 个疗程,治疗 147 例。结果痊愈 51 例、好转 84 例、无效 12 例。

(四)生姜

1.药理作用

生姜能降低应激性刺激所致的胃黏膜损伤。

2.临床报道

治胃及十二指肠溃疡:鲜生姜 50g,洗净切碎,加水 300mL,煎 30min,每日 3 次,2d 服完。治疗数 10 例,对改善症状有较好效果,服药后能使疼痛减轻或消失,随之泛酸、饥饿感也见好转,便秘及黑粪转为正常,食欲增加,但多不能根治,常易复发,一部分患者能遗留下较长的胃部堵塞感。

(五)蒲公英

1.药理作用

蒲公英具有抗溃疡作用,其机制一方面是通过改善血液流变学和微循环,增加胃的血供;另一方面又能提高溃疡模型动物胃组织内 PGE_2 含量,以抵抗坏死性物质对胃黏膜的损伤。

2.临床报道

(1)治消化性溃疡:蒲公英 20g 为末,用开水冲泡代茶饮,1 个月为 1 个疗程。共治疗 91 例。结果治愈(服药 2 个月后溃疡面愈合,胃黏膜正常)51 例、好转(症状消失,溃疡面缩小)35 例、无效 5 例。

(2)治胃痛:蒲公英 20～30g,丹参、白芍各 15～30g,甘草 10～30g,为基本方,辨证加减,病症为慢性胃炎及消化性溃疡等,病程 4～31d,属脾胃虚寒型 37 例,肝胃郁热型 148 例。结果显效 139 例、好转 41 例、无效 5 例。

(六)黄连

1.药理作用

黄连及其所含小檗碱有明显的抗应激性溃疡及抑制胃液分泌的作用。

2.临床报道

治非特异性溃疡性直肠炎:清肠护膜汤(黄连 3g,明矾 2g,马勃 5g,鸡子黄 1 枚),每剂水煎 2 次,每次取汁约 100mL,以甘油灌肠器作保留灌肠。灌肠后卧床休息约 2h,卧床体位一般以药液尽可能浸渍创面为好,便后给药尤佳,治疗 20 例。结果痊愈 18 例、好转 2 例,疗程 10～30d。

(七)白及

1.药理作用

白及的黏性在胃中能形成胶状膜,对实验性胃、十二指肠穿孔具有治疗作用。白及煎剂能明显减轻由盐酸引起的胃黏膜损伤,刺激胃黏膜合成和释放内源性前列腺素,对胃黏膜具有保护作用。

2.临床报道

(1)治胃、十二指肠溃疡:①白及、枳实各 6g,每日 1 剂,浓煎 3 次,混合取汁 150mL,空腹时用 50mL,兑服呋喃唑酮 0.15g,每日 3 次,5d 后改服呋喃唑酮 0.1g,每日 3 次,再服 5d,服药后应按不同溃疡部位采取不同卧位,以便药汁浸渍溃疡部位,治疗 45 例。结果近期有效 40 例、无效 5 例。有效者 5 年以上未复发者 28 例,5 年以内未发病者 12 例。认为本方有止痛止血效果好、溃疡愈合快、复发率低不良反应小等优点。②用益胃病(由白及、香附、五灵脂等配成的胶囊)治疗 183 例。结果,胃溃疡 42 处,治愈 38 处,好转 3 处,无效 1 处,平均治愈天数为 42.42d;十二指肠球部溃疡 103 处,治愈 78 处,好转 23 处,无效 2 处,平均治愈天数为 39.01d;消化道出血 24 例,治愈 14 例,好转 4 例,无效 6 例,平均治愈天数为 10.33d;口腔溃疡 33 例,治愈 12 例,好转 7 例,无效 14 例;糜烂性胃炎 8 例,治愈 6 例,好转 2 例。

(2)治溃疡性结肠炎:用白及粉 15g,与中药汤剂(寒湿用桂枝、艾叶炭各 15g;湿热用槐花、地榆各 20g)200mL 混合,待温 38℃时保留灌肠,使在肠内保留 2h 以上,每日 1 次,3 周为 1 疗程,疗程间隔 1 周,治疗 6 例。结果全部治愈,平均为 2.15 个疗程,未发现不良反应。

(八)陈皮

1.药理作用

陈皮所含甲基橙皮苷能明显抑制溃疡的发生,并能抑制胃液分泌增多。

2.临床报道

治溃疡性结肠炎:陈荷散(陈皮 5g,干荷叶 10g、砂仁 2g)每日 2 剂,早晚各 1 剂开水泡服。治疗 30 例。结果治愈 17 例、显效 6 例、好转 4 例、无效 3 例。

(九)猴头菇

1.药理作用

猴头菇能增强胃黏膜屏障机能,有促进溃疡愈合、炎症消退作用。

2.临床报道

治慢性萎缩性胃炎:用猴头菇浸膏片治疗 50 例,结果,上腹痛减轻 63%,腹胀减轻 47.6%,

萎缩程度减轻 34.78%,肠化程度减轻 55.56%,不典型增生程度减轻 50%.胃黏膜炎症浸润程度减轻 58.33%。

(十)红参

药理作用:红参甲醇提取物能抑制胃酸分泌亢进和拮抗胃黏膜血流障碍而有抗溃疡作用。

(十一)党参

药理作用:党参具有抗胃黏膜损伤和胃溃疡的作用。党参的正丁醇提取物对应激性和药物性胃溃疡具有明显的预防保护作用,对药物引起的肠胃部黏膜 PGE_2 和氨基己糖含量减少有明显对抗作用,同时对胃酸分泌有明显抑制作用,能降低胃液分泌量,总酸度和总酸排出量,说明能通过抑制胃酸分泌,促进胃黏液合成,增强胃黏液碳酸氢盐屏障作用,从而达到抑制胃酸和保护胃黏膜;此外,党参酒提物中分离的水溶性部位,对胃黏膜也有保护作用。

(十二)沙参

药理作用:北沙参多糖对应激型、幽门结扎型溃疡模型均有明显的保护作用,其抗溃疡作用与抑制胃酸增多、增加前列腺素 E 有关。

(十三)鹿茸

药理作用:鹿茸多糖对多种实验性胃溃疡有保护作用。

(十四)白术

药理作用:白术甲醇提取物能抗水应激型溃疡,白术丙酮提取物能抗应激型、盐酸-乙醇型溃疡。对幽门结扎后动物胃液分析显示,能抑制胃液、胃酸及胃蛋白酶的分泌量,抑制胃蛋白酶活性,降低胃液酸度,但升高胃液 pH。

(十五)茯苓

药理作用:茯苓对胃溃疡有抑制作用,能减少胃液分泌。

(十六)半夏

药理作用:半夏能显著抑制胃液分泌,降低胃液酸度,抑制应激性溃疡的发生。

(十七)丁香

药理作用:丁香水提取物对应激溃疡、醚提物对诱发溃疡、水提物对胃黏膜损伤均有较好的保护作用。

(十八)肉桂

药理作用:肉桂水提取物能抑制水应激性,乙醇诱导性、5-羟色胺诱导性溃疡,能降低幽门结扎动物的胃液分泌及减少胃蛋白酶含量,能增加胃黏膜的血流量,体外能刺激前列腺素 PGE_2 的生物合成,保护胃黏膜,抑制损伤,但对阿司匹林诱导的溃疡抑制较轻。

(十九)干姜

药理作用:干姜对应激性溃疡具有抑制作用。

(二十)吴茱萸

药理作用:吴茱萸水煎液具有抗盐酸性和吲哚美辛加乙醇性胃溃疡作用,对水应激性和结扎幽门性胃溃疡也有抑制作用。

(二十一)栀子

药理作用:栀子所含京尼平能减少胃液及胃酸的分泌。

(二十二)牡丹皮

药理作用:牡丹皮能抑制胃液分泌,防止应激性胃溃疡。

(二十三)柴胡

药理作用:柴胡粗皂苷有防治胃溃疡的作用,并有对抗肠道平滑肌痉挛的作用。

(二十四)厚朴

药理作用:厚朴酚对应激性溃疡有显著的保护作用,能预防应激性溃疡出血。厚朴乙醇提取物对 HCI-乙醇胃黏膜(损伤)溃疡呈显著抑制作用。其抗溃疡机制是通过中枢抑制而产生。

(二十五)延胡索

药理作用:延胡索能抑制胃液分泌,对实验性胃溃疡有保护作用。

(二十六)乳香

药理作用:乳香能明显减轻阿司匹林、保泰松、利血平所致胃黏膜损伤及应激性胃黏膜损伤,降低幽门结扎性溃疡指数及胃液游离酸度。

(二十七)前胡

药理作用:紫花前胡甲醇提取物能抑制应激性溃疡的发生与恶化。对炎症初期的血管通透性升高具有抑制作用。

(二十八)桔梗

药理作用:桔梗皂苷具有抑制胃酸分泌及抗消化性溃疡的作用。能使胃酸分泌减少,胃蛋白酶活性部分受到抑制,其抑制作用与阿托品相似,剂量加大后可完全抑制胃酸分泌和溃疡发生。

(二十九)车前草

药理作用:从车前草分离出来的车前果胶具有抗胃溃疡的作用。对胃液分泌有兴奋作用。

(三十)独活

药理作用:独活所含呋喃香豆精化合物有抗胃溃疡作用。

(三十一)乌贼骨

药理作用:乌贼骨有中和胃酸的作用。能在溃疡面上形成一层保护膜,使出血趋于凝结,从而促进溃疡面炎症吸收,止血,减轻疼痛,起到抗溃疡的作用。

(三十二)牡蛎

药理作用:牡蛎有治疗实验性溃疡和防止胃溃疡的发生作用,并能抑制胃游离酸和总酸的分泌。

(三十三)沙棘

药理作用:沙棘油有保护及加速修复胃黏膜的能力。

(三十四)陇马陆

药理作用:陇马陆有中和胃酸、抑制胃酸分泌、促进溃疡愈合作用,所含的卵磷脂等多种成分对胃黏膜具有一定的保护作用。

(三十五)莪术

临床报道:治消化性溃疡,用胃灵(以莪术油有效成分的单味胶丸)治疗 30 例。疗程为 2

个月。结果显效 14 例、有效 15 例、无效 1 例。

(三十六)蒲黄

临床报道:治特发性溃疡性肠炎,蒲黄水溶部分口服液,每次 15mL,每日 2 次,口服,或灌肠液 100～150mL 灌肠,每日 1 次,共治疗 36 例,结果临床痊愈 17 例、显效 9 例、进步 8 例、无效 2 例。

(三十七)石膏

临床报道:治慢性溃疡性结肠炎,生石膏 100g,云南白药 2g,2%普鲁卡因 20mL,加温开水 250mL,搅匀。溃疡性直肠炎。乙状结肠炎者取左侧位,病变在乙状结肠以上者,取右侧卧位,用 25～28 号肛管插入肛门,深达 15～30cm,低压缓慢灌入,灌后将臀部垫高,左右俯卧位交替 1～2 次,至少半小时,7～10d 为 1 个疗程,疗程间隔 4d,治疗 100 例。结果疗效显著者 59 例、良好 28 例、尚可 10 例、无效 3 例。

(三十八)阿胶

临床报道:治慢性溃疡性结肠炎,用阿胶栓治疗,每日大便后上药 1 次,7～10d 为 1 个疗程,共治疗 200 例。结果显效 118 例、有效 76 例、无效 6 例。

(三十九)鸦胆子

临床报道:治溃疡性结肠炎,鸦胆子乳剂 50mL,加 0.9%生理盐水 50mL,保留灌肠,每晚睡前 1 次,15d 为 1 个疗程,治疗 23 例。结果痊愈 15 例、有效 7 效、无效 1 例。

十、降酶保肝药

(一)茵陈蒿

1.药理作用

茵陈蒿煎剂能减轻肝损害程度。使肝细胞肿胀、气球样变、脂变及坏死减轻,肝细胞内蓄积的糖原及核糖核酸含量有所恢复或接近正常,血清谷－丙转氨酶活性显著下降。并能抑制 β－葡萄糖醛酸酶的活性,使葡萄糖醛酸不被分解,从而加强其在肝脏中的解毒能力。

2.临床报道

治急性黄疸型病毒性肝炎:茜茵糖浆(茜草、茵陈、怀山药各 20g,甘草 15g)煎服,每日 1 剂,10d 为 1 个疗程,经 1～3 个疗程,治疗 68 例。结果临床治愈 58 例、好转 8 例、无效 2 例。

(二)大黄

1.药理作用

大黄能使血清谷丙转氨酶活性明显下降,肝细胞肿胀、变性、坏死程度明显减轻。其作用与所具利胆、抗炎、解毒作用有关。

2.临床报道

(1)治急性黄疸型肝炎:生大黄 50g,煎汤 200mL,顿服,每日 1 次,6d 为 1 疗程,共治疗 80 例。结果,肝功能恢复正常 65 例,小于 1 月内临床治愈 11 例,1 个月以上肝功能未恢复正常 4 例。3 个月后随访 24 例,无 1 例复发。

(2)治急性重型黄疸型肝炎:①50%大黄注射液 40～80mL 加入 10%葡萄糖 200～300mL 内静滴,每日 1 次,至血清胆红素低于 5mL 时停药,治疗 80 例。结果有效 69 例。本法能明显降低血清胆红素,改善肝功能及临床症状。②生大黄、七叶一枝花煎汤,加米醋灌肠,配合红参

3g 口服,治疗 19 例。结果存活 10 例。用中药灌肠加红参及激素,治疗 38 例。结果存活 26 例。而用西药灌肠(左旋多巴、新霉素等),治疗 25 例,存活 5 例。表明中药灌肠(重用大黄)和加用人参是救活重症肝炎提高存活率有效措施。

(三)黄芩

1.药理作用

黄芩提取物对乙醇、四氯化碳、半乳糖胺、过氧化脂质所致的动物肝损害有明显防治作用,能使肝糖原含量增加,转氨酶降低;黄芩苷对士的宁所致的肝脏急性中毒具有解毒作用,其原理为黄芩苷借助体内 β－葡萄糖醛酸苷酶的活性,分解为黄芩素和葡萄糖醛酸,后者能与羟基或羧基的毒物结合而呈解毒作用。

2.临床报道

治各型肝炎:岩黄连注射液肌内注射,每次 2mL(每 1mL 含岩黄连乙醇提取物 5mg),每日1～2次,20d 为 1 个疗程。一般注射 2～3 个疗程,慢性肝炎根据病情可增至 5～6 个疗程。或用岩黄连片(每片含岩黄连乙醇提取物 10mg,相当于生药 0.5g)口服,每日 3 次,每次 2～3 片,儿童酌减。岩黄连片一般做巩固治疗。治疗 460 例。结果,总有效率为 81.47％。其中急性黄疸型肝炎 147 例,有效率为 93.88％;急性无黄疸型肝炎 16 例,有效率为 87.50％;慢性活动性肝炎 31 例,有效率为 87.09％;迁延性肝炎 13 例,有效率为 69.23％;慢性肝炎肝硬化 119 例,有效率为 80.95％;乙型肝炎表面抗原(HBsAg)134 例,转阴率为 17.91％,有效率为 69.40％。能明显改善肝区疼痛、食欲不振、腹胀、乏力、胸闷和失眠等症状,同时对转氨酶、黄疸指数下降甚为迅速。在治疗中对急性黄疸型肝炎疗效最高,而治疗慢性肝炎则治愈率较低。在临床运用过程中未发现明显不良反应。

(五)垂盆草

1.药理作用

垂盆草能抑制炎性渗出,减少肝细胞损伤,从而使乙型肝炎自然感染模型的血清谷丙转氨酶下降,并能使 γ－球蛋白降低,使脂肪变性及纤维化程度降低。

2.临床报道

治肝炎:①降酶糖浆(鲜垂盆草 180g,丹参 300g,田基黄 15～30g,白糖适量,制成糖浆 100mL)每次 30～40mL,每日服 3 次,30d 为 11 个疗程,治疗病毒性肝炎 88 例。结果有效率 96.5％,血清 GPT 大多在 1～3 周内降至正常,GPT 正常后需巩固治疗一段时间。②垂盆草片,按工艺不同有低温片(每片含生药 3g)、常温片(每片含生药 2g),低温片每次 3～5 片,常温片每次 5～7 片,每日 3 次,3 个月为 1 个疗程。低温片治 20 例(迁肝、慢肝)。结果显效 18 例(自觉症明显好转,转氨酶恢复正常已达 1 个月,大都在 2 周左右)、无效 2 例。常温片治 47 例(急肝、慢肝、迁肝),结果显效 27 例、好转 5 例、无效 15 例。低温片随访半年以上,有波动 2 例、复发 7 例。常温片随访 1～3 个月,有波动 1 例、复发 5 例。部分患者药后有饥饿感,胃部隐痛,肠鸣便溏。③垂盆草、板蓝根、茵陈蒿各 30g,每日 1 剂,煎服,治疗急性黄疸型肝炎 106 例。结果治愈 94 例。④鲜垂盆草 250g(干品 30g)煎汤,分 3 次服,疗程 2 周,治疗急、慢性活动性肝炎共 1000 例。结果有较好的降转氨酶作用。

(六)五味子

1.药理作用

五味子粗制剂及其提取物制剂具有明显的降酶作用。所含五仁醇、五味子甲素、乙素、丙素、醇甲、醇乙、酯甲和酯乙均对肝损伤有保护作用。其机制是使肝细胞对外界各种损伤因素具有防御、抵抗作用,又能促进肝细胞修复,抑制肝细胞病变,使肝细胞膜发生某种机能性改变,通透性降低;促进肝细胞内蛋白质合成代谢,肝细胞炎症减轻;又有抗氧化作用,对毒物引起的肝细胞脂质过氧化损伤产生保护作用,对肝微粒体酶有诱导作用,能提高对毒物及致癌剂的解毒能力。有利于防止肿瘤发生。

2.临床报道

治肝炎:①用肝炎丸(五味子、茵陈蒿、大枣等量,按常法制成蜜丸)治疗,30d 为 1 个疗程,治疗无黄疸型肝炎 380 例。结果近期治愈 345 例、好转 19 例、无效 16 例。疗效优于用护肝药治疗的对照组。②五灵丹(五味子、灵芝、丹参、柴胡制成蜜丸),每次 1 丸,每日 3 次,饭后30min 服,连服 3 个月,治疗慢性肝炎 34 例。结果有效 33 例、无效 1 例,与对照组比较有显著差异,本组疗效明显优于对照组。③用五仁醇胶囊(为五味子乙醇提取物制剂)治疗迁延型慢性肝炎、GPT 异常 101 例。结果降 SGPT 有效率 74%。④五味子片每次 1g,每日 3 次,口服,2 周为 1 个疗程,治疗肝炎 GPT 异常者 40 例。结果恢复正常 32 例、好转 3 例。⑤五味子蜜丸(每丸重 10g,含五味子粉 5g)每次 1 丸,每日 3 次,15~20d 为 1 个疗程,治疗因抗精神病药物引起谷-丙转氨酶升高的药物性肝炎 100 例。结果均于用药后 1~6 周内降至 100 单位以下,麝浊均小于 5 单位。其中 2 例在停药 4 周后谷-丙转氨酶回升,继服本品 1 个疗程,又降至正常。用本品治疗期间,不需停用抗精神病药物,亦不需同时服用其他保护药物。

(七)龙胆草

1.药理作用

龙胆草具有退黄、降酶、利胆作用。

2.临床报道

治肝炎:用龙胆草为主之复方,治疗转氨酶持续增高的迁延性和慢性传染性肝炎 26 例。结果取得较好疗效。

(八)穿心莲

1.药理作用

穿心莲内酯对四氯化碳,D-半乳糖胺或醋氨酚引起的肝损伤有明显的保护作用,能使血清谷草转氨酶、谷丙转氨酶、碱性磷酸酶、血胆红素和甘油三酯等生化指标浓度显著降低。其抗肝毒的机制与诱导微粒体酶而加速四氯化碳的排泄或抑制过氧化物作用有关。

2.临床报道

治急性黄疸型肝炎:穿心莲注射液肌注,每次 2mL,每日 1 次;同时口服穿心莲片,每次2~4 片(每片含生药 0.2g),每日 3 次,治疗 32 例。结果临床痊愈 10 例、显效 15 例、有效 6 例、无效 1 例。

(九)蒲公英

1.药理作用

蒲公英具有保肝作用,能防止肝细胞脂肪变性,减轻肝内充血,抑制肝内结缔组织增生,降低血清谷丙转氨酶。

2.临床报道

治肝炎:用蒲公英制剂口服或肌注,治疗急性黄疸型肝炎 77 例。结果有一定退黄和降转氨酶作用。

(十)苦参

1.药理作用

苦参所含氯化苦参碱对实验性肝损伤模型具有一定的保护作用,能降低谷丙转氨酶,使肝细胞坏死减少,嗜酸性变、炎症细胞浸润等减轻,对乙肝病毒转阴有一定作用。

2.临床报道

治急性黄疸型肝炎:①苦参、虎杖等份,共研极细末,每用 0.2g,分 4 等份。每 5 天清晨饭前将鼻腔清除干净,取 1 份,分吹于两鼻孔中,使药粉达到鼻道,30min 1 次,连用 4 次,1 个月为 1 个疗程,共治疗 106 例。结果显效 96 例、有效 10 例。②苦参粉装胶囊或制成丸剂,每次 1g,每日 4 次,治疗 19 例。结果,黄疸消退时间平均为 12.6d,最短为 3d,自觉症状有改善,肝脾肿大及肝功能恢复也较快。

(十一)青叶胆

1.药理作用

青叶胆所含齐墩果酸对四氯化碳引起急性肝损伤有明显的保护作用。电镜观察发现,经齐墩果酸治疗后,肿大的线粒体与扩张的粗面内质网得到恢复;光镜观察可见肝细胞变性、坏死和肝间质炎症反应减轻,肝纤维增生受到抑制,能防止肝硬化的发生。还具有促进肝细胞再生的作用。

2.临床报道

(1)治急性黄疸型肝炎:齐墩果酸片口服,每次 1~2 片(每片含齐墩果酸 20mg),每日 3 次,1 个月为 1 个疗程,治疗 196 例。结果,总有效率为 94.4%,治愈率为 64.8%,其疗效较西药组为高。

(2)治慢性迁延性和慢性活动性肝炎:齐墩果酸片口服,每次 3~4 片,每日 3 次,连服 3 个月为 1 个疗程,治疗 222 例。结果,总有效率为 69.8%,显效率为 43.7%;改善血清谷丙转氨酶的总有效率为 79.9%,恢复正常率为 52.8%,一般在治疗 4 周后明显下降;改善浊度试验(包括麝浊和锌浊)的有效率为 72.2%,恢复正常率为 47%,降血清胆红素有效率为 78.6%;而低清蛋白血症有明显纠正作用,有效率为 71.4%,降球蛋白有效率为 80%。对 155 例 HBsAg 阳性患者服用齐墩果酸片的治疗,转阴 26 例,阴转率 16.8%,另有部分滴度下降。

(十二)柴胡

1.药理作用

柴胡具有保肝作用。所含皂苷对生物膜有直接保护作用,同时能使血浆中促肾上腺皮质激素增加,进而皮质固醇升高,还具有通过脑垂体使糖皮质激素分泌增加以及拮抗甾体激素对肾上腺萎缩的作用,进而提高机体对非特异性刺激的抵抗能力,对多种原因所引起的肝功能障碍有一定的治疗作用,能使谷丙转氨酶和谷草转氨酶降低,组织损害减轻,肝功能恢复正常。

2.临床报道

治慢性乙型活动性肝炎:黄芪柴胡复方注射液(1mL 含生药黄芪地,柴胡 0.5g),每次

2mL,每日 2 次,肌内注射,60d 为 1 个疗程,治疗 15 例。结果,HBsAg 阴转率为 64.2%,谷丙转氨酶复常时间为 31.3±10.3,白细胞介素活性 7.7±3.5,与肝炎灵组比较疗效明显提高。

(十三)瓜蒂

1.药理作用

瓜蒂所含葫芦素 B 或 E 在抗四氯化碳肝中毒的实验中,有显著的降低谷丙转氨酶的作用。葫芦素 B 对实验性慢性肝损伤,能明显增加肝糖原蓄积,阻止肝细胞脂肪变性及明显抑制纤维增生。

2.临床报道

(1)治慢性肝炎:用甜瓜蒂水提瓜蒂素及醇提法制备葫芦素 B.E,每日服用量分别为 3～4.5mg、0.6～0.9mg,分 3 次服,连服 3 个月,治疗 309 例。结果,对慢性活动性肝炎、慢性迁延性肝炎总有效率为 69.9%,显效 46.6%。近期疗效好,一年复发率为 22.8%,复发者再服仍有效。通过近 3 年观察,连服 6～9 个月未出现明显毒副作用。本品能明显恢复肝功能异常和肝细胞疏松空泡坏死等病理现象。抑制脂肪肝和纤维化发生,从而显示葫芦素 B、E 有激发慢性肝炎者细胞免疫功能。

(2)治疗慢性活动性肝炎:用甜瓜蒂提取物片剂治疗,总有效率 75.2%,显效率 44.6%。能较全面地改善症状和体征,有明显的降酶、降浊、降胆红素作用。

(十四)人参

1.药理作用

人参具有增强肝脏解毒功能作用,人参皂苷能抑制四氯化碳及硫代乙酰胺中毒实验动物 SGPT 的升高和肝中 P－450、RNA 及糖含量降低。

2.临床报道

治慢性肝炎:①肝复康(人参茎叶皂苷,柴胡皂苷,按 10∶1 制成片剂,每片 27.5mg)每日 3～6 片,治疗 360 例。结果临床控制 66 例、显效 87 例、有效 166 例、无效 41 例。疗效优于复肝宁(板蓝根、金银花、丹皮、柴胡、山楂、神曲、麦芽)对照组。经观察,肝复康能使自觉症状和肝功能明显改善,HBsAg 转阴和滴度下降率较高,对免疫系统具有调节作用,能促使肝内 RNA 和蛋白质合成。②人参三七琥珀末(人参、三七琥珀,按 2∶2∶1 比例配制)每日 3 次,每次 3g。治疗 33 例。结果显效(白球比值提高 70.4,并达到 1.4∶1 标准者)9 例,好转(白球比值提高 0.15～0.39)13 例,无效 11 例;麝浊、锌浊有不同程度下降 24 例,无变化 6 例,上升 3 例;对睡眠和体力亦有改善。

(十五)甘草

1.药理作用

甘草制剂和甘草甜素能减轻肝细胞坏死,降低血清转氨酶活力,增强肝细胞内糖原和 RNA 含量.促进肝细胞再生,对肝损伤具有明显保护作用。

2.临床报道

治病毒性肝炎:①甘草甜素胶囊每次 1 粒(相当于甘草生药 7.5g),每日 2 次,治疗急、慢性肝共 20 例。结果,无论急性或慢性肝炎,对肝功能改善和免疫球蛋白恢复,均较对照组为优,并能使乙肝表面抗原及 e 抗原大部分转阴。②强力宁注射液(含甘草单胺 120～200mL,加

10％葡萄糖 250mL 静滴,每日 1 次,1 个月为 1 个疗程,治疗 60 例。结果显效 35 例、有效 21 例、无效 4 例。③用芍药甘草汤治疗 148 例,经治 1.5～6 个月后。结果临床治愈 119 例、好转 15 例、无效 14 例。④三草汤(甘草 150g,夏枯草、白花蛇舌草各 300g,制成 500mL 糖浆),每次 25mL,每日 2 次,60d 为 1 个疗程,治疗 40 例。结果临床治愈率 45％。

(十六)白芍药

1.药理作用

白芍药醇提取物能明显抑制 AFB,引起的高 SGPT、高 SGOT 以及血清高胆红素血症。白芍对小剂量(2mg/kg)黄曲霉素 B 引起的肝损伤有一定预防作用。

2.临床报道

治病毒性肝炎:白芍、当归、茯苓各 30g 水煎服,治疗 100 例。结果临床治愈 75 例、基本治愈 21 例、无效 4 例。

(十七)猪苓

1.药理作用

猪苓多糖对 CCL4 引起的肝损伤有显著的抑制作用,对产生抗－HB2 有显著促进作用,还能降低 SGPT,使肝脏酶活力上升。其机制与提高机体的免疫功能、抑制肝损过程中的某些靠后环节有关。

2.临床报道

治慢性病毒性肝炎:猪苓多糖注射液肌注,每日 40mL,连续 20d,休息 10d 后继续用药,3 个月为 1 个疗程。结果,疗效显著,其特点为能显著改善患者症状,降低谷丙转氨酶,抑制病毒复制(尤为 HBeAg 阴转),对肝组织损伤有修复作用,疗效较巩固,长期使用无毒副作用。

(十八)云芝

1.药理作用

云芝能促进损伤肝细胞功能恢复,增加肝脏和其他网状内皮系统对某些非特异性抗原的清除能力,减少病理性免疫反应的进一步损害作用,用于慢性肝炎能达到降酶功效。

2.临床报道

治慢性肝炎:①用云芝片治疗,结果,双盲对照组,治疗半年的病例 12 例,总有效率为 66.7％,与对照组差异显著($P<0.05$);长疗效组,持续服药 1 年以上者 58 例,降酶有效率 80％,食欲缺乏改善增多;自身对照左旋咪唑应用组,对左旋咪唑无效者,给予口服云芝片 48 例,有效率达 47.1％。②云芝肝泰冲剂口服,每次 1 袋,每日 2～3 次,温开水冲服,治疗 174 例。结果,转氨酶降低者 140 例,降酶率为 80.5％,其中恢复到正常值 63 例,复常率为 36.2％。54 例 HBsAg 阳性患者,13 例滴度下降,下降率为 24.7％;其中 10 例 HBsAg 阳性患者转阴,转阴率为 18.5％,10 例患者中 5 例出现乙型肝炎表面抗原抗体。

(十九)木瓜

1.药理作用

木瓜对急性肝损伤病理模型,能减轻肝细胞坏死、肝细胞脂肪变,防止肝细胞肿胀、气球样变,促进肝细胞修复,并能显著降低血清中的 GPT。

2.临床报道

治急性肝炎:用肝灵冲剂(由木瓜制成)治疗,10d 为 1 个疗程,一般治疗 3 个疗程,治疗 102 例。结果治愈 60 例、显效 21 例、好转 16 例、无效 5 例。降黄疸及 HBsAg 阴转率均较肝宝胶囊(主要成分为叶绿酸铜钠)为优。

(二十)郁金

药理作用:郁金具有保肝作用,能抗四氯化碳中毒性肝炎,降低 SGPT 活性,对^{14}CCl$_4$代谢物与肝微粒体脂质和蛋白质共价结合具有抑制作用,保护肝细胞膜的结构和功能完整。郁金挥发油能使四氯化碳中毒性肝炎过高的溶血素含量及脾细胞 Pfc 均降低,从而抑制肝炎炎症反应。

还能诱导肝微粒体细胞和细胞色素 P-450,提高肝脏还原性谷胱甘肽量,提高肝脏对毒物的转化机能,加速肝脏对毒物的减毒或解毒过程,促进肝细胞 DNA 复制,促进肝细胞的再生与恢复功能。其有效成分为姜黄素、香豆基阿魏酸乙烷及二-对-香豆基甲烷。

(二十一)连翘

药理作用:连翘具有保肝作用,所含齐墩果酸和熊果酸对四氯化碳而致的肝脏损伤有明显的对抗作用,能使血清转氨酶降低、肝脂肪性变减轻、坏死区大部分得到修复、肝细胞中的糖原和核糖核酸含量恢复近正常。

(二十二)栀子

药理作用:栀子具有保护肝脏作用,所含环烯醚萜葡萄糖苷对急性黄疸肝损伤有良好的防止功效,能降低血清胆红素、谷丙转氨酶和谷草转氨酶、对肝细胞有一定保护作用,最佳效应剂量为 70mg/kg,若当剂量高达 280mg/kg 时反会出现肝脏的毒性作用。

(二十三)牛黄

药理作用:牛黄所含牛磺酸能抑制 GPT 升高,对实验性肝损伤有保护作用。

(二十四)茯苓

药理作用:茯苓对肝损伤有保护作用,能明显降低谷丙转氨酶活性,防止肝细胞坏死。

(二十五)白术

药理作用:白术的己烷提取物、甲醇提取物及其所含苍术酮,均能明显抑制四氯化碳引起的血清 GOT、GPT 和 LDH 的上升;所含苍术酮能使动物肝组织脂肪浸润减轻,坏死和肿胀区缩小,对实验性肝损伤有效。

(二十六)枸杞子

药理作用:枸杞子水提取液及其所含甜菜碱对四氯化碳引起的肝损害有明显保护作用,能抑制血清和肝脏脂质过氧化,降低 SGOT 水平,还有轻微的抑制脂肪在肝细胞内沉积和促进肝细胞新生的作用。

(二十七)何首乌

药理作用:何首乌具有保肝作用,其所含 2,3,5,5-四羟基-2-葡萄糖苷具有保肝作用,对实验动物由于过氧化玉米所致的脂肪肝和肝功能损害、肝脏过氧化脂质过高,以及血清转氨酶升高,具有明显对抗作用,还能抑制由 ADP 和 NAPPH 所致的肝微粒体脂质过氧化,减轻肝细胞损害。

(二十八)芦荟

药理作用:芦荟及芦荟总苷能降低四氯化碳、硫代乙酰胺和 D－氨基半乳糖引起的谷丙转氨酶升高,对四氯化碳引起的肝细胞损伤具有保护作用。

(二十九)升麻

药理作用:升麻甲醇提取物对四氯化碳肝损害有预防效果,能抑制血清 GOT、GPT 的升高,肝组织亦见改善。其有效成分之一升麻醇－木糖苷能有效防止肝损伤。

(三十)生姜

药理作用:生姜油能降低高血清 SGPT,对药物所致的肝损伤有一定的保护作用,其有效成分为姜酚、姜烯酚。

(三十一)吴茱萸

药理作用:吴茱萸能抗四氯化碳所致的 GPT、GOT 升高。

(三十二)金钱草

临床报道:治小儿急性病毒性肝炎,金车白虎汤(金钱草、虎杖、白英各 2500g,车前草 5000g,水煎服,取汁混合再浓缩至 8000mL,加适量防腐剂及食糖),1～3 岁每日 50mL,4～7 岁 60mL,8～12 岁 70mL,13～16 岁 80mL,分 3～4 次口服。治疗 330 例,结果治愈 231 例、显效 91 例、好转 6 例、有效 2 例。随访 7 年,复发 2 例。

(三十三)地耳草

临床报道:治疗肝炎,田基黄注射剂,肌内注射,每次 2mL(相当于田基黄 2g 或 4g),治疗 370 多例。结果,急性肝炎总有效率为 96.8％;迁延性肝炎、慢性肝炎总有效率为 74.1％。除部分病例有注射部位局部疼痛外,无明显不良反应。

(三十四)虎杖

临床报道:①治 HBsAg 阳性慢性活动性肝炎:虎杖浸膏片每次 6 片,每日 3 次,另加生山楂 30g 代茶饮,3 个月为 1 个疗程,治疗 32 例。结果,HBsAg 转阴 17 例,显效 12 例(症状、体征、肝功能改善),无效 3 例。本方并可预防和治疗脂肪肝。②治肝炎:用护肝片(虎杖、垂盆草)治疗急慢性肝炎。总有效率为 89.8％;以急性黄疸型肝炎退黄降酶尤为显著,有效率为 98.85％;对慢性肝炎亦有较好疗效,还对 HBsAg 阳性阴转率也有一定疗效。

(三十五)车前草

临床报道:治急性黄疸型肝炎;鲜车前草 150g(干 15g),水煎成 600mL,分 2 次服。结果,治愈率达 95.4％,可使主症消失;肝脏肿大基本消退,无明显压痛;肝功能正常(个别接近正常)。

(三十六)槲寄生

临床报道:治 HBsAg 阳性肝炎:用槲寄生注射液治疗 34 例,其中 25 例 SGPT 65～1000U。结果,除 4 例疗程未结束外其他均在 1～3 个月内恢复正常,3 例有黄疸者药后胆红素亦全部正常。

(三十七)六月雪根

临床报道:治急性黄疸型肝炎,用三根汤(六月雪根 60g,白茅根、山楂根各 30g)治疗 100 例,10d 为 1 个疗程,3 个疗程后,痊愈 90 例,好转 9 例,无效 1 例。疗效优于西药对照组。

(三十八)陆英

临床报道:治急性肝炎,用陆英冲剂或糖浆剂治疗 1115 例。结果,临床治愈率 83.95％,有效率 98.2%,平均治愈时间 17.95d。对缩短病程,改善症状、体征、增进食欲,消除黄疸,降低转氨酶等具有较显著的作用。通过对 468 例患者出院后 3 个月~1 年不定期的随访,仅发现 5 例肝功能有波动,提示陆英治疗急性病毒性肝炎的疗效较为稳定。在临床验证过程中,1115 例患者未见明显不良反应。

(三十九)麦芽

临床报道:治急慢性肝炎,用大麦低温发芽的幼根,干燥后磨粉制成糖浆内服,每次 10mL,每日 3 次,饭后服。另适当加用酵母或复合维生素 B 片。一般以 30 天为 1 个疗程,连服至痊愈后再服一个疗程,共治疗 161 例。结果有效 108 例、无效 53 例。服药后肝区痛、厌食、疲倦等症都有不同程度的改善,尤对消除厌食更显著,有效病例的肝脏肿大均有不同程度的缩小,转氨酶亦有不同程度的下降。

(四十)乌梅

临床报道:治病毒性肝炎,乌梅 40~50g(小儿酌减),加水 500mL,浓煎至 250mL,顿服或分 2 次服,每日 1 剂,治疗 74 例。结果显效 66 例、有效 7 例、无效 1 例。

十一、保肝药

(一)生地黄

1.药理作用

地黄煎剂能防止肝糖原减少,对中毒性肝炎具有保护作用。

2.临床报道

治传染性肝炎:地黄、甘草制成注射液(每支含原生药生地 12g、生甘草 6g 的有效成分),每日肌注 1 次,每次 2 支,10d 为 1 个疗程,治疗 50 例(无黄疸型 30 例,迁延型 15 例,慢性 5 例),经治 10d。结果显效 41 例(肝功能正常)、好转 7 例、无效 2 例。特别是降 SGPT 有较显著的效果,无局部及全身不良反应。

(二)当归

1.药理作用

当归对急性四氯化碳引起的肝损伤有保护作用,能使炎症反应明显减轻,血清转氨酶稍下降。对急性肝损伤的肝细胞膜损害,肝线粒体损伤也均有明显保护作用;对肝细胞内质网损害的组织化学变化有改善作用,对肝糖原分量减少有拮抗作用。还能使组织胶原量减少,促使肝硬化程度减轻。此外,当归又能增加肝组织核分裂象指数,具有促进肝再生作用。上述结果均表示当归具有保肝细胞和恢复肝脏某些功能作用。

2.临床报道

治慢性肝炎:用单味当归浓缩制成丸药(每粒丸药相当于 0.25g 生药),每日服 2 次,每次服 15~20 粒,连续服药 1~3 个月,共治疗 88 例。结果,降麝浊的显效率,迁延型为 84.4%,慢性型为 79.1%,肝硬化为 73.6%。只有 3 例出现不良反应,但均较轻微,不影响服药。

(三)黄柏

1.药理作用

黄柏能抑制乙型肝炎表面抗原。

2.临床报道

治肝硬化、慢性肝炎:黄柏小檗碱注射液治疗肝硬化40例。结果临床治愈6例、显效20例、有效10例、无效1例、死亡3例。治疗慢性肝炎19例。结果临床治愈12例、显效5例、无效2例。

(四)赤芍药

1.药理作用

赤芍药801对肝脏微粒体羧基酶的活力有诱导作用,能促进肝脏内水解过程的进行,有利于体内毒物的排泄,又能抑制乙醇引起肝组织脂质过氧化反应,维持肝线粒体氧化磷酸化,保护其形态结构的完整性,并显著提高D—半乳糖胺所致的急性肝损伤之动物生存率。赤芍药能增强肝细1胞DNA复制,促进肝细胞再生,恢复肝功能,还能刺激血浆FN(血浆纤维连接蛋白)水平的升高,促进网状内皮系统功能,保护、修复、促进肝细胞的生长。

2.临床报道

(1)治重型胆汁瘀积性肝炎:赤芍药60～80g,丹参30g,葛根30g,茜草20g为主方加味,治疗22例。结果,21例血清胆红素降至正常,另1例胆红素降至119.73μmoL/L(7mg/d)时改用其他治疗。胆红素降至正常平均为90.45d,随访1～3年以上有2例慢性活动性肝炎复发,经治疗胆红素复降正常。

(2)治肝硬化黄疸:用赤芍药60～120g为主,配合川牛膝、怀牛膝、当归、鳖甲、白术、牡蛎、云茯苓、厚朴、陈皮、枳壳等,治疗60例。结果显效32例、好转22例、无效6例。与对照组(葡醛内酯、维生素)比较,有非常明显的差异。

(五)丹参

1.药理作用

丹参具有改善肝内微循环作用,能使肝细胞肿胀消退,肝窦显露,抑制或减轻肝细胞变性坏死及炎症反应,对急慢性肝损伤均有明显的防治作用。同时能改善肝血流,有利于肝损伤的修复。还能抑制肝内纤维增生,防止肝硬化的发生和发展。

2.临床报道

(1)治病毒性肝炎:丹参注射液每次15～20mL(每1mL含生药1.5g)静脉滴注,每日1次,2周为1个疗程,治疗104例。结果,痊愈率81.74%,总有效率97%。

(2)治迁延性肝炎:丹参注射液(每1mL相当于生药1.5g)每次4mL,每日1次,肌内注射,共计27例。结果,与对照组(葡醛内酯、中药辨证汤剂)比较有明显区别,3个月为1个疗程,GPT、TTT、胆红素正常者为11例。说明丹参注射液对肝细胞的再生、炎症消退、坏死组织吸收作用迅速。

(六)水飞蓟

1.药理作用

水飞蓟种子所含色满酮化合物对各种肝中毒引起的肝损害、肝硬化,具有保肝和解毒作用,并有稳定肝细胞膜作用。

2.临床报道

治迁延性肝炎:用水飞蓟种子所含色满酮化合物(西利马林)治疗50例,结果,80%有效,

68.5％转氨酶等指数正常。

(七)花粉

药理作用:花粉有抗肝损伤作用。

(八)蒺藜草

药理作用:蒺藜草对肝损伤有一定疗效。

(九)沙棘

药理作用:沙棘油对四氯化碳性肝损伤有保护作用。

(十)鸡血藤

药理作用:鸡血藤能增强肝细胞 DNA 复制,促进肝细胞再生、恢复肝功能。

(十一)五加皮

药理作用:南五加多糖能增强中毒性肝脏合成 DNA 的能力,提示对肝细胞再生有一定促进作用。

(十二)刺五加

药理作用:刺五加总苷对切除部分肝脏的动物,有促进肝组织再生、有丝分裂细胞数增多,并能强化 DNA 合成,缩短肝组织再生前的缓滞周期,减少肝脏二倍体细胞的数量。

(十三)灵芝

药理作用:灵芝能保护肝脏,减轻四氯化碳所致的损伤,加强肝脏解毒和蛋白质合成功能。

(十四)泽泻

药理作用:泽泻有保护肝脏作用,对以低蛋白饲料及高脂饲料引起的实验性脂肪肝有对抗作用,能使肝中的脂质含量减少,对四氯化碳引起的急性肝损伤有保护作用。

(十五)金银花

药理作用:金银花具有保肝作用,其所含黄褐毛忍冬总皂苷对化学毒物所致的肝损伤具有保护作用。

(十六)地骨皮

药理作用:地骨皮具抗脂肪肝作用。

(十七)青黛

药理作用:青黛具有保肝作用。

(十八)败酱草

药理作用:败酱草能促进肝细胞再生,防止肝细胞变性。

(十九)鳖甲

药理作用:鳖甲能抑制结缔组织增生,起到软化肝、脾的作用,故对肝硬化、肝脾肿大有治疗作用。

(二十)珍珠母

药理作用:珍珠母对四氯化碳肝损伤有保护作用,能使肝细胞损害减轻,谷丙转氨酶恢复加快。

(二十一)小茴香

药理作用:茴香油能使部分肝切除的动物组织的再生度增加,肝重量增加。

(二十二)黄芪

临床报道:①治乙肝 HBsAg 阳性:黄芪注射液(含 100%)穴位注射于足三里、肾俞穴(双侧),每 3 天交替注射 1 次,每次 1mL,2 个月为 1 个疗程,配合常规保肝治疗,治疗 174 例。结果阴转 79 例、滴度下降 52 例,与对照组(厌氧棒状菌苗)比较有显著差异。②治慢性肝脏疾患:黄芪注射液(每 1mL 含生药 1g)每次 4mL,肌注,治疗晚期血吸虫病 110 例,迁延性肝炎 29 例。结果症状、体征均明显改善,尤以迁肝为著。免疫指标前后对比观察,植物血凝素试验各组均有显著差异;玫瑰花结试验、淋巴细胞转化率试验仅晚期血吸虫有显著差异。

(二十三)冬虫夏草

临床报道:①治慢性乙型病毒性肝炎:冬虫夏草胶囊(每丸含菌丝 0.25g),每次 5 丸,每日 3 次,连服 3 个月为 1 个疗程,治疗 33 例,结果有效率为 78.56%,提示本品能明显改善肝功能,对 HBsAg 阴转有一定作用,能明显提高患者血浆清蛋白,抑制 γ 一球蛋白,对免疫球蛋白似有双相调节作用;心肝宝(从新鲜冬虫夏草分离出虫草头孢菌,经加工制成纯虫草头孢菌丝)每次 6~8 粒,每日 3 次,治疗 125 例。经治 1~3 个月后,结果显效 18 例、好转 28 例、无效 79 例,本组优于对照组。②治乙肝无症状带病毒者:用心肝宝治疗,2~4 岁、4~6 岁、10~15 岁、16 岁以上分别服 1、2、6、8 粒,每日 3 次,饭前 30 分钟口服,全疗程为 3 个月,治疗 85 例。结果,乙肝表面抗原转阴者 35 例,下降 39 例,无改变 11 例。表面抗原消失或下降,随之表面抗体产生,E 抗原消失或下降。③治肝炎后肝硬化:人工冬虫夏草菌丝制剂,每次 2~3g 每日 3 次,连用 3 个月,治疗 22 例。结果精神和食欲均有不同程度改善,17 例腹腔积液有 12 例消失,5 例减少。血浆清蛋白增高,而 γ 一球蛋白下降,非特异性免疫指标似有改善。

(二十四)桃仁

临床报道:治血吸虫病性肝硬化,苦扁桃仁苷注射液 500mL 加入 5% 葡萄糖 500mL 中静滴,隔日 1 次,疗程 90d,总剂量为 22.5g,治疗 20 例。结果,肝脏缩小大于 3cm 者 11 例,脾脏缩小 110cm³ 者 12 例。与对照组(单用葡萄糖静滴)有显著性差异。

(二十五)麝香

临床报道:治慢性肝炎,5% 麝香注射液,穴位注射于章门和期门穴,双侧穴交替,每次 2mL(相当于原生药 100mg),7d 1 次,4 周为 1 个疗程,共治 32 例。结果,各种症状消失显著,肝脾回缩较好,退黄效果明显,SGPT、黄疸指数及 A/G 值均恢复正常或改善,治疗前细胞免疫、体液免疫及补体 G;异常者多数恢复正常。治前 HBsAg 均阳性,治疗转阴者 7 例,降低者 14 例。

(二十六)艾叶

临床报道:治肝病,艾叶注射液 4mL 肌注,每日 1 次,1~2 个月为 1 个疗程,同时给予一般护肝药及对症治疗,治疗 100 例。结果迁延性肝炎及慢性肝炎有效率为 100%、肝硬化有效率 46.6%。

十二、利胆药

(一)茵陈蒿

1.药理作用

茵陈蒿所含 6,7一二甲氧基香豆素、绿原酸、咖啡酸,对羟基苯乙酮等均有利胆作用,能使胆汁分泌增加,胆汁中固体物、胆酸、胆红素含量也增加。其所含 6,7-二甲氧基香豆素与栀子中所含京尼平等量合用,对促进胆汁分泌有协同作用,茵陈蒿煎剂能降低奥狄氏括约肌的紧张度。

2.临床报道

(1)治新生儿黄疸:茵栀黄注射液(茵陈蒿、栀子、大黄、黄芩)静滴,或以茵陈蒿、栀子、车前草为基本方煎液口服,治疗 37 例(其中溶血症 11 例,败血症 24 例,其他病 2 例)。结果 26 例痊愈、2 例近愈、5 例好转,无效 3 例、死亡 1 例。其中 8 例血胆红素超过 342.08μmoL/L(20mg/dL),均未经换血,应用本法治疗后,6 例痊愈,1 例近愈,1 例无效。注射剂与口服的疗效无明显差异。

(2)治新生儿胆道阻塞:用茵陈蒿 10~15g,郁金 6~8g,鸡内金 6~8g 为基础方,辨证加味治疗 12 例,每日 1 剂,不拘时服。结果,服药 27~52 剂后全部治愈;对其中 6 例随访 2~5 年,疗效巩固,生长发育正常。

(二)大黄

1.药理作用

大黄具有利胆作用,能促进胆汁分泌,使胆汁中胆汁酸、胆红素含量增加。此种作用与大黄能疏通肝内毛细胆管,促进胆囊收缩,并使奥狄氏括约肌舒张有关。

2.临床报道

治胆囊炎:①生大黄 30~60g,煎服,每日 5~6 次,如大便次数少,可增加剂量,如呕吐或腹痛严重可结合大黄汤灌肠,治疗急性胆囊炎 110 例。结果有效率 100%。②用胆黄散(取健猪胆 20 个,切开颈部,将鲜绿豆 500g 分别装入苦胆中,用线缝紧,悬吊于干燥通风处,待胆汁浸透绿豆后,洗净胆外污物,连同大黄 50g、甘草 20g 放入温箱中烤干研末)10g,每日 3 次,15d 为 1 个疗程,治疗慢性胆囊炎 63 例。结果痊愈 38 例、有效 23 例、无效 2 例。

(三)金钱草

1.药理作用

金钱草能明显促进胆汁分泌和排泄,使胆管泥沙状结石排出、胆道阻塞和疼痛减轻,黄疸消退。

2.临床报道

治非细菌性胆道感染:金钱草 10~20g(低烧并伴有明显症状者 30g),水煎,晨起后顿服或随意饮服,30d 为 1 个疗程,一般用 2~3 个月,治疗 52 例。结果有效率 76.9%。

(四)柴胡

药理作用:柴胡具有明显的利胆作用,能促进胆汁分泌量增加,使胆汁中胆酸、胆色素和胆固醇的浓度降低。

(五)黄连

药理作用:黄连具有利胆作用。

(六)黄芩

药理作用:黄芩煎剂、乙醇提取物及黄芩素和黄芩苷都具有利胆作用,能增加胆汁排出量,其作用以黄芩素最明显。

(七)栀子

药理作用:栀子所含京尼平苷及其苷元京尼平能促进胆囊收缩,胆汁分泌。

(八)穿心莲

药理作用:穿心莲具有利胆作用。

(九)蒲公英

药理作用:蒲公英能增加胆汁分泌。

(十)龙胆草

药理作用:龙胆草能利胆、促进胆汁分泌及胆囊收缩。

(十一)牛黄

药理作用:牛黄及其成分对胆汁排泄起功能调节作用,一方面能松弛胆道括约肌,促进胆汁分泌,另一方面能使胆囊及胆道括约肌收缩,从而抑制胆汁的排泄。

(十二)当归

药理作用:当归具有利胆作用,当归水提物、挥发油或阿魏酸钠,能明显促进胆汁分泌量,增加胆汁中固体物及胆酸的排泄量。

(十三)胡黄连

药理作用:胡黄连苦苷Ⅰ和胡黄苷对麻醉动物有明显剂量依赖性利胆效应,使胆汁流量增加,胆汁中胆酸和胆盐提高,具有利胆和抗胆汁郁积作用。

(十四)郁金

药理作用:郁金挥发油能使胆囊收缩,促进胆汁分泌,具有利胆作用。并能使尿中尿胆素显著减少。

(十五)姜黄

药理作用:姜黄能增加胆汁的生成和分泌,并能增强胆囊收缩,从而起到利胆效果。

(十六)青皮

药理作用:青皮能显著增加动物的胆汁流量,使离体胆囊先松弛后收缩,并能对抗由卡巴胆碱引起的胆囊收缩,呈现明显的利胆作用。

(十七)陈皮

药理作用:陈皮具有利胆作用,所含甲基橙皮苷能增加胆汁及胆汁内固体物的排泄量,与维生素 C 和维生素 K_4 伍用,则利胆效果更佳。

(十八)玫瑰花

药理作用:玫瑰油能促进胆汁分泌,具有利胆作用。

(十九)半夏

药理作用:半夏具有促进胆汁分泌,降低奥狄氏括约肌张力的作用。

(二十)玉米须

药理作用:玉米须制剂能促进胆汁排泄,降低其黏度,减少胆色素的含量。

(二十一)威灵仙

药理作用:威灵仙能促进肝胆汁分泌,醇提取物能促进胆汁分泌及松弛胆总管末端括约肌。

(二十二)薄荷

药理作用:薄荷的丙酮和甲醇于浸膏能明显增加实验动物的胆汁分泌量。

(二十三)麻黄

药理作用:麻黄提取物能引起实验动物胆汁分泌增加,呈现利胆作用。

(二十四)生姜

药理作用:生姜的丙酮提取物及姜酚有明显的利胆作用。

(二十五)葛根

药理作用:葛根对胆汁分泌有一定的促进作用。

(二十六)白术

药理作用:白术的乙酸乙酯提取物能明显增加动物的胆汁分泌量。

(二十七)石膏

药理作用:石膏具有促进胆汁排泄作用。

(二十八)芒硝

药理作用:芒硝能刺激小肠壶腹部,反射性地引起胆囊收缩,胆道括约肌松弛,利于胆汁排出。

(二十九)小蓟

药理作用:小蓟有利胆作用。

(三十)半边莲

药理作用:半边莲具有利胆作用。

(三十一)萹蓄

药理作用:萹蓄苷具有利胆作用,能使胆盐排出增加。

(三十二)小茴香

药理作用:小茴香具有促进胆汁分泌作用。

(三十三)艾叶

药理作用:艾叶油具有利胆作用,能明显增加胆汁流量。

(三十四)吴茱萸

药理作用:吴茱萸具有短暂的促进胆汁分泌作用。

(三十五)丁香

药理作用:丁香醚能促进胆汁分泌。

(三十六)槟榔

药理作用:槟榔能加强胆囊、胆总管收缩,加速胆汁排出,有利于胆总管内结石的排出。

(三十七)巴豆

药理作用:巴豆水剂静脉注射可使胆汁及胰液分泌增加。

十三、溶(排)胆石药

(一)金钱草

药理作用:金钱草能促进胆道结石尤其是泥沙样结石的排出。

（二）郁金

药理作用：郁金对泥沙状结石有较好的溶化作用。

（三）牛黄

药理作用：牛黄所含去氧胆酸能溶解胆石。

（四）陈皮

药理作用：陈皮所含橙皮油具有较强的溶解胆固醇结石的作用。

（五）威灵仙

临床报道：治胆石症，威灵仙 30g 煎服，每日 2 次。治疗 120 例。结果治愈 60 例、好转 44 例、无效 16 例。本药对于结石直径超过 15mm 者仅可使症状缓解或为中转手术创造条件；对结石直径小于 15mm 者则疗效显著；特别对肝胆管泥沙样结石作用明显，治疗 26 例，治愈 23 例，好转 3 例。实验表明，本药可使胆汁分泌量明显增加，并使其奥狄氏括约肌明显松弛。

十四、抑制胰酶药

（一）大黄

1.药理作用

大黄能抑制胰酶的分泌，特别是对与急性胰腺炎发病直接相关的酶类，如胰蛋白酶、胰弹性蛋白酶、胰激肽释放酶及胰脂肪酶均有明显的抑制作用，并使胰淀粉酶活性降低。

2.临床报道

治急性胰腺炎：①生大黄 30～45g，分 1～3 次煎服代茶饮。便秘者，用水烧开后首次投药 30g，煮 3～5min 即服；服药后水泻者，煎煮时间为 15～20min。连服 2～3d，腹痛减轻后减量至每日 15g，直至痊愈，同时输液并控制饮食；治疗 17 例。结果全部治愈。治疗 1～2d 腹痛减轻或消失；1.5～2.5d 血清淀粉酶下降或正常；3～5d 体温恢复正常。

（二）芒硝

临床报道：治急性胰腺炎，芒硝粉 15～30g，生大黄粉 9～15g，开水 200mL 冲泡（部分病例加川朴 9g，枳壳 9g 煎服）。其中 100mL 分 3 次口服或鼻饲，2～4h 1 次；药后呕吐者，停半小时再服。100mL 予保留灌肠。以中药为主，中西医结合治疗。治疗 100 例。结果全部治愈。住院 4～60d，12h～4d 症状缓解，尿淀粉酶恢复平均 3.25d。发热 26 例，平均 3.5d 退热。

（三）番泻叶

临床报道：治急性胰腺炎，番泻叶 5～10g，泡水 300～500mL，顿服。首次大便后改为每次 5g，每日服 2～3 次，保持每日大便 3～5 次。禁食期间每日补液 2500～3000mL，待体征和症状缓解后停补液，少数合用少量抗生素。继以用调理脾胃、疏肝理气方剂善后，治疗 110 例。结果全部治愈。

十五、其他药

（一）威灵仙

1.药理作用

威灵仙煎剂能使麻醉动物食道蠕动节律增强，频率增加，幅度增大。人被骨鲠后，咽部和食道上段局部痉挛，服用威灵仙后即松弛，同时增加蠕动，使骨松脱。

2.临床报道

(1)治食道骨性异物:威灵仙枝、茎干品 250g,野菊花 30g,加水慢火煎成 470mL,加 10% 醋酸 10mL,每次服 60mL,于 20 分钟内慢慢饮完,治疗 34 例。结果治愈 28 例、无效 6 例。

(2)治呃逆:威灵仙、蜂蜜各 30g,煎服。治疗 60 余例。结果有效率在 90% 以上。

(二)石膏

药理作用:石膏能抑制实验性口渴动物的饮水量,具有止渴作用。

(三)白及

药理作用:白及具有预防肠粘连作用,白及溶液能使粘连模型的粘连处数和粘连面积均明显减少。

(四)赤石脂

药理作用:赤石脂能吸附消化道内有毒物质、细菌毒素及食物异常发酵的产物,并保护消化道黏膜。

(五)鸡内金

临床报道:治慢性萎缩性胃炎,①用养胃散 1 号(鸡内金、明沙参为主药)治疗,服用 6 个月以上,治疗 172 例。结果显效 125 例、进步 35 例、无效 12 例。其中胃黏液复查者 18 例,显效 8 例(转为浅表性胃炎),改善 2 例,稳定 8 例。②生鸡内金、蒸熟山药各 100g,醋制半夏 60g,痛甚呕酸加川贝母 50g,出血者加三七 20g 或白及 50g,上药共研细末,每次 3g,每日 3 次,饭前温开水送服。2 个月为 1 个疗程。治疗 64 例。结果痊愈 8 例、好转 32 例、有效 22 例、无效 2 例。③摩罗丹(鸡内金、茵陈蒿、百合等)于饭前服 1～2 丸。每日 3 次,3 个月为 1 个疗程,治疗 1～4 个疗程,治疗 55 例。结果 41 例主症消失、14 例病情显著好转。胃镜检查及病理活检复查,治疗 2 个疗程后 30 例转变为浅表性胃炎,4 个疗程后全部转变为浅表性胃炎,其中 8 例肠上皮化生和 1 例异型增生均消失。个别患者连服 2 年后终获痊愈。

(六)山楂

临床报道:治呃逆,生山楂汁,成人每次 15mL,每日 3 次,治疗顽固性呃逆 85 例。结果一般 1d 即愈。

(七)明矾

临床应用:治顽固性呃逆呕吐噎膈,用银矾散(含银珠、枯矾各 2.5g),治疗 10 例。结果均获良效。

(八)升麻

临床报道:治胃下垂,①用 100% 胃升液(升麻、黄芪)穴位注射,每穴 3mL,以足三里、胃俞或脾俞为主,交替选穴,每日 1 次,6 次后休息 1d,1 个月 1 个疗程,不超过 3 个疗程,并配合医疗体操,治疗 146 例。结果总有效率 96.7%。②用升胃饼(蓖麻子仁 10g 捣烂如泥,拌入升麻粉 2g,制成直径 2cm,厚 1cm 之圆饼)外敷百会穴,加以固定;患者仰卧,放松裤带,用灌有 80℃ 热水的盐水瓶熨烫升胃饼 30 分钟,每日 3 次,每块药饼连用 5 天,休息 1 天后更换新饼,10d 为 1 个疗程,共治 3 个疗程,治疗 268 例。结果痊愈(临床症状消失,胃下极在髂嵴上 5cm)105 例、显效(临床症状消失,胃下极在髂嵴下 6cm)70 例、好转(临床症状部分消失,胃下极在髂嵴下 7cm)78 例、无效 15 例。

（九）金钱草

临床报道：治肝脓肿，金钱草 50g，合欢皮 15g，水煎，饭前服用。忌食辛辣，避免恼怒。治疗 3 例。结果皆获治愈。服药时间为 6～12d。

（十）牵牛子

临床报道：治小儿胃柿石症，牵牛子各 18g，炒焦研末，每晨空腹 5g，红糖水送服，在服药期间，大便每日 3～4 次，治疗 1 例。结果 1 周后诸症消失。

（十一）木香

临床报道：治胆绞痛，用广木香治疗 8 例，结果疗效满意。

第九章　内分泌系统药物

第一节　肾上腺皮质激素

肾上腺皮质激素是肾上腺皮质所分泌激素的总称。分3类：①盐皮质激素，由球状带分泌，有醛固酮等。②糖皮质激素，由束状带分泌，有氢化可的松和可的松等。③性激素，由网状带分泌。临床上以糖皮质激素应用广泛。

一、糖皮质激素

糖皮质激素作用广泛而复杂，且随剂量不同而异。生理情况下所分泌的糖皮质激素主要影响物质代谢过程，超生理剂量的糖皮质激素还具有抗炎、抗免疫等药理作用。临床常用药物有：氢化可的松、可的松、泼尼松、地塞米松等。

（一）药物作用

1.对代谢的影响

（1）糖代谢：糖皮质激素能增加肝糖原、肌糖原含量并升高血糖。

（2）蛋白质代谢：糖皮质激素能促进蛋白质分解，抑制蛋白质的合成。长期应用可导致肌肉消瘦、皮肤变薄、骨质疏松和伤口愈合延缓等。

（3）脂肪代谢：糖皮质激素能促进脂肪分解，抑制其合成，同时可使机体脂肪重新分布，即四肢脂肪向面部、胸、背及臀部分布，形成满月脸和向心性肥胖。

（4）水和电解质代谢：糖皮质激素有较弱的盐皮质激素的作用；同时也影响水的平衡，有弱的利尿效应。

2.抗炎作用

糖皮质激素有强大的抗炎作用，能对抗物理、化学、生物等各种原因所致的炎症。在炎症早期，可降低毛细血管通透性，减少渗出及水肿、抑制白细胞功能，减少炎症介质释放，从而改善红、肿、热、痛等症状；在炎症晚期，通过抑制毛细血管和纤维母细胞的增生，延缓肉芽组织生成，从而防止炎症所致的粘连及瘢痕形成，减轻后遗症。但也应注意，炎症是机体的一种防御机制，因此，糖皮质激素在发挥抗炎效应时，也降低机体的防御功能。目前有关糖皮质激素抗炎机制认为是：糖皮质激素（GCS）通过作用于靶细胞质内的糖皮质激素受体，最终影响了参与炎症的一些基因转录而产生抗炎效应。

3.抗免疫与抗过敏作用

糖皮质激素对免疫过程的诸多环节均有抑制作用。不仅可抑制巨噬细胞对抗原的呈递过程，而且还不同程度地抑制细胞免疫（小剂量）和体液免疫（大剂量）。此外，糖皮质激素能减少过敏介质的产生，因而可以改善过敏症状。

4.抗休克

大剂量的糖皮质激素是临床上治疗各种严重休克的重要药物,特别是中毒性休克的治疗。其抗休克与下列因素有关:①扩张痉挛收缩的血管和加强心脏收缩;②抑制炎症反应,减轻炎症所致的组织损伤,同时也改善休克时微循环障碍;③稳定溶酶体膜,减少心肌抑制因子(MDF)的形成。④提高机体对细菌内毒素的耐受力。

5.其他作用

(1)血液与造血系统:糖皮质激素能刺激骨髓造血功能,使红细胞、血红蛋白、中性白细胞及血小板数量增加,淋巴细胞减少,淋巴组织萎缩。

(2)中枢神经系统:能提高中枢神经系统的兴奋性,易引起欣快、激动失眠等反应,偶可诱发精神失常。大剂量对儿童能致惊厥。

(3)骨骼系统:长期服用糖皮质激素类药物可出现骨质疏松,易致骨折。

(4)消化系统:糖皮质激素能使胃酸和胃蛋白酶分泌增多,促进消化,但也可诱发或加重溃疡病。

(二)临床用途

1.严重感染或炎症后遗症

(1)治疗严重急性感染:主要用于严重中毒性感染,如中毒性肺炎、中毒性菌痢、暴发型流行性脑膜炎及败血症等,此时应在服用有效的抗菌药物前提下,辅助应用糖皮质激素治疗。针对病毒性感染一般不用激素,因用后可降低机体的防御能力致使感染扩散。

(2)预防某些炎症后遗症:如结核性脑膜炎、心包炎、风湿性心瓣膜炎等,早期应用皮质激素可防止炎症后期粘连或疤痕形成。对虹膜炎、角膜炎、视网膜炎和视神经炎等非特异性眼炎,应用后也可迅速消炎止痛、防止角膜混浊和瘢痕粘连的发生。

2.自身免疫性疾病及过敏性疾病

(1)自身免疫性疾病:如风湿热、风湿性及类风湿性关节炎、全身性红斑狼疮样综合征、肾病综合征等应用皮质激素后可缓解症状。一般采用综合疗法,不宜单用,以免引起不良反应。异体器官移植手术后所产生的排异反应也可应用皮质激素。

(2)过敏性疾病:如荨麻疹、血清热、血管神经性水肿、过敏性鼻炎、支气管哮喘和过敏性休克等,也可应用皮质激素辅助治疗。

3.各种休克

在针对休克病因治疗的同时,早期应用足量皮质激素有利于患者度过危险期。如感染中毒性休克时,应在有效的抗菌药物治疗下,及早、短时间突击使用大剂量皮质激素,见效后即停药。

4.血液病

主要用于儿童急性淋巴细胞性白血病,此外也可用于再生障碍性贫血、粒细胞减少症、血小板减少症和过敏性紫癜等的治疗。停药后易复发。

5.替代疗法

用于急性、慢性肾上腺皮质功能减退症(包括肾上腺危象)、脑垂体前叶功能减退及肾上腺次全切除术后做替代疗法。

6.局部应用

对一般性皮肤病如接触性皮炎、湿疹、牛皮癣等都有一定疗效。也可用于肌肉或关节劳损的治疗。

(三)不良反应

1.长期大量应用引起的不良反应

(1)类肾上腺皮质功能亢进:因物质代谢和水盐代谢紊乱所致,如满月脸、水牛背、向心性肥胖、皮肤变薄、痤疮多毛、水肿、低血钾、高血压、糖尿等。停药后可自行消退,必要时采取对症治疗,如应用降压药、降糖药、氯化钾、低盐、低糖、高蛋白饮食等。

(2)诱发或加重感染:因糖皮质激素抑制机体防御功能所致。长期应用常可诱发感染或使体内潜在病灶扩散,特别是在原有疾病已使抵抗力降低的情况下,如肾病综合征者更易产生。此外,糖皮质激素还可使原来静止的结核病灶扩散、恶化,故结核病患者必要时应并用抗结核药。

(3)消化系统并发症:使胃酸、胃蛋白酶分泌增加,抑制胃黏液分泌,降低胃肠黏膜的抵抗力,故可诱发或加剧胃、十二指肠溃疡,甚至造成消化道出血或穿孔。对少数患者可诱发胰腺炎或脂肪肝。

(4)心血管系统并发症:长期应用可引起高血压和动脉粥样硬化。

(5)骨质疏松、肌肉萎缩、伤口愈合迟缓等与激素促进蛋白质分解,抑制其合成及增加钙、磷排泄有关。骨质疏松多见于儿童、老人和绝经妇女,严重者可导致自发性骨折。此外,因糖皮质激素还可抑制生长素分泌和造成负氮平衡,影响生长发育。偶可引起畸胎。

(6)其他:精神失常。有精神病或癫痫病史者禁用或慎用。

2.停药反应

(1)长期应用减量过快或突然停药时,可引起肾上腺皮质萎缩和功能不全。停药后也有少数患者遇到严重应激情况,例如,感染、创伤、手术时可发生恶心、呕吐、乏力、低血压、休克等肾上腺危象,需及时抢救。

(2)反跳现象:因患者对激素产生了依赖性或病情尚未完全控制,突然停药或减量过快可致原病复发或恶化。常需加大剂量再行治疗,待症状缓解后再逐渐减量、停药。

(四)禁忌证

严重精神病和癫痫,活动性消化性溃疡病,骨折,创伤修复期,肾上腺皮质功能亢进症,严重高血压,糖尿病,孕妇,抗菌药不能控制的感染(如水痘、真菌感染)等都是糖皮质激素的禁忌证。

(五)用法及疗程

1.大剂量突击疗法

用于严重中毒性感染及各种休克。氢化可的松首次剂量可静脉滴注 200~300mg,1 日量可达 1g 以上,疗程不超过 3d。

2.一般剂量长期疗法

用于结缔组织病、肾病综合征、顽固性支气管哮喘等。一般开始时用泼尼松口服 10~20mg 或相应剂量的其他皮质激素制剂,每日 3 次,产生效应后,逐渐减量至最小维持量,持续数月。

3.小剂量替代疗法

用于垂体前叶功能减退、阿狄森病及肾上腺皮质次全切除术后。一般维持量,可的松每日12.5～25mg。

4.隔日疗法

皮质激素的分泌具有昼夜节律性,每日上午 8－10 时为分泌高潮,午夜 12 时为低潮。临床用药可随这种节律进行,即将 1 日或 2 日的总药量在隔日早晨 1 次给予,此时正值激素正常分泌高峰,对肾上腺皮质功能的抑制较小。

二、皮质激素抑制药

皮质激素抑制剂可代替外科的肾上腺皮质切除术,临床常用的有美替拉酮。美替拉酮又名甲吡酮,为 11β－羟化酶抑制剂,能抑制氢化可的松产生,但通过反馈性地促进 ACTH 分泌导致 11－去氧皮质酮和 11－去氧氢化可的松代偿性增加,故尿中 17－羟类固醇排泄也相应增加。临床用于治疗肾上腺皮质肿瘤和产生 ACTH 的肿瘤所引起的氢化可的松过多症和皮质癌。不良反应较少,偶可引起眩晕、消化道反应、高血压等。

三、肾上腺皮质激素类药的用药监护

(一)用药监测

用药期间要注意监测心率、血压、体温、体重、电解质和液体出入量等指标,长期治疗的患者应定期进行特殊检查,包括血糖、尿糖、视力、眼内压、脊柱、胸部 X 线拍片等,定期检查大便潜血,注意观察大便颜色,有无咖啡或柏油状,定期检查尿中 17－羟类固醇,以排除库欣综合征。

(二)用药护理

(1)要严格把握激素的使用,必须按医嘱规定时间、剂量用药,不可任意停药和滥用激素。

(2)糖皮质激素不能做皮下注射,亦不能在感染的关节腔内注射给药。肌内注射应采取深部注射,并经常更换部位,注意观察有无局部感染和肌肉萎缩的现象。

(3)长期服用激素使身体对外界刺激的生理反应敏感性降低,有任何疼痛、出血、恶心、厌食的症状,都应与医生联系。

(4)长期用药患者可能出现神经系统的症状和体征,如兴奋和失眠。应合理地安排给药时间,创造良好的环境,保证患者的休息和睡眠。

(5)患者的饮食应保持低钠、低糖、高钾、高蛋白、高纤维索及含钾丰富的水果及蔬菜,有肾功能不全、造瘘管的患者,饮食要注意水、钠的平衡。

(6)因长期用药出现的库欣综合征,即满月脸、肥胖、色素沉着、多毛,妇女月经失调等,随着药物的递减和停药会逐渐消失,告诉患者不必为之多虑。

(7)药物长期作用可引起缺钙、骨质疏松而导致自发性骨折。要提醒患者不要做超出医生允许的重体力劳动或剧烈运动,若有低钙的症状出现,如肌肉无力、痉挛等,要及时告诉医生。

(8)糖皮质激素可减弱机体防御疾病能力、诱发或加重感染。对长期用药者,应注意个人卫生,防止感染,房间要定时通风和消毒空气,保持适宜的温度、湿度,并减少探视。

第二节　甲状腺激素和抗甲状腺药

一、甲状腺激素

甲状腺激素为碘化酪氨酸的衍生物,包括甲状腺素(T_4)和三碘甲状腺原氨酸(T_3)。

(一)甲状腺激素的合成、贮存、分泌与调节

1.合成

甲状腺激素的合成足在甲状腺球蛋白(TG)上进行的,其过程包括:①甲状腺细胞摄取血液中的碘化物。②碘化物在过氧化物酶的作用下被氧化成活性碘。活性碘与 TG 上的酪氨酸残基结合,生成一碘酪氨酸(MIT)和二碘酪氨酸(DIT)。③在过氧化物酶作用下,一分子 MIT 和一分子 DIT 偶联生成 T_3,二分子 DIT 偶联成 T_4。

2.贮存

合成的 T_3、T_4 贮存于甲状腺滤泡腔内。

3.分泌

TG 在蛋白水解酶作用下分解为 T_3、T_4 进入血液。

4.调节

垂体前叶分泌的促甲状腺激素(TSH)可促进 T_3,T_4 合成、释放。然而,当血液中 T_3、T_4 水平增加可反馈性抑制垂体前叶合成 T_3、T_4 此外,碘也可调节甲状腺激素合成,缺碘时可增强摄碘能力,T_3、T_4 合成及释放增多。

(二)药物作用

1.维持生长发育

甲状腺激素分泌不足或过量都可引起疾病。婴幼儿甲状腺功能不足时,躯体与智力发育均受影响,可致呆小病(克汀病);成人甲状腺功能不全时,可致黏液性水肿。

2.促进代谢

促进物质氧化,增加氧耗,提高基础代谢率,使产热增多。甲状腺功能亢进时有怕热、多汗等症状。

3.增加交感神经系统敏感性

甲状腺激素可增强心脏对儿茶酚胺的敏感性,甲状腺功能亢进时出现震颤、神经过敏、急躁、心率加快等现象。甲状腺激素可通过胎盘和进入乳汁、妊娠和哺乳期妇女应注意。

(三)临床用途

主要用于甲状腺功能低下的替代补充疗法。

1.呆小病

应尽早用药,发育仍可恢复正常。若治疗过晚,则智力仍然低下。

2.黏液性水肿

一般服用甲状腺片,从小量开始,逐渐增大至足量。剂量不宜过大,以免增加心脏负担而加重心脏疾患。

3.单纯性甲状腺肿

其治疗取决于病因。由于缺碘所致者应补碘。临床上无明显发病原因者可给予适量甲状腺激素,以补充内源性激素的不足,并可抑制甲状腺激素过多分泌,以缓解甲状腺组织代偿性增生肥大。

(四)不良反应

过量可引起甲状腺功能亢进的临床表现,在老人和心脏病患者中,可发生心绞痛和心肌梗死,宜用 β 受体阻断药对抗,并应停用甲状腺激素。

二、抗甲状腺药

甲状腺功能亢进,简称甲亢,是多种原因所致的以甲状腺激素分泌过多引发代谢紊乱为特征的一种综合征。抗甲状腺药是一类能干扰甲状腺合成和释放,消除甲状腺功能症状的药物。目前常用的抗甲状腺药物有硫脲类、碘化物、放射性碘及 β 受体阻断药。

(一)硫脲类

硫脲类是常用的抗甲状腺药物,可分为二类:①硫氧嘧啶类,如甲硫氧嘧啶、丙硫氧嘧啶;②咪唑类,如甲巯咪唑(他巴唑)、卡比马唑(甲亢平)。

1.药物作用

(1)抑制甲状腺激素合成。该类药物本身作为过氧化物酶的底物而被碘化,使氧化碘不能结合到甲状腺球蛋白上,从而抑制甲状腺激素的生物合成。硫脲类药物对已合成的甲状腺激素无效,须待已合成的激素被消耗后才能完全生效。一般用药 2～3 周甲状腺功能亢进症状开始减轻,1～3 个月基础代谢率才恢复正常。

(2)丙硫氧嘧啶还能抑制外周组织的 T_4 转化为 T_3,能迅速控制血清中生物活性较强的 T_3 水平,故在重症甲状腺功能亢进、甲状腺危象时该药可列为首选。

(3)此外,硫脲类药物尚有免疫抑制作用,能使血液中甲状腺刺激性免疫球蛋白下降,对病因也有一定的治疗作用。

2.临床用途

(1)内科药物治疗:适用于轻症和不宜手术或 [131]I 治疗者,如儿童、青少年及术后复发而不适于 [131]I 治疗者可用。

(2)手术前准备:甲状腺功能亢进术前服用硫脲类药物,可使甲状腺功能恢复或接近正常,从而可减少患者在麻醉(3)甲状腺危象的治疗:甲状腺功能亢进患者在感染、手术等诱因下,可使甲状腺激素大量释放,患者出现高热、虚脱、心力衰竭、电解质紊乱等现象,称甲状腺危象。此时除主要应用大剂量碘剂和采取其他措施外,大剂量硫脲类可抑制甲状腺激素的合成,并且可阻断外周组织的 T_4 转化为 T_3。

3.不良反应

变态反应较常见,如出现瘙痒、药疹等,多数不需停药即可消失。严重不良反应有粒细胞缺乏症。一般发生在治疗后的 2～3 个月内,故应定期检查血象,若用药后出现咽痛或发热,立即停药则可恢复。此外,本类药物长期应用后可出现甲状腺肿。因药物可进入乳汁及通过胎盘,孕妇慎用,哺乳期妇女禁用;甲状腺癌患者禁用。

(二)碘和碘化物

碘和碘化物是治疗甲状腺病最古老的药物。常用的有碘化钾、碘化钠和复方碘溶液等。

1.药物作用

不同剂量的碘化物对甲状腺功能可产生不同的作用。小剂量的碘是合成甲状腺素的原料,可用于治疗单纯性甲状腺肿。大剂量碘产生抗甲状腺作用,可能与抑制蛋白水解酶,减少T_3、T_4释放有关,作用快而强,用药1~2d起效,10~15d达最大效应。此外还可抑制 TSH 所致的腺体增生。

2.临床用途

大剂量碘的应用只限于以下情况:①甲状腺功能亢进术前准备,一般在术前2周给予复方碘溶液(卢戈液)以使甲状腺组织缩小、血管减少、组织变硬,以利于手术进行;②甲状腺危象的治疗,将碘化物加到10%葡萄糖注射液中静脉滴注,可有效地控制症状,但要注意同时配合服用硫脲类药物。

3.不良反应

(1)急性反应:可于用药后立即或几小时后发生,主要表现为血管神经性水肿,严重出现喉头水肿而窒息。

(2)慢性碘中毒:一般为黏膜刺激症状,表现为口腔及咽喉烧灼感、唾液分泌增多等。

(3)甲状腺功能紊乱:长期服用碘化物可诱发甲状腺功能亢进。碘还可进入乳汁并通过胎盘引起新生儿甲状腺肿,故孕妇及哺乳期妇女应慎用。

(三)放射性碘

临床应用的放射性碘是[131]I,其半衰期为8d。

1.药物作用

[131]I可被甲状腺摄取,产生β射线(占99%)和γ射线(占1%)。由于β射线在组织内的射程不超过2mm,因此其辐射作用限于甲状腺内,只破坏甲状腺组织,而很少破坏周围组织,故适宜剂量[131]I,可获得类似手术切除效果。

2.临床用途

(1)甲状腺功能亢进的治疗:[131]I用于治疗不宜手术、手术后复发及对抗甲状腺药物过敏或,无效者。一般用药后1个月见效,3~4个月后甲状腺功能恢复正常。

(2)甲状腺功能检查:[131]I释放的γ射线可在体表测到,可用于检查甲状腺功能。甲状腺功能亢进时,摄碘率高,摄碘高峰时间前移。反之,摄碘率低,摄碘高峰时间后延。

3.不良反应

主要为甲状腺功能低下,故应严格掌握剂量和密切观察,一旦发生甲状腺功能低下症状,应及时停药,并补充甲状腺激素。

(四)用药监测与护理

1.用药监测

用药期间,应定期监测患者心率、血压及甲状腺功能(T_3、T_4水平)。每次用药前应测脉搏和血压,当脉搏超过100次/min,或有节律不齐等异常改变时,应报告医生。

2.用药护理

(1)甲状腺素类药物的用药护理:①甲状腺功能低下的患者很多伴有心血管方面的疾病,如心收缩力减弱、心功能不全等,此类患者对甲状腺素颇为敏感,应从小剂量开始用药。②给药后应严密观察患者有无心血管方面的不良反应,尤其是老年人或心脏病的患者,若心率超过100 次/min,应暂停给药,及时通知医生。③对患有糖尿病的患者应用甲状腺素时,可能会使血糖的水平难以控制,故要密切监测血糖。④甲状腺素药物可增强抗凝药的作用,要观察患者有无不正常的出血和紫癜等。如有异常,要及时提醒医生,以便及时调整抗凝药的剂量。⑤鼓励患者多进食黄豆、花生、萝卜类、菠菜、桃、梨、草莓等可促进甲状腺素分泌的食物,有利于疾病的治疗。

(2)抗甲状腺药物的用药护理:①因甲状腺功能亢进患者代谢率快,疲乏,烦躁,难以入眠,故要尽量减少噪音和外界刺激,保证患者的休息。②硫脲类药物应用时应定期检查血象及肝功能,如出现明显白细胞减少或肝炎症状,应立即报告医生。③服药期间若发现怀孕,应及时通知医生,中止或调整药物剂量,避免造成不必要的损害。④患者饮食应遵循多食多餐的原则,以防止体重下降,保证摄入足够的维生素、矿物质、蛋白质,以满足身体代谢的需求,但应避免咖啡、茶、可乐类的饮料。

(3)碘剂的用药护理:①碘剂应饭后服,并要用大量的水送下,也可将碘剂溶在果汁或牛奶里,用吸管服用可改善口感,并减少刺激。②碘剂为光敏物质,应放在棕色瓶内避光保存,碘剂具有一定的毒性和刺激性,要存放在安全的地方。③观察患者有无变态反应,如发生应先停药,立即报告医生做相应处理。④对碘剂过敏引起的皮肤瘙痒,可用碳酸钠溶液泡澡,降低室内温度等方式缓解。⑤学会观察患者碘中毒的症状,如口腔溃疡,唾液分泌过多,齿龈肿痛,巩膜发红,眼睑水肿等。

(4)放射性碘剂的用药护理:①对接受放射性碘剂治疗的患者,要详细解释用药的目的、可能的不良反应等,消除患者和家人对放射性碘剂的担忧。②要密切观察患者有无变态反应,治疗时做好救治疗准备,特别对有过敏体质的患者。③患者应保护体液平衡,以避免放射性碘在体内蓄积,引起对机体的损害。④在家接受放射性碘治疗患者,应教育患者熟悉甲状腺功能亢进及低下的症状与体征,告之在治疗的第 1 周,应避免接触儿童或与他人同睡一室;对其排泄物应进行专门存放和管理等。

第三节 胰岛素和口服降糖药

糖尿病是由于胰岛素分泌和(或)作用缺陷导致的糖、脂肪、蛋白质代谢紊乱,出现以高血糖为特征的慢性、全身性疾病。可分为 1 型糖尿病、2 型糖尿病、妊娠期糖尿病和其他类型糖尿病 4 类。其中 1 型和 2 型占总数的 95% 以上,尤其是 2 型糖尿病最为多见。糖尿病药物治疗的目的是控制血糖、纠正代谢紊乱,防止或延缓各种并发症,降低病死率,提高生活质量。临床常用药物有胰岛素和口服降血糖药两类。

一、胰岛素

胰岛素是由胰岛 B 细胞合成、分泌的一种多肽类激素,药用胰岛素有动物胰岛素(从猪、牛的胰腺中提取)和人胰岛素(通过基因重组技术生产)两类。胰岛素口服易被消化酶破坏,故必须注射给药。皮下注射吸收快,与血浆蛋白结合率低于10%,主要在肝、肾经水解灭活,$t_{1/2}$ 短。但胰岛素与组织结合后,作用可维持数小时。为延长其作用时间,可用碱性蛋白质与之结合,并加入微量锌使其稳定,制成中效和长效制剂。中,长效制剂均为混悬剂,不能静脉注射。另外,现在已研制出非注射用的胰岛素制剂,如胰岛素喷雾剂。

(一)作用

胰岛素对代谢过程有广泛影响。

1.降低血糖

胰岛素可加速葡萄糖的无氧酵解和有氧氧化,促进糖原的合成及贮存;抑制糖原分解及糖异生,从而降低血糖。

2.促进脂肪合成

胰岛素能促进脂肪合成,抑制脂肪分解,减少游离脂肪酸和酮体的生成。

3.促进蛋白质合成

胰岛素可增加氨基酸的转运和促进蛋白质合成,抑制蛋白质的分解。

4.促进 K^+ 转运

促进 K^+ 从细胞外进入细胞内,降低血 K^+,增加细胞内 K^+ 浓度。

(二)用途

1.糖尿病

胰岛素对各型糖尿病均有效。主要用于:①1 型糖尿病(胰岛素依赖型糖尿病);②出现并发症,如酮症酸中毒、高渗性昏迷;③2 型糖尿病经饮食控制和口服降血糖药治疗失败者;④出现并发症,如严重感染、高热、创伤及分娩等。

2.纠正细胞内缺钾

与氯化钾、葡萄糖组成极化液(GIK),用于防治心肌梗死时的心律失常。此外,胰岛素还可与 ATP、辅酶 A 组成能量合剂,用于心、肝、肾疾病的辅助治疗。

(三)不良反应及应用注意

1.低血糖反应

多为胰岛素过量或未能按时进餐所致。胰岛素能迅速降低血糖,出现饥饿感、出汗、心悸、震颤等症状,严重者可引起昏迷、惊厥及休克,甚至死亡。低血糖反应的防治:①用药与进餐配合;②发生低血糖时应及时处理,轻微者可进食少量饼干、面包等,严重低血糖时应立即静脉注射 50%葡萄糖。长效胰岛素降低血糖作用缓慢,一般不出现上述症状,而主要表现为头痛、精神情绪失常和运动障碍。

为防止低血糖反应引起严重后果,应向患者宣传防治知识,以便及早发现并采取摄食或饮糖水等措施。低血糖性昏迷必须与酮症酸中毒性昏迷及非酮症糖尿病昏迷相鉴别。

2.变态反应

一般反应为皮疹、血管神经性水肿,偶有过敏性休克。因多数为牛胰岛素所致,可改用猪胰岛素或人胰岛素。

3.局部反应

表现为红肿、皮下结节或皮下脂肪萎缩:见于多次肌内注射部位,人胰岛素则较少见。应有计划地更换注射部位,可尽量减少组织损伤及避免吸收不良。

4.胰岛素耐受性

机体对胰岛素的敏感性降低称为胰岛素耐受性,又称胰岛素抵抗。分为两型:①急性型:常由于创伤、感染、手术、情绪激动等应激状态引起,血中抗胰岛素物质增多,需短时间内增加大剂量胰岛素,并纠正酸碱平衡和电解质紊乱,常可取得较好疗效。②慢性型:与体内产生胰岛素抗体或体内胰岛素数目减少等有关,宜更换胰岛素制剂或加用口服降血糖药。

5.药物相互作用

肾上腺皮质激素、噻嗪类利尿药、胰高血糖素等均可升高血糖浓度,合用时可降低胰岛素的降糖作用;普萘洛尔等β受体拮抗药与胰岛素合用则可增加低血糖的危险,并可掩盖低血糖的某些症状,延长低血糖时间,故应注意调整胰岛素用量。华法林、水杨酸盐、磺胺类药、氨甲蝶呤等可与胰岛素竞争血浆蛋白结合,从而增加血中游离型胰岛素而增强作用。

6.应用胰岛素注意事项

必须注意定期检查尿糖、血糖、肾功能、眼底视网膜血管、血压和心电图等,以便了解病情及并发症。

二、口服降糖药

(一)胰岛素促泌药

胰岛素促泌药主要有磺酰脲类和苯甲酸类(格列奈类)。磺酰脲类第一代有甲苯磺丁脲和氯磺丙脲,第二代常用的有格列本脲(优降糖)、格列齐特(达美康)、格列喹酮(糖适平)、格列吡嗪(美吡达)、格列美脲。苯甲酸类主要有瑞格列奈和那格列奈。

1.磺酰脲类

磺酰脲类口服吸收迅速而完全,与血浆蛋白结合率很高,故起效慢,维持时间长。多数药物在肝脏代谢并经肾脏排泄,但格列喹酮经肾排出小于5%。

(1)作用:①降血糖作用:其作用主要是通过促进已合成的胰岛素释放入血而发挥降血糖作用,对胰岛素的合成无影响,因此,对胰腺尚有一定胰岛素合成能力的患者有效,对1型糖尿病及胰腺切除者单独应用无效。②抗利尿作用:氯磺丙脲能促进抗利尿激素分泌,减少水的排泄。③对凝血功能的影响:格列齐特能降低血小板黏附力,刺激纤溶酶原的合成,恢复纤溶活性,改善微循环,对预防或减轻糖尿病患者微血管并发症有一定作用。

(2)用途:①糖尿病:用于2型糖尿病;胰岛功能尚存且单用饮食控制无效者;用于对胰岛素产生耐受者,可减少胰岛素的用量。②尿崩症:氯磺丙脲可使尿量减少,与氢氯噻嗪合用可提高疗效。

(3)不良反应及应用注意:①常见不良反应:胃肠不适、恶心、腹痛、腹泻,以及皮肤过敏。也可致黄疸及肝损害,应定期检查肝功能。②少数人出现粒细胞、血小板减少,应定期检查血常规。③低血糖反应:药物过量可发生持续性低血糖,老年人及肝、肾功能不良者尤易发生。格列本脲、格列齐特等第二代药物较少引起低血糖。④中枢神经系统反应:大剂量氯磺丙脲可引起精神错乱、嗜睡、眩晕和共济失调等症状。⑤其他:本类药大部分从肾排泄会加重肾负担,应注意多饮水。格列喹酮主要随胆汁经消化道排泄,所以轻、中度肾功能不良者应选用格列喹酮。⑥药物相互作用:磺酰脲类血浆蛋白结合率很高,因此可与其他药物(如磺胺类药、青霉素、吲哚美辛、双香豆素等)竞争与血浆蛋白结合,使其游离型药物浓度上升而引起低血糖反应。药酶抑制剂如氯霉素、西咪替丁等也能增强磺酰脲类的降糖作用。此外,氢氯噻嗪、糖皮质激素、口服避孕药,苯妥英钠、利福平等因抑制胰岛素释放,拮抗胰岛素作用或诱导肝药酶而降低磺酰脲类药的疗效。

2.苯甲酸类

瑞格列奈和那格列奈为苯甲酸类药,其作用机制同磺胺类,特点是促进胰岛素分泌,起效快,餐时或餐后立即服药,在餐后血糖升高时恰好促进胰岛素分泌增多,故又称速效餐时血糖调节剂。本类药维持时间短,在空腹时不再刺激胰岛素分泌,既可降低餐后血糖,又极少发生低血糖。适用于2型糖尿病降低餐后血糖,与双胍类药有协同作用;瑞格列奈经肾排泄仅8%,主要随胆汁经消化道排泄,故可用于轻、中度肾功能不良者。

(二)胰岛素增敏药

噻唑烷二酮类(格列酮类)为胰岛素增敏药,常用药物有罗格列酮、吡格列酮等。

罗格列酮(文迪雅)和吡格列酮(安可妥)除能特异性提高机体(肝脏、肌肉和脂肪组织)对胰岛素的敏感性外,还可保护胰岛 B 细胞功能,有效降低血糖、血脂,对大血管亦有保护作用,是治疗伴有胰岛素抵抗的 2 型糖尿病的一线用药。无论是单独(较弱)还是联合用药(可与磺酰脲类或二甲双胍用)都能取得较好的降糖效果,但无内源性胰岛素存在时无效。

主要不良反应是损害肝功能,用药前需检查肝功能,转氨酶升高超过正常上限 2.5 倍者禁用。用药期间定期检查肝功能,用药第 1 年每 2 个月 1 次,以后每 6 个月 1 次。此外,本类药可致体重增加。心功能不全者禁用或慎用。

(三)双胍类

主要有甲福明(二甲双胍)。

1.作用和用途

二甲双胍对 2 型糖尿病有降血糖作用,对正常人血糖几无影响,不会引起低血糖。作用机制是:①增强机体组织对胰岛素的敏感性(即促进组织细胞对葡萄糖的摄取和利用);②减少肝脏产生葡萄糖;③抑制肠道对葡萄糖的吸收,从而有效降低血糖;④改善糖尿病患者的血管功能。主要用于 2 型糖尿病,尤其是肥胖型(首选,兼有减肥效果)。

2.不良反应及应用注意

(1)胃肠道反应:主要是食欲不振、恶心、呕吐、腹泻、口苦、金属味等,饭后服可减轻,减量或停药后即消失。

(2)乳酸血症:因促进糖无氧酵解,产生乳酸,尤其在肝、肾功能不全及心力衰竭等缺氧情况下,易诱发乳酸性酸中毒(苯乙福明的发生率比二甲双胍高 10 倍,故前者已基本不用),可危及生命。

(3)禁忌证:肝、肾功能不良者禁用。

(四)α-葡萄糖苷酶抑制药

其中主要为阿卡波糖、伏格列波糖。

1.作用和用途

阿卡波糖(拜唐苹)、伏格列波糖为新型的口服降血糖药。作用机制是:通过竞争性抑制小肠葡萄糖苷酶的活性,使淀粉类转化为单糖的过程减慢,从而延缓葡萄糖的吸收,降低餐后血糖,单独使用不引起低血糖反应。临床主要用于治疗糖尿病餐后高血糖。既可单独使用也可与其他降血糖药合用治疗2型糖尿病。

2.不良反应及应用注意

本类药因延缓糖类的吸收,所以腹胀,排气多、腹泻等胃肠道反应较常见。必须与头几口食物一起嚼服才有效。如果在服药后很长时间才进餐,则疗效差或无效。服药期间增加淀粉类比例,并限制单糖摄入量可提高疗效。若与其他降糖药合用出现低血糖时,应先减少降糖药药量;严重低血糖时应直接补充葡萄糖。应避免与抗酸药及消化酶制剂同时服用。18岁以下者、孕妇、哺乳期妇女,以及有明显消化、吸收障碍者禁用。

第四节　性激素类药和抗生育药

性激素主要由性腺分泌,包括雌激素、孕激素、雄激素,属于甾体化合物。常用性激素类药物多为人工合成品及其衍生物。常用避孕药多为雌激素与孕激素的复合制剂。

性激素的分泌受下丘脑-腺垂体-性腺系统的调节。下丘脑分泌促性腺激素释放激素(GnRH),促进垂体前叶分泌促卵泡激素(FSH)和黄体生成素(LH)。FSH刺激卵巢滤泡的发育与成熟,并使其分泌雌激素;对男性则促进睾丸中精子的生成。LH促进卵巢黄体生成,并使其分泌孕激素;对男性可促进睾丸间质细胞分泌雄激素。为维持性激素水平相对平衡,性激素对下丘脑及腺垂体的分泌功能具有反馈调节作用。女用避孕药的作用机制与这种负反馈作用有关。

一、雌激素类药与抗雌激素类药

(一)雌激素类

天然雌激素有雌二醇、雌酮和雌三醇,雌二醇活性最强,但口服效果差。以雌二醇为母体的人工合成品,具有可口服、高效、长效的优点,如炔雌醇、炔雌醚等。而己烯雌酚、己烷雌酚、氯烯雌醚等为非甾体化合物。近年来,妊马雌酮(雌酮硫酸盐和马烯雌酮硫酸盐混合物)因应用方便、长效、不良反应较少等优点而被广泛应用。

1.体内过程

天然雌激素口服经消化道吸收,在肝内迅速被破坏,生物利用度低,故需注射给药。其代谢产物大部分形成葡萄糖醛酸或硫酸酯,随尿排出,部分通过胆汁排出,形成肝肠循环。

人工合成的炔雌醇、炔雌醚、己烯雌酚等在肝内代谢缓慢,其中炔雌醇、炔雌醚吸收后,储存于体内脂肪组织中,故口服疗效高,维持时间长。油溶液制剂或酯类衍生物,肌内注射吸收缓慢,作用时间延长。

2.药理作用

(1)生殖系统作用对未成年女性,能促使女性第二性征和性器官发育成熟(如子宫发育、乳腺腺管的增生);对成年女性除维持女性性征外,在孕激素的共同参与下形成月经周期;使阴道上皮增生、角化,维持性器官的功能;提高子宫平滑肌对缩宫素的敏感性。

(2)内分泌功能失调较大剂量时负反馈抑制促性腺激素分泌,抑制排卵,干扰催乳素的作用,抑制泌乳。并能对抗雄激素的作用。

(3)促进血液凝固增加凝血因子 Ⅱ、Ⅶ、Ⅸ、Ⅹ,降低抗凝血酶Ⅲ活性,促进凝血过程。

(4)影响水盐代谢有促进水钠潴留;增加骨质钙化,加速骨骺闭合;提高血清 HDL、降低 VLDL 水平;降低糖耐量等作用。

3.临床应用

主要作为绝经期后激素替代疗法和避孕药使用。

(1)绝经期综合征:由于更年期妇女卵巢功能减退,雌激素分泌减少,垂体促性腺激素分泌增多,造成内分泌失调,引起面颊红热、出汗、恶心、情绪不安等症状,用雌激素抑制促性腺激素的分泌而使其症状减轻。

(2)子宫发育不全,闭经或月经过少:用雌激素作替代疗法可促进性器官及第二性征发育,可与孕激素配合应用产生人工月经周期。

(3)功能性子宫出血:促进子宫内膜增生,修复出血创面,与孕激素合用调整月经周期。

(4)乳房胀痛和回乳:部分妇女停止哺乳后乳汁继续分泌而致胀痛,大剂量雌激素可以抑制乳汁分泌而回乳,缓解乳房胀痛。

(5)老年性阴道炎和女阴干枯症:局部用药可治疗老年性阴道炎和女阴干枯症。

(6)恶性肿瘤:对绝经 5 年以上的乳腺癌患者可用雌激素治疗,缓解其症状,但绝经前禁止使用。对前列腺癌,雌激素抑制促性腺激素分泌,使睾丸萎缩而抑制雄激素生成;通过对抗雄激素的作用,可使肿瘤病灶缩小,症状改善。

(7)痤疮:青春期痤疮是由于过多雄激素刺激皮脂腺分泌,引起腺管阻塞及继发感染所致。雌激素能抑制雄激素分泌、抗雄激素作用。故临床常用于治疗青春期痤疮。

(8)绝经期和老年性骨质疏松症:雌激素能增加骨骼钙沉积,可与雄激素合用治疗绝经期和老年性骨质疏松症。

(9)避孕:大剂量雌激素可抑制 FSH 的分泌,产生避孕作用。

4.不良反应

常见恶心、食欲不振、呕吐。久用可因子宫内膜过度增生而发生出血,增加子宫癌的发生率。绝经期妇女应用雌激素,可使子宫癌发生率增加 5～7 倍,且与所用剂量和时间有关,故患有子宫内膜炎者慎用。大量应用可引起水钠潴留;可引起胆汁淤积性黄疸,肝功能不良者慎用。除前列腺癌及绝经期后乳腺癌者外,禁用于其他肿瘤患者。

5.药物相互作用

苯巴比妥、苯妥英钠等能诱导肝药酶,减弱雌激素的作用。

（二）抗雌激素类药

1.氯米芬

氯米芬（克氯米酚）结构与己烯雌酚相似，可在下丘脑水平竞争雌激素受体而阻断雌二醇的负反馈作用，促进腺垂体分泌促性腺激素，从而诱导排卵。它有较强的抗雌激素作用。可用于不孕、闭经和功能性子宫出血等也用于乳房纤维囊性增生和晚期乳癌，连续服用大剂量可引起卵巢肿大，故卵巢囊肿患者禁用。另外，妇科肿瘤患者和肝、肾功能不全者禁用。

2.三苯氧胺

三苯氧胺（他莫昔芬）为雌二醇的竞争性抑制剂，能与乳腺细胞的雌激素受体结合，具有抗雌激素作用。主要用于绝经后呈进行性发展的乳腺癌的治疗。此外，尚有抗骨质疏松作用。

同类药物雷洛昔芬主要用于抗骨质疏松。

二、孕激素类

天然孕激素由黄体分泌，妊娠三个月黄体萎缩，改由胎盘分泌直至分娩。临近排卵期的卵巢、肾上腺皮质及睾丸也可分泌少量孕激素。天然孕激素为黄体酮（孕酮），人工合成品有甲羟孕酮、甲地孕酮、氯地孕酮、己酸羟孕酮、炔诺酮、炔诺孕酮、醋炔诺酮、双醋炔诺醇等。临床应用的孕激素均系人工合成品及其衍生物。

（一）体内过程

黄体酮经口服后在消化道和肝脏迅速破坏，需注射给药。其血浆蛋白结合率高，在肝脏代谢，代谢产物多与葡萄糖醛酸结合，从肾排出。炔诺酮、甲地孕酮等在肝脏破坏较慢，可口服给药。油溶液肌内注射可发挥长效作用。

（二）药理作用

1.对生殖系统作用

①在雌激素作用的基础上，孕激素在月经后期促使子宫内膜由增生期转变为分泌期，有利于孕卵着床和胚胎发育；②降低子宫对缩宫素的敏感性，抑制子宫收缩活动，有保胎作用；③促进乳腺腺泡发育，为哺乳做准备；④大剂量抑制垂体黄体生成素的分泌，抑制排卵过程；并使子宫颈口闭合，黏液变稠，精子不易穿透，有利于避孕。

2.对代谢的影响

为肝药酶诱导剂，可促进药物代谢；竞争性对抗醛固酮，促进 Na^+、Cl^- 排泄并利尿。

3.升温作用

影响下丘脑体温调节中枢散热过程，使妇女正常体温轻度升高，月经周期中期排卵时体温较平时约高 0.56℃，体温升高持续到月经来临。

（三）临床应用

主要有两方面：单独使用或与雌激素联合用于避孕；与雌激素联合用于绝经后的替代疗法。

1.先兆流产和习惯性流产

是黄体功能不足所致，黄体酮有安胎作用，较大剂量能抑制子宫活动，起保胎作用，可用于孕激素分泌过低的先兆流产；对习惯性流产疗效不确切，且可引起胎儿生殖器畸形，现已不主张采用。

2.功能性子宫出血

多因黄体功能不足引起子宫内膜不规则的成熟与脱落,孕激素可使子宫内膜转为分泌期,恢复正常月经,与雌激素合用效果更好。

3.痛经和子宫内膜异位症

黄体酮可减轻子宫痉挛性疼痛,子宫内膜退化,与雌激素合用效果更好。

4.其他

还可用于子宫内膜癌、前列腺癌及避孕。

(四)不良反应

偶见恶心、呕吐、头晕、头痛和乳房胀痛等。发生阴道真菌感染。肝功能不良者慎用。

三、雄激素类药

天然雄激素睾酮主要由睾丸间质细胞分泌。人工合成品有甲睾酮和丙酸睾酮及苯乙睾酮等。

(一)药理作用

1.促进男性发育

促进男性生殖器官和第二性征的发育及成熟并保持。大剂量可抑制垂体前叶促性腺激素的释放和抗雌激素作用。

2.同化作用

促进蛋白质合成,减少分解,促使肌肉生长,体重增加;增加水、钠、钙、磷潴留;促进骨骼发育。

3.刺激骨髓造血功能

可使促红细胞生成素增加,并能直接刺激骨髓造血。

(二)临床应用

(1)睾丸功能不足采用替代疗法治疗无睾症和类无睾症。

(2)功能性子宫出血对抗雌激素作用,使子宫血管收缩、内膜萎缩而止血。

(3)乳腺癌、卵巢癌和子宫肌瘤可缓解症状,阻碍瘤体生长。

(4)其他贫血、再生障碍性贫血、手术后或各种长期消耗性疾病以及老年性骨质疏松。

(三)不良反应

女性患者长期应用可导致男性化倾向。有水钠潴留作用,可致水肿。故肾炎、肾病综合征及心力衰竭患者慎用。肝功能障碍、孕妇和前列腺癌患者禁用。

四、雄性激素同化激素

同化激素是一类以蛋白质同化作用为主的睾酮衍生物,如苯丙酸诺龙、癸酸诺龙等。主要用于蛋白质合成不足和分解增多的患者,如营养不良、严重烧伤、手术恢复期、骨折不愈合、老年性骨质疏松、小儿发育不良患者。亦可用于再生障碍性贫血、白细胞减少症等。

不良反应与雄激素相似,久用可致水钠潴留及女性轻微男性化现象;偶有肝内胆管淤积性黄疸。心力衰竭、肝功能不良和肾炎患者慎用,孕妇、前列腺癌患者禁用。本类药为体育竞赛违禁药。

五、抗生育药

生殖过程包括精子和卵子的形成、成熟、排卵、受精、着床及胚胎发育等多个环节,阻断其中任何一个环节,都可达到避孕和终止妊娠的目的。根据作用环节的不同,抗生育药可分为避孕药和抗早孕药。避孕药是目前一种安全、有效、使用方便且较理想的避孕方法。现有的避孕药大多为女性避孕药,男性用药较少。

(一)女性避孕药

目前临床上常用的女性避孕药是由不同类型的雌激素或孕激素配伍而成,二者均属于甾体类化合物,故又称为甾体避孕药。

1.药理作用和临床应用

(1)抑制排卵:通过负反馈机制,抑制下丘脑-垂体系统,使垂体的卵泡刺激素(FSH)和黄体生成素(LH)分泌减少,FSH缺乏使卵泡不能发育和成熟,LH的减少使排卵前必需的LH分泌高峰不能形成,从而抑制排卵。用药期间避孕效果达90%以上。停药后可很快恢复排卵功能。

(2)改变宫颈黏液性质:孕激素可使宫颈的黏液变黏、量少,从而阻止精子进入宫腔。

(3)改变子宫内膜结构:大剂量的雌激素和孕激素干扰子宫内膜的正常发育转化,使腺体提早分泌和衰竭,内膜变薄,萎缩退化,不利于受精卵着床。

(4)改变输卵管功能:改变正常月经周期内的雌激素和孕激素水平,影响输卵管的正常收缩,使受精卵运行速度降低,不能及时到达子宫着床。

2.不良反应

有类早孕反应,少数用药妇女在用药初期出现头晕、恶心、择食以及乳房胀痛等。子宫不规则出血常发生于用药后最初几个周期,可加服炔雌醇。有1%~2%服药妇女发生闭经,原月经史不正常者较易发生。还可发生血栓性静脉炎等。子宫肌瘤、肝炎、高血压、心力衰竭、乳腺癌患者禁用。用药过程中如发现乳房肿块,应立即停药就诊。

(二)男性避孕药

棉酚是从棉花的根、茎和种子中提取的一种黄色酚类物质。作用于睾丸曲精管的生精上皮,抑制精子生成,但不影响雄激素的分泌。Ⅰ期临床实验结果表明,每天20mg,连服两个月即可达节育标准,有效率达99%以上。不良反应有胃肠道反应、心悸、肝功能改变及低血钾,长期应用可导致永久性不育,临床应用少。

(三)外用避孕药

常用的外用避孕药多是一些具有较强杀精作用的药物,孟苯醇醚制成半透明薄膜,放入阴道后迅速溶解释放出药物杀灭精子。药膜本身溶解的黏稠液可阻碍精子运动,使其不易进入宫腔。该药膜不良反应小,不干扰内分泌,不影响月经周期,携带和使用方便,避孕有效率达95%以上。但其避孕失败率高于其他屏障避孕法,如与其他屏障避孕法合用将更加有效。

(四)抗早孕药

1.米非司酮

米非司酮阻断孕酮受体,抑制体内孕酮与受体结合,使子宫内膜缺乏孕酮的支持,不利于受精卵的着床,导致自然流产。还能促进前列腺素(PGF2。)生成、减少代谢,从而使子宫收缩、宫颈扩张，终止早孕。主要用于抗早孕、紧急避孕等。主要不良反应有恶心、呕吐、腹痛、头晕等。

2.前列腺素类

前列腺素类有很强的收缩子宫平滑肌和扩张子宫颈的作用，临床可用于抗早孕、扩张子宫颈和中期引产等。现在多用人工合成的 PG 衍生物，主要优点为性质稳定、不易被破坏失活，对子宫平滑肌选择性强，不良反应小，不需静脉滴注或反复给药。常以肌内注射或阴道（栓剂）等给药。常用的有硫前列酮、甲烯前列素、吉美前列素和米索前列醇等。米索前列醇因其用量小，可口服，胃肠不良反应少，程度轻，更受使用者欢迎。

第五节　作用于内分泌系统的中药

一、甘草

(一)药理作用

甘草及所含甘草甜素能促进皮质激素合成，抑制肝脏的甾体激素代谢酶（β-还原酶），减少皮质激素破坏，提高皮质激素游离血浓度，具有盐皮质激素与糖皮质激素作用。

(二)临床报道

1.治阿狄森氏病

甘草流浸膏，每次 3～5mL，少数 8～10mL，用药 25～40d，治疗 49 例（其中 16 例合用皮质激素）。结果：均取得相当疗效，轻症用甘草粉剂即见效，重症可减少皮质酮的用量。

2.治产后脑垂体前叶机能减退症

甘草人参煎（生甘草 15～30g，人参 6g；畏寒严重者加附子 10g），每日 1 剂，分 3 次服，疗程 2～6 个月，治疗 9 例，结果：痊愈 3 例，基本痊愈 5 例。

二、生地黄

(一)药理作用

生地黄具有对抗短时程糖皮质激素的反馈抑制作用，能使皮质酮水平上升，还能防止糖皮质激素致嗜碱性细胞变性，防止肾上腺皮质萎缩，使肾上腺皮质功能和形态恢复正常，此外，还能使甲亢动物的 β-受体最大结合量恢复到正常，以及纠正甲亢动物的耗氧率。

(二)临床报道

治希恩综合征，生地黄 90g 煎至 200mL，口服，每日 1 次，连用 3d，以后第 7 天，第 16 天和第 33 天各连用 3d，身体虚弱或服后有轻度腹泻者，用于地黄 40～50g，炮姜 1.6g，白术 8g，每日 1 剂。隔 5 天服药 5d。共治 10 例。结果：子宫恢复正常大小者 3 例，恢复月经者 1 例，恢复生育能力者 2 例。尿 17 羟皮质醇和 17 酮类固醇排出量均提高。

三、昆布

(一)药理作用

昆布所含碘化物被吸收人组织及血液后，除一般电介质的渗透作用外，又能促进病理产物和炎性渗出物的吸收,并使病态组织崩溃和溶解。

(二)临床报道

治地方性甲状腺肿,用昆布、海藻等分,水泛为丸。每次 3g,每天 2 次。每疗程 40d,中间休息 20d,治疗 167 人,治愈 141 人,其余均有效。

四、人参

药理作用:人参能通过兴奋中枢神经系统,使垂体前叶促甲状腺激素释放增加而增强甲状腺功能。

五、党参

药理作用:党参水煎剂及党参部位提取物Ⅱ、Ⅲ、Ⅴ能明显升高血浆皮质酮水平。

六、黄芪

药理作用:黄芪能使血浆皮质醇的含量增高,肾上腺重量增加,肾上腺皮质束状带细胞类脂质空泡含量增多,其抗应激作用与增强肾上腺皮质的分泌能力有关。并有促雌激素样作用。

七、五加皮

药理作用:南五加皮对肾上腺内分泌有兴奋作用。

八、刺五加

药理作用:刺五加能使正常动物肾上腺内的维生素 C 的含量显著降低,对低压缺氧、游泳所致动物肾上腺内维生素 C 含量的降低有阻抑作用。刺五加既能阻止促皮质激素引起的肾上腺增生,又能减少由可的松引起的肾上腺皮质的萎缩,还能使甲状腺功能趋于正常。

九、巴戟天

药理作用:巴戟天有类皮质激素样作用。

十、冬虫夏草

药理作用:冬虫夏草及虫草菌水提取液能增高肾上腺胆固醇含量,肾上腺增重,虫草多糖有增高肾上腺胆固醇含量,肾上腺增重,以及增高动物血浆皮质酮含量等作用。

十一、灵芝

药理作用:灵芝有增强肾上腺皮质功能的作用。

十二、绞股蓝

药理作用:绞股蓝与糖皮激素类药物合用,能克服激素类药物引起的不良反应,同时还有显著的协同作用,能增强激素类药物的疗效。

十三、海藻

药理作用:海藻能使甲状腺缩小,所含碘化物吸收入组织及血液后,除一般电介质的渗透作用外,又能促进病理产物和炎性渗出物的吸收,并使病态组织崩溃和溶解。

十四、附子

药理作用:附子水提取物能抑制实验动物阳虚样模型(甲状腺减退模型)M—受体增多及环—磷酸鸟苷(cGMP)系统反应性增强,使之趋向正常,而改善阳虚征状。

十五、肉桂

药理作用:肉桂与桂皮的水提取物具有提高血浆皮质酮的倾向,对阳虚动物的胸腺萎缩具有抑制作用。肉桂与附子合用能加快甲减模型动物脑内 M 受体更新速率常数,使异常升高的脑 M 受体数降低,但这一温肾阳作用需较长时间服药才能见效,这与中医治"虚证"往往需较长时间调理是一致的。

十六、牛黄

药理作用:牛黄所含牛磺酸能明显增加催乳素的分泌,并能刺激实验动物松果体产生黑色素紧张素,还能对抗 H—甲基门冬氨酸引起的促黄体生成素释放。

十七、穿心莲

药理作用:穿心莲能增强肾上腺皮质功能。

十八、延胡索

药理作用:延胡索所含四氢帕马丁能作用于视丘,促进脑下垂体分泌促肾上腺皮质激素,并能使甲状腺重量增加,以及抑制小白鼠动情周期。

十九、蜂王浆

药理作用:蜂王浆能提高机体内分泌调节功能。

二十、穿山甲

临床报道:治前列腺增生症,穿山甲、肉桂制成 6:4 散剂,每次 10g,每日 2 次,20d 为 1 个疗程。治疗 45 例。结果近期痊愈 29 例、好转 13 例、无效 3 例。一般服药 10d 左右即可见效。

二十一、蒲公英

临床报道:治甲亢术后突眼加重症,蒲公英 60g,煎服,并乘热熏洗,治疗 1 例。结果痊愈。视力由左 0.1,右 0.2 升高至左 0.3,右 0.8。

第十章　免疫系统药物

第一节　免疫抑制药

免疫抑制药是最早用于临床的免疫调节药。1962 年,硫唑嘌呤和肾上腺皮质激素联合应用防治器官移植的排异反应。随着对自身免疫性疾病发病机制认识的深化,免疫抑制药也试用于治疗自身免疫性疾病。近年来,他克莫司、西罗莫司等新药的研制成功,使免疫抑制药的研究步入了新的阶段。

一、常用的免疫抑制药

常用的免疫抑制药可分为如下 6 类。

(1)糖皮质激素类:如泼尼松、甲泼尼龙等。

(2)神经钙蛋白抑制剂:如环孢素、他克莫司、西罗莫司、霉酚酸酯等。

(3)抗增殖与抗代谢类:如硫唑嘌呤、环磷酰胺、氨甲蝶呤等。

(4)抗体类:如抗淋巴细胞球蛋白等。

(5)抗生素类:如西罗莫司等。

(6)中药类:如雷公藤总苷等。

二、免疫抑制药的临床应用

防治器官移植的排异反应:免疫抑制药可用于肾、肝、心、肺、角膜和骨髓等组织器官的移植手术,以防止排异反应,并需要长期用药。常用环孢素和雷公藤总苷,也可将硫唑嘌呤或环磷酰胺与糖皮质激素联合应用。当发生明显排异反应时,可在短期内大剂量使用,控制后即减量维持,以防用药过量产生毒性反应。

治疗自身免疫性疾病免疫抑制药:可用于自身免疫溶血性贫血、特发性血小板减少性紫癜、肾病性慢性肾炎、类风湿关节炎、系统性红斑狼疮、结节性动脉周围炎等,首选糖皮质激素类。对糖皮质激素类药物耐受的病例,可加用或改用其他免疫抑制药。免疫抑制药的联合应用可提高疗效,减轻毒性反应。但该类药物只能缓解自身免疫性疾病的症状,而无根治作用,而且因毒性较大,长期应用易导致严重不良反应,包括诱发感染、恶性肿瘤等。

(一)神经钙蛋白抑制剂

神经钙蛋白(钙调磷酸酶)抑制剂作用于 T 细胞活化过程中细胞信号转导通路,起到抑制神经钙蛋白作用,是目前临床最有效的免疫抑制药。

1.环孢素

环孢素(环孢素 A,CsA)是从真菌的代谢产物中分离的中性多肽。1972 年发现其抗菌作用微弱,但有免疫抑制作用。1978 年始用于临床防治排异反应并获得满意效果。因其毒性较小,是目前较受重视的免疫抑制药之一。

(1)体内过程:本药溶于橄榄油中可以肌内注射。口服吸收慢且不完全,口服吸收率为20%～50%,首关消除可达27%。单次口服后3～4h血药浓度达峰值。在血中约50%被红细胞摄取,4%～9%与淋巴细胞结合,约30%与血浆脂蛋白和其他蛋白质结合,血浆中游离药物仅占5%左右。$t_{1/2}$以为14～17h。大部分经肝代谢自胆汁排出,0.1%药物以原形经尿排出。

(2)药理作用与机制:选择性抑制细胞免疫和胸腺依赖性抗原的体液免疫。环孢素主要选择性抑制T细胞活化,使TH细胞明显减少并降低TH与Ts的比例。对B细胞的抑制作用弱,对巨噬细胞的抑制作用不明显,对自然杀伤(NK)细胞活力无明显抑制作用,但可间接通过干扰素的产生而影响NK细胞的活力。其机制主要是抑制神经钙蛋白,阻止了细胞质T细胞激活核因子(NFAT)的去磷酸化,妨碍了信息传导,而抑制T细胞活化及IL-2、IL-3、IL-4、TNF-α、INF-γ等细胞因子的基因表达。此外,环孢素还可增加T细胞内转运生长因子(TGFB)的表达,TGFp对IL-2诱导T细胞增殖有强大的抑制作用,也能抑制抗原特异性的细胞毒T细胞产生。

(3)临床应用:环孢素主要用于器官移植排异反应和某些自身免疫性疾病。①器官移植主要用于同种异体器官移植或骨髓移植的排异反应或移植物抗宿主反应,常单独应用,新的治疗方案则主张环孢素与小剂量糖皮质激素联合应用。临床研究表明,环孢素可使器官移植后的排异反应与感染发生率降低,存活率增加。②自身免疫性疾病用于治疗大疱性天疱疮及类天疱疮,能改善皮肤损害,使自身抗体水平降低。还可局部用药,治疗接触性过敏性皮炎、银屑病。

(4)不良反应:环孢素的不良反应发生率较高,其严重程度与用药剂量、用药时间及血药浓度有关,多具可逆性。

肾毒性是该药最常见的不良反应,用药时应控制剂量,并密切监测肾脏功能,若血清肌酐水平超过用药前30%,应减量或停用。避免与有肾毒性药物合用,用药期间应避免食用高钾食物、高钾药品及保钾利尿药。严重肾功能损害、未控制高血压者禁用或慎用。

肝损害多见于用药早期,表现为高胆红素血症,转氨酶、乳酸脱氢酶、碱性磷酸酶升高。大部分肝毒性病例在减少剂量后可缓解。应用时注意定期检查肝脏功能,严重肝功能损害者禁用或慎用。

神经系统毒性在器官移植或长期用药时发生,表现为震颤、惊厥、癫痫发作、神经痛、瘫痪、精神错乱、共济失调、昏迷等,减量或停用后可缓解。

诱发肿瘤:有报道器官移植患者使用该药后,肿瘤发生率可高于一般人群30倍。用于治疗自身免疫性疾病时,肿瘤发生率也明显增高。

继发感染:长期用药可引起病毒感染、肺孢子虫属感染或真菌感染,病死率高。治疗中如出现上述感染应及时停药,并进行有效的抗感染治疗。感染未控制患者禁用。

其他如胃肠道反应、变态反应、多毛症、牙龈增生,嗜睡、乏力、高血压、闭经等。对本品过敏者、孕妇和哺乳期妇女禁用。

(5)药物相互作用:下列药物可影响本品血药浓度,应避免联合应用,若必须使用,应严密监测环孢素血药浓度并调整其剂量。

增加环孢素血药浓度的药物:大环内酯类抗生素、多西环素、酮康唑、口服避孕药、钙拮抗剂、大剂量甲泼尼龙等。

降低环孢素血药浓度的药物:苯巴比妥、苯妥英、安乃近、利福平、异烟肼、卡马西平、萘夫西林、甲氧苄啶及静脉给药的磺胺异二甲嘧啶等。

2.他克莫司

他克莫司(FK506)是一种强效免疫抑制药,由日本学者于 1984 年从筑波山土壤链霉菌属分离而得。

(1)体内过程:FK506 口服吸收快,$t_{1/2}$ 为 5～8h,有效血药浓度可持续 12h。在体内经肝细胞色素 P_{450}3A4 异构酶代谢后,由肠道排泄。

(2)药理作用与机制:①抑制淋巴细胞增殖作用于细胞 G_0 期,抑制不同刺激所致的淋巴细胞增殖,包括刀豆素 A、T 细胞受体的单克隆抗体、CD_3 复合体或其他细胞表面受体诱导的淋巴细胞增殖等,但对 IL－2 刺激引起的淋巴细胞增殖无抑制作用。②抑制 Ca^{2+} 依赖性 T、B 淋巴细胞的活化。③抑制 T 细胞依赖的 B 细胞产生免疫球蛋白的能力。④预防和治疗器官移植时的免疫排异反应,能延长移植器官生存时间,具有良好的抗排异作用。

(3)临床应用:①肝脏移植 FK506 对肝脏有较强的亲和力,并可促进肝细胞的再生和修复,用于原发性肝脏移植及肝脏移植挽救性病例,疗效显著。使用本品的患者,急性排异反应的发生率和再次移植率降低,糖皮质激素的用量可减少。②其他器官移植本品在肾脏移植和骨髓移植方面有较好疗效。

(4)不良反应:静脉注射常发生神经毒性,轻者表现头痛、震颤、失眠、畏光、感觉迟钝等,重者可出现运动不能、缄默症、癫痫发作、脑病等,大多在减量或停用后消失。可直接或间接地影响肾小球滤过率,诱发急性或慢性肾毒性。对胰岛 B 细胞具有毒性作用,可导致高血糖。大剂量应用时可致生殖系统毒性。

(三)抗增殖与抗代谢类

1.硫唑嘌呤

硫唑嘌呤(IMURAN)为 6－巯基嘌呤的衍生物,属于嘌呤类抗代谢药。硫唑嘌呤通过干扰嘌呤代谢的各环节,抑制嘌呤核苷酸合成,进而抑制细胞 DNA、RNA 及蛋白质合成,发挥抑制 T、B 淋巴细胞及 NK 细胞的效应,故能同时抑制细胞免疫和体液免疫反应,但不抑制巨噬细胞的吞噬功能。主要用于肾移植排异反应和类风湿关节炎、系统性红斑狼疮等多种自身免疫性疾病的治疗。用药时应注意监测血象和肝功能。

2.环磷酰胺

环磷酰胺(CTX)不仅杀伤增殖期淋巴细胞,而且影响静止期细胞,故能使循环中的淋巴细胞数目减少。B 细胞较 T 细胞对该药更为敏感。明显降低 NK 细胞活性,从而抑制初次和再次体液与细胞免疫反应。临床常用于防止排异反应与移植物抗宿主反应,以及长期应用糖皮质激素不能缓解的多种自身免疫性疾病。不良反应有骨髓抑制、胃肠道反应、出血性膀胱炎和脱发等。

3.氨甲蝶呤

氨甲蝶呤(MTX)为抗叶酸类抗代谢药,主要用于治疗自身免疫性疾病。

(四)抗体

抗胸腺细胞球蛋白(ATG)在血清补体的参与下,对 T、B 细胞有破坏作用,但对 T 细胞的作用较强。可非特异性抑制细胞免疫反应(如迟发型超敏反应、移植排异反应等),也可抑制抗体形成(限于胸腺依赖性抗原),还可以结合到淋巴细胞表面,抑制淋巴细胞对抗原的识别能力。能有效抑制各种抗原引起的初次免疫应答,对再次免疫应答作用较弱。在抗原刺激前给药作用较强。

临床用于防治器官移植的排异反应,试用于治疗白血病、多发性硬化、重症肌无力、溃疡性结肠炎、类风湿关节炎、系统性红斑狼疮等疾病。

常见的不良反应有寒战、发热、血小板减少、关节疼痛和血栓性静脉炎等,静脉注射可引起血清病及过敏性休克,还可引起血尿、蛋白尿,停药后消失。

(五)抗生素类

雷帕霉素(西罗莫司)能治疗多种器官和皮肤移植物引起的排异反应,尤其对慢性排异反应疗效明显,与环孢素有协同作用,能延长移植物的存活时间,减轻环孢素的肾毒性,提高治疗指数。雷帕霉素和他克莫司均与胞质内他克莫司结合蛋白结合,两药低剂量联合应用即可产生有效的免疫抑制作用。可引起厌食、呕吐、腹泻,严重者可出现消化性溃疡、间质性肺炎和脉管炎。联合用药和监测血药浓度是减少不良反应并发挥最大免疫抑制作用的有效措施。

(六)中药类

雷公藤总苷具有较强的免疫抑制作用,可抑制小鼠脾淋巴细胞和人外周血淋巴细胞的增殖反应、迟发型超敏反应、宿主抗移植物反应和移植物抗宿主反应,还可抑制细胞免疫和体液免疫,减少淋巴细胞数量,抑制 IL-2 生成,并有较强的抗炎作用。

临床主要用于治疗自身免疫性疾病,如类风湿关节炎、原发和继发肾病综合征、成人各型肾炎、狼疮性或紫癜性肾炎、麻风反应。对银屑病、皮肌炎、变应性血管炎、异位性皮炎、自身免疫性肝炎、自身免疫性白细胞及血小板减少等也有一定的疗效。

不良反应较多,但停药后多可恢复。约 20％患者出现胃肠道反应,如食欲减退、恶心、呕吐、腹痛、腹泻、便秘。约 6％患者出现白细胞减少。偶见血小板减少、皮肤黏膜反应(如口腔黏膜溃疡眼干涩、皮肤毛囊角化、黑色素加深等)。也可导致月经紊乱、精子数目减少或活力降低等。

第二节　免疫增强药

免疫增强药能激活一种或多种免疫活性细胞,增强或提高机体免疫功能的药物。临床主要用其免疫增强作用,治疗免疫缺陷疾病、慢性感染及恶性肿瘤的辅助治疗。

一、重组人白细胞介素-2

重组人白细胞介素-2(白介素2)是重要的淋巴因子,由 T 辅助细胞(Th)产生,参与免疫反应。

(一)药理作用与应用

白介素 2 为抑制性 T 细胞(Th)和细胞毒 T 细胞(Tc)分化、增殖所必需的调控因子;诱导或增强自然杀伤细胞(NK)活性;诱导激活细胞毒淋巴细胞(LAK)的分化增殖;诱导或增强细胞毒 T 细胞、单核细胞及巨噬细胞的活性;促进 B 淋巴细胞的分化、增殖和抗体分泌;具有广谱性免疫增强作用。临床用于慢性肝炎、免疫缺陷病及恶性肿瘤的辅助治疗。

(二)不良反应与用药护理

本品毒性反应多与血管的通透性有关,并随着剂量的增大而加剧,导致体液渗出而器官功能障碍,可出现尿少、体液潴留、恶心、呕吐、腹泻、呼吸困难、转氨酶升高、黄疸、低血压、心律失常、红细胞减少及凝血功能障碍。

二、干扰素

干扰素是有关细胞在病毒感染或其他诱因刺激下,产生的糖蛋白类物质。目前已能用 DNA 重组技术生产,分为人白细胞产生的 α－干扰素、成人纤维细胞产生的 β－干扰素、人 T 细胞产生的 γ－干扰素三类。

(一)体内过程

口服不吸收,必须注射给药。α－干扰素肌内注射,β－干扰素静脉给药。干扰素在肝、肾、血清分布较多,脾、肺分布较少。主要经肝代谢,少量以原形经肾排泄。

(二)药理作用

1.广谱抗病毒作用

对所有 RNA 病毒及 DNA 病毒均有抑制作用。

2.抗肿瘤细胞增殖作用

通过直接抑制肿瘤细胞的生长、抑制肿瘤的繁殖、抑制癌基因的表达及激活抗肿瘤免疫功能而达到抗肿瘤的目的。

3.调节人体免疫功能

主要表现为增强免疫效应细胞的作用。

(1)调节自然杀伤细胞的杀伤活性。

(2)激活 B 细胞,促进抗体生成。

(3)激活单核巨噬细胞的吞噬功能。

(4)诱导白细胞介素、肿瘤坏死因子等细胞因子的产生。

(三)临床应用

1.慢性乙型肝炎

可使转氨酶恢复正常,病理组织学有好转;对重型肝炎可使病情缓解,死亡率下降。

2.恶性肿瘤

α－干扰素是治疗毛细胞白血病的首选药,对慢性白血病有较好疗效,对其他实质瘤也有一定疗效。

3.其他疾病

可用于治疗获得性免疫缺陷综合征,β－干扰素对多发性硬化有较好疗效,γ－干扰素可用于治疗类风湿性关节炎。

(四)不良反应与用药护理

应用早期出现发热、寒战、出汗、头痛、肌痛症状,有剂量依赖性,减量或停药后症状消失;白细胞减少、血小板减少、凝血障碍等;血压异常、心律失常、心肌梗死等。间质性肺炎,表现为干咳、劳累性呼吸困难。尿蛋白增加,严重时发生肾功能不全。过敏体质、肝肾功能不良及白细胞和血小板减少者慎用。

三、卡介苗

为减毒的结核分枝杆菌活菌苗,原用于预防结核病,属于特异性免疫制剂。后来证明卡介苗能增强细胞免疫功能,刺激 T 细胞增殖,提高巨噬细胞杀伤肿瘤细胞及细菌的能力,促进白细胞介素-1 的产生,增强 T 辅助细胞(Th)和自然杀伤细胞(NK)的功能,为非特异性免疫增强剂。

用于白血病、肺癌等肿瘤的辅助治疗。不良反应少,给药部位易发红斑、硬结或溃疡;亦可产生全身寒战、发热;偶见变态反应。不良反应的大小与给药剂量、给药途径及免疫治疗次数有关。

四、胸腺素

胸腺素是从小牛或猪胸腺中提取的小分子多肽,内含胸腺生成素、胸腺体液因子、血清胸腺因子等。能促进 T 细胞分化成熟,增强 T 细胞对抗原或其他刺激的反应,同时增强白细胞、红细胞的免疫功能,并调整机体的免疫平衡。临床上主要用于细胞免疫缺陷性疾病、自身免疫性疾病、感染性疾病和晚期肿瘤的治疗。不良反应有注射部位轻度红肿,皮肤变态反应,过大剂量可产生免疫抑制。

五、转移因子

转移因子是从人白细胞、猪脾、牛脾中提取的小分子肽类物质,牛脾含量最多。其免疫调节作用无明显种属特异性。转移因子的活性成分是 T 辅助细胞的产物,可选择性结合抑制性 T 细胞(Ts)和巨噬细胞,在免疫调节中发挥作用。

(一)增强淋巴细胞对肿瘤的细胞毒作用

转移因子是 T 细胞促成剂,具有活化效应细胞,加强效应细胞对肿瘤细胞的攻击反应,抑制或破坏肿瘤细胞的生长。

(二)传递免疫信息

在转移因子的作用下,非致敏的淋巴细胞可转化为致敏的 T 增强细胞,增强细胞的免疫功能,并促进干扰素释放,增强机体抗感染的能力。

临床用于免疫缺陷病、恶性肿瘤及急性病毒感染的辅助治疗。偶有皮疹、瘙痒、痤疮及一过性发热。

六、左旋咪唑

左旋咪唑能使受抑制的巨噬细胞和 T 细胞功能恢复正常,可能与激活环核苷酸磷酸二酯酶,降低巨噬细胞和淋巴细胞内 cAMP 含量有关。它还能诱导白细胞介素-2 的产生,增强免疫应答反应。一般用于免疫功能低下者,可作为肿瘤的辅助治疗,还可改善自身免疫性疾病的免疫功能。

第三节　抗毒血清和免疫球蛋白

将生物毒素(包括微生物、疫苗、类毒素、其他生物毒素)接种于动物体,使之免疫,产生抗体或特异的免疫球蛋白,分离而用于被动免疫,防治各种疾病。健康人血浆分离的丙种球蛋白也用于增强免疫目的,也在此一并介绍。

一、精制白喉抗毒素

本品系用白喉类毒素免疫马血浆所制得的抗毒素球蛋白制剂。用于治疗和预防白喉。

(一)应用

(1)出现症状者,及早注射抗毒素治疗。未经类毒素免疫或免疫史不清者,如系密切接触,可注射抗毒素紧急预防。也应同时注射类毒素,以获得永久免疫。

(2)皮下注射上臂三角肌处,同时注射类毒素时部位应分开。肌内注射应在三角肌中部或臀大肌外上。经皮下注射无异常者方可静脉注射。静脉注射应缓慢,开始每分钟不超过1mL,以后每分钟不超过4mL,1次静注不超过40mL,儿童不超过0.8mL/kg。亦可稀释后静滴,静脉滴注前液体宜与体温相近。

(3)用量:预防,皮下或肌注1000～2000单位/次。治疗:参考下表及早大量冲射。

(二)注意

(1)本品有液体及冻干两种。

(2)注射前必须详细记录。

(3)注射用具及部位必须严密消毒。

(4)注射前必须先做过敏试验(皮试液为0.1mL抗毒素加生理盐水0.9mL),试验阳性者可做脱敏注射(将本品稀释10倍后,小量分数次皮下注射)。

二、精制破伤风抗毒素

本品系用破伤风类毒素免疫马血浆所制得的抗毒素球蛋白制剂。用于治疗及预防破伤风。

(一)应用

皮下注射在上臂三角肌处,同时注射类毒素时,注射部位需分开。肌内注射应在上臂三角肌或臀大肌外上。皮下、肌注无异常者方可静脉注射。静注应缓慢,开始不超过1mL/min。以后不超过4mL/min,静注1次不超过40mL,儿童不超过0.8mL/kg,亦可稀释后静滴。

1.用量

预防:皮下或肌注1500～3000单位/次,儿童与成人相同。伤势重者加1～2倍。经5～6d还可重复。

2.治疗

第1次肌内或静脉注射5万～20万单位,儿童与成人同,以后视病情而定,伤口周围可注射抗毒素。初生儿24h内肌内或静注2万～10万单位。

(二)注意

均参见精制白喉抗毒素。

三、精制肉毒抗毒素

本品系用含 A、B、E3 型肉毒杆菌抗毒素的免疫马血浆所制得的球蛋白制剂,用于治疗及预防肉毒杆菌中毒。

(一)应用

凡已出现肉毒杆菌中毒症状者,应尽快使用本品治疗。对可疑中毒者亦应尽快用本品预防。本品分为 A、B、E3 型,中毒型未确定前可同时用 3 型。

1.用量

预防:皮下或肌注 1000~2000 单位(1 个型)/次,情况紧急可酌情静注。

2.治疗

肌注或静滴,第 1 次注射 1 万~2 万单位(1 个型),以后视病情可每 12 小时注射 1 次,病情好转后减量或延长间隔时间。其他参见精制白喉抗毒素。

(二)注意

参见精制白喉抗毒素。

四、精制气性坏疽抗毒素

本品系气性坏疽免疫马血浆并按一定的抗毒素单位比例混合而成的球蛋白制剂。用于预防及治疗气性坏疽。

(一)应用

严重外伤有发病危险时用本品预防,一旦病症出现,应及时用大量本品治疗。

1.用量

预防:皮下或肌内注射 1 万单位欲(混合品),紧急时可酌增,亦可静注,感染危险未消除时,可每隔 5~6d 反复注射。

2.治疗

第 1 天静注 3 万~5 万单位(混合品),同时注射适量于伤口周围健康组织,以后视病情间隔 4~6h、6~12h 反复注射。好转后酌情减量或延长间隔时间。其他参见精制白喉抗毒素。

(二)注意

参见精制白喉抗毒素。

五、精制抗蛇毒血清

本品系用蛇毒免疫马血浆所制成的球蛋白制剂。供治疗蛇咬伤之用。其中蝮蛇抗血清对竹叶青和烙铁头咬伤亦有效。

(一)应用

(1)常用静脉注射,也可肌内或皮下注射。

(2)用量:一般抗蝮蛇血清用 6000 单位/次;抗五步蛇血清用 8000 单位/次;银环蛇用 1 万单位/次;眼镜蛇用 2000 单位/次,上述用量可中和一条蛇毒,视病情可酌增减。

(3)儿童与成人同,不得减少。

(4)注射前先做过敏试验,阴性者方可注全量。

过敏试验法:取 0.1mL 本品加 1.9mL 生理盐水(稀释 20 倍),前臂掌侧皮内注射 0.1mL,经 20~30min 判定。可疑阳性者,可预先注射氯苯那敏 10mg(儿童酌减),15min 再注本品。阳性者则采用脱敏注射法。

脱敏注射法:用生理盐水将抗血清稀释 20 倍,分次皮下注射,每次观察 20~30min,第 1 次注 0.4mL,如无反应,酌情增量,3 次以上无反应,即可静脉、肌内或皮下注射。注射前使制品接近体温,注射应慢,开始不超过 1mL/min,以后不超过 4mL/min。注射时反应异常,应立即停止。

(二)注意

(1)遇有血清反应,立即肌注氯苯那敏。必要时,应用地塞米松 5mg(或氢化可的松 100mg 或氢化可的松琥珀酸钠 135mg)加入 25%~50%葡萄糖液 20~40mL 中静脉注射。亦可稀释后静滴。

(2)不管是否毒蛇咬伤,伤口有污染者,应同时注射破伤风抗毒素 1500~3000 单位。

六、精制抗炭疽血清

本品系由炭疽杆菌抗原免疫的马血浆制成的球蛋白制剂。用于炭疽病的治疗和预防。

(一)应用

(1)使用对象为炭疽病或有炭疽感染危险者。

(2)预防可皮下或肌注。治疗可根据病情肌注或静滴。

(3)用量:预防用 1 次 20mL。治疗应早期给予大剂量,第 1 天可注射 20~30mL,以后医生可根据病情给维持量。

(二)注意

(1)每次注射均应有患者及药品的详细记录。

(2)用药前应先做过敏试验(用生理盐水 0.9mL 加本品 0.1mL 稀释 10 倍做皮试液)。皮内注射 0.05mL,观察 30min。阳性者行脱敏注射法。将 10 倍稀释液,按 0.2mL、0.4mL、0.8mL3 次注入,每次间隔 30min,如无反应,再注射其余量。

七、精制抗狂犬病血清

本品系由狂犬病固定毒免疫的马血浆所制成。仅用于配合狂犬病疫苗对被疯动物严重咬伤如头、脸,颈部或多部位咬伤者进行预防注射。

(一)应用

(1)使用对象为被疯动物咬伤者,应于 48h 内及早注射,可减少发病率。已有狂犬病者注射本品无效。

(2)先将伤口冲洗干净,在受伤部位浸润注射,余下血清可肌注(头部咬伤可肌注于颈背部)。

(3)按 40 单位/kg 注入,严重者可按 80~100 单位/kg,在 1~2d 内分别注射,注完后(或同时)注射狂犬疫苗。

(二)注意

(1)本品有液体及冻干两种。

(2)其他参见精制抗炭疽血清项下。本品的脱敏注射法为:10 倍稀释液按 1mL、2mL、

4mL注射后观察3次,每次间隔20~30min,无反应再注射其余全量。

八、人血丙种球蛋白

本品系由经健康人血浆中分离提取的免疫球蛋白制剂(主要为IgG)。

(一)用法

本品只限肌注,不得用于静脉输注。冻干制剂可用灭菌注射用水溶解,一切操作均按消毒手续进行。预防麻疹:可在与麻疹患者接触7d内按每公斤体重注射0.05~0.15mL,或5岁以内儿童注射1.5~3mL,6岁以上儿童最大量不得超过6mL。1次注射,预防效果通常为2~4周。

预防传染性肝炎:按每公斤体重注射0.05~0.1mL,或儿童每次注射1.5~3mL,成人每次注射3mL。1次注射,预防效果通常为1个月左右。

(二)注意

(1)本品应为证明或微带乳光液体,有时有微量沉淀,但可摇散。如有摇不散之沉淀或异物,或安瓿裂纹、过期均不可使用。

(2)安瓿启开后,应一次注射完毕,不得分次使用。

(3)人胎盘丙种球蛋白与本品相同。

九、乙型肝炎免疫球蛋白

本品系用经乙型肝炎疫苗免疫健康人后,采集的高效价血浆或血清分离提取制备的免疫球蛋白制剂。主要用于乙型肝炎的预防。

(一)应用

(1)只限于肌内注射,不得用于静脉输注。

(2)冻干制剂用灭菌注射用水溶解,根据标示单位数加入溶剂,使成100单位/mL液。

(3)乙型肝炎预防:1次肌注100单位,儿童与成人同量,必要时可间隔3~4周再注射1次。

(4)母婴阻断:婴儿出生24小时注射100单位,隔1个月、2个月及6个月分别注射乙型肝炎疫苗30μg或按医嘱。

(二)注意

液体制剂久贮后可能有微量沉淀,但可摇散。如有摇不散的沉淀或异物则不可用。

十、破伤风免疫球蛋白

本品系由乙型肝炎疫苗免疫后再经破伤风类毒素免疫的健康献血员中采集效价高的血浆或血清制成。主要是预防和治疗破伤风,尤其适用于对TAT有变态反应者。

(一)应用

(1)只限臀部肌注,不需皮试,不得做静脉注射。

(2)冻干制剂用灭菌注射用水溶解。

(3)预防:儿童、成人1次用量均为250单位。创面污染严重者可加倍。

(4)治疗:3000~6000单位。同时可使用破伤风类毒素进行自动免疫,但注射部位和用具应分开。

（二）注意

有摇不散的沉淀或异物时，不可用。

十一、冻干铜绿假单炮菌免疫人血浆

本品系由乙型肝炎疫苗免疫后再经多价铜绿假单胞菌免疫献血员采集的，用枸橼酸钠抗凝的、2～3 份不同血型血浆混合后冻干制成，含有高效价特异抗体。主要用于绿脓杆菌易感者的预防和绿脓杆菌感染的治疗，如烧伤、创伤、手术后以及呼吸道、尿路等绿脓杆菌感染的预防及治疗。亦可做冻干健康人血浆使用。

（一）应用

按瓶签规定的容量以 30～37℃的 0.1％枸橼酸溶液溶解，并以带滤网的无菌、无热源的输液器静脉输注，用量由医生酌定，一般成人每次 200mL；儿童减半，间隔 1～3d，输注 6 次为 1 疗程。

（二）注意

（1）有破损或异常时不可用。

（2）溶解温度为 10～30℃，温度不可过低。

（3）应在 3h 内输注完毕，剩余者不得再用。

（4）特殊情况下也可用注射用水或 5％葡萄糖液溶解，但其 pH 在 9 左右，故大量输注易引起碱中毒，必须慎重。

（5）本品不得用含钙盐的溶液溶解。

第十一章　泌尿系统药物

第一节　利尿药

利尿药是作用于肾脏,增加电解质和水的排泄,使尿量增多的药物。临床主要用于治疗各种原因引起的水肿,也用于非水肿性疾病如高血压、高血钙、尿崩症等的治疗。利尿药根据作用部位及利尿作用强度分为3类。

(1)高效能利尿药:主要作用于髓袢升支粗段髓质部和皮质部,包括呋塞米、依他尼酸、布美他尼等。

(2)中效能利尿药:主要作用于髓袢升支粗段皮质部和远曲小管近端,包括噻嗪类(如氢氯噻嗪)、氯噻酮等。

(3)低效能利尿药:主要作用于远曲小管和集合管,如螺内酯、氨苯蝶啶、阿米洛利等。

一、利尿药作用的生理学基础

尿液的生成是通过肾小球滤过、肾小管和集合管的重吸收及分泌而实现的,利尿药通过作用于肾小管不同部位而产生利尿作用。

(一)肾小球滤过

正常成人每日经肾小球滤过产生的原尿达180L,但每日排出的尿量只有1~2L,这说明原尿中99%的水和钠在肾小管和集合管中被重吸收。故单纯增加肾小球滤过率的药物,利尿作用不理想。

(二)肾小管的重吸收

原尿经过近曲小管、髓袢、远曲小管及集合管的过程中,99%的水、钠被重吸收。如果肾小管和集合管的上皮细胞对Na^+和水的重吸收功能受到抑制,排出的钠和尿量就会明显增加。常用利尿药大多数都是通过抑制。肾小管水和电解质的重吸收而产生排钠利尿作用。

1.近曲小管

此段重吸收Na^+量占原尿Na^+量的60%~65%,主要通过H^+-Na^+交换机制,H^+由肾小管细胞分泌到管液中,并将管液中Na^+交换到细胞内。H^+来自肾小管细胞内CO_2和H_2O在碳酸酐酶的催化下生成的H_2CO_3,乙酰唑胺可通过抑制碳酸酐酶的活性,使H^+生成减少,H^+-Na^+交换减少,使肾小管腔内Na^+和$HCO-3$增多,Na^+带出水分而产生利尿作用,但由于利尿作用较弱,又可引起代谢性酸中毒,现已少用。

2.髓袢升支粗段

髓袢升支粗段髓质和皮质部该段功能与利尿药作用关系密切,原尿中20%~30%的Na^+在此段被重吸收,是高效利尿药作用的重要部位。髓袢升支粗段上皮细胞的管腔膜有$Na^+-K^+-2Cl^-$共同转运载体将NaCl主动重吸收,但不伴有水的重吸收,是形成髓质高渗区、尿液浓缩机制的重要条件。当原尿流经该段时,由于此段对水不通透,随着 NaCl 的再吸收原尿渗透压逐渐减低,此为肾脏对尿液的稀释功能。而转运到髓质间液中的 NaCl 在逆流倍增机制作用下,与尿素一起共同形成髓质高渗区。当尿液流经集合管时,在抗利尿激素调节下,大量的水被重吸收,这是肾脏对尿液的浓缩功能。呋塞米等药抑制髓袢升支粗段髓质和皮质部 $Na^+-K^+-2Cl^-$ 共同转运系统的功能减少 NaCl 重吸收,一方面降低了肾脏的稀释功能,另一方面由于髓质高渗区不能形成而降低了肾脏的浓缩功能,排出大量的稀释尿,引起强大利尿作用,故为高效能利尿药。

3.远曲小管与集合管

远曲小管近端重吸收原尿中 10% 的 Na^+,由位于管腔膜的 $Na^+-K^+-2Cl^-$ 共同转运系统介导,噻嗪类利尿药抑制该段 $Na^+-K^+-2Cl^-$ 共同转运。系统,可产生中度利尿作用。

远曲小管远端和集合管重吸收原尿 5% 的 Na^+,重吸收方式为 Na^+-H^+ 交换与 Na^+-K^+ 交换,Na^+-H^+ 交换受碳酸酐酶的调节,Na^+-K^+ 交换受醛固酮的调节。螺内酯、氨苯蝶啶等药作用于此部位,通过拮抗醛固酮或阻滞 Na^+ 通道,产生留 K^+ 排 Na^+ 作用而利尿,所以它们又称留钾利尿药。

二、常用的利尿药

(一)高效利尿药

高效能利尿药(袢利尿药)主要作用于髓袢升支粗段髓质部与皮质部,最大排钠能力为肾小球滤过 Na^+ 量的 20% 以上。

1.呋塞米

呋塞米(furosemide,呋喃苯氨酸,速尿)利尿作用强大而迅速。

(1)体内过程:口服易吸收,20～30min 起效,2h 达高峰,维持 6～8h;静脉注射后 2～10min 起效,30min 血药浓度达高峰,维持 2～4h。主要原形从肾脏近曲小管分泌排泄。$T_{1/2}$ 为 30～70min,肾功能不全的患者 $t_{1/2}$ 为 10h。

(2)药理作用:本品能抑制髓袢升支粗段髓质部和皮质部的 $Na^+-K^+-2Cl^-$ 共同转运系统,从而抑制 NaCl 重吸收,同时影响肾脏对尿液的稀释和浓缩功能,利尿作用强而迅速。用药后尿量明显增加,Na^+、K^+、Cl^- 量排出增多,也增加 Mg^{2+} 和 Ca^{2+} 排出。由于 Na^+ 重吸收减少,使到达远曲小管尿液中的 Na^+ 浓度升高,促进 Na^+-K^+ 交换,K^+ 排出增加。由于排 Cl^- 量大于排 Na^+ 量,故可引起低氯性碱血症。此外,呋塞米还可抑制血管内 PG 分解酶,使 PGE2 含量增加,能扩张小动脉,降低肾血管阻力,增加肾血流量,改善肾皮质内血流分布。

(3)临床用途:①严重水肿,可用于心、肝、肾性水肿的治疗,主要用于对其他利尿药无效的严重水肿。②肺水肿和脑水肿:对于肺水肿患者,可通过强大的利尿作用,迅速降低血容量,使回心血量减少,左心室充盈压降低,同时扩张小动脉,降低外周阻力,减轻左心室后负荷,迅速消除由左心衰竭所引起的肺水肿。对于脑水肿,由于排出大量低渗尿液,血液浓缩,血浆渗透压增高,也有助于消除脑水肿、降低颅内压。③肾衰竭:在急性肾衰竭的早期,本品产生强大的利尿作用,冲洗阻塞的肾小管,防止肾小管萎缩、坏死;同时能扩张肾血管,增加肾血流量。大剂量用于治疗慢性肾功能不全,可使尿量增加,水肿减轻。④加速毒物排泄大量输液配合并使用呋塞米,产生强大利尿作用,加速毒物排泄,用于主要经肾排泄的药物、食物等中毒的抢救。

⑤其他：高钙血症、高钾血症、心功能不全及高血压危象等的辅助治疗。

（4）不良反应与用药护理：①水与电解质紊乱，表现为低血容量、低血钠、低血钾、低氯性碱血症，长期使用还可发生低血镁。低血钾易诱发强心苷中毒，对肝硬化患者低血钾易诱发肝性脑病，所以应注意补充钾盐或与留钾利尿药合用以防低血钾。当低血钾、低血镁同时存在时，应注意纠正低血镁，否则单纯补钾不易纠正低血钾。②耳毒性：可引起与剂量有关的可逆性听力下降，表现为眩晕、耳鸣、听力下降或暂时性耳聋。肾功能不良及大剂量快速注射时更易发生。本品静脉注射要慢，并避免与氨基糖苷类抗生素合用。③胃肠道反应：表现为恶心、呕吐、腹痛、腹泻、胃肠道出血等，宜餐后服用。④高尿酸血症：由于可抑制尿酸的排泄，故长期应用可导致高尿酸血症而诱发痛风，痛风患者慎用。⑤变态反应：与磺胺类药物有交叉变态反应，可见皮疹、剥脱性皮炎、嗜酸性粒细胞增多等，偶可致间质性肾炎。长期应用可引起高血糖，高血脂。对磺胺类过敏者禁用，糖尿病、高脂血症、冠心病及孕妇慎用。

（5）药物相互作用：顺铂或氨基糖苷类抗生素与呋塞米合用，易引起耳聋；呋塞米与头孢菌素类（头孢噻啶、头孢噻吩、头孢乙腈）合用，降低头孢菌素的。肾清除率，血浓度升高，加重头孢菌素对肾脏的损害；与吲哚美辛合用，可减弱呋塞米的排钠利尿和舒张血管平滑肌的作用；阿司匹林、丙磺舒可减弱呋塞米的利尿作用。

2.布美他尼与依他尼酸

布美他尼又名丁苯氧酸，本品作用和应用与呋塞米相似，特点是起效快，作用强，不良反应少，耳毒性低，用于顽固性水肿和急性肺水肿，对急慢性肾衰竭尤为适宜，对用呋塞米无效的病例仍有效；依他尼酸又名利尿酸，化学结构与呋塞米不同，但利尿作用与机制与呋塞米相似，特点是利尿作用比呋塞米弱，不良反应较严重，耳毒性发生率高，临床应用受到限制。

（二）中效能利尿药

中效能利尿药主要作用于髓袢升支粗段皮质部和远曲小管近端，最大排钠能力为肾小球滤过 Na^+ 量的 $5\%\sim10\%$。

噻嗪类是临床广泛应用的一类口服利尿药和降压药，本类药物结构相似，在肾小管的作用部位及作用机制相同，主要区别是作用强度、起效快慢及维持时间各不相同，包括氢氯噻嗪（hydrochlorothiazide，双氢克尿塞）、氢氟噻嗪和环戊噻嗪等。氯噻酮（chlortalidone，氯肽酮）为非噻嗪类结构药物，但药理作用与噻嗪类相似。

氢氯噻嗪。

（1）作用与用途：①利尿作用，作用部位在髓袢升支粗段皮质部和远曲小管近端。抑制该段 $Na^+-K^+-2Cl^-$ 共同转运系统，从而抑制氯化钠的重吸收，降低肾脏对尿液的稀释功能而不影响浓缩功能，故利尿效能较呋塞米弱。尿中除含有较多的 Cl^-、Na^+ 外，K^+ 的排出也增加。本品利尿作用温和，可用于消除各型水肿，其中对轻、中度心性水肿疗效较好。②抗利尿作用：氢氯噻嗪可明显减少尿崩症患者的口渴感和尿量。其作用机制尚未阐明，临床上主要用于肾性尿崩症及用加压素无效的垂体性尿崩症。③降血压：为治疗高血压病的基础药物之一，多与其他降压药物合用。

（2）不良反应与用药护理：①电解质紊乱，长期应用可致低血钾、低血钠、低血镁、低氯性碱中毒等。其中低钾血症最常见，表现为恶心、呕吐、腹泻、肌无力等。为避免发生低钾血症应注意:给药宜从小剂量开始,视情况逐渐增加剂量,宜间歇给药,以减少电解质紊乱的发生;长期应用要适当补充钾盐或合用留钾利尿药,与强心苷类药物合用时要特别注意补钾,以免诱发强心苷的心脏毒性;用药期间让患者多食含钾丰富的食物。低血钠多见于低钠饮食、大量饮水、心功能不全、肝硬化及肾病综合征伴有严重水肿者服用噻嗪类利尿药时易发生。②代谢障碍与剂量有关,长期应用可引起高尿酸血症、高血糖、高血脂,肾功能减退患者血尿素氮升高,痛风患者、糖尿病、高脂血症慎用,肾功能不全的患者禁用。③变态反应可见皮疹、血小板减少、溶血性贫血、急性胰腺炎、光敏性皮炎等。与磺胺类药有交叉变态反应。

(三)低效能利尿药

低效能利尿药主要作用于远曲小管和集合管,最大排钠能力为。肾小球滤过 Na^+ 量的5%以下。

本类药物抑制该段 Na^+ 的重吸收、减少 K^+ 的分泌,具有留钾排钠的作用。但利尿作用弱,单用效果差,常与排钾利尿合用,以增强疗效,减少 K^+、Mg^{2+} 的排出。

1.螺内酯

螺内酯又名安体舒通,是人工合成的甾体化合物,化学结构与醛固酮相似。口服易吸收,服药 1d 起效,2~3d 作用达高峰,停药 2~3d 后仍有利尿作用。

(1)作用与用途:螺内酯化学结构与醛固酮相似,在远曲小管末端和集合管与醛固酮竞争醛固酮受体,拮抗醛固酮而发挥排 Na^+ 留 K^+ 利尿作用。特点是利尿作用弱、起效慢,维持时间久。用于与醛固酮升高有关的顽固性水肿,如肝硬化腹腔积液或肾病综合征患者。由于利尿作用弱,常与噻嗪类或高效利尿药合用,以提高疗效,减少血钾紊乱。

(2)不良反应与用药护理:①高钾血症,久用可引起高血钾,尤其在肾衰竭时更易发生。严重肝肾功能不全及高血钾者禁用。②性激素样作用:久用可致男性乳房发育、女性多毛症、月经周期紊乱、性功能障碍等,停药后可自行消失。③中枢神经系统反应少数人出现头痛、嗜睡、步态不稳及精神错乱等。④胃肠道反应恶心、呕吐、腹痛、腹泻及胃溃疡出血等。口服给药,以餐后服用为宜。胃溃疡患者禁用。

2.氨苯蝶啶和阿米洛利

氨苯蝶啶和阿米洛利二者化学结构不同,但作用机制相同,均为远曲小管和集合管 Na^+ 通道阻滞剂。

(1)作用与用途:二者作用于远曲小管和集合管,阻断 Na^+ 的再吸收和 K^+ 的分泌,使 Na^+-K^+ 交换减少,从而产生留 K^+ 排 Na^+ 的利尿作用。该作用与醛固酮无关。常与中效或强效利尿药合用于治疗各种顽固性水肿,如心力衰竭、肝硬化和肾炎等引起的水肿。

(2)不良反应与用药护理:不良反应较少,长期服用可致高钾血症,严重肝、肾功能不全及高钾血症倾向者禁用。此外,氨苯蝶啶还可抑制二氢叶酸还原酶,干扰叶酸代谢,肝硬化患者服用此药引起巨幼红细胞性贫血。偶可引起变态反应,应予注意。

第二节　脱水药

脱水药是指能迅速提高血浆渗透压而使组织脱水的药物,由于具有渗透性利尿作用,又称渗透性利尿药。多数脱水药的特点是:①在体内不被代谢或代谢较慢;②静脉注射后不易透过血管壁进入组织;③易经肾小球滤过;④不易被肾小管重吸收;⑤在血浆、肾小球滤过液和肾小管腔液中形成高渗透压,吸收组织水分,产生脱水和利尿作用。临床常用的药物有甘露醇、山梨醇、高渗葡萄糖。

一、甘露醇

甘露醇为己六醇,临床用其 20％的高渗水溶液。

(一)作用

1.脱水作用

静脉滴注 20％的高渗水溶液,甘露醇不易从毛细血管渗入组织,能迅速提高血浆渗透压,使组织间液水分向血浆转移,产生组织脱水作用;甘露醇不易进入脑或眼前房角等有屏障的特殊组织,故静脉滴注甘露醇高渗溶液,使这些组织特别容易脱水,有效降低颅内压和眼内压。

2.利尿作用

静脉滴注后,一方面因增加血容量,使肾血流量和肾小球滤过增加;另一方面,甘露醇从肾小球滤过后使肾小管腔内维持高渗透压,阻止水和电解质的重吸收,故能利尿。静脉滴注甘露醇高渗溶液后约 10min 起效,2～3h 达高峰,持续 6～8h,其最大排 Na^+ 能力为滤过 Na^+ 量的 15％左右,明显增加尿量,同时也增加 K^+、Cl^-、HCO_3、Mg^{2+} 等电解质的排出。

3.导泻作用

口服不吸收,刺激肠壁,使肠蠕动加快,可清洁肠道,排除体内废物。

(二)临床应用

(1)治疗脑水肿:临床应用甘露醇治疗多种原因如脑瘤治疗急性脑水肿的首选脱水药物。

(2)青光眼:静脉滴注甘露醇可降低青光眼患者的眼内压。青光眼术前使用以降低眼内压,也可作为急性青光眼的应急治疗。

(3)防治急性肾衰竭:甘露醇可增加肾血流量,提高肾小球的滤过率;同时,通过渗透性利尿可维持足够尿流量,使肾小管充盈,稀释肾小管内有害物质,有效防止肾小管萎缩坏死。用于休克、创伤、严重感染、溶血和药物中毒等各种原因引起的急性少尿,以防治急性肾衰竭。

(4)用于肠道外科手术、纤维结肠镜检查、下消化道钡剂灌肠造影前的肠道清洁准备。

(5)其他:治疗大面积烧伤引起的水肿及促进体内毒物的排泄等。

(三)不良反应和用药监护

(1)静脉注射过快可引起头痛、头晕、视力模糊。静脉注射切勿漏出血管外,否则可引起局部组织肿胀,严重则可导致组织坏死。护士应注意观察,一旦发生,应及时更换输液部位,并进行热敷。

(2)因血容量突然增加,加重心脏负荷,心功能减退或心力衰竭者禁用。

（3）颅内有活动性出血者禁用，以免因颅内压迅速下降而加重出血。

（4）气温较低时，易析出结晶，可用热水浴（80℃）加温，振摇溶解后使用。

二、山梨醇

山梨醇是甘露醇的同分异构体，其作用、临床应用、不良反应与甘露醇相似。山梨醇进入体内后，部分经肝脏转化为果糖而失去高渗作用，故作用弱于甘露醇。常用 25％水溶液，治疗脑水肿、青光眼以及心肾功能正常的水肿、少尿患者。

局部刺激性较大，可能导致高乳酸血症。

三、高渗葡萄糖

临床常用其 50％的高渗溶液，静脉注射时也可产生高渗性利尿和脱水作用。但因葡萄糖在体内易被代谢，作用弱且持续时间较短。单独用于脑水肿时可有反跳现象，一般与甘露醇交替使用。

1.呋塞米

片剂：20mg。口服，每次 20mg，1 日 1～2 次。从小剂量开始，可增加到 1 日 120mg。间歇给药，服药 1～3d，停药 2～4d。注射剂：20mg/2mL。每次 20mg，1 日 1 次或隔日 1 次，肌内注射或稀释后缓慢静脉滴注。

2.布美他尼

片剂：1mg。口服，每次 1mg，1 日 1～3 次，可逐渐增加剂量到 1 日 10mg。注射剂：0.5mg，剂量同口服。

3.依他尼酸

片剂：25mg。口服，每次 25mg，1 日 1～3 次。

4.氢氯噻嗪

片剂：10mg，25mg。口服，成人每次 25～50mg，1 日 1～3 次，可增加到每日 100mg。小儿按 1 日 1～2mg/kg（体重），1 日 2 次。

5.苄氟噻嗪

片剂：2.5mg，5mg，10mg。口服，每次 2.5～10mg，1 日 1～2 次，酌情调整剂量。

6.环戊噻嗪

片剂：0.25mg，0.5mg。口服，每次 0.25mg～0.5mg，1 日 2 次。

7.氯噻酮

片剂：25mg，50mg，100mg。口服，从小剂量开始，每次 25～100mg，1 日 1 次，酌调整剂量。

8.美托拉宗片剂

2.5mg，5mg，10mg。口服，每次 5～10mg，1 日 1 次，可酌情增加剂量。

9.螺内酯片剂

20mg。口服，每次 20～40mg，1 日 2～3 次。

10.氨苯蝶啶

片剂：50mg。口服，每次 25～50mg，1 日 2～3 次，最大剂量不超过每日 300mg，小儿不超过 1 日 6mg/kg（体重）。

11.阿米洛利

片剂:5mg。口服,从小剂量开始,每次 2.5～5.0mg,1 日 1 次。可增加到 1 日 20mg。

12.甘露醇

注射剂:10g/50mL,20g/100mL,50g/250mL。每次 1～2g/kg(体重),快速静脉滴注,必要时 4～6h 重复使用。

13.山梨醇

注射剂:25g/100mL,62.5g/250mL。每次 1～2g/kg(体重),快速静脉滴注,必要时 6～12h 重复注射。

14.葡萄糖

注射剂:10g/20mL,25g/50mL,50g/100mL。每次 40～60mL(20～30g),静脉注射。

第十二章 抗微生物药物

第一节 抗菌药概述

一、概念及术语

(一)抗菌药与化学疗法

凡对病原体产生抑制或杀灭作用,用于防治细菌感染性疾病的药物为抗菌药、包括抗生素和人工合成的抗菌药。凡对病原微生物,寄生虫及癌细胞所致疾病的药物治疗统称为化学治疗,简称化疗。用于化学治疗的药物即化疗药物。一个理想的化疗药物对病原体、寄生虫和癌细胞应有高度选择性,对机体的毒性小。评价化疗药物安全性的指标为治疗指数,通常以动物LD。和治疗感染动物 ED50 的比值表示。治疗指数愈大愈安全,说明药物毒性低而疗效高。

在应用抗菌药物时应注意机体、病原微生物与抗菌药三者之间的相互关系。应重视机体防御功能,增强抗病能力;还必须注意,由于药物不合理应用导致耐药病原菌的增多和对机体的不良反应,造成对患者健康的损害和治疗的失败。

(二)抗菌谱

抗菌谱是指抗菌药作用的范围。仅对某一种或某一菌属致病菌产生抑制或杀灭作用的药为窄谱抗菌药,如异烟肼只对结核分枝杆菌有效;对多种致病菌有抑制或杀灭作用的药为广谱抗菌药,如四环素类、喹诺酮类等。

(三)抗菌活性

抗菌药抑制或杀灭病原微生物的能力称为抗菌活性。能抑制病原菌生长的最低药物浓度为最低抑菌浓度(MIC);能杀灭病原菌的最低药物浓度为最低杀菌浓度(MBC),二者均可供临床用药参考。

(四)抑菌药和杀菌药

抑菌药一般指抑制病原菌生长繁殖的药物,如大环内酯类等。杀菌药指对病原菌具有杀灭作用的药物,如青霉素类等、但这种分类是相对的,与血浆药物浓度和用药时间有关,如抑菌药在高浓度与长时间使用时,也可获得杀菌作用,如氯霉素。

(五)抗生素

抗生素系某些微生物在其代谢过程中,产生一种对其他微生物具有抑制或杀灭作用的物质。抗生素有天然抗生素和半合成抗生素。天然抗生素是直接从微生物培养液中获得,如苄青霉素;半合成抗生素,是保留天然抗生素的主要结构,在侧链进行人工改造后得到的一些半合成衍生物,如氨苄西林。

(六)抗生素后效应

抗生素后效应(PAE)系细菌与抗生素短暂接触,当抗生素低于最低抑菌浓度或被消除之后,细菌生长仍受到持续抑制的效应。通常以时间(小时)表示,目前发现,几乎所有的抗生素都有后效应,氨基糖苷类抗生素及喹诺酮类药尤为显著,这对于合理应用抗生素具有重要意义。

二、抗菌作用机制

抗菌药主要通过干扰病原菌的生化代谢过程而达到抑菌或杀菌的作用:主要机制如下。

(一)阻碍细菌细胞壁合成

青霉素类及头孢菌素类抗生素作用于胞浆膜上的靶点细胞壁青霉素结合蛋白、抑制转肽酶的转肽作用,阻碍病原菌细胞壁基础成分—胞壁黏肽的合成,造成细胞壁缺损,水分由等渗环境不断向具有高渗透压的菌体内渗入,致使细胞膨胀、变形;又在自溶酶的影响下,细胞破裂,溶解,死亡。

(二)影响胞浆膜通透性

多肽类(多黏菌素 B、E)和多烯类(制霉菌素,两性霉素 B)抗生素能与病原菌胞浆膜中的磷脂或固醇类物质结合,使胞浆膜的通透性增加,菌体内蛋白质、氨基酸、核苷酸磷脂等主要成分外漏,导致病原菌死亡。

(三)抑制蛋白质合成

氨基糖苷类、四环素类,大环内酯类、林可霉素类等抗生素,对病原菌的核蛋白体具有高度选择性作用,从而抑制菌体蛋白质合成的不同环节,产生抑菌或杀菌作用。

(四)抑制核酸合成

喹诺酮类、利福霉素等抗菌药抑制 DNA 及信使 RNA(mRNA)的合成,磺胺类与甲氧苄啶影响叶酸代谢,均可导致核酸合成受阻,妨碍细菌的生长、繁殖。

三、耐药性

耐药性又称抗药性,是敏感病原菌反复多次接触抗菌药后,对抗菌药的敏感性降低或消失的现象。其产生机制如下。

(一)产生灭活酶

一种为水解酶,如 β—内酰胺酶,能使青霉素类和头孢菌素类抗生素的 β—内酰胺环水解破裂而失活,其有青霉素型,主要水解青霉素类抗生素,对头孢菌素类抗生素作用很微弱;有头孢菌素型,主要水解头孢菌素类抗生素,但亦能水解青霉素类抗生素。另一种为合成酶,又称钝化酶,如乙酰转移酶、磷酸基转移酶及核苷转移酶,分别将乙酰基,磷酰基或核苷转移到氨基糖苷类抗生素的$-NH_2$或$-OH$基上,改变分子结构,此类抗生素被这类酶钝化后而失活。

(二)改变细菌胞浆膜通透性

如铜绿假单胞菌和某些革兰阴性杆菌能降低细菌胞浆膜通透性而阻止药物进入菌体,造成对氨苄西林、某些头孢菌素类抗生素的耐药;亦可通过改变细胞壁的孔道功能,使药物无法通过或不易渗至菌体内而耐药,如对四环素耐药的菌株。

(三)改变菌体内靶位结构

细菌改变靶位蛋白结构,使抗生素不能与之结合或结合能力降低而造成耐药,如对链霉素、利福霉素等耐药的菌株。

(四)改变细菌代谢途径

对磺胺类药耐药的菌株,一是由于产生较多的对药物具有拮抗作用的底物—对氨苯甲酸所致;二是细菌也可通过直接利用外源性叶酸,不再自身合成,改变对营养物质的获取途径而产生耐药。

第二节　β—内酰胺类抗生素

β—内酰胺类抗生素是指化学结构中含有 β—内酰胺环的一类抗生素。包括青霉素类、头孢菌素类、非典型 β—内酰胺类和 β—内酰胺酶抑制剂。这类抗生素抗菌活性强、抗菌范围广、临床使用品种较多,颇受重视。

一、青霉素类

青霉素类包括天然青霉素和人工半合成青霉素两类。其基本化学结构是由 6—氨基青霉烷酸及侧链组成。6—氨基青霉烷酸含有饱和的噻唑环(A)和 β—内酰胺环(B),其中 β—内酰胺环为抗菌活性重要部位,β—内酰胺环破坏后抗菌活性消失。侧链则主要与抗菌谱、耐酸、耐酶等药物特性有关。

(一)天然青霉素

青霉素 G 又名苄青霉素,是从青霉菌培养液中获得。青霉素 G 为一有机酸,为增加其溶解度,临床上常用其钠盐或钾盐。其干燥粉末在室温中保存数年仍有抗菌活性。易溶于水,但水溶液性质不稳定,易被酸、碱醇、氧化剂、重金属及青霉素酶(β—内酰胺酶)破坏而使其抗菌作用减弱或消失。不耐热,在室温下放置可逐渐分解失效,且可生成具有抗原性的降解产物,易引起变态反应,故应临用时配制。

1.体内过程

口服易被胃酸及消化酶破坏,故不宜口服。肌注吸收迅速完全,分布广泛,不易透过血脑屏障,但脑膜炎时,透入量增加,在中枢神经系统内可达有效浓度。主要以原形由肾小管分泌排出。

血浆半衰期为 0.5～1h,有效作用时间可维持 4～6h。

2.抗菌作用

青霉素的抗菌作用很强,在细菌繁殖期低浓度抑菌,较高浓度即可杀菌。其抗菌谱包括。

(1)革兰阳性球菌:如溶血性链球菌、肺炎链球菌、草绿色链球菌、不耐药的金黄色葡萄球菌等。

(2)革兰阳性杆菌:如白喉棒状杆菌、炭疽杆菌、产气荚膜芽孢梭菌、破伤风芽孢梭菌、嗜乳酸杆菌等。

(3)革兰阴性球菌:如脑膜炎奈瑟菌、不耐药的淋病奈瑟菌。

(4)螺旋体:如梅毒螺旋体、回归热螺旋体、钩端螺旋体。

(5)放线菌等。

青霉素对大多数革兰阴性杆菌作用较弱,对肠球菌不敏感,对真菌、原虫、立克次体、病毒完全无效。

其作用机制是结构中的 β—内酰胺环与敏感菌胞浆膜上青霉素结合蛋白(PBPs)结合,抑制转肽酶的转肽作用,干扰细胞壁黏肽合成,造成细胞壁缺损,失去其保护性屏障作用。由于敏感菌菌体内渗透压高,使水分不断向胞浆内渗透,导致菌体膨胀,促使细菌裂解、死亡。繁殖期细菌需要合成大量的细胞壁,故青霉素对繁殖期细菌的作用强,而对细胞壁已合成、处于静止期细菌作用弱,属于繁殖期杀菌剂。哺乳类动物的细胞无细胞壁,故青霉素对人毒性小。多数细菌对青霉素不易产生耐药,但金黄色葡萄球菌可产生破坏 β—内酰胺环的青霉素酶(β—内酰胺酶),使青霉素的 β—内酰胺环裂解而失去抗。

3.临床应用

由于青霉素 G 具有高效、低毒、价廉、性疗敏感菌感染的首选药。

(1)革兰阳性球菌感染:如溶血性链球菌感染引起的咽炎、扁桃体炎、中耳炎、蜂窝组织炎、猩红热等;肺炎链球菌感染引起的大叶性肺炎、急性支气管炎、支气管肺炎、脓胸等;草绿色链球菌引起的心内膜炎;葡萄球菌引起的疖、痈、脓肿、骨髓炎、败血症等。

(2)革兰阴性球菌感染:脑膜炎奈瑟菌感染如流行性脑脊髓膜炎;淋病奈瑟菌感染如淋病

(3)革兰阳性杆菌感染:如白喉、破伤风、气性坏疽等。因青霉素对细菌产生的外毒素无作用,所以必须同时应用相应的抗毒素以中和其外毒素。

(4)螺旋体感染:如钩端螺旋体病、梅毒、回归热等。

(5)放线菌感染:放线菌病的治疗需要大剂量、长疗程用药。

4.不良反应和用药监护

(1)变态反应:为青霉素最常见的不良反应,其发生率为 0.7%～10%。青霉素及其降解产物均为半抗原,可与蛋白质结合形成全抗原,导致变态反应。轻者表现为荨麻疹、皮疹、药热、血管神经性水肿等,停药和服用 H 受体阻断药可消失。最严重的是过敏性休克,发生率为 4～5/10 万,死亡率约为 10%,表现为呼吸困难、胸闷、面色苍白、发绀、出冷汗、脉搏细弱、血压下降、昏迷、惊厥等。通常发生在注射后数秒钟,亦可发生在数分钟至半小时内或连续用药的过程中,其发生越早,后果越严重。如不及时抢救,可出现呼吸和循环衰竭而危及生命。

过敏性休克的防治措施:①详细询问患者有无药物过敏史,对青霉素有过敏史者禁用。②做皮肤过敏试验,凡初次注射或停用 3d 以上以及用药过程中更换不同批号或不同厂家生产的青霉素者均须作皮试。皮试阳性者禁用。③避免在饥饿状态下注射青霉素;避免局部应用青霉素。④用于注射青霉素的注射器,不得用于注射其他药物。⑤青霉素最适 pH 为 5～7.5,pH 过高或过低都会加速其降解,故静滴时最好选用 0.9%氯化钠注射液稀释(pH 为 4.5～7.0)。若选用 5%葡萄糖液(pH 为 3.5～5.5)溶解时,应在 2h 内滴完为宜。⑥青霉素水溶液放置后其效价降低,降解产物增加,变态反应发生率明;显增高故青霉素注射液必须现配现用。⑦皮试阴性者注射青霉素后也偶可发生过敏性休克。故首次注射后须观察 30min,无反应方可离去。⑧一旦发生过敏性休克,应就地及时抢救,立即皮下或肌内注射 0.1%肾上腺素 0.5～1.0mL,必要时每隔 15～30min 重复 1 次,危重者可将肾上腺素加入 5%葡萄糖注射液 20mL 中缓慢静脉注射,并酌情加用糖皮质激素、H 受体阻断药,以增强疗效。对支气管痉挛并出现呼吸困难者给予氨茶碱稀释后静注,沙丁胺醇喷雾吸入,并配合给氧或人工呼吸,必要时行气管切开。血压过低者可用间羟胺 20～100mg 或去甲肾上腺素 1～2mg 加入 5％葡萄糖液 250～500mL 中静滴。

(2)毒性反应:静脉快速静滴大剂量青霉素时,可引起头痛、肌肉震颤、惊厥、昏迷等反应,偶可引起精神失常,称为青霉素脑病。用药时应注意控制用量和滴速,如发现上述症状,应立即停药,并进行对症处理,同时可给予高渗葡萄糖和糖皮质激素以防止脑水肿。

(3)其他:肌注时可出现局部红肿、疼痛、硬结,甚至引起周围神经炎,钾盐尤甚,宜深部肌注。大剂量静脉给予青霉素钾盐和钠盐时,尤其在肾功能或心功能不全时,可引起高钾血症、高钠血症,因此,用药期间,须定期检测血清钾和钠。禁用青霉素钾盐静脉推注。

(二)半合成青霉素

为了克服天然青霉素抗菌谱窄、不耐酸(胃酸)、不耐酶(β－内酰胺酶)等缺点,在青霉素母核 6－氨基青霉烷酸上引入不同侧链,可得到具有耐酸、耐酶、广谱、抗铜绿假单胞菌、抗革兰阴性菌等特点的半合成青霉素。

半合成青霉素的抗菌机制、不良反应与青霉素 G 相同,并与青霉素 G 有交叉变态反应,用药前必须做皮肤过敏试验。常用的半合成青霉素可分为以下五类。

1.耐酸青霉素

主要有青霉素 V,其抗菌谱和抗菌活性同青霉素 G 相似。最大特点是耐酸,口服吸收好,为广泛使用的口服青霉素类药。临床可用于轻度敏感菌感染、恢复期的巩固治疗和防止感染复发的预防用药。

2.耐酶、耐酸青霉素

主要有苯唑西林(新青霉素Ⅱ)、氯唑西林(邻氯青霉素)、双氯西林(双氯青霉素)和氟氯西林等。本类药物的共同特点是以下几点。

(1)抗菌谱与青霉素相似,但抗菌作用不及青霉素。

(2)耐酶,对耐青霉素 G 的金黄色葡萄球菌有效。临床主要用于耐青霉素 G 的金黄色葡萄球菌感染,如肺炎、心内膜炎、败血症等。

(3)耐酸,可口服。

(4)不易透过血脑屏障,对中枢感染无效。

(5)主要以原形由肾排泄,排泄速度较青霉素慢,有效血药浓度维持时间较长。不良反应较少,除与青霉素有交叉变态反应外,少数患者有嗳气、恶心、腹胀、腹痛、口干等胃肠道反应及皮疹和荨麻疹等。

3.广谱青霉素

主要有氨苄西林(氨苄青霉素)、阿莫西林(羟氨苄青霉素)、匹氨西林(匹氨苄青霉素)等。本类药物的特点是以下几点。

(1)抗菌谱广,对革兰阳性菌作用比青霉素弱,但对粪链球菌作用优于青霉素,对多种革兰阴性菌有较强的抗菌作用,如伤寒沙门菌、副伤寒沙门菌、百日咳鲍特菌、大肠埃希菌、痢疾志贺菌等,但对铜绿假单胞菌无效。临床主要用于治疗敏感菌所致的伤寒、副伤寒、呼吸道感染、泌尿道和胆管感染、胃肠道感染、软组织感染、脑膜炎、败血症、心内膜炎等,严重病例应与氨基苷类抗生素合用。

(2)不耐酶,对耐药金葡菌无效。

(3)耐酸,可口服。

(4)不良反应有恶心、呕吐、腹泻等胃肠道反应和皮疹,少数人可出现血清转氨酶升高。

4.抗铜绿假单胞菌青霉素

主要有羧苄西林(羧苄青霉素)、磺苄西林(磺苄青霉素)、替卡西林(羧噻吩青霉素)、呋苄西林(呋苄青霉素)哌拉西林(氧哌嗪青霉素)等。本类药物特点是以下几点。

(1)皆为广谱抗生素,对革兰阳性菌和革兰阴性菌均有作用,特别是对铜绿假单胞菌有强大作用。主要用于铜绿假单胞菌、奇异变形杆菌、大肠埃希菌及其他肠杆菌引起的感染,如腹腔感染、泌尿道感染、肺部感染及败血症等。与庆大霉素联合应用,有协同作用,疗效明显增强,但不能将两者置于同一容器中,以防止相互作用导致药效降低。

(2)不耐酶,对耐青霉素的金葡菌无效。

(3)不耐酸,口服无效,均需注射给药。

(4)不良反应可见皮疹、皮肤瘙痒及以腹泻为主的胃肠道反应。大剂量注射时,应注意防止电解,质紊乱、神经系统毒性及出血。

5.抗革兰阴性菌青霉素

主要有美西林、匹美西林、替莫西林等。本类药物特点是以下几点。

(1)对革兰阴性杆菌作用强,但对铜绿假单胞菌无效,对革兰阳性菌作用弱,对革兰阴性菌产生的 β—内酰胺酶稳定。主要用于革兰阴性菌所致的泌尿道、软组织感染。

(2)匹美西林口服有效,在体内水解为美西林而发挥作用。

(3)本类药物作用于靶位的 PBPs 后,细菌形态发生改变但并不死亡,为抑菌药。不良反应主要为胃肠道反应和变态反应。

二、头孢菌素类

头孢菌素类(又称先锋霉素类)是由头孢菌素的母核 7—氨基头孢烷酸连接不同侧链而制成的部分合成抗生素。其化学结构中含有与青霉素相同的 β—内酰胺环。其特点是:①耐酸:临床上可以口服给药。②耐酶:对 β—内酰胺酶较青霉素稳定。③广谱:对革兰阳性菌和革兰阴性菌均有效。④高效:杀菌力强。⑤低毒:不良反应少,与青霉素仅有部分交叉变态反应。

根据头孢菌素类抗菌作用特点、临床应用、对 β—内酰胺酶稳定性、对肾的毒性及研制时间先后顺序,现分为 4 代。

(一)体内过程

耐酸的头孢菌素类均能口服给药,胃肠吸收好,其他均需注射给药。吸收后分布良好,能透入各种组织中,且易透过胎盘,在滑囊液、心包积液中均获得较高浓度。第三代头孢菌素能分布到前列腺、房水和胆汁中,并可透过血脑屏障,在脑脊液中达到有效浓度。头孢菌素类一般经肾排泄,尿中浓度较高,凡能影响青霉素排泄的药物同样也能影响头孢菌素类的排泄。头孢哌酮、头孢曲松则主要经肝胆系统排泄。多数头孢菌素的半衰期较短(0.5～2.0h),有的可达 3h,头孢曲松的半衰期可达 8h。

(二)作用和临床应用

头孢菌素类抗菌作用机制与青霉素相同,通过与细菌细胞膜上的 PBPs 结合,妨碍黏肽的形成,抑制细胞壁合成而呈现杀菌作用,为繁殖期杀菌剂。细菌产生 β－内酰胺酶可对头孢菌素类产生耐药性,并与青霉素有部分交叉耐药。

(三)不良反应和用药监护

1.变态反应

多为药热、皮疹、荨麻疹等,严重者可发生过敏性休克,但发生率较青霉素低。与青霉素有交叉过敏现象,交叉过敏发生率为 5%～10%,故对青霉素过敏者慎用或禁用,必要时做皮试,并密切观察。

2.肾毒性

第一代头孢菌素大剂量应用时可出现肾毒性,表现为蛋白尿、血尿、血中尿素氮和肌酐升高。避免与氨基苷类抗生素或强效利尿药合用,以免肾毒性增强。大多数头孢菌素类需经肾排泄,故肾功能不全者可致蓄积,肾功能不全者禁用。

3.胃肠道反应

口服给药可引起恶心、呕吐、食欲不振等。饭后服可减轻。

4.菌群失调症

长期应用第三代头孢菌素可引起肠道菌群失调导致二重感染,如肠球菌、铜绿假单胞菌和念珠菌的增殖现象。

5.其他

长期大量应用头孢哌酮、头孢孟多可致低凝血酶原血症,与抗凝血药、水杨酸制剂等合用时,可致出血倾向,可用维生素 K 防治。肌注局部可发生疼痛、硬结等反应,宜深部肌注。静注时可致静脉炎。头孢菌素类与乙醇同时应用可产生"醉酒样"反应,故在应用本类药物期间或停药 3 天内应忌酒。配制的注射液在室温中保存不超过 6h,在 2～10℃时其效价可维持 48h。

三、非典型 β－内酰胺类

本类抗生素的化学结构中虽有其他 β－内酰胺环,但无青霉素和头孢菌素类的基本结构,故称为非典型 β－内酰胺类抗生素,包括头霉素类、碳青霉烯类、氧头孢烯类、单环 β－内酰胺类等。

(一)碳青霉烯类

碳青霉烯类的化学结构与青霉素相似,具有抗菌谱广、抗菌作用强、耐酶、毒性低等特点。主要药物有甲砜霉素、亚胺培南、美罗培南等。常用药物为亚胺培南,由于其在体内可被肾脱氢肽酶灭活而失效,故需与抑制肾脱氢肽酶的西司他丁联合应用才发挥作用。临床使用的制剂是亚胺培南与西司他丁等量比(1∶1)制成的复方注射剂,称为泰能。

本品口服不吸收,需注射给药。体内分布以细胞间液、肾脏、上额窦、子宫颈、卵巢、盆腔、肺部等部位最高,在胆汁、前列腺、扁桃体、痰中也有较多含量,并有一定量进入脑脊液中。半衰期约为 1h。亚胺培南在体内易被肾脱氢肽酶(存在于肾小管上皮)水解而失去活性,故需与抑制肾脱氢肽酶的药物西司他丁按 1∶1 配伍应用才能发挥作用。

1.作用和临床应用

亚胺培南对革兰阳性、阴性的需氧和厌氧菌具有抗菌作用。肺炎链球菌、化脓性链球菌、金黄色葡萄球菌(包括产酶株)、大肠埃希菌、克雷白杆菌、消化链球菌的部分菌株对本品甚为敏感。

粪链球菌、流感嗜血杆菌、奇异变形杆菌、沙雷杆菌、产气肠杆菌、铜绿假单胞菌、气性坏疽梭菌、难辨梭菌等对本品也相当敏感。其作用机制与青霉素相似,可抑制细菌细胞壁的合成而导致细菌溶解死亡。本品有较好的耐酶性,与其他β-内酰胺类药物间较少出现交叉耐药性。

临床主要用于各种革兰阳性和阴性需氧菌以及厌氧菌所致的腹膜炎、肝胆感染、腹腔内脓肿、阑尾炎、妇科感染、下呼吸道感染、皮肤和软组织感染、尿路感染、骨和关节感染以及败血症等。

2.不良反应和用药监护

(1)消化道反应:本品可引起恶心、呕吐、腹泻等胃肠道症状,也偶可引起伪膜性肠炎。

(2)变态反应:可引起皮肤瘙痒、皮疹、荨麻疹、药热等,过敏体质者慎用。

(3)其他:可引起白细胞减少、血小板减少或增多、血红蛋白减少等;对肝脏可引起氨基转移酶、血胆红素或碱性磷酸酶升高;对肾脏可引起血肌酐和血尿素氮升高。大剂量应用还可致惊厥、意识障碍等严重中枢神经系统反应;可引起注射部位疼痛、血栓性静脉炎等,应注意更换注射部位。应在应用前溶解,用生理盐水溶解的药液只能在室温存放10h,含葡萄糖的药液只能存放4h。肌内注射粉针剂因含利多卡因而不能用于严重休克和传导阻滞患者。

(二)头霉素类

本类药物化学结构与头孢菌素类相似,包括头霉素、头孢西丁等。目前临床广泛应用的是头孢西丁。

头孢西丁需注射给药,吸收后在组织中分布广泛,在脑脊液中含量高,以原形自肾排泄,半衰期约为0.7h。

1.作用和临床应用

本药抗菌谱广,对革兰阳性菌和革兰阴性菌均有较强的杀菌作用,与第二代头孢菌素相似,对厌氧菌有高效;由于对β-内酰胺酶高度稳定(对β-内酰胺酶的稳定性较头孢菌素类强),故对耐青霉素的金葡菌及对头孢菌素耐药的菌株有较强活性。主要用于治疗由敏感的需氧菌和厌氧菌所致的下呼吸道、腹腔、泌尿生殖系统、骨和关节、皮肤和软组织等部位感染,也可用于败血症。

2.不良反应和用药监护

常见不良反应有皮疹、静脉炎、蛋白尿、嗜酸性粒细胞增多等。

(三)氧头孢烯类

1.拉氧头孢。

本品是半合成的氧头孢烯类抗生素,需注射给药,在体内分布广,可进入痰液、腹腔积液、羊水、脑脊液中,脑脊液中药物浓度高。通过肾脏和肝脏排出,在尿液和胆汁中浓度高。半衰期为2.3~2.8h。

(1)作用和临床应用:本品抗菌活性与第三代头孢菌素相近。对多种革兰阴性菌有良好的抗菌作用,如大肠埃希菌、流感杆菌、克雷白杆菌、各型变形杆菌、肠杆菌属、枸橼酸杆菌、沙雷杆菌等常对本品高度敏感。对厌氧菌有良好的抗菌作用。对 β—内酰胺酶性极稳定。

临床主要用于敏感菌所致肺炎、气管炎、胸膜炎、腹膜炎、脑膜炎、败血症,以及皮肤和软组织、骨和关节、五官、创面等部位的感染。

(2)不良反应和用药监护:不良反应以皮疹多见,偶可致过敏性休克、低凝血酶原血症和出血等。本品溶解后应立即使用,未用完的药液必须在冰箱中保存,在 24h 内用完。

2.氟氧头孢

本品为半合成的氧头孢烯类抗生素。需注射给药,体内分布较广泛,可进入胆汁、痰液、腹腔积液、骨盆无效腔渗出液、子宫及附属器官、中耳黏膜和肺组织中。大部分(85%)以原形经肾排泄。肾功能减退者排出减少。

(1)作用和临床应用:本品抗菌性能与第四代头孢菌素相近。抗菌谱主要包括葡萄球菌、链球菌(肠球菌除外)、肺炎链球菌、消化链球菌、卡他球菌、淋球菌、大肠埃希菌、克雷白杆菌、变形杆菌、流感嗜血杆菌以及拟杆菌等。

临床主要用于敏感菌所致的咽炎、扁桃体炎、支气管炎、肺炎、肾盂肾炎、膀胱炎、前列腺炎、胆管感染、腹膜炎、盆腔炎、子宫及附属组织炎症、中耳炎、创口感染、心内膜炎及败血症等。

(2)不良反应和用药监护:不良反应包括恶心、呕吐、腹泻等消化道反应。变态反应表现为皮疹、药热、皮肤瘙痒、过敏性休克等。对青霉素类过敏及过敏体质者慎用。注射局部可引起静脉炎。

(四)单环 β—内酰胺类

氨曲南是人工合成的第一个应用于临床的单环 β—内酰胺类抗生素。口服不吸收,需注射给药。体内分布较广,肾、肺、胆囊、骨、皮肤等组织内有较高的药物浓度,前列腺、痰、支气管分泌物中均含有一定的药量。主要经肾排泄,尿中原形药物的浓度较高。半衰期为 1.7h。

(1)作用和临床应用:抗菌谱窄,主要对革兰阴性菌如大变形杆菌、流感嗜血杆菌、铜绿假单胞菌、淋病奈瑟菌等具有菌和厌氧菌作用弱。具有耐酶、低毒等优点。

临床主要用于敏感的革兰阴性菌所致的感染,包括肺炎、胸膜炎、腹腔感染、胆管感染、骨和关节感染、皮肤和软组织感染等,尤其适用于尿路感染,也用于败血症。由于本品有较好的耐酶性,当细菌对青霉素类、头孢菌素类、氨基苷类等药物不敏感时,可试用本品。

(2)不良反应和用药监护:一般不良反应有恶心、呕吐、味觉改变、腹泻等。变态反应主要表现为皮疹、紫癜、皮肤瘙痒等。虽与青霉素无交叉变态反应,但对青霉素过敏者及过敏体质者仍需慎用。可引起注射部位肿胀、血栓性静脉炎、肝损害等。

四、β—内酰胺酶抑制剂及其复方制剂

β—内酰胺酶抑制剂是指能与 β—内酰胺酶较紧密结合,使酶不能破坏 β—内酰胺类抗生素,从而保持抗生素活性的一类药物。包括克拉维酸、舒巴坦、三唑巴坦等。它们的共同特点是:本身没有或只有很弱的抗菌活性,但可抑制 β—内酰胺酶,保护 β—内酰胺类抗生素的活性,从而发挥抑酶增效作用。对 β—内酰胺酶不稳定的青霉素类和头孢菌素类与本类药物联合应用或组成复方制剂使用,可扩大抗菌谱,对抗细菌耐药性的产生,增强其抗菌效力几倍乃至几十倍。

(一)舒他西林

舒他西林（优立新）为氨苄西林与舒巴坦按 2：1 的比例组成的复方制剂。舒巴坦对金葡菌和多数革兰阴性杆菌产生的 β－内酰胺酶具有很强的且不可逆的抑制作用，与氨苄西林联合应用可增强后者作用。临床主要用于产 β－内酰胺酶的金葡菌、流感嗜血杆菌、卡他莫拉菌、肠杆菌科细菌、脆弱杆菌等所致的呼吸道、泌尿道、胆管、皮肤及软组织、骨和关节等部位感染。对青霉素过敏者禁用。

(二)奥格门汀

奥格门汀（安灭菌）为阿莫西林与克拉维酸按 2：1 的比例组成的复方制剂。克拉维酸本身抗菌活性较低，但对金葡菌和多数肠杆菌、流感嗜血杆菌等产生的 β－内酰胺酶有较强的抑制作用，与青霉素类抗生素合用可增强其抗菌作用。本品主要用于产酶金葡菌、表皮葡萄球菌及肠杆菌属所致感染，如呼吸道感染、泌尿道感染、皮肤软组织感染及中耳炎等。

常见不良反应为腹泻或稀便、恶心等胃肠道反应。对青霉素过敏者禁用。

(三)哌拉西林/三唑巴坦

本品为哌拉西林与三唑巴坦按 8：1 的比例组成的复方制剂。三唑巴坦对 β－内酰胺酶的抑制作用较克拉维酸、舒巴坦强，与哌拉西林合用，增强了后者的抗菌作用。本品对革兰阳性需氧菌作用与第一代头孢菌素类似，对革兰阴性菌也有效，对厌氧菌的作用与甲硝唑类似。主要用于敏感菌所致下呼吸道感染、泌尿道感染、骨关节和皮肤软组织感染及菌血症等严重感染。对青霉素过敏者禁用。

第三节　大环内酯抗生素

大环内酯类是一类由链霉菌产生或经半合成制造的一类含有 14～16 元内酯环，主要抗革兰阳性菌的抗生素。大环内酯环是本类抗生素的主环，尚有 2 个或几个糖环与土环以苷键联结。

常用的大环内酯类抗生素分为十四元或十六元大环两类。十四元环大环内酯类抗生素主要有红霉素、竹桃霉素及半合成制品罗红霉素、克拉霉素等。十六元环大环内酯类抗生素主要有吉他霉素、麦迪霉素、螺旋霉素、交沙霉素、罗他霉素等。近年来又半合成制造了十五元环的本类抗生素，如阿奇霉素。

大环内酯类作用于细菌细胞核糖体 50S 亚单位，阻碍细菌蛋白质的合成，主要起抑菌作用。

本类药物的抗菌谱包括化脓性链球菌、溶血性链球菌、金黄色葡萄球菌（仅低度或中度敏感，易产生耐药菌株）、肺炎链球菌、支原体、流感嗜血杆菌、沙眼衣原体、梅毒螺旋体、白喉棒状杆菌、李司德菌、淋球菌、百日咳杆菌、军团菌和溶组织阿米巴原虫。近年来，由于对本类药物的过度使用，造成了耐药菌株的增多。大环内酯类各品种间由于结构有一定的近似性，故存在着较密切的交叉耐药关系。

一、红霉素

本品系由链霉菌 Streptomyces erythreus 所产生的一种十四元环大环内酯类抗生素。制品有红霉素(碱)、红霉素的乳糖酸盐、葡庚酸盐、硬脂酸酯、乙基琥珀酸酯(琥乙红霉素)、丙酸酯十二烷硫酸盐(即依托红霉素)等。

(一)性状

红霉素碱为白色或类白色结晶或粉末;无臭、味苦;微有引湿性;在水中极微溶解。红霉素乳糖酸盐为白色或微黄色结晶性粉末,无臭或有微臭,易溶于水、乙醇、5%水溶液的 pH 为 6.5~7.5。红霉素在酸性溶液中不稳定,在中性或微弱碱性溶液中较稳定。

本品(所有以上品种)均以所含的红霉素碱计量。

(二)作用

本品的抗菌谱与青霉素近似,对革兰阳性菌,如葡萄球菌、化脓性链球菌、绿色链球菌、肺炎链球菌、粪链球菌、白喉杆菌、丙酸痤疮杆菌、李司德菌、梭状芽孢杆菌等有强的抗菌作用;对革兰阴性菌,包括淋球菌、螺旋杆菌、百日咳杆菌、布氏杆菌,军团菌、流感嗜血杆菌,拟杆菌(口咽部菌株)等以及支原体、螺旋体、立克次体、衣原体、奴卡菌、少数分枝杆菌和阿米巴原虫均有抑制作用。金黄色葡萄球菌对本品易产生耐药菌株。

(三)体内过程

口服吸收 18%~45%(因片剂质量和服用方法而异),食物或碱性药物可阻滞本品的吸收。口服的血药浓度较低,静滴本品乳糖酸盐 500mg,历时 1h,滴注完毕时血药浓度为 10μg/mL,自开始滴注算起 2.5h 为 2.6μg/mL;6h 为 1μg/mL。本品在体内分布较广,在胆汁中浓度可为血浆浓度的 30 倍。难于透过正常脑膜,大部分在体内代谢,约有 5%原形药物由尿排泄。$T_{1/2}$ 约为 1.5h,肾功能不全者可延长至 6h。本品可透过胎盘和进入乳汁。

(四)应用

主要应用于链球菌引起的扁桃体炎、中耳炎、猩红热、白喉及带菌者、李司德菌病、肺炎链球菌下呼吸道感染(以上适用于对青霉素不能耐受者)。对于军团菌肺炎、支原体肺炎,本品为首选药。尚可用于预防风湿热、链球菌性心内膜炎,以及治疗衣原体的泌尿生殖系感染、梅毒(不耐青霉素者)和肠道阿米巴病。

(1)成人口服:每日 1~1.2g,分为 3~4 次(食前)。静滴,每次 3.75~5mg/kg,必要时可增至 10mg/kg,每 6h 1 次(用红霉素乳糖酸盐)。儿童口服:每次 7.5~25mg/kg,每 6h 1 次。

(五)注意

(1)红霉素片,为抗酸衣片应整片吞服,或为包有抗酸衣的颗粒压制的片则可掰开服用。

(2)红霉素类为抑菌性药物,给药应按一定时间间隔,以保持体内药物浓度,利于作用发挥。

(六)不良反应

(1)本品有潜在的肝毒性,正常剂量、短期服用无碍健康。大剂量及长时间服用可发生,表现为胆汁淤积和肝酶升高,尤其是酯化红霉素(如依托红霉素)较易引起。

(2)本品可致耳鸣及听觉减退,注射给药较易引起,与其他耳毒性药物(如呋塞米、氨基糖苷类)联用,可加重耳毒性。

(3)本品的注射剂有较强的局部刺激性,可致局部疼痛,静脉炎等,静滴药液的浓度一般为0.1%,药液渗出处应注射透明质酸酶或血管扩张药以助吸收。

(七)相互作用

(1)本品可干扰茶碱的代谢,使茶碱血浓度升高,发生毒性反应,应慎用。

(2)本品可抑制阿司咪唑,特非那定,西沙必利等药物的代谢,诱发尖端扭转型室性心律失常,应予注意。

(3)本品抑制肠道菌群,干扰性激素类的肠肝循环,而降低口服避孕药的正常作用。

(4)本品的乳糖酸盐,直接遇氯化钠溶液可结块而致不能溶解。应先溶于注射用水再加到氯化钠液中。本品加到 pH 低的葡萄糖液中可发生分解而致效价降低约 15%。可先将 5% 碳酸氢钠液 0.5~1mL 或 10% 维生素 C 注射液 10mL 加入 500mL 糖液中,使 pH 升高到约 6。再加用注射用水溶解好的红霉素乳糖酸盐液则可减少分解。

二、依托红霉素

本品为红霉素丙酸酯的十二烷基硫酸盐,为酯化红霉素的一种。以所含的红霉素计量。

(一)其他名称

无味红霉素。

(二)性状

本品为白色结晶性粉末,无臭,无味或几乎无味,在水中几乎不溶。

(三)作用

本品口服吸收良好,耐酸,不为胃酸所破坏,油脂餐有助于吸收。服用同量(以红霉素计)药物,本品的血浓度高于红霉素碱。

(四)应用

参见红霉素。①口服成人:一般每日 1g,最高可用 2g,分为 3~4 次服用。②儿童:每日20~30mg/kg,分次用(至多每日 50mg/kg)。

(五)注意

本品对肝脏的干扰较红霉素为强,可出现肝汁淤滞性肝炎和肝酶升高。一般服用应限制在 10~14d 以下。不可长期应用。其他参见红霉素。肝功能不全者禁用,孕妇一般不用。

三、琥乙红霉素

本品为红霉素的琥珀酸乙酯,为酯化红霉素的一种,以所含的红霉素计量。

(一)性状

本品为白色结晶性粉末,无臭,无味,在水中几乎不溶。

(二)作用

本品在胃液中稳定,易吸收,在体内水解释放红霉素起作用。

(三)应用

参见红霉素。①口服成人:1 次 0.25~0.5g,每日 3~4 次。②小儿:每日 30~50mg/kg,分 3~4 次服。

(四)注意

肝功能不全者慎用,孕妇和哺乳妇女慎用,其他均参见依托红霉素。

四、克拉霉素

本品为半合成的十四元环大环内酯类抗生素。

(一)其他名称

甲红霉素。

(二)性状

本品为白色或类白色的结晶性粉末;不溶于水中。

(三)作用

本品的抗菌谱与作用与红霉素相近,空腹给药,t_{max},约为 2h,与红霉素硬脂酸酯比较,AUC 高数倍,$t_{1/2}$ 约为 2 倍。主要由尿(38%)及粪(40%)排泄,尿中有原形药及羟化物。小儿的 $T_{1/2}$ 比成人短,AUC 大致相同。老龄者及肾功能不足者 C_{max}、AUC 增大,$t_{1/2}$ 延长。

(四)应用

适应证同红霉素。口服,成人每日 400mg,两次分服;儿童每日 10～15mg/kg,分 2～3 次服。可根据实际需要适当增减。

(五)注意

本品的不良反应类似红霉素。对孕妇,因安全性未定,故慎用。可使茶碱的代谢受阻,应注意。有关注意及相互作用等均参见红霉素。

五、罗红霉素

本品为半合成的十四元环大环内酯类抗生素。

(一)性状

本品为白色结晶性粉末,无臭,味苦;几不溶于水中。

(二)作用

本品的抗菌谱与红霉素相近。对金葡菌(耐甲氧西林株除外)、链球菌(包括肺炎链球菌和 A、B、C 型链球菌,但 G 型和肠球菌除外)、蜡状菌、棒状杆菌、李司德菌、卡他布拉汉菌、军团菌等高度或较敏感;对口腔拟杆菌、黑色素拟杆菌、消化球菌、消化链球菌、丙酸痤疮杆菌等厌氧菌以及衣原体、脑炎弓形体、梅毒螺旋体也有良好抑制作用;对螺旋杆菌、淋球菌、脑膜炎球菌、百日咳杆菌等抗菌作用较弱。

(三)体内过程

本品口服吸收良好。口服本品 150mg 与口服红霉素肠溶片 500mg 相比,血药峰浓度高 2 倍,曲线下面积大 8～10 倍。进食后 15min 服药则吸收减少。与牛奶同服则血峰浓度高,曲线下面积增大。由于本品脂溶性强,因此在体液和组织中分布较红霉素明显为高。乳汁中药物浓度甚低。

本品主要通过粪便和尿排泄。在尿和粪便中回收药物,其中原形药分别占 50% 和 55%,尚有脱糖代谢物分别为 25% 和 22%。本品的 $t_{1/2}$ 为 8.4～15.5h。老年人的药动学性质无特殊改变,一般不需调整剂量。肾功能不足者,曲线下面积增大,消除半衰期延长,但一般不需调整剂量。严重乙醇性肝硬化者的消除半衰期延长 2 倍。

(四)应用

应用于上述敏感菌所致的呼吸道、泌尿道、皮肤和软组织、五官科感染。口服:成人,每次

150mg,每日 2 次,餐前服。婴幼儿每次 2.5～5mg/kg,每日 2 次。老年人和肾功能减退者一般不调整剂量。严重肝硬化者用 150mg,每日 1 次。

（五）不良反应

主要为消化道反应,尚有头痛、头晕、瘙痒等。本品对肝微粒体酶的影响轻微,较少引起与红霉素相似的药物相互作用。

六、吉他霉素

本品为链霉菌培养而得的一种十六元大环内酯类抗生素,制品有吉他霉素碱(供口服用)和其酒石酸盐(供注射用)两种,均以吉他霉素计量。

（一）其他名称

柱晶白霉素,白霉素,Leucomycin。

（二）性状

吉他霉素碱为白色至淡黄白色粉末,味苦,无臭,微溶于水。本品遇酸性质安定;其酒石酸盐为白色至淡黄白色结晶性粉末,无臭,味苦,溶于水。

（三）作用

本品的抗菌谱类似红霉素,对耐青霉素的金黄色葡萄球菌有抗菌作用,可分布于周围的体液与脏器中,难于透过血脑屏障。

（四）应用

应用于葡萄球菌、化脓性链球菌、溶血性链球菌、肺炎链球菌、白喉杆菌、淋球菌、百日咳杆菌、军团菌、支原体等所致的下呼吸道、泌尿生殖系、胆管、中耳、咽、扁桃体等部位感染。

口服:成人,每日 600～1600mg,分为 3～4 次服。儿童,每次 7.5～25mg/kg,每 6h1 次。静注或静滴(用于较重感染,如肺炎、脓胸、心内膜炎、败血症等):每次 0.2～0.4g,以 5% 葡萄糖液 10～20mL 溶解后缓慢推注,每日 2 次。不得注射于静脉以外。

（五）注意

本品于食前空腹时服用吸收较好。

（六）不良反应

(1)无论口服或注射都可引起消化道反应,如恶心、呕吐,食欲不振、软便、腹泻。发生变态反应应即停用。尚可致肝功能变化(肝酶升高等)。

(2)静脉给药用量大或推注速度快可致心率加快。

七、麦迪霉素

本品为自链霉菌 Streptomyces macrofaciens 培养液中得到的一种大环内酯类抗生素,主要含麦迪霉素 A_1(90%以上),尚含少量吉他霉素 A_6 等,结构式见吉他霉素。

（一）其他名称

美地霉素。

（二）性状

本品为白色结晶性粉末,无臭或微有特异臭,味苦,水中极微溶解。

（三）作用

作用性质与红霉素近似,参见吉他霉素。

(四)应用

适用于敏感菌(见吉他霉素)所致皮肤和软组织、淋巴结、咽喉、扁桃体、支气管、尿路、肺、眼、耳、鼻、齿龈等部位的感染。

口服:成人,每日 0.8～1.2g,分为 3～4 次服。儿童,每日 30mg/kg,分为 3～4 次服。本品空腹服用较易吸收。

(五)注意

参见红霉素。

八、麦白霉素

本品系从国内发现的链霉菌培养液中制取的一种多组分大环内酯抗生素,含麦迪霉素 A_1、白霉素 A_6 及其他小组分。本品的效价以麦迪霉素活力单位计算,结构式见吉他霉素。

(一)性状

本品为白色结晶性粉末,几无臭,味苦,微溶于水。

(二)作用

本品的抗菌谱与红霉素近似,主要包括葡萄球菌、链球菌、百日咳杆菌、白喉杆菌、军团菌、流感嗜血杆菌及支原体等。

(三)应用

主要应用于敏感菌所致扁桃体炎、咽炎、中耳炎、轻症肺炎、皮肤及软组织感染、泌尿生殖系感染等。

口服:成人,每日 0.8～1.2g,分为 3～4 次服用。儿童,每日 30mg/kg,分 3～4 次服。本品应空腹服用。

(四)注意

参见吉他霉素。

九、麦迪霉素二醋酸酯

(一)其他名称

二乙酰麦迪霉素,美欧卡霉素。

(二)性状

本品为白色至浅黄白色粉末,无臭,无味。水中几乎不溶。

(三)作用

本品吸收良好,生物利用度高于麦迪霉素,在体内经酯酶水解生成活性药物。作用及结构式参见吉他霉素。

(四)应用

与麦迪霉素同,适用于儿童。儿童口服,每日 30mg/kg,分 3～4 次服。食前或食后均可。

(五)不良反应

参见吉他霉素。

十、交沙霉素

本品系由链霉菌所产生的一种十六元大环内酯抗生素,药用品为交沙霉素碱,结构式见吉他霉素。

（一）性状

白色至微黄白色结晶性粉末，味苦，难溶于水。

（二）应用

抗菌性能与红霉素近似。适用于敏感菌所致的口咽部、呼吸道、鼻窦、中耳、皮肤及软组织、肺和胆管等部位感染。

口服：成人，每日 0.8～1.2g，分 3～4 次服。儿童，每日 30mg/kg，分 3～4 次服。宜在食前空腹服用。

（三）注意

参见红霉素。交沙霉素丙酸酯：为交沙霉素的 10－丙酸酯，也称丙酰交沙霉素。本品不苦宜于制备儿童剂型，在体内水解成活性物而作用。剂量同交沙霉素。

十一、螺旋霉素

本品系由链霉菌 Streptomycesambofaciens 培养而得的一种大环内酯抗生素。

（一）性状

白色至淡黄色粉末，微溶于水。

（二）作用

本品的抗菌作用与红霉素近似，作用较弱，但有在内脏（尤其是肺脏）中浓度较高的优点。

（三）应用

主要应用于敏感菌所致的皮肤及软组织、咽喉、扁桃体、支气管、肺、淋巴结、中耳、鼻窦、牙龈、尿路等感染及猩红热。成人口服：每次 400mg，每日 4 次。

（四）注意

参见红霉素。肝、肾功能不全者慎用。

十二、乙酰螺旋霉素

（一）性状

本品为白色或微黄色粉末，微有苦味，微溶于水，易溶于乙醇等有机溶剂。

（二）作用

与红霉素的抗菌性能近似。

（三）应用

参见螺旋霉素，可用于肾盂肾炎，但不用于咽炎。成人口服：一日量 0.8～1.2g，分 3～4 次给予。

（四）注意

参见螺旋霉素。

十三、罗他霉素

本品为半合成的十六元环大环内酯类抗生素，结构式见吉他霉素。

（一）性状

本品为白色或微黄白色结晶性粉末，几无臭，味苦；水中几乎不溶。

（二）作用

抗菌谱类似红霉素，包括葡萄球菌、链球菌（肠球菌除外）、消化链球菌、部分拟杆菌、支原体、衣原体等。

（三）体内过程

儿童口服 10mg/kg，30min 血药达峰，为 0.55μg/mL，以后逐渐降低，$t_{1/2}$ 约 2h，胃酸不足者吸收不良。体内分布，可进入痰液、扁桃体、牙龈组织、皮肤及软组织中。本品几不通过胎盘，但可进入乳汁。

（四）应用

应用于敏感菌所致的咽炎、急性支气管炎、扁桃体炎、肺炎（由细菌、支原体或衣原体所引起）、中耳炎、鼻窦炎、牙龈炎、皮肤及软组织感染等。

口服：成人，每次 200mg，每日 3 次。儿童，每日 15mg/kg，分 3 次服（必要时可用到每日 20～30mg/kg）。

（五）注意

（1）肝功能不良者药物的消除减慢，应减量慎用。

（2）孕妇、早产儿、新生儿，婴儿的用药安全性尚未肯定，不宜应用。

（六）不良反应

可见消化道症状如恶心、呕吐、食欲不振、胃部不适、腹胀、腹痛、软便、腹泻，也罕见便秘等；肝酶 SGOT、SGPT 升高；皮疹以及罕见视物朦胧感。

十四、阿奇霉素

本品为半合成的十五元环大环内酯类抗生素，其游离碱供口服用；乳糖酸盐供注射用。

（一）性状

本品游离碱为白色或类白色结晶性粉末，对酸稳定。乳糖酸盐可溶于水。

（二）作用

抗菌谱与红霉素近似，包括化脓性链球菌、绿色链球菌、葡萄球菌、肺炎链球菌、肠球菌（中度敏感）、李司德菌对流感嗜血杆菌的作用 10 倍于红霉素。此外对卡他布拉汉菌、志贺菌、沙门菌、耶森菌、大肠埃希菌、奈瑟菌也有抗菌作用。本品对细胞内的军团菌，支原体可有效。

（三）体内过程

本品口服吸收迅速，生物利用度约 40％，首日口服负荷剂量 500mg，以后每日服 250mg，连服 5 日，血药达峰时间约为 3h，峰值为第 1 日 0.41μg/mL 第 5 日为 0.24μg/mL，谷值为 0.05μg/mL，$AUC_{0 \to 24}$ 为 2.5μg·h/mL，本品蛋白结合率低，游离体浓度高。V_d 为 23～31L/kg，多数脏器（肺、扁桃体.宫颈、前列腺等）中浓度为血清浓度的几十倍；在骨、胃、肝、膀胱中也有很高浓度；但脑脊液浓度很低（0.01μg/mL）。本品主要以原形经胆汁排泄（达 80％），仅有约 6％可白尿中回收。食物可减少本品吸收，食后用药降低峰浓度为 52％，减少 AUC 为 43％；$t_{1/2}$ 为 41～68h。

（四）应用

适用于流感嗜血杆菌、卡他摩拉球菌，肺炎链球菌所致急性支气管炎和中轻度肺炎；链球菌所致急性扁桃体炎或咽炎；金黄色葡萄球菌、化脓链球菌等所致皮肤及软组织感染；非淋球菌性尿道炎和衣原体盆腔炎；以及支原体肺炎，军团菌病等。

空腹口服（食前 1h 或食后 2h），首日 1 次服 500mg，以后每日 1 次服 250mg，服 5 日，总量

1.5g。尿路感染:1次空腹服用1g。中度或重度感染,滴注给药,每次500mg,每日1次,用药约2d感染基本控制时可改为口服。滴注给药,将药物溶于注射用水5mL中,加入0.9%氯化钠液或5%葡萄糖液250~500mL中,滴注1~2h。

(五)注意

(1)本品口服只适用于中或轻症肺部感染者,必须住院的重症感染者,则需滴注给药。

(2)12岁以下儿童用本药的安全性尚未肯定。

(3)对大环内酯类过敏者禁用。

(4)肝功能不全者应慎用。肾功能不全者也应注意加强观察。

(六)相互作用

(1)铝、镁盐可降低本品血药峰浓度(不降低AUC值),应避免同服。

(2)于服用本药前2h服用西咪替丁,对本品吸收无影响。

(3)本品是否可抑制茶碱代谢尚无确切数据,并用时应对茶碱进行监测。

(4)与华法林同服注意监测凝血酶原时间。

(5)可使地高辛的血药浓度升高。

(6)可使麦角胺或双氢麦角碱作用加强,显示周围血管痉挛毒性。

(7)可减慢三唑仑、卡马西平、环孢素、苯妥英等代谢,必要时进行监测。

十五、地红霉素

由红霉素制取的半合成大环内酯类化合物。

(一)性状

药用其有机碱,极微溶解于水,在酸性水溶液中经2h可完全水解为有活性的红霉素胺。

(二)作用

经临床证实有效的抗菌谱包括金黄色葡萄球菌(甲氧西林敏感株)、肺炎链球菌、化脓链球菌、嗜肺军团菌、卡他莫拉菌和肺炎支原体。体外试验抗菌谱尚包括单核细胞增生李司德菌、链球菌C、F和G、无乳链球菌、绿色链球菌、百日咳包特拉菌、痤疮丙酸杆菌等。本品对肠球菌和多数的耐甲氧西林金葡菌耐药。

(三)应用

本品适用于治疗慢性支气管炎急性加重,社会获得性肺炎、咽炎、扁桃体炎等(因血浓度低故不用于治疗菌血症)。口服,每日1次500mg,在食时服用,疗程为7~14d。

(四)注意

本品为肠溶衣片,不可掰开服用。孕妇和哺乳妇慎用。轻度肝功能不良者不需调整剂量,但本品通过肝排泄,故仍需注意。

(五)不良反应

消化系统反应如腹痛、恶心、腹泻、呕吐、消化不良、稀便、便秘、口干、口腔溃疡、味觉改变等较多见。其他尚有头痛、头晕、咳嗽增剧、皮疹、瘙痒、荨麻疹等,也可见血小板增多、嗜酸细胞增多、中性粒细胞增多或减少、肌磷酸激酶(CPK)上升、血钾上升、血碳酸氢盐下降,尚可见AST、ALT、胆红素、肌酐等上升。

（六）相互作用

（1）本品对特非那定和茶碱等药物的酶抑制作用不强，但合用仍宜谨慎观察。

（2）在服用抗酸药和 H_2 受体阻滞药后即用本品，可使本品的吸收略有增加。

（3）对于一些可能与红霉素起相互作用的药物与本品联用也以谨慎为宜。

第四节 氨基糖苷类抗生素

氨基糖苷类是一类由氨基糖与氨基环醇或其他基团以苷键相结合的碱性抗生素，由链霉菌或小单胞菌产生或经半合成制取而得。

由链霉菌产生的本类抗生素有：①链霉素类（包括国内停用的双氢链霉素）；②新霉素类，尚包括巴龙霉素和利维霉素（里杜霉素）；③卡那霉素类：尚包括卡那霉素 B、妥布霉素以及半合成品地贝卡星（双去氧卡那霉素）、阿米卡星；④核糖霉素（威他霉素）；⑤大观霉素：由小单胞菌产生的有：①庆大霉素；②西索米星及半合成品奈替米星（乙基西梭霉素）；③小诺米星（沙加霉素）；④阿司米星（武夷霉素）。

本类抗生素主要作用于细菌蛋白质的合成过程，使合成异常蛋白，阻碍已合成的蛋白释放，使细菌细胞膜的通透性增大而导致一些重要的生理物质外漏损失，引起细菌死亡。本类药物对细菌静止期细胞的杀灭作用较强。

氨基糖苷类的抗菌谱主要含革兰阴性杆菌，包括大肠埃希菌、克雷白杆菌、变形杆菌（吲哚阳性和阴性）、志贺菌、沙门菌，枸橼酸杆菌、沙雷杆菌、产碱杆菌、不动杆菌，有的药物还对铜绿假单胞菌、金黄色葡萄球菌以及结核杆菌有抗菌作用。奈瑟菌对本类药物的敏感性较低，有些药物在很高浓度时才能有抗菌作用。链球菌和厌氧菌对本类药物不敏感。

细菌通过质粒传导获得产酶性能，产生氨基糖苷钝化酶是对本类药物耐药性的主要方式。已知的钝化酶分 3 类：①乙酰转移酶（AAC），AAC 酶有不同型号，如 AAC（3）、AAC（2'）、AAC（6'）等，分别作用于不同位置 C 原子上的 NH_2 基，使成为 $-NHCOCH_3$；②核苷转移酶（ANT），有 ANT（4'），ANT（2'）等，分别作用于不同位置的 OH 基，使成核苷；③磷酸转移酶（APH），有 APH（3'）、APH（2'）等，分别作用于不同位置的 OH 基，使成磷酸酯。

氨基糖苷类抗生素经钝化酶作用，接上乙酰基，成核苷化合物或磷酸酯后，即失去抗菌活性。

一种药物能被一种或多种酶所钝化，而几种不同药物也能被同一种酶所钝化。因之，在不同的氨基糖苷类药物间存在着一定的（不完全的）交叉耐药性。各种不同的药物的基团不尽相同，它们各自的耐酶性能也不同，这就造成了不同药物间抗菌性能的差别。

氨基糖苷类的毒副作用主要有：①耳毒性：前庭功能失调：卡那霉素、链霉素、庆大霉素较明显。耳蜗神经损害：卡那霉素、阿米卡星较明显。孕妇注射本类药物可致胎儿听觉受损，应禁用。

强利尿药可加强此种毒性。本类药物可直接作用于耳蜗损害听力，因此不宜制成滴耳剂应用。

幼龄儿童应用本品应谨慎,国内曾有聋哑儿童与使用本品相关的报告。②肾毒性:主要损害近端肾曲管,可出现蛋白尿、管型尿,继而出现红细胞、尿量减少或增多,进而发生氮质血症、肾功能减退、排钾增多等。肾毒性的大小次序为卡那霉素=西索米星强于庆大霉素=阿米卡星强于妥布霉素强于链霉素。联用头孢菌素以及右旋糖酐可加强本类药物的肾毒性。③神经肌肉阻滞:本类药物具有类似箭毒的阻滞乙酰胆碱和络合钙离子作用,能引起心肌抑制,呼吸衰竭等,可用新斯的明和钙剂(静注)对抗。本类反应,以链霉素和卡那霉素较多发生,其他品种也不除外。患者原有肌无力症或已接受过肌肉松弛药者更易发生。一般应禁用。④其他:有唇、面部及四肢麻木、周围神经炎、视力模糊等。口服本类药物可引起脂肪性腹泻。菌群失调和二重感染也有发生。尚有肝酶升高、胆红素上升及血象变化等。

联用碱性药可加强本类药物的抗菌效能,但毒性也可相应增大。

本类药物也可引起变态反应,包括过敏性休克、皮疹、荨麻疹、药热、粒细胞减少、溶血性贫血等。

一、链霉素

本品系由链霉菌 Streptomycesgriseus 所产生的抗生素,制品为硫酸盐。

(一)性状

本品白色或类白色粉末,无臭或几无臭,味微苦;有引湿性;在水中易溶、水溶液的 pH 为 4.5～7,性质较稳定。本品遇强酸、强碱、脲及其他羰基化合物、半胱氨酸及其他巯基化合物灭活。本品含量以所含的链霉素重量效价单位表示,1mg 等于 1000 单位。

(二)作用

抗菌谱主要包括布氏杆菌、土拉杆菌、鼠疫杆菌、小螺菌、变形杆菌、肉芽肿荚膜杆菌、结核杆菌等。尚包括一些肠道需氧革兰阴性杆菌,如沙门菌、志贺菌、克雷白杆菌、大肠埃希菌等,但细菌对本品易产生耐药性,而影响疗效。

(三)体内过程

肌注 0.5g 或 1g,血药峰浓度分别可达 15～20μg/mL 或 30～40μg/mL,有效血浓度可维持 12h,主要由尿原形排泄,青年人 $t_{1/2}$ 为 2～3h,老年人可明显延长。本品可透入腹腔、胸腔积液、羊水和胎儿循环中,不易透过血脑屏障。

(四)应用

主要用于结核病的联合用药(与异烟肼或利福平联用),也可用于布氏杆菌病、鼠疫、土拉菌病、性病肉芽肿,以及对本品敏感细菌所引起的疾病。

1.成人肌注

每日 1 次 0.75g 或每日 1g,1 次或分 2 次注射。鼠疫病可用到每日 2g(分 2 次)。

2.儿童肌注

每日 15～25mg/kg。

(五)注意

(1)可引起口麻、四肢麻木症状以及局部硬结(后者往往与药品质量有关)。

(2)可引起前庭功能障碍与听觉损害,后者先兆症状是耳堵塞感或耳鸣,应立即停药。该种损害在停药后尚可继续发展,应提高警惕。

（3）对肾有轻度损害作用,肾功能不全者应慎用。

（4）偶发生过敏性休克。本品皮试的阳性率低,与临床发生变态反应的符合率不高,不应过于信赖。

（5）孕妇应用本品可危害胎儿,与出生后先天性聋哑有一定联系。

二、卡那霉素

本品系由链霉菌 Streptomyces kanamycetucus 所产生的一种氨基糖苷类抗生素,本品主要为卡那霉素 A,尚含卡那霉素 B(小于 5％)及极少量卡那霉素 C。

本品制品为硫酸盐,其效价以卡那霉素(碱)计量。

(一)性状

本品为白色或类白色粉末;无臭;有引湿性;在水中易溶。

(二)作用

本品的抗菌谱包括大肠埃希菌、淋球菌、流感嗜血杆菌、产气杆菌、志贺菌,沙门菌、克雷白杆菌、沙雷杆菌、普鲁威登菌、不动杆菌、枸橼酸杆菌以及葡萄球菌等。由于长期应用,耐药菌株多见。变形杆菌(包括吲哚阴性和阳性菌)也包括在抗菌谱内,但有较多的耐药菌株。本品与庆大霉素间存在一定的交叉耐药性。

(三)体内过程

肌注 7.5mg/kg 本品,约 1h 血药达峰,为 $22\mu g/mL$,至第 8h 约为 $3.2\mu/mL$,$t_{1/2}$ 约为 2.5h。体内分布较广,在滑膜液、腹腔积液中均有分布,孕妇应用药物可进入脐带血、羊水中,脑脊液中的浓度甚低。本品通过肾小球过滤排泄,不由肾小管重吸收,尿内浓度常为血清浓度的10～20 倍。在 4h 内尿中可排出约 1/2 药物,而完全排毕则要 24～48h。肾功能不全时药物排泄减少。

(四)应用

主要用于大肠埃希菌、变形杆菌、产气杆菌、肺炎克雷白杆菌、沙雷杆菌、不动杆菌等敏感菌株所致的肺炎、败血症、尿路及其他中枢外感染。

本品也用于结核病(作为链霉素的替代品),但因本品毒性较强,而已少用。

肌注或静滴(不可直接静推),成人与儿童的注射用量均为每日 15mg/kg,分 2 次给予。

肾功能不足者,根据血肌酐值决定用药间隔时间,计算公式:给药间隔(小时)＝血清肌酐值(mg/100mL)×9。

如血清肌酐值为 2mg/100mL,则给药间隔为 18h。

(五)注意

孕妇不应用本品。哺乳妇女应权衡利弊后慎用。

(六)不良反应

参见庆大霉素。

三、妥布霉素

本品系由链霉菌 Streptomyces tenebravius 所产生的雷布霉素复合物中分离而得的一种单一组分的氨基糖苷类抗生素,制品为硫酸盐$[(C_{18}H_{37}N_5O_9)_2 \cdot 5H_2SO_4]$。

本品以妥布霉素(碱)计量。

(一)性状

本品为白色或类白色粉末;无臭;有强引湿性;极易溶于水。

(二)作用

本品的抗菌性能与庆大霉素接近,抗菌谱包括铜绿假单胞菌,变形杆菌、大肠埃希菌、克雷白杆菌、沙雷杆菌、肠杆菌属、枸橼酸杆菌、普鲁威登菌等,对葡萄球菌也有抗菌作用,链球菌属(包括化脓性链球菌、肺炎链球菌、粪链球菌等)对本品不敏感。

本品对铜绿假单胞菌的抗菌作用较庆大霉素强,对其他菌的作用均较低。本品与庆大霉素、卡那霉素间存在着一定的交叉耐药性。

(三)体内过程

肌注后30~90min血药达峰,注射1mg/kg,血药峰浓度为4μg/mL,在8h内可测出。有效血药浓度为4~6μg/mL。本品按正常剂量每8h注射一次,体内不致蓄积。本品由肾小球过滤排泄,在用药后8h内排出药物(原形)达84%,尿药浓度可达75~100μg/mL。$t_{1/2}$约为2h。本品分布于组织及体液中,但在胆汁,粪便和正常人脑脊液中浓度低,但脑膜发炎时可增加透过。本品可通过胎膜进入胎儿循环。在肾皮质中的浓度高于血清数倍。丙磺舒不对本品的肾小管转运产生影响。

(四)应用

主要应用于铜绿假单胞菌的中枢外感染,也应用于其他敏感菌所致的败血症、下呼吸道、腹腔、皮肤及软组织、骨等部位感染。

1.肌注或静滴

成人每日3mg/kg,分为3次;危重症时可用到每日5mg/kg,当症状有所缓解即恢复每日3mg/kg用量。

2.儿童

每日6~7.5mg/kg,分为3~4次应用。

3.早产儿及1周龄以下新生儿

每日4mg/kg,分2次给予。

以上为传统给药方法。由于本品具有PAE作用,因此,近来主张每日给药2mg/kg 1次或1.5mg/kg,每日2次。

(五)注意

参见庆大霉素。

(六)不良反应

参见庆大霉素。

四、阿米卡星

本品由卡那霉素A半合成制取,制品为硫酸盐。

(一)其他名称

丁胺卡那霉素。

(二)性状

本品为白色至浅黄白色结晶性粉末,无臭、无味,极易溶于水,1‰溶液 pH6.0～7.5。

本品以阿米卡星(碱)计量。

(三)作用

对铜绿假单胞菌、各型变形杆菌、沙雷杆菌、大肠埃希菌,克雷白杆菌、肠杆菌属、枸橼酸杆菌、不动杆菌等有抗菌作用。本品耐酶性能强,一些耐庆大霉素的菌株对本品也常敏感。

(四)体内过程

肌注后迅速吸收,注射 3.75mg/kg、5mg/kg、7.5mg/kg 1h 后的血药浓度分别为 $12\mu g/mL$、$16\mu g/mL$ 或 $21\mu g/mL$,至第 10h 的血药浓度分别为 $0.3\mu g/mL$、$1.2\mu g/mL$ 或 $2.1\mu g/mL$;8h 内 91‰的药物以原形自尿排泄,尿药浓度每毫升可达数百微克;$t_{1/2}$ 约为 2h。体内分布广泛,在许多组织和体液中可达治疗浓度。在正常小儿的脑脊液中的浓度仅为血浓度的 10％～20％,脑膜发炎时可增高。本品可透过血胎屏障,进入胎儿循环。

(五)应用

应用于上述敏感菌所致的中枢外感染,在庆大霉素应用无效时可用本品,可用于败血症、急性支气管炎、肺炎、胸膜炎、尿路感染、妇科感染等。

本品用于肌注或稀释后静滴(不可静脉推注)。

1.成人

尿路感染:每 12h 0.25g。全身感染每 12h 7.5mg/kg;每日总量不超过 1.5g,疗程不超过 10 日。

2.新生儿

首剂 10mg/kg,以后每 12h 7.5mg/kg。

3.儿童

用量与成人相同。

4.肾功能不全者

可按下法用药。

(1)按肌酐清除率减少每次用量。

(2)按血肌酐值延长给药时间:给药间隔时间＝血肌酐值(mg/100mL)×9。如患者血肌酐值为 2mg/100mL,则按每次 200mg 剂量,每 18h 给药 1 次。

(六)注意

参见庆大霉素。

(七)不良反应

本品的不良反应与庆大霉素近似。由于本品抗菌性能强,抗菌谱广,因此对肠道正常菌群的影响较大。

五、庆大霉素

本品系由小单孢菌 Micromonospora purpura 所产生的一种多组分抗生素。

(一)性状

本品为白色或类白色粉末;无臭;有引湿性;在水中易溶。

本品以庆大霉素计量,《中华人民共和国药典》用效价单位。国外文献有用毫克计算,每毫克折合 1000 单位。

(二)作用

抗菌谱含一些主要的革兰阴性杆菌,包括大肠埃希菌、变形杆菌(吲哚阴性和阳性菌)、铜绿假单胞菌、克雷白杆菌、沙雷杆菌、枸橼酸杆菌。尚包括葡萄球菌、沙门菌和志贺菌等。肺炎链球菌、链球菌(尤其是 D 组链球菌)以及厌氧菌、拟杆菌和梭状芽孢杆菌均对本品耐药。由于本品的广泛应用,铜绿假单胞菌、沙雷杆菌、吲哚阳性变形杆菌、克雷白杆菌等对本品有较高的耐药率。

(三)体内过程

肌注本品后 30~60min 间血药达峰,血中药物测出可持续 8h。按 1mg/kg 或 1.5mg/kg 剂量给药,血药浓度分别达 $4\mu g/mL$ 或 $6\mu g/mL$。大剂量或长时间用药,药物可在体内蓄积。本品分布于细胞外液,血浆蛋白结合率很低。由肾排泄,24h 内在尿中可回收 70% 以上的原形药物,尿药浓度可超过 $100\mu g/mL$。本品的清除接近于内生性肌酐的清除。丙磺舒不影响本品的肾小管转运。本品可进入体内淋巴系统、内脏器官、痰液、胸腔积液、滑膜液、腹腔积液中。

在胆汁中浓度很低,透过血脑屏障的能力差。

(四)应用

主要应用于上述革兰阴性菌敏感菌株所致的中枢外系统或局部感染。肌注或稀释后静注。

1.成人

1 次 80mg(8 万单位),每日 2~3 次,至少间隔 8h。

2.小儿

按每日 3~5mg/kg,分 2~3 次给予。

以上均为常规用法。目前认为本品有抗生素后效应(PAE)性能,因此可以减少给药次数,对于一般感染,可按每次 1.5~2mg/kg,每日 2 次给药,(其他情况也可酌减给药次数)甚至还提出每日只给药 1 次,可供参考。

3.肾功能不全者

肌酐清除率大于 100mL/min 者,按正常剂量 100% 给药;70~100mL/min 者,用 80% 量;55~70mL/min 者,用 65% 量;45~55mL/min 者,用 55% 量;40~45mL/min 者,用 50% 量;35~40mL/min 者,用 40% 量;30~35mL/min 者,用 35% 量;25~30mL/min 者,用 30% 量;20~25mL/min 者,用 25% 量;15~20mL/min 者,用 20% 量;10~15mL/min 者,用 15% 量;小于 10mL/min 者,用 10% 正常量。

本品主要用于肌注,也可加入输液 100mL 中于 1h 内滴入。但不得直接静脉推注。口服,主要用于治疗肠炎、痢疾及术前准备,成人每次 60~160mg,每日 4 次。儿童每日 15mg/kg,分次用。

(五)注意

(1)本品可透过血胎屏障,进入胎儿循环,危害胎儿听神经,故孕妇禁用。

(2)哺乳母亲应权衡利弊慎用本品。

（六）不良反应

（1）本品有潜在的耳毒性、肾毒性和神经肌肉阻滞作用。在剂量过大、用药时间过长以及患者脱水、并用其他类同毒性药物时可加重出现。

（2）其他反应尚有昏睡、精神错乱、抑郁、视觉障碍、食欲减退、体重降低、血压波动、头痛、恶心呕吐、唾液增多、口腔炎、紫癜、脑假瘤症状、肺纤维化、脱发、关节痛和肝脾肿大。本品尚可致变态反应，如荨麻疹、药热、罕见过敏性休克。

（七）药物过量

用药过量，可用血液透析帮助清除药物。

六、西索米星

本品系由小单孢菌 Micronomicininyoensis 所得的一种氨基糖苷类抗生素，结构与庆大霉素 C_{1a} 相似，主要区别在于紫霉胺 $C_4 \sim C_5$ 间为双键，制品为硫酸盐。

（一）性状

本品为白色至黄白色结晶性粉末，有引湿性，易溶于水。溶液 pH 为 3.5～5.5。

（二）作用

抗菌谱与庆大霉素近似，包括大肠埃希菌、克雷白杆菌、变形杆菌、肠杆菌属、铜绿假单胞菌、痢疾杆菌等。对铜绿假单胞菌的作用高于庆大霉素。与妥布霉素接近。与庆大霉素间存在密切的交叉耐药性。

（三）体内过程

与庆大霉素近似。按 $20mg/m^2$ 或 $40mg/m^2$ 剂量肌注后 1h，血清药物峰浓度分别为 $2.5\mu g/mL$ 或 $4\mu g/mL$；6 小时内尿药排出分别为 49％ 或 61％。本药很少透过血脑屏障，可进入羊水影响胎儿。

（四）应用

应用于敏感菌所致的肺炎、尿路感染、中耳炎、副鼻窦炎、扁桃体炎、咽炎、皮肤及软组织感染等。

肌注，成人每日 3mg/kg，分为 3 次给予。尿路感染可用 1mg/kg，每日 2 次。肾功能不全者应减量。

（五）注意

参见庆大霉素。

（六）不良反应

参见庆大霉素。

七、奈替米星

本品为西索米星 3－乙基衍生物，用半合成法制取。

（一）作用

抗菌谱主要含革兰阴性菌，包括枸橼酸杆菌、肠杆菌属、大肠埃希菌、克雷伯菌属、奇异变形杆菌、铜绿假单胞菌、沙门菌属、志贺菌属等，并对不动杆菌、奈瑟菌、吲哚阳性变形杆菌、假单胞菌属和沙雷杆菌属的部分菌株有抗菌作用。本品的抗菌谱尚包括葡萄球菌。本品的耐酶性能较强，仅被 AAC(3)酶所分解，对一些耐其他氨基糖苷药物的细菌也能有效。链球菌属和厌氧菌对本品耐药。

(二)体内过程

肌注后血峰时间为 30～60min。血药峰浓度（$\mu g/mL$）约为给药剂量（mg/kg）的 3～3.5 倍，如给药 2mg/kg，血峰浓度为 7$\mu g/mL$。8h 降至 3$\mu g/mL$ 以下。$T_{1/2}$ 为 2～2.5h。约 80% 药物自尿排泄，尿药浓度可达 100$\mu g/mL$ 以上。本品的体内清除率为 80mL/min，尿清除率为 60mL/min。每 12h 给药一次，多次用药后血药稳态浓度为 1～4$\mu g/mL$。严重烧伤患者，因体液大量渗出半衰期明显缩短。新生儿，体重 1.5～2kg 者 $t_{1/2}$ 为 8 小时；3～4kg 者 $t_{1/2}$ 约 4.5h。6 周龄以上婴儿的 $t_{1/2}$ 为 1.5～2h。

(三)应用

应用于敏感菌所致的下呼吸道、腹腔内、皮肤及软组织感染，并可用于有并发症的尿路感染、败血症等。

1.肌注或静滴

有并发症的尿路感染：每日 3～4mg/kg，分成 2 次给予。

2.严重系统感染

每日 4～6.5mg/kg、分为 2 次给予。

3.新生儿（6 周龄以下）

每次 2～3mg/kg，每 12h 1 次。

4.儿童及婴儿

每次 2.5～4mg/kg，每 12h 1 次。

由于本品有明显的 PAE，近年来有人主张，每日只用药 1 次，用量为 1.5～3.75mg/kg，药效与每日 2 次给药接近。

5.肾功能不全者

肌酐清除率为 70mL/min 者，用正常剂量的 70%；50mL/min 者用 55% 量；38mL/min 者用 40%：量；32mL/min 者用 35% 量；22mL/min 者用 25% 量；12mL/min 者用 15% 量；8mL/min 者用 10% 量；5mL/min 者用 5% 量。

(四)注意

(1)本品可透过胎盘，危害胚胎（致新生儿耳聋等），因此孕妇应禁用。

(2)本品少量进入母乳，在用药期间应停止哺乳。

(五)不良反应

(1)本品的耳毒性、肾毒性较轻，但仍应警惕，应用本品也可因神经肌肉阻滞毒性而引起呼吸抑制。

(2)可引起 ALT、AST、ALP 和胆红素值升高、嗜酸细胞增多、血小板增多、凝血酶原时间延长药热、皮疹等。偶见有贫血、白细胞减少、血小板减少、类白血病反应、出现未成熟白细胞、高钾血症、呕吐、恶心、心悸、低血压、头痛、定向力障碍、视觉模糊、感觉异常等。

(六)药物过量

可用血透法加速清除。

八、小诺米星

本品系由小单孢菌 Micromonospora sagamiensis 所产生的一种氨基糖苷类抗生素,为庆大霉素 C_{1a} 的 6′－甲基化合物或庆大霉素 C_{2b},制品为硫酸盐。

(一)其他名称

小诺霉素,沙加霉素。

(二)性状

本品为白色结晶性粉末,无臭几无味,易溶于水。水溶液的 pH 约 6.5。

(三)作用

抗菌谱近似庆大霉素,主要包括革兰阴性杆菌、如大肠埃希菌、变形杆菌、铜绿假单胞菌、克雷白杆菌、枸橼酸杆菌、沙雷杆菌、沙门菌和志贺菌等以及革兰阳性的葡萄球菌。链球菌属(包括肺炎链球菌、肠球菌等)、拟杆菌、梭状芽孢杆菌等对本品耐药。

庆大霉素 C_{1a}、核糖霉素、阿米卡星、卡那霉素妥布霉素等的 6′碳原子上有 NH_2 取代基,易为 AAC(6′)酶所钝化。本品的同一位置上为－NHCHs 基,因此有耐抗此酶的能力,对产生此酶的耐药菌可有效。

(四)体内过程

类似庆大霉素。

(五)应用

应用于上述敏感菌引起的系统和局部感染(对中枢感染和胆管感染效果不佳)。

肌注,每次 60mg,每日 2～3 次。泌尿道感染:每次 120mg,每日 2 次。

本品供肌注用、不可静推。老年人应减量。

(六)注意

不良反应类似庆大霉素,有耳毒性、肾毒性、神经肌肉阻滞、血象变化等。

九、异帕米星

本品系由庆大霉素 B 为原料,于链霉胺 NH2 上连接一异丝氨酰基团而成的半合成氨基糖苷类抗生素。本品制品为异帕米星硫酸盐。

(一)性状

本品为白色或类白色粉末,无臭,无味,有引湿性,水中极易溶解。

(二)作用

本品的抗菌谱主要包括革兰阴性菌,有大肠埃希菌,枸橼酸杆菌、克雷白杆菌、肠杆菌属,沙雷杆菌、变形杆菌、铜绿假单胞菌等。本品的抗酶性能较好,上述细菌对庆大霉素耐药后,对本品还能敏感。

(三)体内过程

口服吸收不良,肌注 400mg,达峰时间约为 1h,血药峰浓度为 $18\mu g/mL$。以本品 400mg 静滴 1h,血峰浓度为 $21\mu g/mL$。体内分布类似卡那霉素,尿药浓度在肌注给药后2～4h 出现高峰,可达 $1000\mu g/mL$(静滴给药于滴注 1h,尿药浓度达 $1600\mu g/mL$)。$T_{1/2}$ 约为 1h。肾功能受损时药物排泄减慢。

(四)应用

适用于上述细菌敏感菌株所致的败血症、创伤感染、支气管炎、肺炎、肾盂肾炎、膀胱炎及腹膜炎等。

1.成人

(1)肌注:每次 400mg,每日 1 次(或每次 200mg,每日 2 次)。

(2)静滴:按上量每日 1~2 次,可加入 0.9%氯化钠液、5%~10%葡萄糖液、复方氯化钠液、果糖注射液中,静滴 1h。

本品每日 1 次 400mg 肌注给药与每日 2 次,每次 200mg 肌注相比,总有效率相接近;而显效率前者明显高于后者。

2.肾功能不足者

每 24 小时给药 1 次,每次用量按肌酐清除率不低于 100mL/min 者用正常量(400mg);80mL/min 者用 80%量(320mg);60mL/min 者用 60%量(240mg);40mL/min 者用 40%量(160mg);20mL/min 者,初用量为 100mg,维持量为 80mg;10mL/min 者,初用量为 60mg,维持量为 40mg。

也可按血清肌酐值计算调整给药间隔时间。给药间隔时间(h)=血清肌酐值(mg/100mL)×9。

(五)注意

(1)本品可透过血胎屏障,影响胎儿(可能造成第 8 对脑神经受损)。

(2)肾功能、肝功能不足者、重症肌无力患者,高龄患者等慎用。

(3)对其他氨基糖苷或杆菌肽有过敏史者禁用,听力障碍者应慎用。

(4)本品有较强的局部刺激作用,应注意避免注入神经部位及血管中,并注意改换注射部位,以避免重复刺激。

(5)不良反应及相互作用可见本章概说。

(6)氨苄西林、头孢菌素、维生素 C 注射液均可使本品活性降低,避免混合。合用时应由不同途径给予。

(7)本品应用于儿童的安全性尚未肯定。

十、核糖霉素

本品系由链霉菌 Streptomycesribosidifcus 所产生的一种氨基糖苷类抗生素。本品制品为核糖霉素硫酸盐。

(一)性状

本品为白色至浅黄白色粉末;味微苦;易溶于水,水溶液 pH6.0~7.5。

(二)作用

本品的抗菌谱近似卡那霉素,对肺炎克雷白杆菌、大肠埃希菌、部分变形杆菌等有抗菌作用。与卡那霉素间存在一定的交叉耐药性。对结核杆菌无抗菌作用。

(三)体内过程

肌注 0.5g 于 1h 内血药达峰,约 25μg/mL,6h 降为 2μg/mL。6h 内约有 70%药物以原形自尿排泄。体内分布较广,并进入羊水和乳汁,但在脑脊液和胆汁中浓度较低。

（四）应用

应用于上述敏感菌所致的局部或系统感染,参见卡那霉素。成人,每日肌注 1～2g,分为 2 次用。

（五）注意

不良反应类似卡那霉素,但较轻,有头痛、麻木、耳鸣、胸部压迫感等较轻反应,也可引起血尿素氮、ALT 升高,尚可致变态反应。孕妇不可使用。

十一、阿司米星

本品是从小单孢菌 M.olivasterospora 培养液中得到的一种二环新型的氨基糖苷类抗生素。

我国从该菌的武夷变种制取。产品与日本的 FortimicinA（如结构式）同质,制品为硫酸盐。

（一）其他名称

阿司霉素,武夷霉素。

（二）性状

本品为白色或微黄白色结晶性粉末或块状物（冻干品）,易溶于水,不溶于有机溶剂中。

（三）作用

抗菌谱类似庆大霉素,包括沙雷杆菌、变形杆菌、枸橼酸杆菌、肠杆菌属、克雷白杆菌、大肠埃希菌以及金黄色葡萄球菌。由于本品结构特殊,与已知的其他氨基糖苷类药物间无交叉耐药性。

（四）体内过程

肌注 200mg,30min 后血药达峰,约 $14\mu g/mL$,2h 降为 $9\mu g/mL$,4h 为 $5\mu g/mL$,8h 约为 $1\mu g/mL$。体内分布较广,可进入痰液、阑尾、腹腔积液、生殖器官、羊水、扁桃体等。胆汁中浓度低,乳汁中浓度甚低。主要由尿原形排泄,8h 内尿内含原形药物为投与剂量的 $64\%～73\%$。$t_{1/2}$ 为 1.8h。

（五）应用

用于敏感菌所致的支气管炎、肺炎、肾盂肾炎、腹膜炎、膀胱炎及中耳炎等。成人每日 400mg,分为 2 次肌注。

（六）注意

肝、肾功能不良、高龄和严重衰弱者慎用。

（七）不良反应

类似庆大霉素。

（八）相互作用

参见庆大霉素。

十二、大观霉素

本品系由链霉菌 S.spectabilis 所产生,由中性糖和氨基环醇所组成（分子中无氨基糖环）,属氨基环醇类抗生素,药用品为二盐酸盐五水合物,也用其硫酸盐。

(一)其他名称

壮观霉素。

(二)性状

本品为白色或灰暗黄色结晶性粉末,易溶于水,1%溶液 pH 为 3.8～5.6。

(三)作用

作用于核糖体 30S 亚单位,抑制细菌细胞壁的蛋白质合成,对淋球菌起抗菌作用(MIC 小于 7.5～20μg/mL)。

(四)应用

治疗急性淋球菌性尿道炎、宫颈炎。

每瓶粉剂含药 2g,加溶剂(0.9%苯甲醇注射液)3.2mL,振摇成混悬液,注入深部臀肌内。对耐药菌株流行的地区,可 1 次用 4g,分注两侧臀肌内。

(五)注意

(1)孕妇或儿童应用本药的安全性尚未肯定。

(2)本品不能治疗梅毒,但可掩盖症状,用本药治疗淋病 3 个月后应作梅毒血清检验。

(六)相互作用

参见庆大霉素。

十三、依替米星

本品的结构类似奈替米星,为我国自行开发的一类新药,制品为硫酸盐。

(一)作用

抗菌谱类似奈替米星,主要对革兰阴性菌,如大肠埃希菌、克雷伯菌、奇异变形杆菌、假单胞菌属、沙门菌属、流感嗜血杆菌、枸橼酸杆菌、肠杆菌属以及某些革兰阳性菌,如葡萄球菌有抗菌作用,本品耐酶性能较好。

(二)体内过程

肌注吸收迅速,按 1.5mg/kg 剂量给药,约 0.6 小时血药峰值浓度为(5.39±0.99)μg/mL。

静滴 100mg,血清药物浓度为 11.3μg/mL。动物试验,本品分布于周围体液和主要组织中,以肾脏浓度为最高,尿中排泄原形药物约 80%,半衰期约 1.2 小时。

(三)应用

适用于大肠埃希菌、肺炎克雷伯菌、沙雷菌属、奇异变形杆菌、流感嗜血杆菌及其他敏感菌革兰阴性杆菌的敏感菌株所致的呼吸道、泌尿生殖系统、腹腔、皮肤及软组织等部位的感染以及败血症等。

静滴:成人每日 200mg,一次加入输液(0.9%氯化钠液或 5%葡萄糖液)100mL 中,滴注 1h,每日 1 次,连用 3～7d。也可肌注给药。

(四)注意

(1)本品不可静脉推注。

(2)孕妇用药可造成胎儿听神经损害。

(3)本品偶可致变态反应,与其他氨基糖苷类也可致交叉变态反应。

(4)肾损害者用本品应特别谨慎、降低剂量,必要时监测血药浓度。

十四、地贝卡星

(一)作用

本品的抗菌谱和活性近似庆大霉素,细菌对本品与庆大霉素间显示密切的交叉耐药性,但庆大霉素耐药的少部分菌株尚可对本品敏感。

(二)体内过程

肌注 100mg,1h 血药浓度为 16.6mg/L。经 6h 尚余 2.9mg/L(比庆大霉素为高),组织分布同庆大霉素,胆汁浓度低,肌注后 80% 由尿液排泄,$t_{1/2}$ 1.5～2h。

(三)应用

敏感菌所致呼吸道、尿路、皮肤软组织手术后感染和败血症。

肌注,成人 100～200mg/d;儿童每日 2～4mg/kg,均分为 2 次给药。

(四)注意、不良反应和相互作用

参见庆大霉素。

十五、阿贝卡星

本品为半合成氨基糖苷类抗生素,对许多革兰阴性和阳性菌有抗菌活性,是本类药物中抗菌力最强者。据介绍,本品对耐甲氧西林金黄色葡萄球菌(MRSA)产生的氨基糖苷类各种耐药酶稳定,但是否适用于治疗 MRSA 感染,国内尚无经验。

第五节　四环素类和氯霉素

四环素类和氯霉素的抗菌谱很广,对革兰阳性菌、阴性菌、立克次体、支原体、衣原体、螺旋体和阿米巴原虫等都有抑制作用,故常称为广谱抗生素。

一、四环素类

(一)四环素与土霉素

四环素和土霉素性质稳定,在室温放置数月至 2 年亦不会失效。

1.作用

抗菌谱广,对革兰阳性菌的作用较革兰阴性菌作用强,对肺炎支原体、立克次体,衣原体、螺旋体、放线菌、阿米巴原虫等也有抑制作用;但对病毒、真菌、铜绿假单胞菌无作用。其抗菌机制是抑制细菌蛋白质的合成,属快效抑菌剂。

2.用途

目前临床应用已明显减少。

(1)主要作为立克次体感染引起的斑疹伤寒,恙虫病及支原体肺炎的首选药。

(2)也可用于耐青霉素的金葡菌感染,或对青霉素过敏患者的葡萄球菌感染。

(3)肠内阿米巴病的治疗,土霉素疗效最佳。

3.不良反应和用药注意事项

(1)胃肠道反应:可引起恶心、呕吐、上腹不适、腹胀、腹泻等反应,饭后服或与食物同服可

减轻。

(2)二重感染:长期大量应用四环素类药物后,敏感菌被抑制,而使一些不敏感菌乘机繁殖,造成二重感染,又称菌群交替症。以白色念珠菌引起的口腔炎多见,严重者可致假膜性肠炎,特别常见于婴儿、老人、抵抗力弱的患者:一旦发生,立即停药,用万古霉素或甲硝唑及抗真菌药治疗。对老年、体弱、免疫功能低下、合用糖皮质激素者慎用。

(3)影响骨、牙生长:可致牙齿黄染及釉质发育不全形成龋齿,并可抑制婴幼儿骨骼生长。因此,对妊娠 5 个月以上妇女、哺乳期妇女及 8 岁以下儿童禁用。

(4)其他:大剂量长期应用可引起肝、肾毒性;偶见皮疹、药热、血管神经性水肿等变态反应;本类药物刺激性较大,不宜作肌内注射,可稀释后静脉给药。

(5)本类药物不宜与牛奶、豆制品等同服,也不宜与某些药物如铁剂抗酸药等同服,以免妨碍其吸收,如果治疗需要必须同服,至少应间隔 1~2h 为宜;此外,不宜与青霉素类或头孢菌素类合用,以免发生拮抗作用。

(二)多西环素

多西环素又名强力霉素。是半合成的长效四环素类抗生素。其抗菌特点:①抗菌谱与四环素相似,但作用比四环素强。②口服吸收快而完全,体内分布广,脑脊液中浓度高。③血浆半衰期长,一般感染每日 1 次即可。④主要用于呼吸道感染、泌尿道感染及胆管感染。⑤变态反应及二重感染少见。

二、氯霉素

氯霉素又名左霉素。

(一)作用

氯霉素是广谱抗生素,低浓度抑菌,高浓度杀菌,对革兰阴性菌的作用较对革兰阳性菌的作用强,尤其对伤寒沙门菌、痢疾志贺菌和铜绿假单胞菌有特效,对阿米巴原虫无效。氯霉素是通过抑制细菌蛋白质的合成而发挥抗菌作用的。耐药性产生较慢,与其他抗菌药之间无交叉耐药性。

(二)用途

由于氯霉素可产生致死性的再生障碍性贫血,使其临床应用受到极大的限制。主要用于以下几个方面。

(1)伤寒、副伤寒的首选药。

(2)对立克次体感染有相当疗效。

(3)易透过血-脑脊液屏障,脑脊液中浓度高,故对细菌性脑膜炎有较好的疗效,但不作为首选,仅用于对磺胺药和青霉素耐药或过敏的脑膜炎患者。

(4)外用滴眼治疗沙眼和结膜炎。

(三)不良反应和用药注意事项

1.抑制骨髓造血功能

是氯霉素最严重的毒性反应。一是可逆性血细胞减少,白细胞或粒细胞首先下降,这与剂量和疗程有关,如发生,应立即停药,可以恢复。二是不可逆性的再生障碍性贫血,虽少见,但死亡率很高,这与剂量和疗程无直接关系,为防止此反应,应避免滥用并勤查血象;不可与具有骨髓抑制作用的药物合用;除特殊感染者,疗程不宜超过2周。

2.灰婴综合征

新生儿及早产儿应用较大剂量时可发生腹胀、呕吐、进行性苍白、发绀、循环衰竭而死亡。故早产儿、出生后两周内的新生儿及妊娠后期和哺乳期妇女禁用、成人应用过量亦可出现同样症状,应及早停药,积极治疗。

3.其他

可有胃肠道反应、二重感染、中毒性精神病、皮疹,药热等。有精神病史者禁用;肝、肾功能减退者慎用。

4.用药注意

(1)氯霉素宜单独静脉滴注,与红霉素、土霉素、氢化可的松配伍可使疗效降低。

(2)苯妥英钠、双香豆素与氯霉素合用时,应适当减少剂量。

第六节　其他类抗生素

一、氯霉素类

氯霉素是1947年从委内瑞拉链霉菌 Streptomycesvenezuelae 培养滤液中得到,确立分子结构后次年即用化学方法合成,而且是第一个全合成并在临床使用的抗生素。

化学名为 D－苏式－（－）－N－[α－（羟基甲基）－β－羟基对硝基苯乙基]－2,2－二氯乙酰胺。

氯霉素分子中含有两个手性碳原子,有四个旋光异构体。但仅(1R,2R)(－)体有抗菌活性,在临床上使用。DL－（±）苏阿糖型的外消旋体被称为合霉素,曾经在临床使用,但活性仅为氯霉素的一半,现已不用。

本品在无水乙醇中呈右旋性;在醋酸乙酯中呈左旋性。

氯霉素性质较稳定,特别是对热稳定。在干燥状态下可保持抗菌活性5年以上,其水溶液可冷藏几个月,即使煮沸5h对抗菌活性亦无影响。在中性、弱酸性条件下(pH4.5～7.5)较稳定,但在强碱性(pH9以上)或强酸性(pH2以下)溶液中,分子中的酰胺键和二氯键都可发生水解,水解生成4－硝基苯基－2－氨基－1,3－丙二醇和 N－(2,2－二羟基乙酰基)－4－硝基苯基－2－氨基－1,3－丙二醇。

氯霉素对革兰氏阴性及阳性细菌都有抑制作用,但对前者的效力强于后者。临床上主要用以治疗伤寒、副伤寒、斑疹伤寒等。其他如对百日咳、沙眼、细菌性痢疾及尿道感染等也有疗效。

但若长期和多次应用可损害骨髓的造血功能,引起再生障碍性贫血。本品的作用机制是主要作用于细胞核糖体50S亚基,能特异性地阻止 mRNA 与核糖体结合。因氯霉素的结构与5′－磷酸尿嘧啶核苷相似,可与 mRNA 分子中的5′－磷酸尿嘧啶核苷竞争核糖体上的作用部位,使 mRNA 与核糖体的结合受到抑制,从而阻止蛋白质的合成。氯霉素还可抑制转肽酶,使肽链不能增长，因为转肽酶可催化键合作用。大环内酯抗生素的作用机制与此相似。

将氯霉素中的硝基用强吸电子基甲砜基取代可得甲砜霉素，抗菌活性有所增强。其抗菌谱与氯霉素基本相似，临床用于呼吸道感染、尿路感染、败血症、脑炎和伤寒等，不良反应较少。作用机制与氯霉素相同，主要是抑制细菌蛋白质的合成。混旋体与左旋体的抗菌作用基本一致。

二、林可酰胺类

林可酰胺类抗生素有林可霉素和克林霉素，为弱碱性，可以形成临床可用的盐酸盐。林可霉素（洁霉素）是由链霉菌 Streptomyces lincolnensis 发酵产生的抗生素，有 A、B 两种组分。A 组分在吡咯烷酸上的取代基为正丙基，B 组分则为乙基，其抗菌活性仅为 A 组分的 1/4。克林霉素（氯洁霉素）为林可霉素的 7 位羟基（R）被 7 氯（S）取代的半合成衍生物。

林可霉素和克林霉素对革兰氏阳性菌效果好，对组织渗透力强，因此适用于骨髓炎。克林霉素的抗菌作用比林可霉素强 4～8 倍，并可口服。主要用于治疗葡萄球菌、溶血性链球菌、肺炎球菌引起的皮肤软组织感染、上下呼吸道感染等。两者的作用机制都为作用于细菌核糖体 50S 亚基，抑制细菌蛋白质合成，毒性都比较小。

盐酸克林霉素，本品为白色结晶，在水中极易溶解。$pK_a = 7$。

盐酸克林霉素的化学稳定性较好，对光稳定，在水溶液中的稳定性与 pH 有关，pH3.0～5.0时最稳定。

本品主要抑制蛋白质的合成，对大多数革兰氏阳性菌和某些厌氧的革兰氏阴性菌有抗菌作用。克林霉素是由林可霉素结构改造得到，为林可霉素 7 位氯取代物，其抗菌作用比林可霉素强 4～8 倍。临床上用于厌氧菌引起的腹腔和妇科感染。也可用于敏感的革兰氏阳性菌引起的呼吸道、关节和软组织、骨组织、胆管等的感染及败血症、心内膜炎等。克林霉素是金黄色葡萄球菌骨髓炎的首选治疗药物。

三、磷霉素

磷霉素为链霉菌 Streptomyces fradiace 产生的抗生素，为广谱抗生素。其作用机制为抑制细菌细胞壁的早期合成，临床上主要用于肺炎、脑膜炎、败血症、痢疾、尿路和皮肤软组织感染。

第七节 人工合成抗菌药

一、喹诺酮类药

喹诺酮类是近年来迅速发展起来的一类人工合成抗菌药，因含有 4-喹诺酮母核基本结构而得名。该类药具有抗菌谱广、抗菌力强、口服吸收好；组织浓度高、与其他抗菌药无交叉耐药性、不良反应较少等特点，目前已成为临床治疗细菌感染性疾病的重要药物。

根据临床应用先后及抗菌性能的强弱可将喹诺酮类药分为四代。

第一代（20 世纪 70 年代）：包括萘啶酸、吡哌酸等，目前已基本不用。

第二代(20世纪80年代)：包括诺氟沙星、环丙沙星、氧氟沙星等早期氟喹诺酮类药物,对革兰阴性菌的综合疗效已超过青霉素族,达到第一、二代头孢菌素的疗效。

第三代(20世纪90年代)：包括左氧氟沙星、氟罗沙星、司帕沙星等,抗菌活性大大提高,抗菌谱扩大到革兰阳性球菌、支原体、衣原体、军团菌及结核杆菌等 $t_{1/2}$ 较长,综合疗效已达到或超过了第三代头孢菌素。

第四代(20世纪90年代后期)：包括莫西沙星、吉米沙星等,抗菌谱进一步扩大,对厌氧菌有效,是最新氟喹诺酮类药物。

(一)喹诺酮类药的共同特点

1.体内过程

大多数药物口服吸收迅速而完全。除诺氟沙星、环丙沙星外,其他药物生物利用度均可达80%～100%。因可整合金属阳离子,如 Fe^{2+}、Mg^{2+}、Ca^{2+} 等,故不能与含有这些离子的食物、药物同服。穿透性好,广泛分布于全身体液和组织中,在肺、肝、肾、皮肤软组织、骨组织、齿和齿龈、前列腺、卵巢、子宫内膜中均可达有效浓度。少数药物肝脏代谢后,经胆汁排出,大多数药物主要以原形经肾排出,尿中浓度高,可长时间维持杀菌水平。

2.作用

氟喹诺酮类属广谱杀菌药,尤其对革兰阴性菌具有强大的杀菌作用,其敏感菌有大肠埃希菌、流感杆菌、克雷伯菌属、沙门菌属、志贺菌属、变形杆菌属等;对革兰阳性菌如金黄色葡萄球菌、溶血性链球菌。肠球菌等也有良好抗菌作用;某些药物对铜绿假单胞菌、军团菌结核分枝杆菌、衣原体、支原体及厌氧菌也有作用。

喹诺酮类药物的抗菌机制主要是抑制 DNA 回旋酶和拓扑异构酶Ⅳ。

(1)DNA 回旋酶：是喹诺酮类抗革兰阴性菌的重要靶点。DNA 负超螺旋结构在转录或复制过程中,必须在相应的片段打开双螺旋结构(解旋),从而形成正超螺旋,导致转录或复制无法继续,此时需要 DNA 回旋酶使其恢复负超螺旋结构。喹诺酮类药物作用于 DNA 回旋酶,通过抑制其切口功能和封口功能,阻碍细菌 DNA 合成,最终导致细菌死亡。

(2)拓扑异构酶Ⅳ：是喹诺酮类抗革兰阳性菌的重要靶点。DNA 复制后期,姐妹染色体的分离过程中,拓扑异构酶Ⅳ负责将环连的子代 DNA 解环连。喹诺酮类药物通过抑制拓扑异构酶Ⅳ,干扰细菌 DNA 复制。

3.不良反应和用药监护

不良反应轻微,发生率较低,多数患者可耐受。

(1)胃肠道反应：与剂量相关,常见食欲不振、恶心、呕吐、腹痛、腹泻等。

(2)神经系统反应：少数患者出现中枢兴奋症状,表现为烦躁、失眠、头痛、眩晕,甚至抽搐、惊厥、精神错乱等,但极罕见。精神病、癫痫患者禁用。

(3)变态反应：可出现药疹、皮肤瘙痒和血管神经性水肿等。少数患者服用洛美沙星、氟罗沙星等药时,可诱发光敏性皮炎,表现为光照部位出现瘙痒性红斑,严重者皮肤糜烂、脱落。用药期间应避免日照。

(4)骨、关节损伤：对多种幼年动物负重关节的软骨有损伤作用,极少数青春期前病例出现可逆性关节痛。故孕妇与14岁以下儿童不宜使用。

(二)常用氟喹诺酮类药

1.诺氟沙星

诺氟沙星又名氟哌酸,为第一个氟喹诺酮类药。口服生物利用度仅 35%～45%,血药浓度低,粪便排出量高,体内几乎不被代谢,尿药浓度极高,$t_{1/2}$ 为 3～4h。抗菌谱广,尤其对革兰阴性菌有强杀菌活性。主要用于泌尿生殖道、肠道敏感细菌感染。

2.环丙沙星

口服吸收快但不完全,生物利用度为 38%～60%,静脉滴注可弥补此缺陷。广泛分布于全身各组织、体液,并能达到有效治疗浓度。$t_{1/2}$ 为 3～4h,口服药物以原形经肾排出率为 29%～44%,静脉滴注为 45%～60%。

抗菌谱广,对革兰阴性杆菌的体外抗菌活性是同类药中最高的,尤其对肠球菌、铜绿假单胞菌、肺炎链球菌、金葡菌、军团菌、流感嗜血杆菌抗菌活性较强,甚至一些对第三代头孢菌素类、氨基糖苷类耐药的菌株,对本药仍然敏感。适用于敏感菌引起的呼吸道、泌尿生殖道、胃肠道、骨关节及皮肤软组织等感染。

3.氧氟沙星

口服吸收迅速而完全,生物利用度高达 89%。体内分布广泛,各组织中均能达到有效抗微生物药治疗浓度,其突出特点是脑脊液和尿液中浓度高,$t_{1/2}$ 为 5～7h。

除保留了环丙沙星良好的抗菌特点外,对结核分枝杆菌、沙眼衣原体、支原体也有效。适用于敏感菌引起的呼吸道、泌尿生殖道、胆管、耳鼻喉及皮肤软组织等感染;对伤寒、副伤寒(包括多重耐药株所致)疗效肯定,也可作为耐药结核分枝杆菌所致结核病的二线用药。

4.左氧氟沙星

为氧氟沙星的左旋体,而氧氟沙星则是左、右旋异构体各半的消旋体,故同等剂量下,其抗菌活性是氧氟沙星的 2 倍。其突出特点是口服具有极好的生物利用度,接近 100%。适用于敏感菌引起的各种急慢性感染、难治性感染,效果良好。不良反应轻微。

5.洛美沙星

口服吸收良好,生物利用度高,接近 98%。体内分布广泛,主要以原形经肾脏排泄,$t_{1/2}$ 达 7h 以上,且具有明显的后效应。体内抗菌活性高于氧氟沙星,但不及氟罗沙星,对支原体、衣原体、结核分枝杆菌等也有效。泌尿道感染可每日给药 1 次,其他敏感菌引起的全身性感染仍需一日给药 2 次。光敏反应最常见,用药期间应避免日晒。

6.氟罗沙星

口服吸收良好,生物利用度可达 100%。血中、尿中原形药物浓度高而持久,$t_{1/2}$ 为 10～12h,可每天给药 1 次。对革兰阴性菌、革兰阳性菌、结核分枝杆菌、支原体、衣原体、厌氧菌体内均具有强大的抗菌活性,远远超过环丙沙星和氧氟沙星。适用于敏感菌引起的呼吸道、泌尿生殖系统、妇科感染等。不良反应多见,发生率可高达 20%,主要是胃肠反应和神经系统反应。

7.司帕沙星

本品为长效类药,$t_{1/2}$ 为 16～20h,可每日给药 1 次。以原形经胆汁排泄,肝肠循环明显。抗菌谱广,抗菌活性强,对军团菌和革兰阴性菌的抗菌活性与环丙沙星相当,而对葡萄球菌、肺炎链球菌、支原体、衣原体、结核分枝杆菌的作用是已有喹诺酮类中最强者,且对多种耐药菌株有效。适用于敏感菌引起的呼吸道、泌尿生殖道、耳鼻喉、皮肤软组织及骨关节等感染。可发生严重光敏反应,应慎用。

二、磺胺类药

磺胺类药因具对氨基苯磺酰胺的基本结构而得名,是最早用于治疗全身性感染的人工合成抗菌药。具有抗菌谱广、可以口服、吸收迅速、化学性质稳定、价格低廉等优点。

(一)作用

抗菌谱广对大多数致病菌都有较强抑制作用。最敏感的是溶血性链球菌、肺炎链球菌、脑膜炎奈瑟菌、淋病奈瑟菌、鼠疫耶氏菌;其次是大肠埃希菌、志贺菌属、变形杆菌属和沙门菌属等;对沙眼衣原体、疟原虫也有效;磺胺米隆、磺胺嘧啶银对铜绿假单胞菌有效,但对立克次体、支原体、螺旋体无效。

细菌不能直接利用外界环境中的叶酸,必须以对氨苯甲酸(PABA)为原料,与二氢蝶啶在二氢叶酸合成酶的作用下,生成二氢叶酸,再在二氢叶酸还原酶的作用下,生成四氢叶酸,四氢叶酸活化后,作为一碳基团载体的辅酶,参与嘌呤与嘧啶的合成。磺胺类药化学结构与PABA相似,可与之竞争二氢叶酸合成酶,干扰细菌二氢叶酸的合成,从而影响细菌核酸的合成,产生抗菌作用。人体细胞可直接从食物中获得叶酸,故不受磺胺药影响。单用磺胺药时细菌容易产生耐药性与TMP合用可延缓耐药性发生。

(二)体内过程

大多数全身应用的磺胺药口服易吸收,广泛分布于全身组织及细胞外液,但不能进入细胞内液。血浆蛋白结合率为 $25\%\sim95\%$,血浆蛋白结合率低的药物如磺胺嘧啶(SD),较易透过血脑屏障。主要在肝脏内乙酰化而失活,药物原形及其代谢产物经肾脏排出,由于尿药浓度高、溶解度低,在中性或酸性尿液中容易析出结晶,损害肾脏。

(三)不良反应和用药监护

1.肾脏损害

可见结晶尿、血尿、尿痛、尿闭等症状。服用SD或SMZ时,宜嘱患者多饮水,或同服等量碳酸氢钠。老年人或肾功能不全者禁用。

2.变态反应

可见皮疹、药热,偶见剥脱性皮炎。有过敏史者禁用。

3.造血系统反应

先天性葡萄糖-6-磷酸脱氢酶缺乏症患者,可致急性溶血性贫血;长期用药可见粒细胞、血小板减少,甚至再生障碍性贫血。用药期间应定期检查血常规。

4.中枢神经系统反应

有眩晕、头痛、乏力、精神不振等,服药期间应避免高空作业和驾驶。

5.其他

有恶心、呕吐等胃肠道反应。新生儿、早产儿可致黄疸,这是由于磺胺药血浆蛋白结合率高,可竞争性置换胆红素,使血浆游离胆红素增高,进入中枢神经系统所致,故新生儿、早产儿、孕妇禁用。可致肝损害,肝功能不全者禁用。

三、其他合成抗菌药

(一)甲氧苄啶

甲氧苄啶(TMP)口服吸收迅速而完全,广泛分布于全身组织及体液,也可通过血脑屏障,$t_{1/2}$约为11h。

1.作用和临床应用

属广谱抑菌药,抗菌谱与磺胺药相近。其作用机制是抑制二氢叶酸还原酶,而磺胺药则是抑制二氢叶酸合成酶,两者合用,双重阻断细菌的叶酸代谢,可使抗菌活性提高数倍至数十倍,甚至呈现杀菌作用,并减少耐药菌株出现,故甲氧苄啶又称为磺胺增效剂。

本品单用易引起细菌耐药,常与磺胺药合用,适用于敏感菌引起的呼吸道、消化道和泌尿生殖道感染,也可用于伤寒、副伤寒。

2.不良反应和用药监护

服后可出现恶心、食欲不振、过敏性皮疹等,也可影响敏感患者叶酸代谢,引起巨幼红细胞贫血、白细胞和血小板减少,应及时停药,并给予亚叶酸钙治疗。肝肾功能不全者、血液病患者、孕妇禁用。

(二)呋喃妥因

呋喃妥因又名呋喃坦啶。

1.作用和临床应用

为广谱杀菌剂。口服吸收迅速而完全,并迅速从尿液排泄,t1/2约为30分钟,血药浓度低,不能用于全身性感染。而尿中原形药物排出率可达40%～50%,主要用于治疗敏感细菌所致的泌尿系统感染。

2.不良反应和用药监护

胃肠反应较常见,餐后服可减轻。偶见皮疹、药热等变态反应。剂量过大或肾功能不全可致外周神经炎。先天性葡萄糖-6-磷酸脱氢酶缺乏症者、新生儿及孕妇用药后可致急性溶血性贫血,上述患者禁用。

(三)呋喃唑酮

呋喃唑酮又名痢特灵。口服吸收差,对肠道内多数细菌有抑制作用。适用于痢疾、肠炎等消化道感染,或用于治疗幽门螺杆菌引起的消化道溃疡。

第八节　抗结核病药及抗麻风病药

一、抗结核病药

抗结核病药可分为两类,通常把疗效高、不良反应较少、患者较易耐受的称为第一线抗结核药,包括异烟肼、利福平、乙胺丁醇、链霉素、吡嗪酰胺等;而将毒性较大、疗效较差,主要用于对一线抗结核药产生耐药性或用于与其他抗结核药配伍使用的称为第二线抗结核药,如对氨基水杨酸、乙硫异烟胺、卷曲霉素、卡那霉素、阿米卡星和环丝氨酸等。

抗结核药亦可按作用机制的不同分为：①阻碍细菌细胞壁合成的药物，如环丝氨酸、乙硫异烟胺；②干扰结核杆菌代谢的药物，如对氨基水杨酸钠；③抑制 RNA 合成药，如利福平；④抑制结核杆菌蛋白合成药，如链霉素、卷曲霉素；⑤多重作用机制共存或机制未明的药物，如异烟肼、乙胺丁醇。

（一）一线抗结核病药

1.异烟肼

异烟肼（INH）又名雷米封，是异烟酸的肼类衍生物，性质稳定，易溶于水。由于其抗结核分枝杆菌作用强、疗效高、毒性小、价廉和口服方便等特点，是目前最常用的抗结核药物之一。

（1）体内过程：口服或注射均易吸收。吸收后广泛分布于全身组织、细胞和体液中，在脑脊液、胸腔积液、腹腔积液中的浓度相当高。

异烟肼在体内主要经肝内的乙酰转移酶水解为无效的乙酰异烟肼和异烟酸。由于机体个体乙酰基转移酶活性的差异，人群可分为快代谢型和慢代谢型，前者乙酰基转移酶活性高，异烟肼 $t_{1/2}$ 平均为 70min；慢代谢型人肝中乙酰基转移酶少，$t_{1/2}$ 为 3.6h。异烟肼血药浓度高，尿中游离异烟肼较多。

口服异烟肼后，24h 内 75%～95% 的药物从尿中排出，其中部分为原形，大部分为代谢产物，其肾脏清除率与肾功能关系不大，因此肾功能不良时无须调整剂量。但慢代谢型患者若肾功能不良，则可能会引起蓄积中毒。

（2）抗菌作用：异烟肼对结核分枝杆菌有很强的抑制和杀灭作用，对静止期结核分枝杆菌有抑制作用，而对繁殖期结核分枝杆菌有杀灭作用。异烟肼对细胞内、外结核分枝杆菌都有很强的杀灭作用。

（3）抗菌机制：异烟肼抗结核分枝杆菌的作用机制至今尚未完全阐明。目前有以下几种观点。①分枝菌酸：为分枝杆菌细胞壁特有的成分，异烟肼可能是通过抑制分枝菌酸的生物合成，使细胞壁合成受阻而导致细菌死亡。因此，异烟肼对分枝杆菌具有高度选择性，而对其他细菌无作用。②通过抑制结核杆菌脱氧核糖核酸（DNA）的合成发挥抗菌作用。③与对异烟肼敏感的分枝杆菌菌株中的一种酶结合，引起结核杆菌代谢紊乱而死亡。

（4）临床应用：异烟肼可用于治疗各种类型的结核病。除早期轻症肺结核或预防结核病时可单用外，常需与其他抗结核药合用，以延缓结核分枝杆菌耐药性的发生。

（5）不良反应：异烟肼不良反应大部分与过敏或使用剂量过大有关，慢代谢型患者毒性发生率较高。

神经系统毒性：最常见的是周围神经炎，表现为手或脚麻木、震颤、随后可出现肌肉萎缩。产生周围神经炎的原因可能是异烟肼结构与维生素 B_6 相似，两者能竞争同一酶系，增加维生素 B_6 排泄，临床表现与维生素 B_6 缺乏症相类似。用维生素 B_6 可治疗及预防周围神经炎和中枢神经系统毒性发生。肝脏毒性反应：用药期间应定期检查肝脏功能，肝病患者慎用。

偶见变态反应，表现为口干、上腹不适、耳鸣、各种皮疹、药热、肝炎等，葡萄糖-6-磷酸脱氢酶（G-6-PD）缺乏者可出现溶血性贫血，也有引起系统性红斑狼疮的个别报道。

（6）耐药性：异烟肼单独使用易产生耐药性，但停用一段时间后可恢复对药物的敏感性。异烟肼与其他抗结核药物间无交叉耐药性，故临床上常采取联合用药以增加疗效和延缓耐药性的发生。

(7)药物相互作用:①异烟肼为肝药酶抑制剂,可使双香豆素类抗凝血药、苯妥英钠及交感胺的代谢减慢,血药浓度升高,合用时应调整剂量。②饮酒和与利福平合用均可增加对肝的毒性作用。③与肾上腺皮质激素合用,血药浓度降低。与肼屈嗪合用则毒性增加。

2.利福平

利福平(甲哌力复霉素,RFP)为橘红色结晶粉末,无臭,无味,易溶于氯仿,需避光保存。

(1)体内过程:利福平口服吸收迅速而完全,$1\sim2h$血药浓度达峰值,$t_{1/2}$约 4h,有效血药浓度可维持 $8\sim12h$,生物利用度为 $90\%\sim95\%$。该药穿透力强,能渗透进入各种组织、细胞和体液中,而以肝、胆、肾、肺等组织器官中浓度较高。药物主要在肝脏逐步被脱乙酰化,形成脱乙酰基利福平,脱乙酰基利福平具有与母药相同的抗菌谱,抗菌活性仅为 $1/10\sim1/8$,但毒性降低。

利福平能诱导药物代谢酶活性,加快自身及其他药物代谢,连续用药 $1\sim2$ 周,利福平的 $t_{1/2}$ 可降至 2h,血药浓度也逐渐下降。肝功能损害时,血药浓度升高,$t_{1/2}$ 也相应延长,故肝功能不良者慎用。

福平主要经胆汁排泄,其原形药可经肠道再吸收,形成肝肠循环。利福平及其代谢物为橘红色,患者尿、粪、泪液、痰液和汗等均可染成橘红色,应事先告诉患者。

(2)抗菌作用:利福平为广谱抗生素,对多种革兰阳性和阴性球菌均有强大的抗菌作用,对革兰阴性杆菌也有抑制作用。高浓度的利福平对衣原体和某些病毒也有作用。利福平有很强的抗结核分枝杆菌作用,低浓度抑菌、高浓度杀菌,对静止期和繁殖期细菌均有效,尤以对繁殖期结核分枝杆菌作用最强。利福平能渗透进入到细胞内,对细胞内、外结核分枝杆菌都有杀灭作用。本品单独使用易产生耐药性,常与异烟肼、乙胺丁醇合用,既可产生协同作用,又能延缓耐药性的发生。

(3)作用机制:利福平能特异性地与微生物的依赖 DNA 的 RNA 聚合酶结合,抑制该酶的活性,从而抑制细菌 RNA 合成时 RNA 链的起始形成而产生杀菌作用。利福平对人和动物细胞的 RNA 聚合酶影响较小,故治疗量较少对人体造成损害。

(4)临床应用:与其他抗结核药合用,治疗各种类型结核病,包括初治及复治患者。也用于耐药金黄色葡萄球菌及其他敏感细菌所致感染,如严重胆管感染等。还可用于治疗麻风病,对氨苯砜敏感或耐药的麻风患者均有显著的疗效。也可用于治疗沙眼等。

(5)不良反应:患者对利福平耐受良好,不良反应发生率低。常见胃肠道反应,一般不影响继续用药;少数患者可出现药热、皮疹;较严重者出现肝脏损害。对动物有致畸作用,妊娠早期的妇女慎用。

(6)药物相互作用:本品为肝药酶的强诱导剂,能加速抗凝血药双香豆素、口服避孕药、口服降糖药甲苯磺丁脲、美沙酮、普萘洛尔、奎尼丁、地高辛、洋地黄毒苷、巴比妥类、氟烷和茶碱等药物的代谢,使这些药物的 $t_{1/2}$ 缩短,血药浓度降低,药效下降。

3.利福喷汀和福定利

福喷汀和利福定均为我国首先用于临床的半合成利福霉素衍生物。口服吸收迅速,$t_{1/2}$ 分别是 30h 和 6h,抗菌谱、抗菌原理同利福平,对结核分枝杆菌、麻风杆菌都有很强的抗菌作用。

此外,它们对革兰阳性球菌(如金黄色葡萄球菌)和革兰阴性杆菌(如大肠埃希菌)也有较强的抗菌作用。临床应用同利福平。因利福喷汀 t1/2 较长,更适用于短程疗法。不良反应与利福平相同,但少而轻。两者与利福平有交叉耐药,不适用于利福平治疗无效的病例。利福定的治疗剂量为利福平的 1/3,利福喷汀剂量与利福平相同。

4.乙胺丁醇

乙胺丁醇为人工合成的抗结核药,水溶性好,且遇热稳定。

(1)体内过程:口服吸收良好,吸收率为 75%～80%,服药后 2～4h 即达血药峰浓度,吸收后广泛分布于全身组织和体液中,$t_{1/2}$ 为 3～4h。约有 75% 的药物以原形从尿液中排出,肾功能减退时有引起蓄积中毒的危险,故禁用或慎用。

(2)抗菌作用与机制:本品对细胞内、外结核分枝杆菌均有较强的杀灭作用,在中性环境时作用最强,对异烟肼或链霉素耐药的结核分枝杆菌也有效。单用本品时可产生耐药性,但较慢,与其他抗结核药物问无交叉耐药性。

抗菌作用机制尚未阐明。有人认为乙胺丁醇能与二价金属离子 Mg^+ 络合,干扰多胺及金属离子的功能,从而抑制细菌 RNA 的合成,产生杀菌作用。

(3)临床应用:乙胺丁醇用于治疗各种类型结核。较少单独应用,目前临床上多取代对氨基水杨酸与异烟肼或利福平合用。

(4)不良反应:口服常用剂量不良反应少见且轻微。严重的毒性反应是球后视神经炎,表现为视物模糊或视野缩小、弱视、红绿色盲或分辨能力减退等,发生率常与剂量大小、疗程长短有关。此外,可见胃肠道反应、皮疹、血小板减少症及高尿酸血症等。

5.吡嗪酰胺

吡嗪酰胺(PZA)为人工合成的烟酰胺的吡嗪衍生物,在中性环境中无活性,在微酸性(pH5.0)环境中,浓度为 12.5mg/L 的吡嗪酰胺可杀灭结核杆菌。口服易吸收,分布广泛,能渗入细胞内,也能进入脑脊液,脑脊液中的药物浓度与血药浓度相近,2h 后血药浓度达峰值,$t_{1/2}$ 为 9～10h,经肝代谢为吡嗪酸,约 70% 经尿排泄。结核杆菌对吡嗪酰胺易产生耐药性,但与其他抗结核药无交叉耐药。过去高剂量、长疗程应用常见肝毒性与关节痛等不良反应,现用低剂量、短程疗法,不良反应已明显减少。

6.链霉素

链霉素抗结核作用次于异烟肼和利福平,高浓度有杀菌作用。链霉素穿透力弱,不易渗入细胞、纤维化、干酪化及厚壁空洞病灶。由于链霉素对第八对脑神经的损害及结核分枝杆菌对其易产生耐药性,使用链霉素治疗肺结核的情况减少,是"一线药"中应用最少的药物。

(二)二线抗结核病药

1.对氨基水杨酸钠

对氨基水杨酸钠口服吸收良好,2h 左右血浆浓度达峰值,$t_{1/2}$ 为 1h,可分布于全身组织和体液。本品大部分在肝内乙酰化而灭活,乙酰化的对氨基水杨酸易在酸性尿中析出结晶,碱化尿液可增加其解离,使重吸收减少,排出量增加。肾功能不良时应慎用。对氨基水杨酸钠仅对细胞外的结核分枝杆菌有抑制作用,抗菌谱窄,疗效较一线抗结核药差。

其作用机制不清,一般认为是由于对氨基水杨酸钠可竞争抑制二氢蝶酸合成酶,阻止二氢叶酸的合成,从而使蛋白质合成受阻,抑制结核杆菌的繁殖。细菌对对氨基水杨酸钠亦可产生耐药性,但较链霉素轻。对氨基水杨酸钠不宜与利福平合用,因其可影响利福平的吸收。

常见不良反应为胃肠道反应及变态反应,长期大量使用可出现肝功能损害。对氨基水杨酸钠水溶液不稳定,见光可分解变色,故应用时应新鲜配制,并在避光条件下使用。

2.乙硫异烟胺

乙硫异烟胺结构与异烟肼相似,主要抑制分枝菌酸的合成而发挥抗结核作用,尽管其结构与异烟肼相似,但与异烟肼并没有交叉耐药性。

不良反应较多且发生率高,主要不良反应为严重的胃肠刺激反应以及神经症状。

(三)抗结核病药的应用原则

抗结核病药的应用基本原则如下。

1.早期用药

对任何疾病都强调早诊断、早治疗。由于早期病变以炎性细胞浸润、渗出为主,病灶局部血液循环无明显障碍,有利于药物渗入病灶内。

2.联合用药

无论初治还是复治患者均需要联合用药,必须要联合两种或两种以上的药物治疗,以取得最佳疗效,缩短疗程,同时防止或延缓耐药性的产生。

3.规律用药

结核分枝杆菌是一种分裂周期长、生长增殖缓慢、杀灭困难大的顽固细菌。时用时停或症状缓解就停用,必然导致细菌耐药的发生,造成治疗失败。

4.适量用药

用药剂量过大,不良反应多而严重。而剂量过小,难以获得疗效,且易使细菌产生耐药性,导致治疗失败。

5.坚持全程规律用药

肺结核的治疗可分为初始治疗和延续治疗两个阶段。初始治疗阶段(一般 6~9 个月)是一种强化疗法,主要是利福平和异烟肼联合,大多用于单纯结核的初治。如病灶广泛、病情严重则应采用三联甚至四联,目前常用的有:最初两个月每日给予异烟肼、利福平与吡嗪酰胺,以后四个月每日给予异烟肼和利福平,即 2HRZ/4HR 方案。异烟肼耐药地区在上述三联与二联的基础上分别增加链霉素与乙胺丁醇,即 SHRZ/4HRE 方案。延续治疗阶段:对选药不当、不规则治疗或细菌产生耐药,可选用或增加二线药联合,复发而有并发症者,宜用 18~24 个月治疗方案。

二、抗麻风病药

抗麻风病药主要包括氨苯砜、利福平和氯法齐明等。目前多采用联合疗法。

(一)氨苯砜

1.体内过程

口服吸收迅速而完全,生物利用度为 95%,约 2~8h 达血药峰浓度,$t_{1/2}$ 为 20~30h。氨苯砜可分布于全身组织和体液中,皮肤、肌肉、肝和肾浓度较高。氨苯砜在肝脏乙酰化代谢,70%~80%代谢产物经尿排泄。

2.抗菌作用

氨苯砜抗菌谱、抗菌机制同磺胺类，也为抑制叶酸合成的抗菌药，但由于毒性较大，故不作为一般抗菌药。

3.临床应用

氨苯砜对麻风分枝杆菌有较强的抑菌作用，但不是杀菌剂。目前多采用 1982 年 WHO 推荐的方案：氨苯砜 100mg/d 口服，利福平和氯法齐明每月一次分别为 600mg 与 300mg 顿服，疗程为 2 年。氨苯砜还可用于预防或治疗 AIDS 患者卡氏肺囊虫病感染。

4.不良反应

较常见的是溶血与发绀，葡萄糖－6－磷酸脱氢酶(G－6－PD)缺乏者尤易发生。有时出现胃肠道刺激症状、头痛、失眠、中毒性精神病及变态反应。剂量过大还可致肝损害和剥脱性皮炎。严重贫血、G－6PD 缺乏及肝肾功能减退者禁用。

(二)氯法齐明

氯法齐明对麻风杆菌有较弱的杀菌作用，其作用机制为干扰核酸代谢，抑制菌体蛋白合成，作用较氨苯砜缓慢，用药后 50d 才见效。本药还能抑制麻风结节红斑反应。口服微粒晶体后吸收率为 50%～70%，迅速分布于体内各组织中，组织药物浓度高于血药浓度。$T_{1/2}$ 为 70 天。主要不良反应是皮肤色素沉着等。

抗结核药按抗菌作用和不良反应可分为一线和二线，一线抗结核药代表药物有异烟肼、利福平和乙胺丁醇等。异烟肼抗菌机制主要是抑制菌体胞壁分枝菌酸合成，静止期抑菌，繁殖期杀菌，是结核病首选药物；不良反应主要有周围神经炎，肝脏毒性，单用易耐药。利福平抗菌机制是阻碍菌体 mRNA 合成，低浓度抑菌，高浓度杀菌；不良反应为胃肠道反应，少数肝损害，致畸。乙胺丁醇抗菌机制是抑制菌体胞壁合成，常与异烟肼、利福平合用，不良反应为球后视神经炎。抗结核病应用原则是早期、联合、适量、坚持全程规律用药。抗麻风病药氨苯砜抗菌机制为抑制叶酸合成，不良反应常见溶血与发绀。

第九节　抗真菌药和抗病毒药

一、抗真菌药

真菌感染可分为表浅部感染和深部感染。前者常由各种癣菌引起，主要侵犯皮肤、毛发、指(趾)甲等部位，治疗药主要有灰黄霉素、制霉菌素或局部应用的咪康唑和克霉唑等。深部真菌感染多由白色念珠菌和新型隐球菌所致，主要侵犯内脏器官深部组织，病情严重，危害性较大，甚至危及生命，治疗药有两性霉素 B、酮康唑及氟康唑等。

(一)两性霉素 B

两性霉素 B 国产品又称庐山霉素。本药口服、肌内注射均难吸收，需缓慢静脉滴注给药，一次静脉滴注有效浓度可维持 24h 以上，不易透过血脑屏障，炎症时能渗入脑脊液。肾排泄缓慢，血浆 $t_{1/2}$ 为 24h。

1.作用和用途

两性霉素 B 为广谱抗菌药,对新型隐球菌、白色念珠菌、球孢子菌等呈现杀菌作用。对浅部真菌和细菌无效。其作用机制是选择性与敏感真菌细胞膜上的麦角固醇结合,增加膜通透性,使细胞内重要物质外漏而发挥抗菌作用,主要治疗各种深部真菌感染,如真菌性肺炎,心内膜炎、脑脊髓膜炎等。在治疗真菌性脑脊髓膜炎时,除静脉给药外,应加用小剂量鞘内注射,以加强疗效。

2.不良反应

(1)毒性反应:有寒战、高热,伴有头痛、恶心和呕吐等。

(2)肾脏损害:为最严重的不良反应,降低肾小球滤过率和肾小管功能,引起氮质血症、低钾血症和高镁血症,严重者可致肾衰竭。

(3)其他:低血钾时可出现低血压,静脉给药速度过快可发生惊厥和心律失常,偶见肝损害。

3.应用注意

(1)静脉滴注液需新鲜配制,避光静脉滴注。

(2)为减少本药引起的高热、头痛和变态反应的发生,在静脉滴注前 30 分钟可预防性地服用解热镇痛药和 H 受体拮抗药,在滴注液中也可加生理量的氢化可的松或地塞米松。

(3)粉针剂不能用生理盐水稀释,以免发生盐析沉淀。

(4)静脉滴注液应适当稀释,并注意经常更换注射部位,以减少血栓性静脉炎的发生。

(5)缓慢静脉滴注,以防发生心律失常。

(6)定期作血钾、血常规、尿常规、肝功能、肾功能和心电图检查,以便及时调整给药方案。由于两性霉素 B 毒副作用大,目前临床多采用其脂质体剂型,可以减少其在肾组织中的分布,减轻肾毒性及低钾血症,机体的耐受性好,可增加用药剂量,从而明显提高临床治疗效果。

(二)制霉菌素

制霉菌素抗真菌作用与两性霉素 B 基本相同,但毒性更大,不注射给药。口服后不易吸收,对全身真菌感染无治疗作用,常口服用于消化道真菌感染,局部应用于皮肤、黏膜、阴道念珠菌感染。较大剂量口服可致恶心、呕吐、腹泻等。

(三)灰黄霉素

灰黄霉素为抗表浅真菌抗生素,对各种癣菌有较强的抑制作用,但对深部真菌和细菌无效。作用机制为干扰真菌核酸合成,抑制其生长,口服吸收少,进入体内可分布至全身,在脂肪,皮肤,毛发等组织中含量较高,能沉积在皮肤角质层和新生的毛发、指(趾)甲角质部。主要用于治疗皮肤真菌所致的头癣、体癣、股癣及甲癣等,因不易透过表皮角质层,外用无效。在治疗甲癣时,需不断刮除病甲以去除病灶并刺激新甲生长。

本药不良反应较多,主要表现有消化道和神经系统症状、肝损害和变态反应等。可诱导肝药酶,当与华法林、口服避孕药及巴比妥类药合用时,可降低它们的血药浓度。

(四)氟胞嘧啶

氟胞嘧啶(5-Fu)为化学合成的抗真菌药,对新型隐球菌,念珠菌等有较强的抗菌活性。口服易吸收,可透过血脑屏障,脑脊液中浓度较高。单用易产生耐药性,多与两性霉素 B 合用以增强疗效,减少耐药性发生。主要用于新型隐球菌、念珠菌感染,但疗效不如两性霉素 B。不良反应主要有恶心呕吐、腹泻等胃肠道反应、肝损害及白细胞减少等。

(五)唑类抗真菌药

唑类抗真菌药包括咪唑类和三唑类,均为人工合成的广谱抗真菌药,能选择性抑制真菌细胞膜麦角固醇的合成,增加细胞膜的通透性,使细胞内重要物质外漏,导致真菌死亡。

二、抗病毒药

临床绝大多数感染性疾病由病毒引起。病毒感染对人类的威胁较大,如由 SARS 冠状病毒引发的严重急性呼吸综合征的爆发和艾滋病的蔓延,促使研制高效低毒的抗病毒药成为热点。

病毒是病原微生物中最简单的一种,不具有细胞结构,主要由病毒核酸(DNA 或 RNA)组成核心,外包以蛋白质外壳。它是细胞内寄生微生物,必须进入活细胞,依赖宿主细胞的代谢系统进行增殖复制。因而研制选择性作用于病毒而不影响宿主细胞的药比较困难,且发展较慢。目前应用的抗病毒药有金刚烷胺、碘苷、阿糖腺苷、阿昔洛韦、利巴韦林、齐多夫定等。

(一)金刚烷胺

金刚烷胺能选择性抑制甲型流感病毒,阻止病毒进入宿主细胞并抑制其复制。主要用于防治甲型流感,亦可治疗帕金森病。主要不良反应有中枢神经系统和胃肠道反应。动物实验有致畸作用,孕妇应禁用。

(二)碘苷

碘苷(疱疹净)抑制 DNA 病毒,对 RNA 病毒无效。全身用药毒性大,目前仅限于局部给药,用于单纯疱疹病毒引起的急性疱疹性角膜炎和水痘－带状疱疹病毒感染。滴眼时可有刺痛、痒、眼睑水肿等不良反应。

(三)阿糖腺苷

阿糖腺苷通过抑制 DNA 聚合酶而抑制 DNA 病毒。临床静脉注射可有效治疗单纯疱疹病毒性脑炎、新生儿疱疹和免疫功能低下患者的水痘－带状疱疹病毒感染,局部外用治疗疱疹病毒性角膜炎等。

不良反应有中枢神经系统反应、消化道症状,偶有骨髓抑制、白细胞和血小板减少。有致畸作用,孕妇禁用。

(四)阿昔洛韦

阿昔洛书(无环鸟苷)抗 DNA 病毒,是目前最有效的抗单纯疱疹病毒药之一,其活力比碘苷强 10 倍,比阿糖腺苷强 160 倍。对乙型肝炎病毒也有一定作用,对 RNA 病毒无效。主要用于防治单纯疱疹病毒引起的多种感染,如皮肤疱疹、黏膜疱疹、生殖器疱疹、单纯疱疹病毒性脑炎和带状疱疹等,为首选药;亦可用于治疗乙型肝炎。

本药口服不良反应少,静脉滴注给药有时可出现静脉炎、肾功能紊乱和中枢兴奋,大量饮水和减慢滴速可减少症状。静脉滴注时不可漏出血管,以免导致局部炎症或者溃疡。局部用药可有一过性轻度疼痛,应告诉患者,不必惊慌,可继续用药。肾功能减退者慎用。

(五)更昔洛韦

更昔洛韦选择性抑制单纯性疱疹病毒,作用强大,对巨细胞病毒也有较强抗菌活性。可采用静脉注射或口服给药。主要用于防治艾滋病患者的巨细胞病毒感染。主要不良反应为骨髓抑制,亦可发生中枢神经系统毒性反应。孕妇禁用。

(六)利巴韦林

利巴韦林(病毒唑,三氮唑核苷)对多种 RNA 和 DNA 病毒有抑制作用。用于防治流感、腺病毒肺炎、甲型肝炎、疱疹及麻疹等。

本药不良反应有头痛、腹泻;大剂量长期使用可致心脏损害、贫血、白细胞减少等。因本药有较强的致畸作用,故孕妇禁用。

(七)齐多夫定

齐多夫定(ZDV)属核苷类似物,可进入人类免疫缺陷病毒(HIV)感染细胞内,竞争性抑制 RNA 逆转录酶的活性,阻止病毒 DNA 的合成,并终止病毒 DNA 链的延伸,产生抗病毒作用。

本药口服吸收快,可通过血脑屏障。临床用于治疗艾滋病及重症艾滋病相关综合征,主要用作联合用药之一。

本药主要不良反应为骨髓抑制,出现贫血、中性粒细胞和血小板减少等,应定期检查血常规。

(八)拉米夫定

拉米夫定口服易吸收,体内分布广,可通过血脑屏障,约 90% 以原形从肾排泄,肾功能不全可影响本药的消除。拉米夫定能竞争性抑制 HBV−DNA 聚合酶,同时终止 DNA 链的延长而选择性抑制乙型肝炎病毒(HBV)的复制,适用于治疗 HBV 所致的慢性乙型肝炎。

常见不良反应有上呼吸道及胃肠道反应。哺乳期妇女慎用。孕妇禁用。类似药尚有司他夫定和扎西他滨等。

(九)干扰素

干扰素(IFN)是机体细胞在病毒感染或其他诱导剂刺激下产生的一类具有生物活性的糖蛋白,主要分为 α、β、γ 类。有广谱的抗病毒及免疫调节作用。临床上常用的是由基因重组生产的高纯度干扰素。用于治疗各种病毒感染性疾病,如疱疹性角膜炎、病毒性眼病、带状疱疹等皮肤疾患、慢性乙型肝炎等。

本药主要不良反应为头痛、肌痛、全身不适;大剂量可致白细胞和血小板减少,停药可恢复。偶见变态反应、肝功能障碍、肾功能障碍及注射局部疼痛、红肿等。过敏体质,严重肝、肾功能不全,白细胞及血小板减少患者慎用。

第十节 消毒防腐药

一、概述

消毒药是能迅速杀灭微生物的药物;防腐药是能抑制微生物生长繁殖的药物。两者之间没有严格的界限,有时低浓度的消毒药只呈防腐作用,而高浓度防腐药也有消毒作用,因此总称为消毒防腐药。这类药物不同于抗生素类药物,对微生物和人体组织的作用没有明显的选择性,且对人体往往有强烈毒性,故不能用作治疗疾病的全身用药。消毒防腐药主要用于对体表(皮肤、黏膜、伤口等)、器械、排泄物和周围环境的消毒,在预防疾病传染、消毒隔离、卫生防疫和战伤急救等方面具有重要意义。

消毒防腐药其抗菌作用机制主要是:①使菌体蛋白质凝固变性;②使菌体蛋白质氧化变性;③影响微生物新陈代谢;④改变细菌胞浆膜通透性。除抗菌作用外,本类药物也随药物种类和浓度不同,分别对皮肤黏膜及创面起收敛、止痛、止痒、腐蚀作用。消毒防腐药的作用除了取决于其本身理化性质外,还受多种因素(如浓度、时间等)的影响。应根据药物的性质和使用目的来选择药物的种类,浓度及作用时间。

二、常用消毒防腐药

(一)醇类

乙醇又名酒精,能使菌体蛋白质凝固变性而起杀菌作用。能杀灭常见致病菌和病毒,但对芽孢、肝炎病毒等常无效。对真菌作用不稳定。

70%~75%乙醇溶液用于灭菌消毒,超过75%时可使菌体表层蛋白质迅速沉淀形成保护膜,阻碍其杀菌作用。70%浓度杀菌力最强,主要用于皮肤、体温计及器械消毒(浸泡半小时以上)。20%~30%稀释液用于高热患者擦浴进行物理降温;50%溶液用于长期卧床患者涂擦局部皮肤以防止褥疮;无水乙醇可用于神经干或神经根封闭,暂时缓解三叉神经痛或坐骨神经痛。

乙醇对组织有强的刺激性,不可用于伤口内和黏膜的消毒;不宜用于大面积涂擦,因其可致血管扩张,使热量丧失,老年人可导致体温低下。偶见变态反应。

(二)醛类

本类药物能与蛋白质的氨基结合,使蛋白质沉淀、变性。可杀灭细菌、真菌、芽孢及病毒。

1.甲醛溶液

甲醛溶液又名福尔马林,为广谱杀菌剂,对细菌、真菌及多种病毒有效,对芽孢杆菌及抗酸杆菌也有一定作用。

0.5%甲醛溶液可用于环境消毒;2%甲醛溶液可用于器械消毒(浸泡1~2h);3%甲醛溶液可用于治疗脚癣及多汗症;10%甲醛溶液用于保存和固定标本。牙科用甲醛配成干髓剂,充填髓洞,使牙髓失活。

本品刺激性大,可发生接触性皮炎,其蒸气对眼、呼吸道有很强刺激,引起流泪、咳嗽,甚至结膜炎、鼻炎和气管炎。

2.戊二醛

戊二醛杀菌作用强,具有广谱、强效、速效、低毒等特点。能杀灭抗酸杆菌、芽孢、真菌、病毒等。pH7.5~8.5的水溶液效力最强(常加入0.3%碳酸氢钠)。常用于医疗器械和设备的浸泡消毒;1%溶液可用于治疗体癣;10%溶液可治疗脚气;10%~25%溶液外涂可治疗甲癣。本品可引起接触性皮炎,其蒸气对跟、鼻、呼吸道具有刺激作用,严重时可引起肺炎。

(三)酚类

酚类可使蛋白变性、凝固,从而发挥抗菌作用,对细菌、真菌有效,对芽孢和病毒无作用。

1.苯酚

苯酚又名石炭酸,易吸收,有毒性作用,供外用。0.2%可抑菌;1%可杀菌;1%～3%能杀真菌;5%在24h内能杀灭结核杆菌,对芽孢杆菌及病毒无效。3%～5%用于手术器械和房屋的消毒;1%～2%酚甘油滴耳消炎止痛,治疗外耳及中耳炎;苯酚软膏用于神经性皮炎、慢性湿疹等;樟脑酚用于龋窝消毒。高浓度苯酚对皮肤黏膜有较强腐蚀性。

2.甲酚

甲酚又名煤酚,抗菌作用较苯酚强3～10倍,腐蚀性、毒性均较小。0.3%～0.6%的溶液在10分钟内可杀菌,高浓度亦能杀芽孢。主要用于消毒手、器械、环境及排泄物等,不用于伤口。煤酚皂溶液(来苏儿)是含50%甲酚的肥皂溶液,为常用的消毒剂。2%煤酚皂溶液用于皮肤、橡胶手套消毒;3%～5%用于消毒器械(浸泡30min);消毒金属或木制家具、地面、门窗、墙壁、空气等可用5%～15%水溶液喷雾、喷洒、擦拭。5%～15%溶液可做排泄物及厕所消毒。

(四)酸类

酸类解离出的氢离子可与菌体蛋白中的氨基结合,形成蛋白质盐类化合物,使蛋白质变性沉淀,从而发挥抗菌作用。

1.苯甲酸

苯甲酸又名安息香酸,具有挥发性,毒性小,在酸性环境下抗真菌作用强。临床常与水杨酸制成复方溶液,外用于体癣、手足癣等。0.05%～0.1%浓度的本品可加入食品或药品作防腐剂。口服可发生变态反应,外涂可引起接触性皮炎。

2.硼酸

硼酸为弱防腐药,对细菌和真菌有弱的抑制作用,外用毒性较小,对皮肤黏膜无刺激性。1%～2%溶液可做皮肤、黏膜、伤口、口腔、膀胱、阴道的冲洗消毒。

3.水杨酸

水杨酸有刺激性及腐蚀性,能溶解皮肤角质,使角化层软化脱落,从而杀灭皮肤深层真菌。10%～25%醇溶液用于治疗疣、痣、鸡眼等;低浓度醇溶液(3%、5%、10%)制成擦剂软膏等用于表皮癣病。

(五)氧化剂

本类药物遇到有机物释放新生态氧,使细菌体内活性基团被氧化,从而发挥杀菌作用。

1.高锰酸钾(PP)

高锰酸钾又名灰锰氧,本品为强氧化剂,有较强的杀菌作用。低浓度有收敛作用,高浓度有腐蚀作用。0.0125%溶液用于冲洗阴道或坐浴,以治疗白带过多或痔疮;0.025%溶液用于急性皮炎或湿疹伴继发感染;0.1%溶液冲洗溃疡;1%治疗腋臭及足部浅部真菌感染、冲洗毒蛇咬伤的伤口,并可用于蔬菜水果消毒(浸泡5分钟)。

本品高浓度有腐蚀性。水溶液不稳定,久置易变为褐紫色而失效,应现用现配,热水可使其失效,配制时应用凉开水。

2.过氧化氢溶液(双氧水)

过氧化氢溶液为较强氧化剂,分解后释出新生氧而发挥抗菌与除臭作用。其杀菌力弱,作用时间短,遇有机物释放出的氧产生气泡可机械消除脓块、血痂及坏死组织,并除臭。1.5%~3%溶液用于含漱或滴耳,治疗扁桃体炎、文森口腔炎、化脓性外耳道和中耳道炎;3%溶液可清洗创面溃疡;5%~6%溶液用于清洁伤口及换药时松动痂皮和敷料。

高浓度可对皮肤黏膜产生刺激性灼伤;对于深部闭塞腔道,因产气过速而造成去路不畅,有引起气栓塞或感染扩散的危险。

3.过氧乙酸

过氧乙酸又名过氧醋酸,是由浓过氧化氢溶液与等量乙酸酐配制而成,为强氧化剂,遇有机物释出新生态氧而起氧化作用,为高效、速效、低毒、广谱杀菌剂。对细菌繁殖体、芽孢、病毒、真菌均有杀灭作用。0.1%~0.2%溶液用于洗手消毒,浸泡1min即可;0.3%~0.5%溶液用于器械消毒,浸泡15min;0.4%溶液喷雾或熏蒸用于食具、空气、地面、墙壁、家具、垃圾物消毒;1%溶液用于衣服、被单消毒,浸泡2h。

(六)卤素类

本类药物可使菌体原浆蛋白活化基团卤化或氧化而发挥杀菌作用。

1.次氯酸钠

次氯酸钠为强氧化剂,亦有较强的漂白作用,通过氧化作用破坏菌体细胞膜和酶系统,对细菌、病毒、芽孢等均有强杀灭功效。是常用的各种外用消毒剂成分,具有广谱、高效、去污性强等特点。主要用于各种用具、餐具、衣物、排泄物及不锈钢器械消毒,按消毒物不同配制使用浓度。

本品杀菌作用随pH的增高而降低,遇光、热易分解,对金属器械具腐蚀性,高浓度对组织有腐蚀、溶解作用。可用于腐蚀、止臭、漂白。

2.含氯石灰(漂白粉)

含氯石灰又名漂白粉,为含有效氯25%~30%的灰白色粉末,水溶液临用时配制。本品在水中易溶解成次氯酸,抗菌作用范围类似次氯酸钠。主要用于饮水及排泄物的消毒,0.5%溶液用于非金属用具及无色衣物浸泡消毒。

洗消净是由含氯量不低于5%的次氯酸钠溶液和40%十二烷基磺酸钠溶液等量配成的一种新型含氯消毒洗涤剂,对细菌、芽孢、病毒具有杀灭作用,为广谱、高效、快速的杀菌剂。按含氯量计,0.1%溶液可用于痰、粪有血污物的消毒;0.015%~0.025%溶液可用于医疗器械和各种用具的消毒;0.0004%~0.001%可用于生肉、生鱼及水果、蔬菜的消毒。

3.碘

碘是一种用途广泛的广谱消毒剂,对病原微生物(包括细菌、芽孢、真菌、病毒和原虫)具强大杀灭作用。对皮肤黏膜有刺激性,破损处不宜使用。局部应用时其刺激性、腐蚀性与浓度呈正比。

碘酊为含2%碘及1.5%碘化钾的乙醇溶液,用于皮肤消毒。2%碘酊用于一般皮肤消毒;3.5%~5%用于手术野皮肤消毒,稍干后用75%乙醇脱碘;浓碘酊可用于治疗甲癣。用5%碘酊涂于基底细胞癌表面,可出现特殊闪光,用作辅助诊断。碘甘油作用缓和持久、刺激性小,无腐蚀。2%碘甘油可局部用于口腔黏膜及牙龈感染。

4.碘伏

碘伏为碘与表面活性剂形成的不定型络合物,属广谱强效杀菌剂。对细菌包括结核杆菌、芽孢、乙型肝炎病毒等均有效。对组织无刺激性,能吸收渗出液而保持创面干燥,促进肉芽组织新生和伤口愈合。

临床常用于术前皮肤黏膜消毒,预防及治疗伤口感染。消毒医疗器械、餐具及玻璃制品,对碳钢制品有腐蚀性。消毒时间随配制浓度而异,一般5～10min。不良反应少见。

(七)表面活性剂

本类药物常用者为阳离子表面活性剂,可降低表面张力,使油脂乳化及油污清除,又称清洁剂;且能改变细菌胞浆膜通透性,使菌体重要物质外漏而呈杀菌作用。抗菌谱广、显效快、刺激性小、性质稳定。

1.苯扎溴铵

苯扎溴铵又名新洁而灭,杀菌去污作用快而强,且毒性低、渗透力强、无刺激性。对革兰阳性菌作用较强,对绿脓杆菌,抗酸杆菌和芽孢杆菌无效。适用于术前皮肤消毒、黏膜、伤口及手术器械等消毒。0.01％溶液用于创面消毒;0.1％溶液用于皮肤黏膜消毒及真菌感染治疗;0.05％～0.1％溶液用于术前浸手;0.1％溶液用于医疗器械消毒,一般煮沸15分钟再浸泡30分钟,金属器械加0.5％亚硝酸钠以防锈。不宜用于膀胱镜、眼科器械、合成胶皮革的消毒及痰、粪、呕吐物、污水等消毒。

2.氯己定

氯己定又名洗必泰,为含氯的表面活性剂,抗菌谱广,对革兰阳性菌、革兰阴性菌和真菌均有杀灭作用,对绿脓杆菌也有效。刺激性小,毒性低。常用于皮肤等消毒和用作防腐剂。0.02％溶液做术前浸手(浸泡3min);0.05％溶液供冲洗伤口及牙根炎、牙周炎;0.5％溶液用于消毒手术野;0.1％溶液供器械浸泡消毒。

(八)染料

本类药物分子中的阳离子或阴离子分别与细菌蛋白羧基或氨基结合,抑制细菌的生长繁殖。

1.甲紫

甲紫又名龙胆紫,为碱性阳离子染料,对革兰阳性菌、真菌有较好的杀灭作用,也能和坏死组织结合形成保护膜起收敛作用。无毒性及刺激性,1％～2％水溶液用于皮肤黏膜创伤感染、溃疡及真菌感染。也可用于小面积烧伤。

2.依沙吖啶

依沙吖啶又名利凡诺、依沙吖啶,具较强的抗菌作用,对革兰阳性菌和某些阴性菌有效。对组织刺激性小,毒性小,局部外用无不良反应。0.1％～0.3％溶液用于创伤、皮肤黏膜化脓感染的冲洗和湿敷。也用于引产。

(九)重金属化合物

重金属化合物可与细菌蛋白质形成金属蛋白沉淀,并可与某些酶的巯基结合而呈杀菌作用。

1.硝酸银

硝酸银杀菌力强并有强腐蚀性。常用棒剂腐蚀黏膜溃疡、小赘疣、过度增生的肉芽组织；10.25％～0.5％溶液用于黏膜收敛；10％水溶液可用于重症坏死性牙龈炎和牙本质脱敏。

2.红汞

红汞又名汞溴红，抗菌力弱，无刺激性。2％溶液用于伤口、黏膜、皮肤消毒。不宜与碘酊合用，因可产生碘化高汞而增加毒性。

第十一节　抗菌药物的合理应用原则

由细菌、病毒、支原体、衣原体等多种病原微生物所致的感染性疾病在临床各科普遍存在，其中细菌性感染最为常见，因此，抗菌药物是成为临床应用最广泛的药物之一。随着抗菌药的广泛使用，滥用现象也比较普遍。滥用抗菌药物不仅造成经济上的浪费，也给治疗带来了许多新问题，如药物的毒性反应、变态反应、二重感染、耐药菌株增多等。因此，正确合理应用抗菌药物是提高疗效、降低不良反应发生率、减少或避免耐药性发生的关键。

一、抗菌药物的选择

各种不同的抗菌药物有不同的抗菌谱，选用抗菌药物主要依据以下几方面。

(一)根据感染性质选药

要合理选用抗菌药物，首先必须确定病原菌，可做细菌学检查或药物敏感度试验，根据病原菌种类和对药物的敏感性合理选择抗菌药物。

(二)根据感染部位选药

主要考虑药物体内过程的特点是否有利于药物发挥作用。肠道感染应选用经胃肠道不易吸收的药物，如口服氨基苷类、呋喃唑酮、SASP 和 PST 等；胆管感染应选用胆汁中浓度高或肝肠循环明显的药物，如红霉素、头孢菌素类和第三代喹诺酮类；中枢神经感染及脑膜炎应选用易透过血脑屏障的药物，如青霉素、氯霉素、第三代头孢菌素类；泌尿道感染应选用以原形经尿排泄多的药物，如氨基苷类、呋喃坦啶、SIZ、头孢菌素类、喹诺酮类等。

(三)根据患者全身情况选药

多种抗菌药物在肝脏代谢或经胆汁排出，而大多数药物可经肾脏排泄。因此，肝肾功能状态对抗菌药物在体内的代谢及排泄有重要影响，加上有些抗菌药物对肝脏、肾脏有不同程度的损害，因此，在肝、肾功能减退时，使用抗菌药物的品种、剂量、间隔时间均应慎重考虑。肝功能不良时，不宜使用在肝中浓度高或主要在肝内代谢、经肝胆排泄或对肝有损害的抗菌药物，如四环素、红霉素、两性霉素、利福平、异烟肼等；氯霉素主要经肝转化，肝功能不全时，血中浓度显著增高，半衰期延长，对造血系统毒性也会增加。肾功能减退时，使用主要经肾排泄的药物宜减量或延长给药间隔时间；主要经肾脏排泄且对肾脏有毒性的药物，如两性霉素 B、万古霉素、氨基苷类抗生素及第一代头孢菌素等应避免使用，如确需应用时，应调整剂量。有药物过敏史或患过敏性疾病者，禁用或慎用易发生变态反应的药物。

二、防止滥用抗菌药物

耐药菌株的增多,给感染性疾病的治疗带来了新的困难。为了防止或延缓细菌对抗菌药物产生耐药性,在使用抗菌药物时应注意。

(一)严格掌握适应证

抗菌药物均有特定的抗菌谱,其适应证主要为细菌性感染。抗菌药对病毒感染无效,对于单纯性病毒感染,一般不使用抗菌药,如上呼吸道感染大部分为病毒引起,除确定为细菌性或继发性细菌感染外,很少属于应用抗生素的指征。对病因不明的发热患者,除病情严重外,不宜使用抗生素,以免干扰临床症状,延误正确诊断和治疗。

(二)避免局部用药

皮肤黏膜局部应用抗菌药物易致变态反应,更易致细菌产生耐药性。除主要供局部应用的抗菌药物如磺胺米隆、磺胺嘧啶银等药物外,应尽量避免局部用药,以减少耐药性和变态反应的发生。

(三)严格控制预防用药

内科或儿科中应用某种抗菌药物预防一种或两种特定病原菌入侵体内引起的感染可能是有效的,如用药目的是防止任何细菌入侵,往往是无效的。对普通感冒、麻疹、水痘等病毒性疾病,昏迷、休克、中毒、心力衰竭等通常不宜常规预防性应用抗菌药物。

外科手术预防应用抗菌药物的目的是预防手术后感染,以及清洁—污染手术及术后可能发生的全身性感染。预防用药的基本原则是根据手术视野有否污染或污染的可能,决定是否预防应用抗菌药物。如手术野无污染,在非特殊情况下,通常不需预防应用抗菌药物。

(四)制订适宜的给药方案

按药动学参数制订用药方案,使给药途径、剂量、疗程与病情相适应。给药途径各有其优点和适应证,口服或肌注可用于轻、中度感染,严重感染患者则常需静脉给药。剂量要适宜,剂量过小不仅不能起到治疗作用,反而促进病原菌产生耐药物。剂量过大,不仅造成浪费,且易诱发毒性反应。控制急性感染,抗生素宜用至体温正常、症状消退后 3～4d 即可。但败血症、感染性心内膜炎、溶血性链球菌咽峡炎、骨髓炎、伤寒和结核病例外。如急性感染在用药 48～72h 后临床效果不显著,应考虑改用其他药物或调整剂量。

三、抗菌药物的联合应用

联合应用的目的是为了提高疗效、减少不良反应、延缓或减少耐药性的产生。但使用不当,不仅达不到上述目的,反而会引起不良反应、二重感染、耐药菌株增多等不良后果。

(一)联合用药原则

所有抗菌药物的联合使用都必须符合联合用药的目的。有明确联用指征者,一般限于两种药物联用,三种及三种以上药物联用仅适用于个别情况。联合用药中至少有一种对致病菌具有明显的抗菌活性,而其余的不应有明显的耐药性。

(二)联合用药指征

1.病因未明的严重感染

应根据临床经验推测致病菌,联合用药以扩大抗菌范围。待细菌学诊断明确后再调整用药方案。

2.单一抗菌药不能有效控制的混合感染

如胸腹部严重创伤后并发的感染、胃肠穿孔的腹膜炎、肠球菌或链球菌引起的心内膜炎和败血症等。联合用药可明显提高治愈率,疗程。

3.长期用药易产生耐药的细菌感染

如结核病、慢性尿路感染和慢性骨髓炎等。

4.抗菌药物不易渗入的特殊部位感染

如脑膜炎和骨髓炎等。

5.减少药物毒性反应的必要联合

如两性霉素 B 与氟胞嘧啶合用治疗深部真菌感染时,可减少前者的剂量,从而减轻毒性反应。

(三)联合用药的效果

抗菌药物的联合应用,可出现四种效果,即增强、拮抗、相加、无关。增强是指联合用药的作用超过各药作用总和;拮抗作用是指联合用药的作用因相互抵消而减弱;相加作用是各药物的总和;无关作用指联合用药的作用未超过作用较强者。

根据抗菌药的作用性质,一般将其分为四大类:①Ⅰ类:繁殖期杀菌剂,如青霉素类、头孢菌素类;②Ⅱ类:静止期杀菌剂,如氨基苷类、多黏菌素类;③Ⅲ类:速效抑菌剂,如大环内酯类、四环素类和氯霉素;④Ⅳ类:慢效抑菌剂,如磺胺类。

Ⅰ类和Ⅱ类合用常可获得增强作用。如青霉素和链霉素或庆大霉素合用治疗肠球菌引起的心内膜炎,由于青霉素造成细菌细胞壁缺损而有利于氨基苷类抗生素进入细菌细胞内发挥抑制蛋白质合成的作用。Ⅱ类和Ⅲ类合用、Ⅰ类和Ⅳ类合用可获得相加或增强作用。如青霉素与磺胺嘧啶合用治疗流行性脑脊髓膜炎可提高疗效。Ⅰ类与Ⅲ类合用可出现拮抗作用。如青霉素与四环素类、氯霉素合用,由于四环素等快速抑制细菌细胞内蛋白质合成,使细菌处于静止期,致使繁殖期的杀菌剂青霉素干扰细胞壁合成的作用不能充分发挥,使其抗菌活性减弱。还应注意,作用机制相同的同一类药物合用时,疗效并不增强,反而可能相互增加毒性,如氨基苷类药物彼此间不能合用;氯霉素、大环内酯类、林可霉素类因其作用机制相似,合用时药物相互竞争相近的靶位,也会出现拮抗作用。

第十三章　抗寄生虫药物

第一节　抗疟原虫病

一、疟原虫生活史及药物作用环节

寄生于人体的疟原虫有间日疟原虫、三日疟原虫及恶性疟原虫,它们分别引起间日疟、三日疟和恶性疟。

疟原虫的生活史分为两个阶段:即在蚊体内的有性生殖阶段和在人体内的无性生殖阶段。不同的抗疟药对疟原虫生活中的不同发育阶段作用不同。

疟原虫在人体内的无性生殖可分为红细胞外期(包括速发型红细胞外期和迟发型红细胞外期)、红细胞内期和配子体三期。能杀灭速发型红细胞外期疟原虫的药物如己胺嘧啶,可起到病因性预防作用;能杀灭迟发型红细胞外期疟原虫的药物如伯氨喹,可防止疟疾的复发;能杀灭红细胞内期疟原虫的药物如氯喹等,可控制疟疾症状;同时,伯氨喹还能杀灭配子体,可防止疟疾的传播。

二、常用抗疟药

(一)氯喹

氯喹为人工合成药。

1.作用和用途

(1)抗疟作用:主要杀灭红细胞内期的疟原虫,其特点为作用快、效力强、作用持久,是控制临床症状的首选药,对恶性疟可起到根治作用。给药后 24～48h 即可终止发作,72h 内血中疟原虫消失。

(2)抗阿米巴作用:是治疗肠外阿米巴病的常用药。

(3)免疫作用大剂量对角身免疫性疾病,如类风湿性关节炎、红斑狼疮、肾病综合征等有效。

2.不良反应和用药注意事项

(1)有食欲减退、恶心、呕吐、腹泻等反应,宜饭后服,以减少药物对胃肠的刺激。

(2)头痛、头晕,耳鸣、皮肤瘙痒等,停药后可自行消失。

(3)长期大量应用可引起视力模糊,应定期做眼科检查。

(4)少数人引起血压下降,心律失常,应注意观察,及时抢救,心脏病患者慎用。

(5)可致胎儿畸形,孕妇禁用。

(6)本药与氯丙嗪合用可加重肝脏负担;与保泰松合用易引起过敏性皮炎;与氯化铵合用可加速排泄而降低血中浓度,应注意。

（二）奎宁

奎宁作用与氯喹相似，但维持时间短，作用较弱，复发率高，已不作为控制症状的首选药。奎宁和氯喹无交叉耐药性，主要用于耐氯喹的恶性疟，静脉滴注用于脑型疟。

不良反应和用药注意事项如下所述。

（1）常见金鸡纳反应，表现为头痛、耳鸣、恶心、呕吐、视力和听力减退、停药后可恢复，用药时应注意观察。

（2）静脉给药过快可引起血压下降和致死性心律失常，故严禁静脉推注，仅可缓慢静脉滴注，同时严密观察血压。器质性心脏病患者禁用。

（3）少数人应用小剂量也能引起急性溶血，甚至死亡。

（4）对妊娠子宫有兴奋作用，孕妇禁用。

（三）青蒿素

青蒿素是一种新型高效、低毒、速效的抗疟药。青蒿素作用与氯喹相似，对红细胞内期疟原虫有强大快速的杀灭作用，且易透过血－脑脊液屏障。用于间日疟、恶性疟，特别对抢救脑型疟有良效。其缺点是维持时间短，复发率高，与伯氨喹合用可降低复发率。不良反应少见。

（四）蒿甲醚

蒿甲醚为青蒿素的衍生物。抗疟作用比青蒿素强，近期复发率比青蒿素低，与伯氨喹合用，可进一步降低复发率。不良反应少见。

（五）伯氨喹

伯氨喹又名伯喹。

1.作用和用途

对迟发型红细胞外期的疟原虫和配子体有较强的杀灭作用，是控制复发和传播的首选药，疟原虫对此药很少产生耐药性。

2.不良反应和用药注意事项

（1）毒性较大，治疗量可引起恶心呕吐、头晕、乏力、发热、腹痛、腹泻等，停药后可自行消失。

（2）少数人可发生溶血性贫血和高铁血红蛋白症，一旦出现应立即停药，可输血、输液、静脉滴注碳酸氢钠和糖皮质激素治疗。如发生高铁血红蛋白症，可静脉注射亚甲蓝 $1\sim2mg/kg$ 或大剂量维生素 C 解救。特异质患者禁用。

（3）肝肾、血液系统疾病和糖尿病患者禁用。

（六）乙胺嘧啶

乙胺嘧啶名息疟定。

1.作用和用途

对各型疟疾红细胞外期的疟原虫均有抑制作用，是病因性预防的首选药。此药排泄慢，作用持久，每周服药 1 次即可。与磺胺类合用有协同作用。

2.不良反应和用药注意事项

（1）可出现恶心、呕吐、头痛、头晕等症状。

（2）长期应用可出现巨幼红细胞性贫血，用甲酰四氢叶酸治疗，同时注意检查血象。

（3）本品略带甜味，严防儿童误服中毒。

（4）肾功能不全者慎用，孕妇及1岁以下小儿禁用。

（七）制剂及用法

1.磷酸氯喹

片剂：治疗疟疾，首次1g，8h后再服0.5g，第2、3日各服0.5g。预防疟疾，0.5g/次，1次/周。

2.硫酸奎宁

片剂：0.3～0.6g/次，3次/d，连服5～7d。

3.二盐酸奎宁注射剂

0.25～0.5g/次，用葡萄糖注射液稀释后，缓慢静脉滴注。

4.青蒿素

片剂：首次1g，6～8h后再服0.5g，第2、3日各服0.5g。油混悬剂：间日疟及恶性疟总量为500～800mg，疗程2～3d，肌内注射。

5.蒿甲醚

油针剂：首次200mg，第2～4日各100mg，肌内注射。

6.磷酸伯氨喹

片剂：4日疗法：52.8mg/d，连服4日；8日疗法：39.6mg/d，连服8日；14日疗法：26.4mg/d，连服14日。

7.乙胺嘧啶

片剂：病因性预防，25mg/次，1次/周，或50mg，1次/2周。

第二节 抗阿米巴病药和抗滴虫病药

一、抗阿米巴病药

阿米巴病是由溶组织内阿米巴（痢疾阿米巴）原虫感染肠壁、肝、脑等器官所致，包括肠内阿米巴病和肠外阿米巴病。溶组织内阿米巴原虫的发育过程包括包囊、小滋养体和大滋养体三种生活形态。包囊无致病性，是传播疾病的根源。当包囊被人吞食后，在肠内发育成小滋养体，与结肠内菌群共生，一般不产生症状。在机体抵抗力低下时，小滋养体侵入肠壁，形成大滋养体，损伤肠壁组织，引起急、慢性阿米巴痢疾，即肠内阿米巴病。当肠壁的大滋养体侵入血管时，随血液循环进入肝、肺、脑、心包等组织形成脓肿或溃疡，称肠外阿米巴病，如为包囊，随粪便排出体外，患者成为无症状排包囊者，是传播阿米巴病的根源。

目前应用的抗阿米巴病药主要杀灭大、小滋养体，对包囊无效。在临床治疗过程中要合理选择药物，彻底消灭大、小滋养体，杜绝包囊的来源，达到根治和防治传播的目的。按作用部位不同可将药物分为抗肠内、外阿米巴病药，抗肠内阿米巴病药和抗肠外阿米巴病药3类。

(一)抗肠内、肠外阿米巴病药

1.甲硝唑

甲硝唑又名灭滴灵、甲硝哒唑。

(1)作用和临床应用:①抗阿米巴原虫,对肠内、肠外阿米巴滋养体均有强大的杀灭作用,是治疗肠内、肠外阿米巴病高效、低毒的首选药。因甲硝唑在肠腔内浓度偏低,单用治疗阿米巴痢疾时,复发率高,须在甲硝唑控制病状后,用抗肠内阿米巴病药继续治疗,以减少复发。甲硝唑对排包囊者无效。②抗阴道毛滴虫对阴道毛滴虫有强大的杀灭作用,是治疗阴道毛滴虫病的首选药。口服后可分布于阴道分泌物、精液及尿液中,故对滴虫性阴道炎、尿道炎和前列腺炎等有良好疗效。因滴虫主要是通过性生活传播,夫妇应同时服药,达到根治目的。③抗厌氧菌,对革兰阴性和革兰阳性厌氧杆菌和所有厌氧球菌均有较强的抗菌作用,脆弱类杆菌感染尤为敏感。具有疗效高、毒性小、应用方便的特点。临床用于厌氧菌引起的败血症、菌血症、坏死性肠炎,产后脓毒症、中耳炎、盆腔炎、腹膜炎、骨髓炎、牙周炎及口腔感染等;用于阑尾、结肠和妇产科手术的患者,可降低或避免手术感染。④抗贾第鞭毛虫,抗贾第鞭毛虫(贾第虫)寄生于人体小肠、胆管和胆囊内,引起以腹泻为主的贾第虫病。甲硝唑对贾第虫滋养体有强大杀灭作用,是目前治疗贾第虫病的最有效药物。其作用机制是由于甲硝唑中的硝基被病原体内的铁氧化还原蛋白或其连锁的代谢过程所还原,其还原产物与细胞内的各种大分子起反应而杀灭病原体。

(2)不良反应和用药监护:①胃肠反应,可出现食欲不振、恶心、呕吐、腹痛、腹泻、舌炎、口腔金属味等,一般不影响治疗。②神经系统反应,表现为头痛、头晕、肢体麻木及感觉异常等。一旦出现应立即停药。③变态反应,少数人可发生皮疹、白细胞轻度减少等,停药后可自行恢复。④禁忌证,孕妇、哺乳期的妇女、器质性中枢神经系统疾病和血液病患者禁用。因其干扰乙醛代谢,服药期间饮酒易导致急性乙醛中毒,出现恶心、呕吐、腹痛和腹泻等症状,故服药期间和停药1周内禁饮酒和含酒精饮料。

2.替硝唑

替硝唑与甲硝唑相似,但半衰期较长(12～14小时),口服一次,有效血药浓度可维持72小时。对阿米巴痢疾和肠外阿米巴病的疗效与甲硝唑相似而毒性略低。临床也用于治疗阴道滴虫病、厌氧菌感染等。

(二)抗肠内阿米巴病药

1.卤化喹啉类

包括喹碘方、双碘喹啉和氯碘羟喹等,为含碘的喹啉类衍生物。本类药物口服吸收少,肠腔内浓度高,组织中达不到有效治疗浓度,故仅用于肠内阿米巴感染的治疗。临床用于轻症、慢性阿米巴痢疾及无症状带包囊者,可起到根治和切断传染源的效果。对急性阿米巴痢疾疗效差,须与甲硝唑合用。

不良反应较少,偶见腹泻。长期大剂量使用可致亚急性脊髓一视神经炎。

2.二氯尼特

二氯尼特是目前最有效的杀阿米巴包囊药,口服后未吸收的药物可直接阻断结肠内小滋养体的囊前期,临床可取代卤化喹类与甲硝唑合用于肠内阿米巴感染的根治,对肠外阿米巴感染无效。本药不良反应轻微,偶见肠道症状和皮疹。

3.巴龙霉素

巴龙霉素为氨基苷类抗生素,口服不吸收,肠内浓度高,通过直接杀灭阿米巴滋养体和抑制肠道内阿米巴滋养体的共生菌发挥抗肠内阿米巴病作用。临床用于急性阿米巴痢疾的治疗,对慢性者无效。

(三)抗肠外阿米巴病药

氯喹;氯喹为抗疟药,也具有杀灭阿米巴滋养体作用。口服吸收完全,分布于肝、脾、肺、肾等组织,肝脏中药物浓度高于血浆 $200\sim700$ 倍,但肠道内浓度很低。临床可用于肠道外阿米巴感染的治疗,仅用于甲硝唑无效或禁忌的阿米巴肝炎或肝脓肿患者,应同时与肠内抗阿米巴病的药物合用,以防复发。

二、抗滴虫病药

滴虫病主要是指滴虫性阴道病,由阴道毛滴虫所引起,也可寄生于男性泌尿生殖道内,引起感染。抗滴虫病药有甲硝唑、替硝唑、乙酰胂胺、曲古霉素等。

(一)甲硝唑

甲硝唑是治疗滴虫病最有效的药物。抗甲硝唑菌株感染时,可改用乙酰胂胺局部给药。

(二)乙酰胂胺

乙酰胂胺为五价胂化合物,因毒性较大,仅外用治疗阴道滴虫病。将其片剂置于阴道穹隆部有直接杀滴虫作用。此药有轻度局部刺激作用,使阴道分泌物增多。

(三)曲古霉素

曲古霉素具有抗滴虫、抗念珠菌及抗阿米巴滋养体的作用。对治疗阴道滴虫病合并阴道念珠菌感染疗效较好,与甲硝唑合用可提高疗效,防止复发。

第三节 抗血吸虫病药和抗丝虫病药

一、抗血吸虫病药

血吸虫病是我国南方严重流行、危害健康的寄生虫病。长期以来,酒石酸锑钾是主要的特效药,因其具有毒性大、疗程长、必须静脉注射等缺点。现有新合成药呋喃丙胺、硝硫氰胺、吡喹酮等。尤其是 20 世纪 70 年代发现的吡喹酮,具有高效、低毒、疗程短、可口服,是血吸虫病防治史上的一个突破。

吡喹酮

(一)作用和临床应用

吡喹酮为广谱抗血吸虫药和驱绦虫药,除对日本血吸虫、曼氏血吸虫和埃及血吸虫有作用外,也对华支睾吸虫、姜片吸虫、肺吸虫以及绦虫感染和其幼虫引起的囊虫症、包虫病都有不同程度的疗效。对血吸虫的成虫有极强且迅速地杀灭作用,是目前抗血吸虫病药中疗效最高者。

(二)不良反应

本药毒性小,常出现腹部不适、腹痛、恶心、头昏、头痛、肌束颤动等,少数出现心悸、期前收缩、皮疹、发热等。

(三)用药注意

(1)急性疾病、发热以及肝、肾功能不全和精神神经病患者慎用。

(2)哺乳妇在服药期间及停药 72 小时内停止哺乳。孕妇慎用。

(3)用药期间及其后几天内停止驾车及操纵机器。

二、抗丝虫病药

丝虫成虫寄生在淋巴管或淋巴结中引起临床症状,微丝迹存在于周围末梢血液和淋巴液中,是传播的根源。

(一)乙胺嗪(海群生)

1.作用和临床应用

服用乙胺嗪后,微丝蚴从人体和外周血液中消失,集中到肝脏微血管内,然后被网状内皮系统吞噬。剂量大或疗程长也有杀灭成虫作用。

2.不良反应

此药毒性较小,可引起头痛、无力、胃肠道反应等。但被杀死的微丝蚴和成虫释放出的大量异体蛋白可引起的皮疹、畏寒、发热、哮喘、淋巴结肿大、血管神经性水肿等变态反应。

3.用药注意

(1)出现变态反应症状,可给予抗过敏药治疗。

(2)用药前应先驱除蛔虫,以免引起胆管蛔虫病。

(二)常用药物制剂与用法

1.磷酸氯喹

片剂:0.075g,0.25g。治疗疟疾,首剂 1g,8 小时后再服 0.5g,第二、三日各服 0.5g。预防疟疾,一次 0.5g,一周 1 次。治疗阿米巴肝脓肿,第一、二日一次 0.5g,一日 2～3 次,以后一日 0.5g,连服 2～3 周。

2.硫酸奎宁

片剂:0.3g。一次 0.3～0.6g,一日 3 次,连服 5～7 日。

3.二盐酸奎宁

注射剂:0.25g/1mL,0.5g/1mL,0.25g/10mL。一次 0.25～0.5g,用葡萄糖注射液稀释后,缓慢静脉滴注。

4.青蒿素

片剂 0.1g。首剂 1g,6～8 小时后再服 0.5g,第二、三日各服 0.5g,疗程总量 2.5g。油混悬剂:50mg/2mL,100mg/2mL,200mg/2mL,300mg/2mL。治疗间日疟及恶性疟第一次 200mg,6～8 小时后再给 100mg,第二、三日各 100mg,总量为 500～800mg,疗程 2～3 日,深部肌注。

5.磷酸伯氨喹

片剂:13.2mg。4 日疗法,一日 52.8mg,连服 4 日。8 日疗法,一日 39.6mg,连服 8 日。14

日疗法,一日 26.4mg,连服 14 日。

6.乙胺嘧啶

片剂:6.25mg。病因性预防,一次 25mg,一周 1 次或一次 50mg,两周一次。

7.滴维静

片剂:每片含乙酰胂胺 0.25g、硼酸 0.03g。一次 1～2 片,一日 1～3 次,塞入阴道穹部,10～14日为一疗程。

8.阿苯哒唑

片剂:0.1g、0.2g。蛔虫、鞭虫、钩虫感染,0.4g,顿服。蛲虫感染,0.1g,顿服。治疗囊虫病,一日 15～20mg/kg.分 2 次服用,10 日为一疗程,停药 15～20d 后,可进行第 2 疗程,一般为 2～3个疗程。

9.左旋咪唑

片剂:25mg、50mg。钩虫感染,一日 100～200mg,饭后 1h 顿服,连服 2～3d。蛔虫感染,一日 100～200mg,饭后 1h 顿服。丝虫感染,一日 200～300mg,分 2～3 次饭后服用,连服2～3d。

10.双羟萘酸噻嘧啶

片剂:0.3g。钩虫感染,5～10mg/kg,顿服,连服 2～3d。蛔虫感染,剂量同上,用药 1 次。蛲虫感染,剂量同上,连服 1 周。

11.枸橼酸哌嗪

片剂:0.25g、0.5g。蛔虫感染,一日 3～3.5g,顿服,连服 2d。小儿一次 0.1～0.16g/kg,一日量不超过 3g,连服 2d。蛲虫感染,一次 1～1.2g,一日 2 次,小儿一次 60mg/kg,分两次服用,连服 7 日。

12.甲苯达唑

片剂:0.1g。蛔虫、钩虫、鞭虫感染,一次 0.1g,一日 2 次,连服 3～4d。绦虫病,1 次0.3g,一日 3 次,连服 3d。小儿剂量同成人剂量。

13.氯硝柳胺

片剂:0.5g。猪肉、牛肉绦虫病,一次 1g,晨起顿服,1h 后再服一次,1～2h 后服用硫酸镁导泻。另外,服用时宜嚼碎后吞下。

14.吡喹酮

片剂:0.2g。治疗血吸虫病,口服,一次 10mg/kg,一日 3 次,慢性血吸虫病连服 2d,急性血吸虫病连服 4d。治疗绦虫病,一次 10～20mg/kg,顿服。囊虫病,疗程总量 90～120mg/kg,2～4d为一疗程。

15.枸橼酸乙胺嗪

片剂:50mg、100mg。一次 0.1～0.2g,一日 3 次,7～14d 为一疗程。

第四节　抗肠蠕虫药

肠蠕虫病是一类常见的寄生虫病,不仅可引起消化功能紊乱,而且可引起并发症,如胆管蛔虫症或蛔虫性肠梗阻,对人体危害很大。在肠道寄生的蠕虫分为三大类:肠道线虫、肠道绦虫和肠道吸虫,在我国肠蠕虫病以肠道线虫感染最为普遍。抗肠蠕虫药是用于驱除或杀死寄生于肠道内蠕虫的药物。不同蠕虫对不同药物的敏感性不同,如根据临床诊断,选择高效、低毒的抗肠蠕虫药,不但治愈患者,而且可控制传播远、降低发病率。

一、甲苯达唑

甲苯达唑为苯并咪唑类衍生物。

(一)体内过程

口服吸收少,首过效应明显,血药浓度低,肠道内浓度高,24～48h即可从肠道随粪便排出,作用维持时间短。

(二)药理作用与临床应用

甲苯达唑为高效、广谱抗肠蠕虫病药。对多种线虫的成虫和幼虫均有杀灭作用,还对蛔虫卵、钩虫卵、鞭虫卵及幼虫有杀灭和抑制发育作用。治疗蛔虫、蛲虫、鞭虫、钩虫、绦虫感染时的疗效常在90%以上,尤其适用于上述肠蠕虫的混合感染。

甲苯达唑影响虫体多种生化代谢途径:与虫体微管蛋白结合抑制微管聚集,从而控制分泌颗粒转运和其他亚细胞器运动,抑制虫体对葡萄糖的摄取,导致糖原耗竭;抑制虫体延胡索酸还原酶系统,减少ATP生成,使虫体生存及繁殖受干扰而死亡。

(三)不良反应与注意事项

本药无明显不良反应。少数病例可见短暂腹痛、腹泻。大剂量偶见转氨酶升高、变态反应、脱发、粒细胞减少等。动物实验发现有致畸作用,故孕妇忌用。肝、肾功能不全者禁用。对两岁以下儿童和对本药过敏者不宜使用。

二、阿苯达唑

阿苯达唑(albendazole,丙硫咪唑)为甲苯达唑的同类化合物,具有广谱、高效、低毒的特点。

(一)体内过程

口服吸收迅速,主要分布于肝、肾等组织。在肝代谢为丙硫咪唑亚砜及丙硫咪唑一砜,前者具有杀虫作用。原形药及代谢物在体内排泄快,无蓄积现象。

(二)药理作用与临床应用

阿苯达唑对线虫类的蛔虫、蛲虫、钩虫、鞭虫和粪类圆线虫,绦虫类的猪肉绦虫、牛肉绦虫、短膜壳绦虫等均有较强的杀灭作用。作用机制基本同甲苯达唑。由于阿苯达唑血药浓度比口服甲苯达唑高出几十倍,甚至上百倍,肝、肺等组织中均能达到相当高的浓度,并能进入棘球蚴囊内。

故对肠道外寄生虫病,如棘球蚴病(包虫病)、囊虫症、旋毛虫病、华支睾吸虫病以及肺吸虫病等也有较好疗效。

临床主要用于治疗蛔虫、钩虫、蛲虫、鞭虫单独及混合感染,也可治疗各种类型囊虫病、包虫病。

(三)不良反应与注意事项

不良反应较轻,常见口干、乏力、头晕、嗜睡、头痛恶心、腹痛、腹泻等,多在数小时内自行缓解,不必停药。在治疗囊虫症和包虫病时,所用剂量较大,疗程较长,但多能耐受。主要不良反应由猪囊尾蚴解体后释放出异体蛋白所致,可见头痛、发热、皮疹、肌肉酸痛。治疗脑型囊虫症时也可引起癫痫发作、视力障碍、颅内压升高,甚至脑水肿和脑疝。孕妇和哺乳期妇女禁用。

三、氯硝柳胺

氯硝柳胺(灭绦灵)为水杨酰胺类衍生物。

(一)药理作用与临床应用

1.驱绦虫

口服几乎不吸收,肠道浓度较高,为驱绦虫的首选药。药物与虫体接触后,杀死虫体头节和近端节片,使虫体脱离肠壁,并随肠蠕动排出体外。对牛肉绦虫、猪肉绦虫、阔节裂头绦虫和短膜壳绦虫感染均有效,尤其对牛肉绦虫的疗效为佳。

氯硝柳胺抗虫机制为抑制绦虫虫体细胞内线粒体氧化磷酸化过程,使能量物质 ATP 生成减少,妨碍虫体生长发育。对虫卵无效。已死头节可被部分消化在粪便中难以辨认,故疗效不能以检查粪便内有无头节为指标。在用药 2~3 个月后,粪检未发现虫卵和节片可视为治愈。猪肉绦虫的死亡节片被肠腔内蛋白酶消化分解后,释放出虫卵可逆流入胃和十二指肠,有致囊虫病的危险。

2.杀灭血吸虫尾蚴及毛蚴

可制成涂敷剂于下水前涂于皮肤以预防急性血吸虫感染和稻田皮炎。

3.杀灭钉螺

可杀灭钉螺和螺卵,杀螺率高,作用缓慢。

(二)不良反应

无直接刺激作用,偶见乏力、头晕、胃肠反应和发热等。

四、哌嗪

哌嗪常用枸橼酸哌嗪(驱蛔灵)。对蛔虫和蛲虫有较强的驱除作用。抗虫作用机制主要通过改变虫体肌细胞膜对离子的通透性,引起膜超极化,阻断神经-肌肉接头处传递,导致虫体迟缓性麻痹,虫体随粪便排出体外,因虫体麻痹前无兴奋现象,故较安全。哌嗪也可抑制琥珀酸合成,干扰虫体糖代谢,使肌肉收缩的能量供应受阻而发挥作用。本品主要用于治疗蛔虫和蛲虫感染,也适用于蛔虫所致的不完全性肠梗阻、早期胆管蛔虫及伴有溃疡的患者。治疗蛔虫,1~2d 疗法的治愈率可达 70%~80%。对蛲虫病,需用药 7~10d,不如用阿苯达唑等方便。

哌嗪治疗量不良反应较轻,大剂量时可出现恶心、呕吐、腹泻、上腹部不适,甚至可引起嗜睡、眩晕、眼球震颤、共济失调、肌肉痉挛等。动物实验有致畸作用,孕妇禁用,有肝肾功能不全和神经系统疾病者禁用。

五、吡喹酮

吡喹酮(环吡异喹酮)为广谱抗吸虫和绦虫病药,对线虫和原虫感染无效。吡喹酮对牛肉绦虫、猪肉绦虫、阔节裂头绦虫和短膜壳绦虫的成虫和幼虫均有杀伤作用。吡喹酮是治疗各种绦虫病的首选药,治愈率可达 90%以上,具有高效、安全、疗程短的优点。此外,对脑型或皮下结节性囊虫病也有效。不良反应一般较少,治疗脑囊虫病时,可引起脑水肿、颅内压升高,应同时服用脱水药和糖皮质激素以防意外。对眼型囊虫病,由于杀死幼虫可引起眼部损害,故一般禁用。

六、左旋咪唑

左旋咪唑(驱钩蛔)为咪唑的左旋异构体。对蛔虫、钩虫、蛲虫均有杀灭作用,其中对蛔虫的作用最强,钩虫次之,对蛲虫的作用最弱。作用机制为选择性抑制虫体琥珀酸脱氢酶的活性,使虫体生成能量减少;还能使神经肌肉除极化,肌肉持续收缩,虫体产生痉挛性麻痹,随肠蠕动而被排出。临床用于治疗蛔虫、钩虫蛲虫感染,对丝虫病和囊虫症也有一定疗效。左旋咪唑还具有增强免疫作用,可提高细胞内 cGMP 水平,增强机体免疫力,以及用于肿瘤的辅助治疗等。

治疗剂量偶有恶心、呕吐、腹痛、头晕等。大剂量或多次用药时,偶见粒细胞减少、肝功能减退等。妊娠早期、肝肾功能不良者禁用。

七、噻嘧啶

噻嘧啶为人工合成四氢嘧啶衍生物,为广谱抗蠕虫药。口服不易吸收。作用机制为抑制虫体胆碱酯酶,使神经肌肉接头处乙酰胆碱堆积,神经肌肉兴奋性增强,肌张力增高,虫体痉挛性麻痹,不能附壁而排出体外。对蛔虫、钩虫和蛲虫有抑制作用,但对鞭虫无效。临床用于蛔虫、钩虫、蛲虫的单独或混合感染,常与另一种抗肠蠕虫药奥克太尔合用增强疗效。

治疗量不良反应较少,偶有发热、头痛、皮疹和腹部不适,少数患者出现血清转氨酶升高。急性肝炎或肾炎、严重心脏病、溃疡患者慎用。孕妇及 2 岁以下儿童禁用。与哌嗪有拮抗作用,不宜合用。

八、恩波维铵

恩波维铵是一种氢铵染料。口服不吸收,胃肠道药物浓度高。对蛲虫作用强,对肠道其他寄生虫作用差或几乎没有作用,曾作为蛲虫单一感染首选药。其作用机制为选择性干扰虫体呼吸酶系统,抑制虫体需氧代谢,同时抑制虫体运糖酶系统,阻止虫体对外源性葡萄糖的利用,从而减少能量生成,导致虫体糖原耗竭而死亡。临床主要用于蛲虫感染,治愈率可达 80%～95%。不良反应较少,常见恶心、呕吐、腹痛、腹泻、眩晕等症状。为红色染料,可染红粪便及衣服,需事先告知患者。

九、奥克太尔

奥克太尔(酚嘧啶,间酚嘧啶)常用双羟萘酸酚嘧啶,为一疗效较好的驱鞭虫药,虫卵期转阴率可达 70%。服药后少数患者有轻度头昏、恶心、腹痛及腹部不适感,多在服药后 5～6h 出现,短时间(2～3h 后)内可自行消失。偶见较轻的心电图变化,亦可自行恢复。孕妇、心脏病患者禁用。

十、抗肠蠕虫药的合理选用

抗肠蠕虫药的合理选用除根据药物的疗效、安全性外,还应考虑药物的价格、来源和病情的特点。

第十四章 抗恶性肿瘤药物

第一节 抗恶性肿瘤药分类

一、根据细胞增殖周期分类

肿瘤细胞包括增殖期细胞群、非增殖期细胞群和无增殖能力细胞 3 类。

增殖细胞按细胞分裂能力,可分为 4 期:DNA 合成前期(G_1 期)、DNA 合成期(S 期)、DNA 合成后期(G_2 期)、有丝分裂期(M 期)。增殖期细胞呈指数方式生长,代谢活跃,增殖迅速,是肿瘤组织不断增大的根源。此类肿瘤细胞对药物敏感。

非增殖期细胞主要是静止期(G_0)细胞,有增殖能力但暂不增殖,当增殖周期中对药物敏感的细胞被杀灭后,G_0 期细胞即可进入增殖期,以补充其损失,是肿瘤复发的根源。G_0 期细胞对药物不敏感。

肿瘤组织中尚有一部分无增殖能力的细胞群,不能进行分裂增殖,通过老化而死亡,在肿瘤化疗中无意义。

根据对细胞周期不同阶段的选择性作用,抗恶性肿瘤化疗药物可分为拟下两类。

(一)细胞周期非特异性药

对增殖周期各阶段细胞均有杀灭作用。而烷化剂和抗肿瘤抗生素等。

(二)细胞周期特异药

仅对增殖周期中某一阶段细胞有杀灭作用。

(1)主要作用于 S 期的药物:如抗代谢类药氨甲蝶呤、氟尿嘧啶等。

(2)主要作用于 M 期的药物:如长春新碱。

二、根据药物作用机制分类

根据作用机制可将抗肿瘤药分为以下 4 类。

(一)干扰核酸合成的药物

这类药物的化学结构与核酸合成代谢所必需的物质如叶酸、嘌呤、嘧啶相似,起到干扰酸代谢而阻碍肿瘤细胞分裂的作用,故又称为抗代谢药。根据作用靶位的不同分为。

1.二氢叶酸还原酶抑制剂(叶酸拮抗药)

如氨甲蝶呤等。

2.胸苷酸合成酶抑制剂(抗嘧啶药)

如氟尿嘧啶等。

3.嘌呤核苷酸互变抑制剂(抗嘌呤药)

如巯嘌呤等。

4.核苷酸还原酶抑制剂

如羟基脲。

5.DNA 聚合酶抑制剂

如阿糖胞苷。

(二)干扰蛋白质合成的药物

1.微管蛋白抑制剂

如长春碱类、紫杉类和鬼臼毒素。

2.干扰核糖体功能

如高三尖杉酯碱。

3.影响氨基酸供应

如 L-门冬酰胺酶。

(三)直接破坏 DNA 结构与功能的药物

如烷化剂、丝裂霉素;柔红霉素等。

(四)影响激素平衡的药物

如肾上腺皮质激素、性激素及其拮抗药。

第二节　常用的抗恶性肿瘤药

一、烷化剂

目前临床上常用的烷化剂主要有:氮芥(HN₂)、环磷酰胺(CPA)、塞替哌(TSPA)、白消安(busulfan,马利兰,myleran)、福莫司汀等。此类药物分子中均含有 1 至 2 个烷基,所含烷基是活性基团,可使 DNA、RNA 及蛋白质中的亲核基团烷化,该类药物对 DNA 分子作用强,在一定条件下,DNA 碱基上的所有 N 和 O 原子都可以不同程度地被烷化,DNA 结构受到破坏,影响细胞分裂。属细胞周期非特异性药物。

(一)药物作用及机制

此类药物对细胞增殖周期各时相均有细胞毒作用,而且对静止细胞 G。期亦有明显的杀伤作用。

1.氮芥

最早应用于临床的烷化剂,是注射液,其盐酸盐易溶于水,水溶液极不稳定。此药是一高度活泼的化合物,可与多种有机亲核基团结合,其重要的反应是与鸟嘌呤第 7 位氮呈共价键结合,产生 DNA 的双链内的交叉联结或链内不同碱基的交叉联结,从而阻碍 DNA 的复制或引起 DNA 链断裂。对 G 期及 M 期细胞作用最强,对其他各期以及非增殖细胞均有杀灭作用。

2.环磷酰胺

较其他烷化剂的选择性高,体外无细胞毒作用,在体内活化后才能产生抗肿瘤作用,口服及注射均有效。抗肿瘤作用机制为无活性的 CPA,在体内经肝药酶作用转化为 4-羟环磷酰胺,进一步在肿瘤组织中分解成环磷酰胺氮芥,其分子中的 β－氯乙基与 DNA 双螺旋链起交叉连结作用,破坏 DNA 结构,抑制肿瘤细胞分裂。

3.塞替哌

有三个乙烯亚氨基,能与细胞内 DNA 的碱基结合,从而改变 DNA 功能。对多种移植性肿瘤有抑制作用。虽属周期非特异性药物,但选择性高,除可抑制人体细胞及肿瘤细胞的核分裂、使卵巢滤泡萎缩外,还可影响睾丸功能。

4.白消安

属磺酸酯类化合物,在体内解离而起烷化作用。

(二)药动学特点

1.氮芥

注射给药后,在体内停留时间极短(0.5～1min),起效迅速,作用剧烈且无选择性。有 90% 以上很快从血中消除,迅速分布于肺、小肠、脾脏、肾脏、肝脏及肌肉等组织中,脑中含量最少。给药后 6h 与 24h 血中及组织含量很低,20% 的药物以二氧化碳形式经呼吸道排出,有多种代谢产物从尿中排除。

2.环磷酰胺

口服吸收良好,生物利用度为 75%～90%,经肝转化成磷酰胺氮芥,产生细胞毒作用。静脉注射后,血中药物浓度呈双指数曲线下降,为二房室开放模型,$t_{1/2}\alpha$ 为 0.97h,$t_{1/2}\beta$ 为 6.5h,V_d 为 21.6L/kg,清除率为 (10.7 ± 3.3) mL/min。主要经肾排泄,48h 内尿中排出用药量的 70% 左右,其中 2/3 为其代谢产物。肾功能不良时,清除率下降,$t_{1/2}\beta$ 可延长到 10h 以上。

3.塞替哌

口服易被胃酸破坏,胃肠道吸收差,静脉注射后 1～4h 血中药物浓度下降 90%,$t_{1/2}$ 约为 2h,能透过血脑屏障。主要以代谢物形式经尿中排泄,排泄量达 60%～85%。

4.白消安

口服易吸收,口服后 1～2h 可达血药高峰,$t_{1/2}$ 以约为 2.5h。易通过血脑屏障,脑脊液中浓度可达血浓度的 95%。绝大部分以甲基磺酸形式从尿中排出。

(三)临床应用和疗效评价

1.适应证及疗效评价

(1)氮芥:是第一个用于恶性肿瘤治疗的药物,在临床上主要用于恶性淋巴瘤,如霍奇金淋巴瘤及非霍奇金淋巴瘤等。尤其适用于纵隔压迫症状明显的恶性淋巴瘤患者。亦可用于肺癌,对未分化肺癌的疗效较好。

(2)环磷酰胺:具有广谱的抗肿瘤作用,可用以治疗多种恶性肿瘤。①恶性淋巴瘤:单独应用对霍奇金病的有效率达 60% 左右,与长春新碱、甲基苄肼及强的松合用对晚期霍奇金病的完全缓解率达 65%。②急性白血病和慢性淋巴细胞白血病:有一定疗效,且与其他抗代谢药物无交叉抗药性,联合用药可增加疗效。③其他肿瘤:对多发性骨髓瘤、乳腺癌、肺癌、卵巢癌、尤文神经母细胞瘤、软组织肉瘤、精原细胞瘤、胸腺瘤等均有一定疗效。④自身免疫性疾病:类风湿关节炎、肾病综合征、系统性红斑狼疮、特发性血小板减少性紫癜及自身免疫性溶血性贫血等。

(3)塞替哌:对卵巢癌的有效率40%;对乳腺癌的有效率达20%～30%,和睾酮合用可提高疗效;对膀胱癌可采用膀胱内灌注法进行治疗,每次50～100mg溶于50～100mL生理盐水中灌入,保留2h,每周给药1次,10次为1个疗程;对癌性腹腔积液、胃癌、食管癌、宫颈癌、恶性黑色素瘤、淋巴瘤等亦有一定疗效。

(4)白消安:低剂量即对粒细胞的生成有明显选择性抑制作用,仅在大剂量下才对红细胞和淋巴细胞有抑制作用,由于它对粒细胞的选择性作用,对慢性粒细胞白血病有明显疗效,缓解率可达80%～90%,但对慢性粒细胞白血病急性病变和急性白血病无效,对其他肿瘤的疗效也不明显。

(5)福莫司汀:主要用于治疗已扩散的恶性黑色素瘤(包括脑内部位)和原发性脑内肿瘤,也用于淋巴瘤、非小细胞肺癌、肾癌等。

2.治疗方案

(1)氮芥:静脉注射,每次4～6mg/m2(或0.1mg/kg),每周1次,连用2次,休息1～2周重复。腔内给药:每次5～10mg,加生理盐水20～40mL稀释,在抽液后即时注入,每周1次,可根据需要重复。局部皮肤涂抹:新配制每次5mg,加生理盐水50mL,每日1～2次,主要用于皮肤蕈样霉菌病。

(2)环磷酰胺:口服,每次50～100mg,每天3次。注射剂用其粉针剂,每瓶100～200mg,于冰箱保存,临用前溶解,于3h内用完。静脉注射每次200mg,每天或隔天注射1次,一疗程为8～10g。冲击疗法可用每次800mg,每周1次,以生理盐水溶解后缓慢静脉注射,一疗程为8g。

儿童用量为每次3～4mg/kg,每天或隔天静脉注射1次。

(3)塞替哌:常静脉给药,亦可行肌内及皮下注射,常用剂量为0.2mg/kg,成人每次10mg,每日1次,连用5d,以后改为每周2～3次,200～300mg为1个疗程。腔内注射为1次20～40mg,5～7d1次,3～5次为1个疗程。瘤体注射为1次5～15mg,加用2%普鲁卡因,以减轻疼痛。

(4)白消安:常用量为口服6～8mg/d,儿童0.05mg/kg,当白细胞下降至1万～2万后停药或改为1～3mg/d,或每周用2次的维持量。

(四)不良反应及注意事项

1.不良反应

(1)胃肠道反应:均有不同程度的胃肠道反应,预先应用氯丙嗪类药物可防止胃肠道反应,其中塞替派的胃肠道反应较轻。福莫司汀可有肝氨基转移酶、碱性磷酸酶和血胆红素中度、暂时性增高。

(2)骨髓抑制:均有不同程度的骨髓抑制。抑制骨髓功能的程度与剂量有关,停药后多可恢复。

(3)皮肤及毛发损害:以氮芥、环磷酰胺等多见。

(4)特殊不良反应:①环磷酰胺可致化学性膀胱炎,出现血尿,血尿出现之前,可产生尿频和排尿困难,发生率及严重程度与剂量有关,主要是因为环磷酰胺代谢产物经肾排泄,可在膀胱中浓集引起膀胱炎,故用药期间应多饮水和碱化尿液以减轻症状;大剂量可引起心肌病变,可致心内膜、心肌损伤,起病急骤,可因急性心力衰竭而死亡,与放射治疗或阿霉素类抗生素并用时,也能促进心脏毒性的发生;②白消安久用可致闭经或睾丸萎缩,偶见出血、再障及肺纤维化等严重反应。

(5)其他:①环磷酰胺有时可引起肝损害,出现黄疸,肝功能不良者慎用。少数患者有头昏、不安、幻视、脱发、皮疹、色素沉着、月经失调及精子减少等。②氮芥有时可引起轻度休克、血栓性静脉炎、月经失调及男性不育。③福莫司汀少见发热、注射部位静脉炎、腹泻、腹痛、尿素暂时性增加、瘙痒、暂时性神经功能障碍(意识障碍、感觉异常、失味症)。

2.禁忌证

烷化剂类抗恶性肿瘤药毒性较大,因此,凡有骨髓抑制、感染、肝肾功能损害者禁用或慎用。过敏者禁用。妊娠及哺乳期妇女禁用。

3.药物相互作用

(1)氮芥:与长春新碱、甲基苄肼、泼尼松合用(MOPP 疗法)可提高对霍奇金淋巴瘤的疗效。

(2)环磷酰胺:可使血清中假胆碱酯酶减少,使血清尿酸水平增高,因此,与抗痛风药如别嘌呤醇、秋水仙碱、丙磺舒等同用时,应调整抗痛风药物的剂量。此外也加强了琥珀胆碱的神经肌肉阻滞作用,可使呼吸暂停延长。环磷酰胺可抑制胆碱酯酶活性,因而延长可卡因的作用并增加毒性。大剂量巴比妥类、皮质激素类药物可影响环磷酰胺的代谢,同时应用可增加环磷酰胺的急性毒性。

(3)塞替派:可增加血尿酸水平,为了控制高尿酸血症可给予别嘌呤醇;与放疗同时应用时,应适当调整剂量;与琥珀胆碱同时应用可使呼吸暂停延长,在接受塞替派治疗的患者,应用琥珀胆碱前必须测定血中假胆碱酯酶水平;与尿激酶同时应用可增加塞替派治疗膀胱癌的疗效,尿激酶为纤维蛋白溶酶原的活化剂,可增加药物在肿瘤组织中的浓度。

(4)白消安:可增加血及尿中尿酸水平,故对有痛风病史的患者或服用本品后尿酸增高的患者可用抗痛风药物。

4.注意事项

(1)氮芥:本品剂量限制性毒性为骨髓抑制,故应密切观察血象变化,每周查血象1~2次。氮芥对局部组织刺激性强,若漏出血管外,可导致局部组织坏死,故严禁口服、皮下及肌内注射,药物一旦溢出,应立即用硫代硫酸钠注射液或1%普鲁卡因注射液局部注射,用冰袋冷敷局部6~12h。氮芥水溶液极易分解,故药物开封后应在10min内注入体内。

(2)环磷酰胺:其代谢产物对尿路有刺激性,应用时应多饮水,大剂量应用时应水化、利尿,同时给予尿路保护剂美司钠。当大剂量用药时,除应密切观察骨髓功能外,尤其要注意非血液学毒性如心肌炎、中毒性肝炎及肺纤维化等。当肝肾功能损害、骨髓转移或既往曾接受多程化放疗时,环磷酰胺的剂量应减少至治疗量的1/3~1/2。腔内给药无直接作用。环磷酰胺水溶液不稳定,最好现配现用。

(3)塞替哌:用药期间每周都要定期检查外周血象,白细胞与血小板及肝、肾功能。停药后3周内应继续进行相应检查,已防止出现持续的严重骨髓抑制;尽量减少与其他烷化剂联合使用,或同时接受放射治疗。

(4)白消安:治疗前及治疗中应严密观察血象及肝肾功能的变化,及时调整剂量,特别注意检查血尿素氮、内生肌酐清除率、胆红素、丙氨酸转移酶(ALT)及血清尿酸。用药期间应多饮水并碱化尿液或服用别嘌呤醇以防止高尿酸血症及尿酸性肾病的产生。发现粒细胞或血小板迅速大幅度下降时应立即停药或减量以防止出现严重骨髓抑制。

二、抗代谢药

抗代谢药是一类化学结构与机体中核酸、蛋白质代谢物极其相似的化合物,所以在体内与内源性代谢物产生特异性、竞争性拮抗:①二者在同一生化反应体系中竞争同一酶系统,影响其正常反应速度,降低或取消代谢产物的生成,影响大分子(DNA、RNA 及蛋白质)的生物合成,并抑制核分裂;②以伪代谢物的身份参与生化反应,经酶的作用所生成的产物是无生理功能的,从而阻断某一生化反应而抑制细胞的分裂。此类药物属细胞周期特异性药物,临床上常用的有氨甲蝶呤(MTX)、巯嘌呤(6－MP)、氟尿嘧啶(5－氟尿嘧啶,5－fluorouracil,5－FU)、阿糖胞苷(Ara－C)、盐酸吉西他滨等。

(一)药物作用及机制

1.药理作用

(1)氨甲蝶呤:为叶酸类抗代谢药,其化学结构与叶酸相似,对二氢叶酸还原酶有强大的抑制作用,可与二氢叶酸还原酶形成假性不可逆的、强大而持久的结合,从而使四氢叶酸的生成障碍,干扰体内一碳基团的代谢,致使核苷酸的合成受阻,最终抑制 DNA 的合成。该药选择性地作用于细胞增殖周期中的 S 期,故对增殖比率较高的肿瘤作用较强。但由于其可抑制 DNA 及蛋白质合成,故可延缓 G－S 转换期。

(2)巯嘌呤:为嘌呤类抗代谢药,能阻止嘌呤核苷酸类的生物合成,从而抑制 DNA 的合成,属作用于 S 期的药物,亦可抑制 RNA 的合成。还具有免疫抑制作用。

(3)氟尿嘧啶:为嘧啶类抗代谢药。在体内外均有较强的细胞毒作用,且抗瘤谱广。进入体内经转化后形成氟尿嘧啶脱氧核苷(5－FUdRP),5－FUdRP 可抑制胸腺嘧啶核肾酸合成酶(S)活力,阻断尿嘧啶脱氧核苷酸(dUMP)甲基化形成胸腺嘧啶脱氧核苷酸(dTMP),从而阻止 DNA 合成,抑制肿瘤细胞分裂繁殖。另外,在体内可转化为氟尿嘧啶核苷掺入 RNA,从而干扰蛋白质合成。该药对 S 期敏感。

(4)阿糖胞苷:属于脱氧核糖核苷酸多聚酶抑制剂,抗肿瘤作用强大,另外还具有促分化、免疫抑制及抗病毒作用。Ara－C 抗肿瘤作用的机制是经主动转运进入细胞后,转化为阿糖胞苷三磷酸(Ara－CTP)而产生如下作用:①Am－CTP 可抑制 DNA 聚合酶而抑制 DNA 合成;②Ara－CTP 也可掺入 DNA,干扰 DNA 的生理功能;③Ara－CTP 可抑制核苷酸还原酶活性,影响 DNA 合成;④Ara－C 还可抑制膜糖脂及膜糖蛋白的合成,影响膜功能;⑤Am－CTP 亦可掺入 RNA,干扰其功能。

2.抗药性作用

(1)癌细胞与 6－MP 长期接触,可产生抗药性,主要是由于癌细胞内缺乏 6－MP 转化为6－巯基嘌呤核苷酸的转换酶,另外也与膜结合型碱性磷酸酶活力升高导致癌细胞中硫代嘌呤核苷酸减少有关。

(2)肿瘤细胞与 5－Fu 长期接触可出现抗药性,其抗药机制为:①肿瘤细胞合成大量的

TS;②细胞内缺乏足够的 5-FU 转化酶;③胸苷激酶量增加,可促进肿瘤细胞直接利用胸苷。

(3)肿瘤细胞与 Ara-C 长期接触可产生抗药性,可能与下列原因有关:细胞膜转运 Ara-C 能力下降;瘤细胞中活化 Ara-C 的酶活性提高,使之代谢失活;脱氧三磷酸腺苷(dCTP)增高,阻断其他脱氧核苷酸合成;细胞内 Ara-CTP 与 DNA 聚合酶的亲和力下降;Ara-CTP 从 DNA 解离。

(二)药动学特点

1.氨甲蝶呤

口服小剂量(0.1mg/kg)吸收较好,大剂量(10mg/kg)吸收较不完全,食物可影响其吸收。进入体内后全身分布,肝、肾等组织中含量最高,不易透过血脑屏障,但可进入胸腔积液及腹腔积液中。血药浓度呈三房室模型衰减:$t_{1/2}\alpha$ 为 2～8min;$t_{1/2}\beta$ 为 0.9～2h;$t_{1/2}\gamma$ 为 0.4h,清除率每分钟大于 9mL/m²。在体内基本不代谢,主要以原形通过肾小球滤过及肾小管主动分泌,经尿中排出,排除速度与尿 pH 有关,碱化尿液可加速排出。MTX 血药浓度与其骨髓毒性密切相关,可根据血药浓度监测毒性。

2.巯嘌呤

口服吸收不完全,生物利用度个体差异较大,为 5%～37%,可能与首过效应有关。静脉注射后,半衰期较短,$t_{1/2}$ 约为 50min,脑脊液中分布较少。体内代谢有两种途径:①巯基甲基化后再被氧化失活,甲基化由硫嘌呤甲基转移酶(TPMP)催化;当 TPMP 活性低时,6-MP 代谢减慢,作用增强,易引起毒性反应。该酶活性在白种人为多态分布(约 15% 的人酶活性较低),而在中国人为均态分布;②被黄嘌呤氧化酶(XO)催化氧化为 6-硫代鸟酸。该药主要经肾排泄。

3.氟尿嘧啶

口服吸收不规则且不完全,生物利用度可随剂量而增加,临床一般采用静脉注射给药。血中药物清除为一房室模型,$t_{1/2}$ 为 10～20min。吸收后分布于肿瘤组织、肝和肠黏膜细胞内的浓度高,可透过血脑屏障及胸、腹腔癌性积液中。80% 在肝内代谢。在 8～12h 内由呼吸道排出其代谢产物 CO_2,15% 左右以原形经尿排出。

4.阿糖胞苷

口服无效,需静脉滴注。易透过血脑屏障,在体内经胞嘧啶核苷脱氨酶作用,形成无活性的阿拉伯糖苷(ara-U)。该酶在肝、脾、肠、肾、血细胞及血浆中含量较高。药物的消除为二房室模型,$t_{1/2}\alpha$ 为 10～15min,$t_{1/2}\beta$ 为 2～3h,24h 内约有 80% 的药物以阿糖尿苷的形式排泄。

(三)临床应用和疗效评价

1.适应证及疗效评价

(1)氨甲蝶呤:①急性白血病,对于急性淋巴性白血病和急性粒细胞性白血病均有良好疗效,对儿童急性淋巴性白血病的疗效尤佳,对于成人白血病疗效有限,但可用于白血病脑膜炎的预防。②绒毛膜上皮癌、恶性葡萄胎:疗效较为突出,大部分患者可得到缓解,对于早期诊断的患者疗效可达 90%。③骨肉瘤、软组织肉瘤、肺癌、乳腺癌、卵巢癌:使用大剂量有一定疗效。④头颈部肿瘤:以口腔、口咽癌疗效最好,其次是喉癌,鼻咽癌疗效较差,常以动脉插管滴注给药。⑤其他:鞘内注射给药对于缓解症状较好,亦可用于预防给药和防止肿瘤转移。对肢体、盆腔、肝、头颈部肿瘤可于肿瘤区域动脉注射或输注,加用醛氢叶酸(CF),疗效较好。对自身免疫系统疾病如全身系统性红斑狼疮、类风湿关节炎等有一定疗效。另外,对牛皮癣有较好的疗效。

(2)巯嘌呤:①急性白血病,常用于急性淋巴性白血病,对儿童患者的疗效较成人好;对急性粒细胞、慢性粒细胞或单核细胞白血病亦有效。②绒毛膜上皮癌和恶性葡萄胎:我国使用大剂量6-MP治疗绒毛膜上皮癌收到一定疗效,但不如MTX。③对恶性淋巴瘤、多发性骨髓瘤也有一定疗效。④近年已利用其免疫抑制作用,用于原发性血小板减少性紫癜、自身免疫性溶血性贫血、红斑狼疮、器官移植、肾病综合征的治疗。

(3)氟尿嘧啶:①消化道癌,为胃癌、结肠癌、直肠癌的最常用药物,常与丝裂霉素、阿糖胞苷、阿霉素、卡莫司汀、长春新碱、甲氮咪胺等合用;亦可作晚期消化道癌手术后的辅助化疗;亦可采用动脉插管注药或持久输注法治疗原发性肝癌;②绒毛膜上皮癌:我国采用大剂量5-FU与放线菌素D合用,治愈率较高;③头颈部肿瘤:以全身用药或动脉插管注射、滴注,用于包括鼻咽癌等的头颈部肿瘤治疗;④皮肤癌:局部用药对多发性基膜细胞癌、浅表鳞状上皮癌等有效,对广泛的皮肤光化性角化症及角化棘皮瘤等亦有效;⑤对乳腺癌、卵巢癌,以及肺癌、甲状腺癌、肾癌、膀胱癌、胰腺癌有效,对宫颈癌除联合化疗外,还可并用局部注射。

(4)阿糖胞苷:①急性白血病,对急性粒细胞白血病疗效最好,对急性单核细胞白血病及急性淋巴细胞白血病也有效。但单独使用缓解率差,常与6-MP、长春新碱、环磷酰胺等合用;②对恶性淋巴肉瘤、消化道癌也有一定疗效,对多数实体瘤无效;③还可用于病毒感染性疾病,如单纯疱疹病毒所致疱疹;牛痘病毒、单纯疱疹及带状疱疹病毒所致眼部感染。

2.治疗方案

(1)氨甲蝶呤:①急性白血病,口服每日0.1mg/kg,也可肌内注射或静脉注射给药。一般有效疗程的安全剂量为50~100mg,此总剂量视骨髓情况和血象而定。脑膜白血病或中枢神经系统肿瘤:鞘内注射5~10mg/d,每周1~2次;②绒毛膜上皮癌及恶性葡萄胎:成人一般10~30mg/a,每日1次,口服或肌内给药,5日为一疗程,视患者反应可重复上述疗程,亦可以10~20mg/d静脉滴注(加于5%葡萄糖溶液500mL中于4h滴完),5~10d为一个疗程;③骨肉瘤、恶性淋巴瘤、头颈部肿瘤等:常采用大剂量(3~15g/m²)静脉注射,并加用亚叶酸(6~12mg)肌内注射或口服,每6h1次,共3d,这称为救援疗法。因为大剂量的MTX可提高饱和血药浓度,由此可升高肿瘤细胞内的药物浓度并便于扩散至血流较差的实体瘤中,但因血药浓度的提高,其毒性也相应增加,故加用CF,后者转化四氢叶酸不受MTX所阻断的代谢途径的限制,故起解救作用,提高化疗指数。为了充分发挥解救作用,应补充电解质、水分及碳酸氢钠以保持尿液为碱性,尿量维持在每H 3000mL以上,并对肝、肾功能、血象以及血浆MTX的浓度逐日检查,以保证用药的安全有效。对有远处转移的高危患者,则需和放线菌素D等联合应用,缓解率达70%以上。

(2)巯嘌呤:①白血病,2.5~3.0mg/(kg·d),分2~3次口服,根据血象调整剂量,由于其作用比较缓慢,用药后3~4周才发生疗效,2~4月为一疗程。②绒毛膜上皮癌:6mg/(kg·d),1个疗程为10d,间隔3~4周后重复疗程。③用于免疫抑制:1.2~2mg/(kg·d)。

(3)氟尿嘧啶:①静脉注射10~12mg/(kg·d),每日给药量约为500mg,隔日1次;国外常用"饱和"剂量法,即 12~15mg/(kg·d),连用 4~5d 后,改为隔日 1 次,出现毒性反应后剂量减半;亦有以 500~600mg·m^{-2},每周给药 1 次;成人的疗程总量为 5.0~8.0g。②静脉滴注:毒性较静脉注射低,一般为 10~20mg/(kg·d),把药物溶于生理盐水或 5% 葡萄糖注射液中,2~8h 滴完,每日 1 次,连续 5 日,以后减半剂量,隔日 1 次,直至出现毒性反应。治疗绒毛膜上皮癌时,可加大剂量至 25~30mg/(kg·d),药物溶于 5% 葡萄糖液 500~1000mL 中点滴 6~8h,10 日为一疗程,但此量不宜用作静脉注射,否则,将产生严重毒性反应。③动脉插管滴注:以 5~20mg/kg 溶于 5% 葡萄糖液中(500~1000mL)滴注 6~8h,每日 1 次,总量为 5~8g。④胸腹腔内注射:一般每次 1.0g,5~7d1 次,共 3~5 次。⑤瘤内注射:如宫颈癌 250~500mg/次。⑥局部应用:治疗皮肤基底癌及癌性溃疡,可用 5%~10% 的软膏或 20% 霜剂外敷,每日 1~2 次。⑦口服:一般 5mg/(kg·d),总量为 10~15g 或连续服用至出现毒性反应,即停药。

(4)阿糖胞苷:①静脉注射,1~3mg/(kg·d),连续 8~15d。②静脉滴注:1~3mg/(kg·d),溶于葡萄糖液中缓慢滴注,14~20d 为一疗程。③皮下注射:作维持治疗,每次 1~3mg/kg,每周 1~2 次。④鞘内注射:25~75mg/次,每日或隔日注射一次,连用 3 次。

(四)不良反应及注意事项

1.不良反应

(1)胃肠道反应:均有不同程度的胃肠道反应,为常见的早期毒性症状。MTX 较严重,可引起广泛性溃疡及出血,有生命危险。巯嘌呤大剂量可致口腔炎、胃肠黏膜损害、胆汁郁积及黄疸,停药后可消退。5-FU 可致假膜性肠炎,此时需停药,并给予乳酶生等药治疗。

(2)骨髓抑制均有不同程度的骨髓抑制。MTX 严重者引起全血抑制,当白细胞低于 3×10^9/L,血小板低于 0.5×10^9/L~0.7×10^9/L 或有消化道黏膜溃疡时,应停用或用亚叶酸钙救援及对症治疗。6-MP 严重者也可发生全血抑制,高度分叶核中性白细胞的出现,常是毒性的早期征兆。

(3)皮肤及毛发损害常见于阿糖胞苷和盐酸吉西他滨。

(4)特殊不良反应:①MTX 有肝、肾功能损害,长期应用可能引起药物性肝炎、肝硬化和门脉高压;大剂量 MTX 应用,其原形及代谢产物从肾排泄,易形成结晶尿及尿路阻塞,形成肾损害,要多饮水及碱化尿液。②6-MP 可致部分患者出现高尿酸血症、尿酸结晶及肾功能障碍。③5-FU 毒性较大,治疗量与中毒量相近,可致神经系统损害:颈动脉插管注药时,部分患者可发生小脑变性、共济失调和瘫痪;还可引起心脏毒性:出现胸痛、心率加快、心电图表现为 s-T 段抬高,T 波升高或倒置,同时可见血中乳酸脱氢酶升高。④阿糖胞苷可致肝损害,可见转氨酶升高、轻度黄疸,停药后可恢复。大剂量可致阻塞性黄疸。⑤盐酸吉西他滨可致泌尿生殖系统毒性:轻度蛋白尿及血尿常见,偶尔见类似溶血尿毒症综合性的临床表现,若有微血管病性溶血性贫血的表现,如血红蛋白及血小板迅速下降,血清胆红素、肌酐、尿素氮、乳酸脱氢酶上升,应立即停药。有时停药后,肾功能仍不能好转,则应给予透析治疗;呼吸系统:气喘常见,静脉滴注过程中可见支气管痉挛;心血管系统:可有水肿,少数有低血压。

(5)其他:①MTX 鞘内注射,可引起蛛网膜炎,出现脑膜刺激症状;长期大量用药可产生坏死性脱髓性白质炎。可引起间质性肺炎,出现咳嗽、发热、气急等症,部分患者可致肺纤维化;少数患者有生殖功能减退、月经不调,妊娠前 3 个月可致畸胎、流产或死胎。②5-FU 有时引起注射部位动脉炎,动脉滴注可引起局部皮肤红斑、水肿、破溃、色素沉着,一般于停药后可恢复。③阿糖胞苷有时可致小脑或大脑功能失调及异常抗利尿激素分泌综合征。

2.禁忌证

过敏者、感染患者、孕妇、哺乳妇女禁用,肝、肾功能障碍患者慎用。

3.药物相互作用

(1)MTX 蛋白结合率高,与磺胺类、水杨酸盐、巴比妥类、苯妥英钠合用,可竞争与血浆蛋白结合,使其浓度增高。糖皮质激素、先锋霉素、青霉素、卡那霉素可抑制细胞摄取 MTX,减弱其作用。苯胺蝶呤可增加白血病细胞中的二氢叶酸还原酶浓度,减弱 MTX 的作用。该药与氟尿嘧啶序贯应用,可使 MTX 作用增加,反之可产生阻断作用。长春新碱于 MTX 用前30min 给予,可加速细胞对 MTX 的摄取,并阻止其逸出,加强 MTX 的抗肿瘤作用。天门冬酰胺酶可减轻 MTX 的毒性反应。在给 MTX 24h 后加用天门冬酰胺酶,可提高 MTX 对急性淋巴细胞白血病的疗效。

(2)与别嘌呤醇合用,可使 6-MP 抗肿瘤作用加强,还可减少 6-硫代尿酸的生成。

(3)甲酰四氢叶酸、胸腺嘧啶核苷、氨甲蝶呤、顺铂、尿嘧啶、双嘧达莫、磷乙天门冬氨酸可增强 5-FU 的抗肿瘤作用。别嘌呤醇可降低 5-FU 的毒性,但不影响抗肿瘤作用。

(4)阿糖胞苷与硫鸟嘌呤合用可提高对急性粒细胞性白血病的疗效;与四氢尿嘧啶核苷合用,使其 $t_{1/2}$ 延长,增强骨髓抑制。大剂量胸腺嘧啶核苷酸、羟基脲可增强其抗肿瘤作用,阿糖胞苷亦可增强其他抗肿瘤药物的作用。

4.注意事项

应对患者的血小板、白细胞、中性粒细胞数进行监测,应根据骨髓毒性的程度相应调整剂量;静脉滴注药物时间延长和增加用药频率可增加药物的毒性;静脉滴注时,如发生严重呼吸困难(如出现肺水肿、间质性肺炎或成人呼吸窘迫症),应停止药物治疗。早期给予支持疗法,有助于纠正不良反应;应定期检查肝、肾功能;盐酸吉西他滨可引起轻度困倦,患者在用药期间应禁止驾驶和操纵机器。

三、抗肿瘤抗生素

抗肿瘤抗生素是由微生物产生的具有抗肿瘤活性的化学物质,至今报道具有抗肿瘤活性的微生物产物已超过 1500 种,但应用于临床的抗肿瘤抗生素只有 20 多种,此类药物属细胞周期非特异性药物,他们通过各种方式干扰转录,阻止 mRNA 合成,抑制 DNA 复制,阻止肿瘤细胞的分裂、繁殖而起到抗肿瘤作用。此类药物对肿瘤选择性差,副作用较多,毒性较大。常用的有多柔米星(doxorubicin,adriamyein,ADM,DOX,阿霉素)及柔红霉素(daunorubicin,DNR)、丝裂霉素(mitomycin,MMC)、博来霉素(Blemycin,BLM,争光霉素)、放线菌素 D(dactinomycin,DACT,更生霉素)等。

(一)药物作用及机制

1.药理作用

(1)多柔米星及柔红霉素:属于醌环类抗生素,体外具有明显的细胞毒作用,体内具有广谱抗肿瘤作用,还具有免疫调节作用。柔红霉素的细胞毒作用比多柔米星小。两药的抗肿瘤作用相似,经主动转运机制进入细胞内,其分子可插入 DNA 分子中,影响 DNA 功能。ADM 在细胞内的浓度较血浓度高出数倍,进入细胞后,很快与细胞核结合,与 DNA 形成稳定的复合物,使 DNA 链易于折断,导致 DNA、RNA 及蛋白质合成受到抑制。ADM 对 S 期细胞的杀伤作用最大。

(2)丝裂霉素:本品具有烷化作用,主要影响 DNA 功能,可抑制 DNA 的合成,高浓度时使 DNA 崩解、细胞核溶解。还可抑制 RNA 合成。MMC 在体内经转化后,可与 DNA 产生交叉联结破坏 DNA,使 DNA 发生烷化,其中对 G 期细胞尤其是 G 晚期及 S 期最为敏感。对多种移植性肿瘤有强大抗肿瘤作用、抗瘤谱广。此外,还具有较强的抗菌作用,其抗菌谱广,对革兰阳性及阴性菌作用强,对立克次体及病毒亦有作用。同时具有免疫抑制作用。

(3)博来霉素:与铁离子络合产生游离氧破坏 DNA,使 DNA 单链断裂,阻止 DNA 的复制,其抗瘤谱广。另外,还具有抗菌和抗病毒作用,可阻止 DNA 病毒的复制,对葡萄球菌、炭疽杆菌、枯草杆菌、大肠埃希菌、痢疾杆菌、伤寒杆菌及分枝杆菌均有抑制作用。

(4)放线菌素 D:抗瘤谱广,具有免疫抑制作用。其抗肿瘤机制主要为:低浓度抑制 DNA 指导下的 RNA 合成;高浓度时抑制 DNA 合成,还可使某些肿瘤细胞发生凋亡。

2.抗药性作用

(1)癌细胞与 ADM 及 DNR 长期接触会产生抗药性。ADM 与 DNR 之间亦可产生交叉抗药性,并对长春新碱、长春碱及放线菌素 D 等产生抗药性。出现多药抗药性的机制复杂,可能是由于抗药性细胞抗药基因(mdr)的扩增,其基因产物 P170 糖蛋白具有能量依赖性药物外排泵性质,使大量药物被泵出细胞外。抗药性的产生还与某些肿瘤细胞内产生大量的谷胱甘肽过氧化物酶有关,可消除 ADM 及 DNR 所产生的自由基。此外,有些肿瘤细胞与 ADM 及 DNR 长期接触后,细胞内蛋白激酶 C 含量升高,肿瘤坏死因子(TNF)增加,膜流动性提高,由此也可产生抗药性。

(2)长期与 MMC 接触,瘤细胞可产生抗药性。抗药性与药物还原型活化能力下降及 DNA 修复能力增加有关。该药与蒽环类及长春碱类可呈交叉抗药性。

(3)瘤细胞与 BLM 长期接触可产生抗药性,机制未明,可能与细胞内 BLM 灭活酶 B 含量增高、谷胱甘肽、谷胱甘肽过氧化物酶(GSH-PX)含量增高,细胞对 BLM 摄取减少,BLM 从细胞内溢出增高有关,也可能与 BLM 所诱导的 DNA 损伤易于修补有关。

(4)癌细胞与 DACT 长期接触可产生抗药性:与蒽环类抗生素及长春碱类之间有交叉抗药性,出现多药抗药性。抗药性主要是由于 mdr 基因过度表达,癌细胞上产生大量 P170 糖蛋白,致使 DACT 泵出细胞。抗药性产生还与瘤细胞内拓扑异构酶-Ⅱ活性降低有关。

(二)药动学特点

1.多柔米星及柔红霉素

ADM 口服无效,DNR 口服吸收欠佳。ADM 静脉给药后很快分布于肝、心、肾、肺等组织中,在肿瘤组织中浓度亦较高,不易透过血脑屏障。ADM 及 DNR 在血中皆呈二房室模型衰减,ADM 的 $t_{1/2}\alpha$ 为 10min,$t_{1/2}\beta$ 为 30h;DNR 的 $t_{1/2}\alpha$ 为 30~40min,$t_{1/2}\beta$ 为 24~55h。两药均在体内代谢转化,原形及代谢产物主要通过胆汁排泄,肝功能严重受损时,可使 ADM 的血药浓度升高,半衰期延长,DNR 部分自肾排泄。

2.丝裂霉素

口服吸收不规则,口服同等剂量的 MMC,血中浓度仅达静脉注射的 1/20,分布广泛以肾、舌、肌肉、心、肺等组织中浓度较高,脑组织中含量很低、腹腔积液中浓度亦较高。常静脉注射给药,吸收后分布于全身各组织器官,$t_{1/2}$ 为 50min,体内许多组织如肝、脾、肾、脑及心脏可灭活 MMC。主要经肾小球滤过排泄,但尿中排泄量仅为用药量的 15%。

3.博来霉素

局部刺激性小,除可用静脉注射外,还可作肌内、腔内注射。体内分布广,尤以皮肤、肺、腹膜及淋巴组织中积聚较多,癌组织中浓度高于邻近组织。一次静脉注射消除呈二房室模型,$t_{1/2}\beta$ 为 2~4h,肌内注射于 1~2h 达峰浓度,$t_{1/2}\beta$ 为 2.5h,V_d 为 0.39L/kg,主要经肾排泄,24h 内排出给药量的 1/2~2/3,肾功能障碍者排出减少,$t_{1/2}$ 延长。

4.放线菌素 D

口服吸收差。静脉注射后,迅速分布于机体各组织中,血药浓度迅速降低,主要分布于肝、肾、脾及颌下腺中,不易透过血脑屏障。骨髓及肿瘤组织中浓度明显高于血浆。体内很少被代谢,主要从胆汁和尿中原型排出,末端相半衰期为 36h。

(三)临床应用和疗效评价

1.适应证及疗效评价

(1)多柔米星及柔红霉素:ADM 临床可用于恶性淋巴瘤、肺癌、消化道恶性肿瘤、乳腺癌、膀胱癌、骨及软组织肉瘤、卵巢癌、前列腺癌、甲状腺癌等。DNR 主要用于白血病的治疗。

(2)丝裂霉素:①消化道恶性肿瘤,如胃、肠、肝、胰腺癌等疗效较好;②对肺、乳腺、宫颈、膀胱、绒毛膜上皮癌也有效;③对恶性淋巴瘤有效。

(3)博来霉素:主要用于治疗鳞状上皮癌,包括皮肤、鼻咽、食管、阴茎、肺、外阴部和宫颈癌等,常可取得较好效果,另对淋巴瘤类,如霍奇金病、非霍奇金淋巴瘤、蕈样肉芽肿以及睾丸癌、黑色素瘤也有一定疗效。

(4)放线菌素 D:对霍奇金病和神经母细胞瘤有突出疗效,对绒毛膜上皮癌疗效也较好,但对睾丸绒毛膜上皮癌疗效差,与放疗合用可提高瘤组织对放疗的敏感性。另外,对小儿肾母细胞瘤、横纹肌肉瘤、纤维肉瘤、原发性及转移性睾丸肿瘤、Kaplsi 肉瘤也有一定疗效。

2.治疗方案

(1)多柔米星及柔红霉素:ADM 一般采用静脉注射,1 次 50~60mg/m²,每 3 周 1 次,或每天 20~25mg/m²,连用 3d,3 周为 1 个疗程,总剂量不超过 550mg/m²。对浅表性扩散型膀胱癌以 ADM 60mg 溶于 30mL 生理盐水中作膀胱内灌注,保留 2h,每周 2 次,每 3 周重复 1 次。DNR 每天静脉注射 30~60mg/m²,连续 3d,每 3~6 周为一个疗程。

(2)丝裂霉素:常用静脉注射给药,1 次 4~6mg,1 周 1~2 次,40~60mg 为 1 个疗程。作腔内注射,剂量为 4~10mg,每 5~7d 1 次,4~6 次为 1 个疗程。口服每次 2~6mg,每天 1 次,80~120mg 为 1 个疗程。

(3)博来霉素:肌肉和静脉注射 15~30mg/次,每日 1 次或每周 2~3 次,300~600mg 为一疗程。还可用软膏外涂来治疗溃疡面。

(4)放线菌素 D:成人每次静脉注射或静脉滴注 200μg,每天或隔天 1 次,连用 5 次,每 4 周为一个疗程。儿童每天 $15\mu g/kg$，连用 5 天，每 4 周为一个疗程。

(四)不良反应及注意事项

1.不良反应

(1)胃肠道反应：均有不同程度的胃肠道反应。

(2)骨髓抑制均有不同程度的骨髓抑制，多柔米星和柔红霉素发生率高达 60％～80％。

(3)皮肤及毛发损害均有不同程度的皮肤损害及脱发。

(4)特殊不良反应：①多柔米星及柔红霉素有较严重的心脏毒性，也是最严重的毒性反应，成人及儿童均可产生，一种为心脏急性毒性，主要为各型心律失常，常发生于用药后数小时或数天内；另一种为与剂量有关的心肌病变，常表现为充血性心衰。②丝裂霉素可引起肺毒性，且与剂量有关，主要表现为间质性肺炎，出现呼吸困难、干咳，肺部 X 射线可见肺部浸润阴影，此时应立即停药，并服用糖皮质激素类；可引起心脏毒性，也与剂量有关，表现为少数患者于停药后突发心力衰竭而死亡，心脏病患者应慎用；可致肾毒性，也与剂量有关，表现为血肌酐升高、血尿、尿蛋白及贫血，常伴有微血管病变性溶血性贫血；还可引起肝性静脉阻塞性疾病综合征，表现为进行性肝功能损害、腹腔积液、胸腔积液。

(5)其他：①多柔米星及柔红霉素还可致药热；ADM 偶致肝功能障碍及蛋白尿，还可引起变态反应；局部刺激性强，静脉注射可引起静脉炎，药液外漏时可引起局部组织坏死，该药的代谢产物可使尿液变红，一次给药可持续 $1\sim2d$；②丝裂霉素可引起发热、头痛、四肢乏力、视力模糊、肌肉酸痛、和注射部位蜂窝组织发炎及致畸、致癌作用；③放线菌素 D 可使放疗效过加强，使既往放疗部位皮肤出现发红及脱皮；静脉注射可引起静脉炎，漏出血管外可致局部炎症、疼痛及组织坏死。还可致药热，少数患者可见肝大及肝功能异常，还可致突变和致畸作用。

2.禁忌证

孕妇禁用，抗生素过敏者、肝、肾功能障碍患者慎用。

3.药物相互作用

(1)多柔米星等蒽环类抗生素在体外可与硫酸黏多糖类(如肝素及硫酸软骨素等)结合产生沉淀，避免与肝素及硫酸软骨素同时合用。苯巴比妥钠可加强 ADM 的心脏毒性，维生素 E 及乙酰半胱氨酸可减轻 ADM 所致心肌病变，丙亚胺及其右旋体(ICRF－187)可对抗 ADM 的心脏毒性。ICRF 的同系化合物乙双吗啉及氯丙嗪等亦有相似作用，两性霉素 B 可部分降低癌细胞对 ADM 的抗药性。

(2)鸟嘌呤及黄嘌呤可使 MMC 的抗大肠埃希菌作用减弱；维拉帕米可逆转其抗药性，可加强 6－MP 的免疫抑制作用。

(3)半胱氨酸及谷胱甘肽等含巯基化合物的药物可减弱 BLM 的作用，与 CPA、VCR、ADM 及 Pred 合用(COAP 方案)可使肺部毒性增加。

(4)维拉帕米可逆转瘤细胞对 DACT 的抗药性，氯丙嗪可减轻 DACT 的胃肠道反应。

4.注意事项

抗恶性肿瘤抗生素的应用应在有经验的肿瘤化疗医生指导下使用，用药期间应密切随访血常规及血小板、血尿素氮、肌酐等。

四、植物类抗肿瘤药

从植物中寻找有效的抗肿瘤药物已成为国内外重要研究课题,目前用于治疗肿瘤的植物药已筛选出 20 多种。它们分别通过抑制微管蛋白活性、干扰核蛋白体功能、抑制 DNA 拓扑异构酶活性等发挥抗肿瘤作用。临床常用的有长春碱类、喜树碱类、鬼臼毒素类、紫杉醇和三尖杉酯碱等。

(一)药物作用及机制

1.药理作用

(1)长春碱类抗肿瘤药主要有长春碱(VLB)、长春新碱(VCR)及人工半合成的长春地辛(VDS),皆有广谱抗肿瘤作用,均属细胞周期特异性抗肿瘤药。

VCR 抗肿瘤作用强度与 VDS 相似,强于 VLB。VDS 还具有增强皮肤迟发性变态反应及淋巴细胞转化率的作用。长春碱类抗肿瘤作用机制:主要抑制微管蛋白聚合,妨碍纺锤体的形成,使纺锤体主动收缩功能受到抑制,使核分裂停止于中期,可致核崩解,呈空泡状或固缩成团,主要作用于细胞增殖的 M 期。VCR 还可干扰蛋白质代谢,抑制细胞膜类脂质的合成,抑制氨基酸在细胞膜上的转运,还可抑制 RNA 聚合酶的活力,从而抑制 RNA 合成。

(2)喜树碱类包括喜树碱(CPT)及羟喜树碱(10-chydmxycamptothecin),其中羟喜树碱亦可人工合成。抗肿瘤作用强,具有广谱抗肿瘤作用,为周期特异性抗肿瘤药。10-OHCPT 抗肿瘤作用较 CPT 明显,毒性较小。二者抗肿瘤原理相似,直接破坏 DNA 并抑制其合成,对 S 期细胞的作用比对 G 期和 G2 期细胞的作用明显,较高浓度抑制核分裂,阻止细胞进入分裂期。

(3)依托泊苷(鬼臼乙叉苷,etoposide,VP-16)及替尼泊苷(teniposide,VM-26)是从小檗科鬼臼属植物鬼臼中提取的鬼臼毒素的衍生物,在体外有广谱的抗肿瘤作用,属细胞周期非特异性药物。体外 VM-26 的细胞毒作用较 VP-16 强 10 倍。

VP-16 还具有抗转移作用。此类化合物主要作用于 S 及 G2 期细胞,使 S 及 G2 期延缓,从而杀伤肿瘤细胞。作用靶点为拓扑异构酶Ⅱ(TOPO-Ⅱ),干扰拓扑异构酶Ⅱ修复 DNA 断裂链作用,导致 DNA 链断裂。VM-26 对 TOPO-Ⅱ的作用较 VP-16 强 1.4 倍。

(4)紫杉醇具有独特的抗肿瘤机制,作用靶点为微管,促使微管蛋白组装成微管,形成稳定的微管束,且不易拆散,破坏组装—扩散之间的平衡,使微管功能受到破坏,从而影响纺锤体功能,抑制肿瘤细胞的有丝分裂,使细胞周期停止于 G 及 M 期,属周期特异性药物。

(5)三尖杉酯碱属细胞周期非特异性药物。抑制蛋白质生物合成,抑制 DNA 合成,还可促进细胞分化,促进细胞凋亡。

2.抗药性作用

(1)VLB、VCR 之间存在交叉抗药性,与其他抗肿瘤药间亦有交叉抗药性,呈多药抗药性。但 VDS 与 VCR 间交叉抗药性不明显。抗药性产生机制与肿瘤细胞膜上 P 蛋白扩增,微管蛋白结构的改变从而影响药物与微管蛋白结合有关。

(2)肿瘤细胞与 VP-16 长期接触可产生抗药性,与其他抗肿瘤药物出现交叉抗药性,呈现典型性多药抗药性。主要与细胞膜上 P 糖蛋白的扩增,导致药物从胞内泵出,胞内药物浓度明显降低有关。还可出现非典型性多药抗药性,其原因往往与 TOPO-Ⅱ 的低表达及出现功能异常有关。VP-16的抗药性主要为典型性多药抗药性,VM-26的抗药性主要为非典型性多药抗药性。

(3)肿瘤细胞与紫杉醇长期接触可产生抗药性,抗药性产生的机制是 a 及 β 微管蛋白变性,使之不能聚合组装成微管;另一机制是抗药细胞膜上存在 mdr 基因,P 糖蛋白过度表达,使紫杉醇在细胞内聚集减少,并呈多药抗药性。

(二)药动学特点

1.长春碱类

口服不吸收,静脉给药,VCR 体内半衰期约为 24h,末端相半衰期长达 85h。主要集中于肝、血小板、血细胞中,经肝代谢,其代谢产物从胆汁排出,肝功能不全应减量应用。

2.喜树碱类

CPT 静脉注射后,很快分布于肝、肾及胃肠道,在胃肠道停留时间长,浓度高,胆囊中浓度较血中高出 300 倍,肝中药物浓度较血中高出 2 倍,$t_{1/2}$ 为 1.5～2.0h,主要从尿中排泄。10-OHCPT 静脉注射后,分布于各组织,肿瘤组织中含量较高,维持时间较长,主要通过粪便排出。

3.鬼臼毒素类

(1)静脉注射 VP-16 后,蛋白结合率为 74%～90%,主要分布于肝、肾、小肠,不易透过血脑屏障,血药浓度的衰减呈二房室开放模型,$t_{1/2}\alpha$ 为 1.4±0.4h,$t_{1/2}\beta$ 为 5.7±1.8h;VP-16 亦可口服,口服后生物利用度有个体差异,吸收不规则,且口服吸收后有效血浓度仅为静脉注射的 28%～52%,口服后 0.5～4h 血药浓度达峰值,$t_{1/2}$ 为 4～8h;原形及代谢产物主要经尿排泄。

(2)静脉注射 VM-26,血中蛋白结合率达 99%,脑脊液中浓度低,血浆中药物浓度的衰减呈三房室开放模型,末相 $t_{1/2}$ 为 11～38h,主要经尿排泄,原形占 35%。

4.紫杉醇

静脉注射后,蛋白结合率达 95%～98%。体内分布广,Vd 为 55～182L/m²。血药浓度的衰减呈二室开放模型:$t_{1/2}\alpha$ 为 16.2min;$t_{1/2}\beta$ 为 6.4h,清除率为每分钟 253mL/m²。主要由尿排泄,大部分为其代谢产物。

5.三尖杉酯碱

口服吸收迅速,但不完全。静脉注射血中药物浓度呈二房室模型衰减,$t_{1/2}\alpha$ 为 3.5min,$t_{1/2}$ 为 50min。注射后 15min,分布于全身各组织中,肾中分布最高,其次为肝、骨髓、肺、心、胃肠、脾、肌肉、睾丸,血及脑中最低。给药 2h 后,各组织中药物浓度迅速降低,但骨髓中浓度下降慢。主要通过肾及胆汁排泄。

(三)临床应用和疗效评价

1.适应证及疗效评价

(1)长春碱类:VLB 主要用于恶性淋巴瘤、睾丸癌、泌尿系统肿瘤。对乳腺癌、Kaposi 肉瘤亦有一定疗效。VCR 可用于急性淋巴细胞白血病、恶性淋巴瘤、儿童肿瘤及治疗晚期肺鳞癌作为同步化药物使用。VDS 可用于白血病,如急性淋巴细胞性白血病、急性非淋巴细胞性白血病及慢性粒细胞白血病急性病变,还可用于肺癌、乳腺癌、食管癌、恶性黑色素瘤。

(2)喜树碱类:CPT 对胃癌、绒毛膜上皮癌、恶性葡萄胎、急性及慢性粒细胞白血病、膀胱癌、大肠癌及肝癌均有一定的疗效。10-OHCPT 用于原发性肝癌、头颈部恶性肿瘤、胃癌、膀胱癌及急性白血病。

(3)鬼臼毒素类:①VP-16 临床上对肺癌、睾丸癌、恶性淋巴瘤、急性粒细胞性白血病有较好疗效,对食管癌、胃癌、儿科肿瘤、Kaposi 肉瘤、原发性肝癌亦有一定疗效。②VM-26 主要用于急性淋巴细胞白血病、恶性淋巴瘤、肺癌、儿童肿瘤、脑癌、卵巢癌、宫颈癌、子宫内膜癌及膀胱癌,与顺铂合用治疗伴有肺、淋巴结、肝、盆腔转移的膀胱癌。

(4)紫杉醇:主要用于晚期卵巢癌、乳腺癌、肺癌、食管癌、头颈部肿瘤、恶性淋巴瘤及膀胱癌的治疗。

(5)三尖杉酯碱:主要用于急性粒细胞性白血病。对真性红细胞增多症及恶性淋巴瘤有一定疗效。

2.治疗方案

(1)长春碱类:①VCR,静脉注射成人 $25\mu/kg$,儿童 $75\mu/kg$,1 周 1 次,总量为 10~20mg,亦可用同一剂量点滴;胸腹腔内注射每次 1~3mg,用 20~30mL 生理盐水稀释后注入。②VLB:一般用量为 0.1~0.2mg/kg,每周 1 次。③VDS:一般用量为每次 $3mg/m^2$,每周 1 次,快速静脉注射,连用 4~6 次。

(2)喜树碱类:临床常静脉给药,CPT 每次 5~10mg,每日 1 次,或 15~20mg,隔日 1 次,总剂量 140~200mg 为一疗程。10-OHCPT 每次 4~8mg,每日或隔日 1 次,总剂量 60~120mg 为一疗程;动脉内注射:1 次 5~10mg,每日或隔日 1 次,总剂量 100~140mg 为一疗程;膀胱内注射:1 次 20mg,每月 2 次,总量为 200mg。

(3)鬼臼毒素类:①VP-16,静脉注射每天 $60mg/m^2$,每日 1 次,连续 5d,每 3~4 周重复 1 次;胶囊每天口服 $120mg/m^2$,连服 5 天,隔 10~15d 重复一疗程。②VM-26:静脉注射,每次 1~3mg/kg,每周 2 次,可连用 2~3 个月。

(4)紫杉醇:每 3 周给药 1 次,每次 $135mg/m^2$ 或 $175mg/m^2$,用生理盐水或葡萄糖水稀释后静脉滴注,持续 3h,6h 或 24h。

(5)三尖杉酯碱:成人每日 0.1~0.15mg/kg;儿童为 0.15mg/kg,溶于 250~500mL 葡萄糖液中静脉滴注,4~6d 为一疗程,间歇 2 周重复一疗程。

(四)不良反应及注意事项

1.不良反应

(1)胃肠道反应:均有不同程度的胃肠道反应。VLB 可致口腔炎、口腔溃疡等,严重可产生胃肠溃疡,甚至危及生命的血性腹泻。VDS 很少引起胃肠道反应。

(2)骨髓抑制均有不同程度的骨髓抑制,多为剂量-限制性毒性。三尖杉酯碱可致全血减少。

(3)皮肤及毛发损害均有不同程度的皮肤损害及脱发。

(4)特殊不良反应:①长春碱类可致神经系统毒性,多在用药 6~8 周出现,可引起腹泻、便秘、四肢麻木及感觉异常、跟腱反射消失、颅神经麻痹、麻痹性肠梗阻、眼睑下垂及声带麻痹等;总量超过 25mg 以上应警惕出现永久性神经系统损害;神经系统毒性 VCR 较重,VDS 较轻;

②鬼臼毒素类可引起变态反应,少数患者于静脉注射给药后出现发热、寒战、皮疹、支气管痉挛、血压下降,抗组胺药可缓解,减慢静脉滴注速度可减轻低血压症状;③紫杉醇引起的变态反应,与赋形剂聚乙基蓖麻油促使肥大细胞释放组胺等血管活性物质有关,主要表现为Ⅰ型变态反应;还可引起心脏毒性,表现为不同类型的心律失常,常见为心动过缓,个别病例心率可降低至40次/min;可致神经毒性,以感觉神经毒性最常见,表现为手套-袜状分布的感觉麻木、刺痛及灼痛,还可出现口周围麻木感,常于用药后24~72h出现,呈对称性和蓄积性;④三尖杉酯碱可引起心脏毒性,表现为心动过速、胸闷、传导阻滞、心肌梗死、心力衰竭。

(5)其他:①长春碱类还可引起精神抑郁、眩晕、精子减少及静脉炎,外漏可造成局部坏死溃疡,VCR还可致复发性低钠血症;VDS还可引起肌痛及咽痛、碱性磷酸酶升高及药热;②喜树碱类中CVT毒副作用较大,主要为骨髓抑制,尿路刺激症状,胃肠道反应,另有肝毒性;10-OHCPT泌尿系统损伤少见,少数可见心律失常,一般不需处理可自然恢复;③鬼臼毒素类可引起少数人轻度视神经炎、中毒性肝炎,出现黄疸及碱性磷酸酶升高,还可诱发急性淋巴细胞性白血病及急性非淋巴细胞白血病;④紫杉醇可致肝肾轻度损伤,局部刺激性大,可致静脉炎,外漏可致局部组织红肿、坏死;⑤三尖杉酯碱还可导致肝功能损伤、蛋白尿。

2.禁忌证

禁用于白细胞减少患者、细菌感染患者及孕妇、哺乳妇女,另外,肝、肾功能障碍,有痛风史的患者,恶病质,大面积皮肤溃疡患者慎用。

3.药物相互作用

(1)甘草酸单胺盐可降低CPT的毒性。

(2)鬼臼毒素类与长春碱类生物碱合用可加重神经炎,抗组胺药可减轻变态反应。

(3)肿瘤组织对紫杉醇的抗药性可被维拉帕米等钙阻断剂、他莫昔芬、环孢素等逆转。与顺铂、长春碱类药物合用,可加重紫杉醇的神经毒性,与顺铂合用还可加重紫杉醇的心脏毒性。

4.注意事项

长春碱类仅供静脉应用,不能肌内、皮下、鞘内注射,鞘内应用可致死。

五、肿瘤的生物治疗

肿瘤的生物治疗发展非常迅速,自20世纪80年代以来,肿瘤生物治疗已成为继手术、化疗和放疗之后的第四种治疗肿瘤的方法,它已被广泛研究和应用于临床,并取得一定疗效。肿瘤生物治疗主要包括免疫治疗、基因治疗以及抗血管生成三方面。免疫治疗的种类较多,但是大体的分类上主要有细胞免疫治疗和体液免疫治疗两种。免疫治疗还包括抗癌效应细胞的激活,细胞因子的诱发,抗癌抗体的筛选、新型疫苗的研制,这些都与免疫学理论的发展和分子生物技术的进步密切相关。基因治疗是指将细胞的遗传物质-核苷酸通过某种手段转移到靶细胞中(机体的免疫细胞、瘤细胞和其他一些能起到治疗作用的细胞中)以纠正或扰乱某些病理生理过程,基因治疗虽然难度很大,但它是生物治疗的方向,让这些细胞自然增长,分泌有效因子,以调节各种抗癌免疫活性细胞或直接作用于癌细胞,这应是治疗微小转移灶和防止复发最理想的手段。对此已在多方面进行深入、细致的研究。根据肿瘤生长与转移有赖于血管生成这一基本现象,针对肿瘤血管形成的分子机制来设计的抗血管生成治疗策略,已成为目前肿瘤治疗的热点研究领域,许多抗血管生成剂已进入临床研究阶段。肿瘤生物治疗合理方案的制订,基础和临床研究的密切配合以及基因治疗等都有待进一步深入研究。

目前常用的一些生物反应调节剂(BRM)的抗肿瘤作用大致有:①激活巨噬细胞或中性粒细胞;②激活自然杀伤细胞;③促使 T 淋巴细胞分裂、增殖、成熟、分化,调整抑制性 T 细胞与辅助性 T 细胞的比值;④增强体液免疫功能;⑤诱生干扰素、白细胞介素、肿瘤坏死因子等细胞因子;⑥通过产生某些细胞因子再进一步激活有关免疫细胞而起作用。由免疫效应细胞和相关细胞产生的、具有重要生物活性的细胞调节蛋白,统称为细胞因子。

这些细胞因子在介导机体多种免疫反应过程中发挥重要的作用,他们除了单独地具有多种生物学活性外,彼此之间在诱生、受体调节和生物效应的发挥等水平上相互作用。细胞因子的功能总和概括了 BRM 效应。

六、其他类

(一)铂类配合物

临床常用的有顺铂及卡铂。二者具有相似的抗肿瘤作用,卡铂的某些抗肿瘤作用强于顺铂,其毒性作用亦小于顺铂。该类化合物能抑制多种肿瘤细胞的生长繁殖,在体内先将氯解离,然后与 DNA 上的碱基共价结合。形成双链间的交叉联结成单链内两点的联结而破坏DNA 的结构和功能,属周期非特异性药物。为目前联合化疗中常用的药物之一。

主要对睾丸癌、恶性淋巴瘤、头颈部肿瘤、卵巢癌、肺癌及膀胱癌有较好疗效,对食管癌、乳腺癌等亦有一定的疗效。

常用静脉滴注给药,顺铂:每日 $25mg/m^2$,连用 5d 为 1 个疗程,休息 3～4 周重复 1 疗程,亦可 1 次 $50～120m/m^2$,每 3～4 周 1 次;卡铂:$100mg/m^2$,每日 1 次,连用 5d,每 3～4 周重复 1 疗程,亦可 1 次 $300～400mg/m^2$,每 4 周重复 1 次。

不良反应主要表现为消化道反应,如恶心、呕吐、骨髓抑制、耳毒性及肾毒性,卡铂的上述不良反应均较顺铂轻。

(二)激素类抗肿瘤药

激素与肿瘤的关系早已为人们所注意,用激素可诱发肿瘤,当应用一些激素或抗激素后,体内激素平衡受到影响,使肿瘤生长所依赖的条件发生变化,肿瘤的生长可因之受到抑制。常用的有糖皮质激素、雌激素等。

临床常用的雌激素制剂己烯雌酚,实验证明,对大白鼠乳腺癌有抑制作用。另外,可激活巨噬细胞的吞噬功能及刺激体内网状内皮系统功能。临床主要用于前列腺癌和乳腺癌的治疗。治疗前列腺癌:3～5mg/d,3 次/d。治疗乳腺癌 5mg3 次/d。

临床上常用的孕激素一般为其衍生物,如甲地孕酮、双甲脱氢孕酮。主要用于子宫内膜癌、乳腺癌及肾癌的治疗。甲地孕酮口服,由 4mg/d 渐增至 30mg,连服 6～8 周,或 4 次/d,每次 4mg,连用 2 周;双甲脱氢孕酮口服,开始 0.1g/d,每周递增 1 倍,3 周后大剂量可达 0.8g/d。

第三节　抗恶性肿瘤药不良反应和用药监护

一、常见不良反应

绝大多数抗恶性肿瘤药在抑制或杀伤肿瘤细胞的同时,对体内增殖旺盛的正常组织细胞也有不同程度的毒性作用,如骨髓、消化道黏膜、淋巴组织、毛发等。药物毒性可分为共有毒性和特有毒性。共有毒性是大多数化疗药所共有的毒性反应,不同药物只是程度上的差别;特有毒性是某些药物特有的毒性反应;一般与化疗药物的治疗作用无关。

二、不良反应和用药监护

保持患者良好的精神状态和营养状态、及时、准确、安全给药,密切观察,预防和减轻各种不良反应,确保化疗顺利完成,是肿瘤化疗用药监护的主要任务。

(一)局部刺激

大多数化疗药有较强的刺激性,如不慎误入血管外,可致难愈性组织坏死和局部硬结;同一处血管反复给药常引起静脉炎,导致血管变硬,血流不畅,甚至闭塞。护理人员在用药时首先要作好解释工作以消除患者恐惧心理,要求患者在注射时感到疼痛或有异常感觉应立即告知,防止患者因勉强忍受而造成不良后果。多次用药时,应制订合理的静脉使用计划,由远端小静脉开始,左、右臂交替使用,因下肢静脉易于栓塞,除特殊情况外,避免使用下肢静脉给药。如不慎药液溢出,应立即采取措施:①24h 内冷敷,以防扩散;24h 后热敷,增加吸收;②用生理盐水及普鲁卡因局部封闭;③局部应用醋酸可的松软膏,以防局部溃烂;④疼痛严重者要用氯乙烷表面麻醉。

(二)消化道反应

由于消化道上皮细胞增殖旺盛,对抗肿瘤药较敏感,化疗时对消化道黏膜细胞产生不同程度的损伤,出现食欲减退、恶心、呕吐、腹泻、腹痛等消化道症状,严重时发生;肠黏膜坏死、出血甚至穿孔。给药时间宜安排在饭后或睡前,以易消化、少油腻的清淡食物为主,以免影响患者的食欲和进食。同时给予镇静止吐药减轻消化道反应。反应严重者可采取少量多餐或随意餐的形式,必要时禁食、补液。

(三)骨髓造血抑制

应密切观察接受抗肿瘤药物治疗患者的征象,用药期间要定期检查血常规。当白细胞计数降至 $2.0×10^9/L$ 和血小板减少至 $100×10^6/L$ 时,应停用药物,采取必要的措施预防感染和出血。

(四)口腔、皮肤损害和脱发

化疗药可引起严重的口腔黏膜损害,表现为充血、水肿、炎症和溃疡形式。化疗前应及时治疗口腔感染,治疗期间除餐后正常刷牙外,采用消毒液含漱的方法保持口腔清洁。合并真菌感染时可用制霉菌素 10 万 U/mL 或 3%苏打水含漱,溃疡疼痛者餐前可用 2%利多卡因喷雾或外涂。

皮肤损伤的护理以预防和控制感染为主。对脱发患者应做好思想疏导工作,说明脱发的可逆性,解除其精神压力。化疗时用止血带捆扎于发际或戴冰帽,对脱发有显著的预防效果。

(五)泌尿系统损害

肾脏是化疗药物的主要排泄场所,由于肾脏对尿液的浓缩效应,造成化疗药在泌尿系统的浓度明显增高,局部的毒性加重,加之化疗时肿瘤组织崩解产生的高尿酸血症在肾小管内形成尿酸盐结晶堵塞肾小管,如果监护不当,很可能发生出血性膀胱炎和导致肾衰竭。因此,化疗期间应鼓励患者大量饮水,每日摄入量保持在 3000mL 以,上,并给予别嘌醇抑制尿酸生成。每日准确记录水出入量,对摄入量足够、尿量少者,按医嘱给予利尿剂,以便及时排出药物。

第四节　化疗用药原则

一、概述

抗恶性肿瘤药选择性差,毒性较大,为解决此矛盾,可根据抗肿瘤药的作用机制和细胞增殖周期规律,设计合理的用药方案,以提高疗效,减少不良反应,延缓耐药性的产生。其临床用药原则如下。

(一)从细胞增殖动力学考虑

1.序贯疗法

即设计周期非特异性药物和周期特异性慢的实体瘤,可先用细胞周期非特异性药物杀灭增殖期细胞,驱动 G_0 期细胞进入增殖周期,继而用周期特异性药物杀灭之。而对增长快的肿瘤,宜先用周期特异性药物,大量杀灭增殖周期内某一时期的肿瘤细胞,再用周期非特异性药物杀伤其他各时期的细胞,待 G_0 期细胞进入细胞周期时再重复上述治疗。

2.同步化疗法

即先用周期特异性药物,将肿瘤细胞阻滞于某时相,停药后,肿瘤细胞即同步进入下一时相,再使用作用于后一时相的药物。

(二)从作用机制考虑

用两种药物同时作用于同一代谢过程前后两种不同靶点的方法。如联合用氨甲蝶呤和巯嘌呤。

(三)从药物毒性考虑

尽量避免毒性的重叠,如大多数抗癌药有骨髓抑制作用、而泼尼松和博莱霉素等无明显骨髓抑制作用,与其他药物合用可以提高疗效并减轻骨髓毒性。合用亚叶酸钙可减轻氨甲蝶呤的骨髓毒性。

(四)从药物的抗瘤谱考虑

如胃肠道癌宜用氟尿嘧啶、环磷酰胺;丝裂霉素等;鳞癌可选用博莱霉素、氨甲蝶呤等;肉瘤宜用环磷酰胺、顺铂、阿霉素。

(五)从给药方法考虑

肿瘤细胞对化疗药呈剂量依赖性,多数一般采用大剂量间歇疗法,它比小剂量连续疗法的效果好,因为前者杀灭瘤细胞更多,且间歇用药可诱导 G。期细胞进入增殖期,可减少肿瘤复发的机会,还有利于造血系统及免疫功能的恢复,延缓耐药性产生。

二、制剂和用法

(一)环磷酰胺(CTX)

片剂:50mg。每次 50～100mg,1 日 2～3 次,一疗程总量 10～15g。粉针剂:100mg,200mg,临用药前加 0.9%氯化钠注射液溶解后立即静注,每次 0.2g,1 日或隔日 1 次,一疗程 8～10g。大剂量冲击疗法为每次 0.6～0.8g,1 周 1 次,8g 为一疗程。

(二)塞替哌(TSPA)

注射剂 10mg/1mL。每次 10mg,1 日 1 次,肌内或静脉注射,5 日后改为每周 3 次,总量为 200～400mg。每次 20～40mg,1 周 1～2 次,腔再注射,一疗程 3～4 周。

(三)白消安(Busulfan)

片剂:0.5mg,2mg。1 日 2～8mg。分 3 次空腹服用,有效层用维持量 1 日 0.5～2mg,1 日 1 次。

(四)氨甲喋呤(MTX)

片剂:2.5mg。注射剂:5mg。白血病:每次 5～10mg,一周 2 次,总量为 50～150mg。绒毛膜上皮癌:1 日 10～20mg,静脉滴注,5～10 次为一疗程。

(五)氟尿嘧啶(5－Fu)

注射剂:0.25g/10mL。每次 0.25～0.5g,1 日或隔日一次.静脉注射,一疗程总量 5～10g 或每次 0.25～0.75g,1 日或隔日 1 次,静脉滴注,一疗程总量 8～10g。

(六)巯嘌呤(6－MP)

片剂:25mg,50mg,100mg。白血病:1 日 1.5～2.5mg/kg(体重),分 2～3 次服,病情缓解后用原量 1/3～1/2 维持。绒癌:1 日 6.0～6.5mg/kg(体重),10 天一疗程。

(七)羟基脲(HU)

片剂:500mg。胶囊剂:400mg。每次 0.5g,1 日 2～3 次,4～6 周为一疗程。

(八)阿糖胞苷(Ara－C)

注射剂:50mg/1mL。每次 1～2mg/kg(体重),1 日 1 次,静注或静滴,或疗程 10～14 天;或每次 25mg,1 周 2～3 次;鞘内注射,连用 3 次,6 周后重复。

(九)丝裂霉素(MMC)

片剂:1mg。1 日 2～6mg,一疗程总量 100～150mg。粉针剂:2mg,4mg。静注,每次 2mg,1 日 1 次;或每次 10mg,1 周 1 次,总量为 60mg。

(十)博莱霉素(BLM)

粉针剂:15mg,30mg。每次 15～30mg,1 日或隔日一次,缓慢静注,总量 450mg。

(十一)放线菌素 D(DACT)

注射剂:0.2mg。每次 0.2～0.4mg,1 日或隔日 1 次;静注或静滴,一疗程 4～6mg。

(十二)柔红霉素(DNR)

粉针剂:10mg,50mg。开始 1 日 0.2mg/kg(体重),静注或静滴,渐增至 1 日 0.4mg/kg(体重),1 日或隔日 1 次,3～5 次为一疗程,间隔 5～7 日再给下一个疗程,最大总量 600mg/m^2。

(十三)长春碱(VLB)

粉针剂:10mg。每次 10mg,1 周 1 次,静注,一疗程总量 60～80mg。

(十四)长春新碱(VCR)

粉针剂:1mg,每次 1～2mg,1 周 1 次;静注,一疗程总量 6～10mg。

(十五)紫杉醇

注射剂:30mg/5mL。每次 150～750mg/m²,静滴时间 3 小时,3～4 周 1 次。

(十六)高三尖杉酯碱(HRT)

注射剂:1mg/1mL,2mg/2mL。一每次 1～4mg,1 日 1 次,静滴,4～6 天为一疗程,隔 1～2 周重复用药。

(十七)L－门冬酰胺酶(L－Asparaginase)

粉针剂:1000U,2000U。每次 20～200U/kg(体重),用 0.9％氯化钠注射液稀释,1 日或隔日 1 次,静注,10～20 次为一疗程。

(十八)顺铂(DPP)

粉针剂:10mg,20mg,30mg。每次 20mg,1 日或隔日一次,静注或静滴,一疗程总量 100mg。

(十九)卡铂(CBP)

粉针剂:100mg。每次 0.1～0.4g/m²,用 5％葡萄糖注射液稀释后静滴,连用 5 日为一疗程。4 周后重复给药。

第十五章　解毒药物

第一节　金属与类金属中毒的解毒药

人们的日常生活中,特别是从事各种金属的加工过程中,有时会发生金属和类金属中毒。常见的金属和类金属毒物有铜、铅、锑、砷、汞、锰、镍、铍、磷等及其化合物。

一、中毒机制

金属和类金属毒物能与体内含巯基(—SH)的酶结合,从而抑制酶的活性导致中毒。

二、中毒症状

(一)口腔发生病变

口中有金属味儿,口渴、流涎水,口腔咽喉疼痛,口唇肿胀,口腔发炎或溃烂。

(二)呼吸道症状

流涕、喷嚏咽痛、咳嗽、咯痰、胸闷、胸痛、气急、呼吸困难等。长期低浓度吸入可引起慢性支气管炎,重者可发生肺气肿。

(三)胃肠道症状

恶心、呕吐、腹泻、出血性胃肠炎、腹绞痛和便秘。

(四)对神经系统损害

患者出现头痛、头晕、乏力、情绪不稳、记忆力减退、睡眠不好、自主神经功能紊乱等。有的出现运动障碍,反射减弱,肌肉萎缩等,严重者可出现瘫痪。慢性中毒的早期表现神经衰弱综合征。

(五)对血液系统损害

可抑制造血功能,引起血液中红细胞、白细胞和血小板减少,发生再生障碍性贫血和溶血性贫血,甚至白血病。

(六)对脏器损害

重金属毒物可随血液分布于肝、肾、脑、头发,导致肾损害、骨骼损害、肝脏损伤和黄疸,甚至出现急性中毒性脑病。严重者可发生脑疝而死亡。慢性中毒性脑病可有痴呆型、精神分裂症型、震颤麻痹型、共济失调型等。

三、中毒解救

含巯基(—SH)的解毒药和金属螯合剂能与金属、类金属结合,使酶活性恢复而解除其毒性。最常用的解毒剂是二巯基丙醇、二巯丁二酸钠、二巯丙磺酸钠依地酸钙钠、青霉胺以及谷胱甘肽等金属离子螯合剂。

四、二巯基丙醇(dimercaprol,巴尔,BAL)

(一)作用

二巯基丙醇是竞争性解毒剂,结构中的—SH可与多种金属离子螯合成无毒的金属化合物从尿排出。还能夺取已与组织中酶结合的金属或类金属,使酶恢复活性。必须及早并足量使用,大量重金属中毒或解救过迟时疗效不佳。

（二）临床应用

主要治疗砷、汞、金、铋及酒石酸锑钾中毒,不宜用于铁中毒。

（三）不良反应

常见的有恶心、呕吐、头痛、流涎、腹痛口咽部烧灼感、视力模糊、手麻等反应,注射过量可致血压升高、心动过速、惊厥、昏迷等。

（四）用药注意及禁忌证

（1）需多次给药才能达到预期的解毒效果。肌注,0.1～0.2g,极量0.2g,最初2日每日注射4次,以后可减少次数,全疗程7～14d。

（2）用量要适当,多次用药对肝肾有损害,碱化尿液可以减少螯合物的解离而减轻肾损害,肝肾功能不全者应慎用。

（3）应避免药液触及皮肤,以免引起皮肤反应。

（4）禁用于镉、铁、硒中毒及严重高血压、心衰、肾衰患者。

五、二巯基丁二酸钠（二巯琥珀酸钠,DMS）

（一）作用

二巯基丁二酸钠为广谱金属解毒剂,分子中有两个巯基,与金属亲和力较大,能夺取已与酶络合的金属,从而恢复酶的活性。对锑剂的解毒效果强于二巯基丙醇10倍,毒性较少。

（二）临床应用

用于锑、铅、汞、砷的中毒治疗,并可预防镉、钴,镍的中毒。对肝豆状核变性病有祛铜及减轻症状的效果。

（三）不良反应

有口臭、头痛、恶心、乏力、四肢酸痛等反应,注射速度越快症状越重,但可于数小时内自行消失。

（四）用药注意及禁忌证

（1）水溶液不稳定,如呈土黄色或混浊,则不可用。需现用现配,不宜加热,久放会减弱药性和出现毒性,故不可作静脉滴注。

（2）不宜用盐水稀释,因为它会结合一部分钠离子,降低疗效。

（3）缓慢静脉推注,细心观察有无恶心、乏力、四肢及关节酸痛、蛋白尿、管型尿等,应留尿送检以监测对肾脏的损害。

（4）禁用于严重肝功能损害者。

六、依地酸钙钠（解铅乐）

（一）作用

依地酸钙钠属金属离子螯合剂,能与多种二价和三价重金属离子螯合形成稳定而不溶性复合物,由尿中排出。

（二）临床应用

主要治疗铅中毒,亦可用于铜、钴、镍、锰及放射性元素(如镭、铀、钍等)中毒以及作诊断用的铅移动试验。

(三)不良反应

(1)部分患者出现头昏、前额痛、食欲不振、恶心、畏寒、发热,以及鼻黏膜充血、喷嚏、流涕和流泪等组胺样反应,停药后恢复。

(2)少数有尿频、尿急、蛋白尿、低血压和心电图 T 波倒置。

(3)剂量过大可引起肾小管上皮细胞损害,导致急性肾衰竭。有少数患者应用本品出现高钙血症,应予以注意。

(4)静注浓度过高或过快、血药浓度超过 0.5％时,可引起血栓性静脉炎。

(四)用药注意及禁忌证

(1)以短程间歇疗法为原则,因长期连续使用则排毒率低,不良反应大。一般以连用 3d 休息 4d 为一疗程,注射一般可连续 3～5 个疗程。必要时,可间隔 3～6 个月再重复。以静滴疗效最高。

(2)治疗铅脑病及脑压增高患者,应避免给予过多水分,可由肌内注射给药,同时给予甘露醇等脱水剂。

(3)用药期间应检查尿常规,如出现蛋白尿、血尿、无尿或肾衰竭等应及时停药,停药后可逐渐恢复正常。肾脏患者禁用。

(4)老年人的肾脏和心脏潜在代偿功能减退,故应慎用本品。并应减少剂量和疗程。

第二节　氰化物中毒解毒药

氰化物是作用迅速地剧毒物质。氰化物进入人体释放出氰离子（CN－）,与机体细胞色素氧化酶中的铁离子（Fe^{3+}）结合,阻碍 Fe^{3+} 的还原,形成氰化高铁细胞色素氧化酶,失去在呼吸链中传递电子的功能,使呼吸链中断,引起细胞内窒息。不及时救治,很快导致死亡。

氰化物中毒的救治,首先给予高铁血红蛋白形成药,迅速将体内部分血红蛋白氧化形成高铁血红蛋白,后者可与细胞色素氧化酶竞争游离的或已结合的氰离子形成氰化高铁血红蛋白,使细胞色素氧化酶复活。但氰化高铁血红蛋白仍可部分解离出氰离子,故应再用硫代硫酸钠使已结合的氰离子转变成稳定无毒的硫氰酸盐随尿排出而解毒。

一、亚硝酸钠

亚硝酸钠在体内能够使血红蛋白生成足量的高铁血红蛋白,作用缓慢、用于解救氯化物中毒,疗效比亚甲蓝好。静脉注射速度过快,可扩张血管而引起血压骤降。

二、亚甲蓝

亚甲蓝在体内的浓度不同对血红蛋白有不同的作用,低浓度时,可使高铁血红蛋白还原成血红蛋白,高浓度时则使血红蛋白氧化成高铁血红蛋白。临床上小剂量亚甲蓝用于治疗高铁血红蛋白症,大剂量时治疗轻度氰化物中毒。另外试用于治疗尿路结石、闭塞性脉管炎和神经性皮炎。

注射过快可致恶心、呕吐、头痛、腹痛、血压下降、心前区疼痛、呼吸困难等,用药后尿呈蓝色,排尿时尿道口有刺痛;治疗亚硝酸盐中毒时剂量切忌过大,否则会使症状加剧,治疗氰化物中毒时与硫代硫酸钠交替使用;禁用于皮下注射,以免引起组织坏死。

三、硫代硫酸钠

硫代硫酸钠又名大苏打,起效慢,与亚硝酸钠合用可显著提高疗效。主要用于氰化物中毒解救,也可用于砷、汞、铅和碘中毒。不良反应偶见头晕,乏力、恶心、呕吐等,静脉注射过快引起血压下降;不能与亚甲蓝、亚硝酸钠混合同时注射。口服氰化物中毒者还须用本品 5% 溶液洗胃,洗后留适量溶液于胃内。

第三节　有机磷酸酯类中毒的解毒药

一、有机磷酸酯类中毒的机制及症状

有机磷酸酯类主要用于农作物杀虫剂,对人畜也有着极强的毒性,常用的有对硫磷(1605)、内吸磷(1059)、甲拌磷(3911)、敌敌畏、敌百虫、乐果等。此外,用于化学武器的神经毒剂,如沙林塔崩、棱曼等也属此类。

(一)中毒机制

有机磷酸酯类可由消化道、皮肤、呼吸道、黏膜吸收进入体内,与胆碱酯酶牢固结合形成难以水解的磷酰化胆碱酯酶,使胆碱酯酶失去水解乙酰胆碱(ACh)的能力,致使 ACh 在体内大量积聚,激动胆碱受体引起一系列中毒症状。

(二)中毒症状

轻度中毒的临床表现以 M 样症状为主;中度中毒者同时出现 M 样及 N 样症状;严重中毒者除 M 样及 N 样症状加重外,还出现严重的中枢神经症状,死亡原因主要为呼吸麻痹和循环衰竭。

1.M 样症状

表现为恶心、呕吐、腹痛、腹泻、大小便失禁、瞳孔缩小、视物模糊、心动过缓、血压下降、出汗、唾液腺分泌增加、肺部湿啰音、呼吸困难等。

2.N 样症状

全身肌肉震颤、心动过速、血压升高,严重者呼吸肌麻痹。

3.中枢症状

先兴奋后抑制,表现为躁动不安、失眠谵语、昏迷,可因血管运动中枢抑制导致血压下降、呼吸中枢麻痹而致死亡。

对有机磷酸酯类中毒,除迅速清除毒物,维持呼吸循环功能,保持呼吸道畅通等一般中毒处理原则外,同时应立即使用 M 受体阻断药和胆碱酯酶复活药等特殊解毒药。

二、常用有机磷酸酯类中毒的解毒药

(一)M受体阻断药:阿托品

阿托品在解救有机磷酸酯类中毒时,可通过阻断M受体迅速解除M样症状,同时又能通过血-脑脊液屏障进入脑内,对抗一部分中枢中毒症状,且对呼吸中枢有兴奋作用;但对N₂受体无阻断作用,因此不能制止骨骼肌震颤,对中毒晚期的呼吸肌麻痹也无效,并且不能使已失活的胆碱酯酶复活,故必须与胆碱酯酶复活药合用。其使用原则为早期、足量、反复给药及快速"阿托品化"(出现瞳孔较前散大、颜面潮红、口干、皮肤干燥、肺部湿性啰音显著减少或消失、心率加快、有轻度躁动不安等),随后逐渐减量至维持量。两药合用时,当胆碱酯酶复活后,机体可恢复对阿托品的敏感性,易发生阿托品中毒,应严密观察注意避免。

(二)胆碱酯酶复活药

1.碘解磷定

碘解磷定(PAM)静脉给药后,血中很快达到有效浓度。本品主要在肾排出,6小时内约排出80%,无蓄积中毒现象。

药理作用:本品在体内与磷酰化胆碱酯酶的磷酰基结合,生成磷酰化碘解磷定和游离的胆碱酯酶、酶活性恢复;也可直接与游离的有机磷结合成无毒性的磷酰化碘解磷定而由肾排出;还能加速有机磷酸酯类的分解,从而防止其继续结合胆碱酯酶,避免中毒继续发展。碘解磷定类药仅对形成不久的磷酰化胆碱酶有作用,但对中毒时间较长,磷酰化胆碱酯酶已"老化",酶活性则难以恢复,故应用此类药物治疗有机磷酸酯类中毒时,早期用药效果好,治疗慢性中毒则无效。

临床应用:用于治疗急性有机磷农药中毒,碘解磷定对不同有机磷酸酯类疗效有差异,对内吸磷、马拉硫磷和对硫磷中毒的疗效好,对敌敌畏敌百虫疗效较差,而对乐果中毒则基本无效。

由于乐果中毒时形成的磷酰化胆碱酯酶比较稳定,几乎是不可逆的,加之乐果乳剂中含有苯,同时有苯中毒,故抢救乐果中毒以阿托品为主。本品恢复酶活性的作用在神经肌肉接头处最明显,能迅速控制肌束震颤,但对自主神经功能恢复较差,对中枢神经系统的中毒症状也有一定的改善作用,故应和阿托品等M受体阻断药合用。

不良反应与用药护理:一般治疗量时毒性不大,剂量超过2g时或静脉注射速度过快(每分钟超过500mg),产生轻度乏力、恶心、呕吐、心动过速、视力模糊、眩晕等。剂量过大时反而可抑制胆碱酯酶,加剧有机磷酸酯类的中毒程度,故应掌握好剂量。本品禁与碱性药物混合使用,因其在碱性溶液中易水解成剧毒的氰化物。偶可引起咽痛及腮腺肿大,对碘过敏者禁用。刺激性大,忌肌内注射。对重度中毒的患者要24小时监护,随时了解患者的情况,以便及时抢救。

2.氯解磷定

氯解磷定的作用、体内过程、应用与疗效均与碘解磷定相同。但氯解磷定的水溶性高,溶液稳定,可静脉给药、肌内注射(不含碘,无刺激性),使用方便,特别适用于有机磷酸酯类中毒早期的抢救。本品副作用较碘解磷定少,现已逐渐取代碘解磷定。

第四节　阿片类镇痛药中毒的解毒药

一、盐酸纳洛酮(苏诺)

(一)作用

纳洛酮为阿片受体拮抗剂,化学结构与吗啡很相似,对阿片受体的亲和力比吗啡大,能阻止吗啡类与阿片受体结合,为阿片类药物解毒剂,可增加急性中毒的呼吸抑制患者的呼吸频率,并能对抗镇静作用及使血压上升。

(二)临床应用

主要用于吗啡类药物中毒的解救以及酒精中毒和成瘾的治疗。也用于脑梗死、休克及新生儿窒息等应激性疾病的解救和阿片类药物成瘾者的鉴别诊断和处理。

(三)不良反应

药理学偶见恶心呕吐、头昏、困倦;少数可见血压升高、呼吸加快;个别致心动过速及肺水肿。

(四)用药注意及禁忌证

(1)皮下、肌内或静脉注射,阿片类药物过量中毒,成人0.4mg/次,需要时2~3min可重复1次;阿片类药物所致的术后呼吸抑制,每次每千克体重1.3~3g。

(2)对阿片类药物依赖者,可迅速激发严重的戒断症状,应注意患者的用药史。本品鉴别试验阴性者仍不能排除阿片依赖阳性。

(3)本品无依赖性,心功能障碍和高血压患者慎用。

二、烯丙吗啡(N-allylnorphine,纳洛芬)

(一)作用

烯丙吗啡为阿片受体拮抗剂,能阻止吗啡类物质与阿片受体结合,并有一定的镇痛作用。

(二)临床应用

用于抢救吗啡哌替啶等的急性中毒,并用于分娩前以防止由于哌替啶所致的新生儿呼吸抑制。也用于对吗啡类药物成瘾者的鉴别诊断。近年来已被纳洛酮取代。

(三)不良反应

可见眩晕、嗜睡、无力、出汗、感觉异常、幻视等不良反应。

(四)给药方法

静注(肌注、皮下注射亦可):成人每次5~10mg。必要时隔10~15min再注,极量40mg/d。对新生儿,注射0.2mg,必要时可加至0.5mg。

三、使用特殊解毒药须注意的事项

(一)抓紧时间,使用适时

解毒药应尽快使用,但治疗时机要恰当。

(二)注意剂量,不多不少

使用解毒剂,既不能用量不足以影响治疗效果,也不能过量而造成解毒剂中毒。

(三)临床应用,了如指掌

对解毒剂的临床应用和禁忌证要充分了解,根据不同情况掌握使用。

第五节　其他解毒药

一、蛇毒中毒及解毒药

蛇毒是毒蛇所分泌的有毒物质,主要有神经毒和血液毒两种。人被毒蛇咬伤后,蛇毒可侵入人体而引起一系列中毒症状。神经毒可引起肌肉瘫痪,呼吸麻痹等,血液毒可引起出血,如出血量大可致失血性休克,抢救不及时者可因呼吸麻痹或休克而死亡。因此,对毒蛇的咬伤必须及时治疗,除进行一般处理外,还需用抗蛇毒血清进行抢救。

精制抗蛇毒血清:是以蛇毒作为抗原,给马或骡等动物反复注射,使其体内产生抗体后采集的血清。由于毒蛇的种类较多,其抗原性各不相同,因此抗蛇毒血清有单克隆抗体及多克隆抗体之分。国内已生产治疗蝮蛇、五步蛇、眼镜蛇、银环蛇、金环蛇、蝰蛇咬伤的6种精制抗蛇毒血清。

精制抗蛇毒血清具有高效、速效的特点,能中和蛇毒,用于治疗相应的毒蛇咬伤。早期足量应用疗效较好。

二、含氟农药中毒及解毒药:乙酰胺

乙酰胺(Acetamide,解氟灵)为氟乙酰胺(敌蚜胺)中毒的解救药。氟乙酰胺是一种有机杀虫剂,在体内酰胺酶的作用下生成氟乙酸。后者在体内可阻断三羧酸循环,导致柠檬酸堆积,从而破坏细胞的正常功能,引起死亡。

乙酰胺的化学结构与氟乙酰胺相似,故能竞争酰胺酶,使氟乙酰胺不能脱氨变成氟乙酸而解,除氟乙酰胺中毒的症状。

乙酰胺毒性低,使用安全。由于呈强酸性,肌内注射可有局部疼痛,常与普鲁卡因(20~40mg)合用,以减轻疼痛。

第六节　常见急性中毒的救治原则

一、除去毒物

如毒物是口服的,可用高锰酸钾溶液1∶1000~1∶5000洗胃,或用催吐剂:①皮下注射阿扑吗啡。②内服硫酸锌0.2%~1%溶液50~200mL,或硫酸铜1%溶液25~50mL;或以1杯温开水服下芥子粉4g,或用1杯温开水服下食盐15g。此外,口服硫酸钠导泻并灌肠,使毒物排出体外。

二、固定毒物

以活性炭 50g,氧化镁 25g,鞣酸 25g 混合后,以 1 食匙温开水送下,可以吸着及沉淀毒物,以减少毒物的吸收与活动。

三、支持体力和促使已吸收的毒物排泄

保持患者体温,必要时进行人工呼吸,或给以混有 5% 二氧化碳的氧气吸入;静脉滴注 5%～10% 葡萄糖注射液,以冲淡体内毒物浓度,并可保护肝肾,增加尿量,加速肾脏对毒物的排泄。

四、对症治疗

例如中枢抑制药(如催眠药)中毒,除保持呼吸通畅及吸氧外,还可用中枢兴奋剂。反之,中枢兴奋药中毒伴有惊厥时,可用中枢抑制药。

五、应用特殊解毒剂

砷及重金属类如锑、汞中毒用二巯丙醇,二巯丙磺钠、二巯丁二钠;铅中毒用依地酸钙钠;氰化物中毒用亚硝酸钠、亚甲蓝、硫代硫酸钠;有机磷中毒用碘解磷定及阿托品;亚硝酸盐中毒用亚甲蓝等。

六、制剂及用法硫酸

(一)阿托品

注射剂:①轻度中毒:每 1～2h 用 1～2mg,阿托品化后每 4～6h 用 0.5mg,皮下注射;②中度中毒:每 15～30min 用 2～4mg,阿托品化后每 4～6h 用 0.5～1mg,肌内注射或静脉滴注;③重度中毒:每 10～20min 用 5～10mg,阿托品化后每 2～4h 用 0.5～1mg,静脉注射。

(二)碘解磷定

注射剂:①轻度中毒:0.5g/次,缓慢静脉注射;②中度中毒:首次 0.8～1g,缓慢静脉注射,以后每 2h 重复注射 0.5～0.8g,或每小时静脉滴注 0.4g,共用 4～6h;③重度中毒:1～1.2g/次,静脉注射,30 分钟后如效果不明显,再重复注射 1 次,以后每小时 0.4g,静脉滴注,好转后逐渐停药。

(三)氯解磷定

注射剂:①轻度中毒:0.25～0.5g/次.肌内注射,必要时 2h 后重复注射 1 次;②中度中毒:首次 0.5～0.75g,肌内注射或静脉滴注,必要时 2h 重复肌内注射 0.5g;③重度中毒:首次 1g,静脉注射,30～60min 后如效果不明显可重复注射 0.75～1g,以后每小时静脉滴注 0.25～0.5g,好转后减量或停药。

(四)二巯丙醇

注射剂:每次 2.5～3mg/kg,肌内注射。

(五)二巯丁二钠

注射剂:1g/次,用注射用水溶解后,立即静脉注射。视病情需要可重复注射。

(六)青霉胺

片剂:治疗铅、汞中毒,0.25g/次,3～4 次/d,6～7d 为 1 疗程,停药 2d 后,再进行另一疗程。

(七)依地酸钙钠

注射剂：治疗铅中毒，0.5～1g/次，2次/d，用5%～10%的葡萄糖注射液或0.9%氯化钠注射液稀释成0.25%～0.5%浓度，静脉滴注，1天总剂量不超过30～50mg/kg。3～5d为1疗程。停药3～4d再用，一般可连续3～5个疗程。

(八)亚硝酸钠

注射剂：0.3g/次，缓慢静脉注射。

(九)亚甲蓝

注射剂：治疗亚硝酸盐中毒，每次1～2mg/kg，治疗氰化物中毒，每次5～10mg/kg：静脉注射。

(十)硫代硫酸钠

注射剂：氰化物中毒，12.5～25g/次，静脉注射。其他中毒.0.5～1g/次，1次/d，静脉注射。

第十六章　钙调节药

　　钙调节药是影响钙离子吸收、排泄、分布的药物,主要有以下几类。甲状旁腺激素。甲状旁腺激素是一种单链多肽,由甲状旁腺产生。人甲状旁腺素有84个氨基酸组成,前34个氨基酸认为是起生物活性的必需部分。不同动物来源的氨基酸组成有所不同。

　　内源性甲状旁腺激素维持细胞外液中离子钙浓度,它通过直接作用于肾,加强钙的重吸收,增加磷酸盐的排泄,促进维生素D转化为活性物$1,25-(OH)_2D_3$,而增加钙盐的消化道吸收。它也加速骨质的重吸收,使钙和磷酸盐向细胞外液释放,甲状旁腺激素的释放与细胞外液中钙离子浓度有关。

　　低血钙促进释放,而高血钙见起抑制作用。外源性甲状旁腺激素曾用于治疗因甲状旁腺功能不足而引起的抽搐,但现已不用于治疗。

　　本章内主要讨论维生素D、降钙素和膦酸盐。此外,钙拮抗药在体内也起影响钙离子分布的作用,但此类药物主要起阻滞钙离子进入心肌、血管平滑肌细胞中,在心脑血管系统疾病中起重要作用,不在本章叙述范围内。

一、维生素D类药物

　　维生素D,是指一系列密切相关的脂溶性甾醇,包括维生素D_2(骨化醇)、维生素D_3(胆骨化醇)、维生素D的同类衍生物、骨化二醇(25-羟胆骨化醇,)和骨化三醇(1.25-双羟骨化醇)及双氢速甾醇(双氢速变固醇,简称DHT)、阿法骨化醇。

(一)维生素D

1.其他名称

骨化醇(维生素D_2),胆骨化醇,胆维丁(维生素D_3)。

2.单位

维生素D_2和维生素D_3可用单位计量,每1单位折合25ng。

3.性状

维生素D_2和维生素D_3均为五色针状结晶或白色结晶性粉末;无臭,无味;遇光或空气均易变质。在植物油中略溶,在水中不溶。

4.作用

维生素D是具有维生素D_3生物活性的类固醇衍生物,主要包括维生素D_2与维生素D_3,维生素D促进小肠黏膜刷状缘对钙的吸收及肾小管重吸收磷,提高血钙、磷浓度,协同甲状旁腺激素(PTH)、降钙素(CT),促进旧骨释放磷酸钙,维持及调节血浆钙、磷正常浓度。维生素D促使钙沉着于新骨形成部位,使枸橼酸盐在骨中沉积,促进骨钙化及成骨细胞功能和骨样组织成熟。维生素D摄入后,在肝细胞微粒体中受25-羟化酶系统催化生成骨化二醇(25-OHD_3),后者再经肾近曲小管细胞在1-羟化酶系统催化下,生成具有生物活性的骨化三醇[$1,25-(OH)_2D_3$],动物实验将小白鼠甲状旁腺切除后,1-羟化酶活性丧失,不能合成骨化三醇。高钙血症时,CT分泌增多,1-羟化酶活性受抑,使骨化二醇转变为骨化三醇减少,证实骨化三醇代谢受 PTH 和 CT 的调节,磷酸盐、钙亦能调节 1—羟化酶的活性。由于光照不足和饮食中摄入维生素 D 不足可造成维生素 D 缺乏,导致低血钙、低血磷、骨软化和骨痛,成人为骨软化,儿童为骨骼变形,尤其长骨部分,称为佝偻病。

5.体内过程

本品自胃肠道吸收良好,维生素 D_3 比维生素 D_2 吸收更迅速、完全。胆汁对其肠道吸收是必需的。脂肪吸收不良可降低本品的吸收。维生素 D 及其代谢产物与特异的 α-球蛋白结合,转运到身体其他部位,贮存于肝、脂肪和肌肉中。本品一般起效慢,作用持续时间长,但其他新的类似物或活性代谢产物则作用快、半衰期短。维生素 D_2 的 $t_{1/2}$ 为 19~48h,在脂肪组织内可长期贮存,作用开始时间为 12~24h,起到治疗效应需 10~14d,作用维持时间最长可达 6个月,重复用药有累积作用。药物原形及代谢物主要由胆汁和粪便排出,仅少量经尿排出。某些维生素 D 类化合物自乳汁中排出。

6.应用

用于预防和治疗由于吸收不良、低血钙、甲状旁腺功能减退和代谢性疾病等引起的维生素 D 缺乏症。

(1)预防维生素 D 缺乏:①成人口服:每日 0.01~0.02mg(400~800 单位)。②儿童口服:早产儿、双胞胎或人工喂养婴儿,若每日摄入量不足 0.0025mg(100 单位),需于出生后 1~3周起每日口服 0.0125~0.025mg(500~1000 单位)。如不能坚持口服,可每月或隔月注射维生素 D 5mg(20 万单位)。③口服:母乳喂养的婴儿,每日 0.01mg(400 单位)。

(2)治疗维生素 D 缺乏:①成人口服:每日 0.025~0.05mg(1000~2000 单位),以后减至每日 0.01mg(400 单位)。②儿童口服:每日 0.025~0.1mg(1000~4000 单位),以后减至每日 0.01mg(400 单位)。

(3)维生素 D 依赖性佝偻病:①成人口服:每日 0.25~1.5mg(1 万~6 万单位),最高量每日 12.5mg(50 万单位)。②儿童口服:每日 0.075~0.25mg(3000~10000 单位),最高量每日 1.25mg(5 万单位)。

(4)骨软化症(长期应用抗惊厥药引起):①成人口服:每日 0.025~0.1mg(1000~4000 单位)。②儿童口服:每日 0.025mg(1000 单位)。

(5)家族性低磷血症:成人口服,每日 1.25~2.5mg(5 万~10 万单位)。

(6)甲状旁腺功能低下:①成人口服:每日 1.25~3.75mg(5 万~15 万单位)。②儿童口服:每日 1.25~5mg(5 万~20 万单位)。

(7)肾功能不全:成人口服,每日 1~2.5mg(4 万~10 万单位)。

(8)肾性骨萎缩:①成人口服:开始时,每日 0.5mg(2 万单位),维持量每日 0.25~0.75mg(1 万~3 万单位)。②儿童口服:每日 0.1~1mg(4000~40000 单位)。

7.注意

(1)下列情况禁用:高钙血症、维生素 D 增多症、高磷血症伴肾性佝偻病。

(2)下列情况慎用:动脉硬化、心功能不全、高胆固醇血症、高磷血症(可引起钙质转移);对维生素 D 高度敏感及肾功能不全(肾性佝偻病患者维生素 D 的需要量减少,婴儿可因此引起特发性高钙血症);非肾脏病用维生素 D 治疗时,如患者对维生素 D 异常敏感,也可产生肾脏毒性。

（3）全母乳喂养婴儿易发生维生素 D 缺乏。

（4）在哺乳时，应尽量避免使用维生素 D，有可能导致婴儿高血钙。

（5）疗程中应注意检查：血清尿素氮、肌酐和肌酐清除率、血清碱性磷酸酶、血磷、24 小时尿钙、尿钙与肌酐的比值、血钙（用治疗量维生素 D 时应定期做监测，维持血钙浓度 2.00～2.50mmoL/L）以及骨 X 线检查。在治疗家族性低磷血症或甲状旁腺功能低下时，上述指标还应定期检查。

（6）除非遵医嘱，否则应避免同时应用钙、磷和维生素 D 制剂。

（7）治疗低钙血症前，应先控制血清磷的浓度，防止维生素 D 过量导致高钙血症。

8.不良反应

（1）短期内摄入超量或长期服用大量维生素 D，可导致严重中毒反应。如成人摄入维生素 D 每日 20 万～60 万单位，小儿每日 20 万～40 万单位数周或数月可致严重毒性反应。

（2）维生素 D 中毒引起的高钙血症，可引起全身性血管钙化、肾钙质沉淀及其他软组织钙化，而致高血压及肾衰竭，上述不良反应多发生于高钙血症伴有高磷血症时。儿童可致生长停滞，屡见于长期应用维生素 D_2 每日 1 800 单位后。中毒剂量可因个体差异而不同，但每日应用 1 万单位超过数月后，对正常人亦可致毒性反应。维生素 D 中毒可因肾、心衰竭而死亡。

（3）治疗中发现下列情况时需高度警惕维生素 D 中毒表现：便秘、恶心、呕吐、腹痛、食欲减退、口渴、疲乏无力、嗜睡、烦躁、口内有金属味、头痛，另外还有骨痛、肌痛、尿浑浊、惊厥、高血压、心律失常、精神异常、皮肤瘙痒、夜间多尿、体重下降。

（4）妊娠动物摄入过量维生素 D 可致胎仔畸形。

（5）高钙血症孕妇可伴有对维生素 D 敏感，功能上又能抑制甲状旁腺活动，以致婴儿有特殊面容、智力低下，并可患遗传性主动脉弓缩窄。

（6）婴儿对维生素 D 敏感性个体差异大，有些婴儿对小剂量维生素 D 即很敏感。

9.相互作用

（1）含镁制酸药与维生素 D 同用，特别在慢性肾衰竭患者，可引起高镁血症。

（2）巴比妥、苯妥英钠、抗惊厥药、扑米酮等可降低维生素 D 的疗效（通过诱导肝细胞微粒体酶，促进维生素 D 代谢而致），因此长期服用抗惊厥药时应补充维生素 D，以防骨软化症。

（3）降钙素与维生素 D 同用可抵消前者对高钙血症的疗效。

（4）大剂量钙剂与利尿药与常用量的维生素 D 并用，有发生高钙血症的危险。

（5）考来烯胺、考来替泊、矿物油、硫糖铝等均能减少小肠对维生素 D 的吸收。

（6）洋地黄与维生素 D 同用时应谨慎，因维生素 D 如引起高钙血症，容易诱发心律失常。

（7）大量含磷药物与维生素 D 合用，可诱发高磷血症。

10.药物过量

如发生维生素 D 过量，应立即停药，并给以低钙饮食，大量饮水，保持尿液酸性，同时进行对症和支持治疗，如严重高血钙时，可静脉滴注 0.9％氯化钠溶液，扩张细胞外液体积，增加尿钙排出，必要时还可使用利尿剂、皮质激素或降钙素等，甚至做血液透析。

11.干扰检验

维生素 D 可促使血清磷酸酶浓度降低，血清钙、胆固醇、磷酸盐和镁的浓度可能升高，尿液内钙和磷酸盐的浓度亦增高。

(二)骨化二醇

1.其他名称

25-羟胆骨化醇,25-OHD3。

2.作用

见维生素 D。

3.体内过程

本品为维生素 D_2 和维生素 D_3 在肝脏的代谢产物,维生素 D_2 和 D_3 在吸收后首先经肝脏维生素 D-25 羟化酶系统羟基化为 25-羟代谢物,即骨化二醇(25-OHD$_3$),然后骨化二醇还要在肾脏经维生素 D-1 羟化酶系统催化才能代谢为具有生物活性的骨化三醇。骨化二醇 $t_{1/2}$ 为 10~22 天,平均 16 天,血药浓度达峰时间约 4 小时,作用持续时间 15~20 天,肾衰竭时作用时间延长 2~3 倍。

4.应用

防治维生素 D 缺乏症,治疗维生素 D 依赖性佝偻病、家族性低磷血症、低钙血症伴甲状旁腺功能低下、慢性肾衰竭等。

成人口服:每周,0.3~0.35mg,分成每日或隔日服药 1 次,需要时 4 周后增加用量。大多数患者每日服 0.05~0.1mg 或隔日服 0.1~0.2mg 可有疗效。血钙正常患者隔日服 0.02mg 已可奏效。

儿童口服:2 岁以上,每日 0.02~0.05mg;2~10 岁每日 0.05mg;10 岁以上用量参照成人用量。

注意、不良反应、相互作用、药物过量、干扰检验见维生素 D。

(三)骨化三醇

1.其他名称

1,25-双羟骨化醇,罗钙全,Rocaltrol,1α,25-(OH)$_2$D$_3$。

2.性状

本品为白色结晶性粉末。对光和空气敏感。

3.作用

见维生素 D。本品为维生素 D 的活性代谢产物,是维生素 D 类中抗佝偻病作用最强的药物。

4.体内过程

本品服用后,很快被吸收,无须再经代谢活化,可直接发挥维生素 D 的药理作用,部分降解于肾脏。血药浓度达峰时间达 3~6h,7h 后尿钙浓度增加,作用持续时间 3~5d,$t_{1/2}$ 为 3~6h。

5.应用

防治维生素 D 缺乏症,治疗维生素 D 依赖性佝偻病、家族性低磷血症、低钙血症伴甲状旁腺功能低下和慢性肾衰竭,早产婴儿低钙搐搦的防治等。

本品的用药剂量是根据患者的血钙水平决定的,需定期监测,随时调整药量。本品的疗效是在假定患者的钙摄入已足够的前提下确定的。

(1)家族性低磷血症:成人口服常用量,开始时每日 0.00025mg,需要时每 2～4 周增加 0.00025mg,每日分 2～3 次服用,最高剂量至每日 0.002mg。

(2)维生素 D 依赖性佝偻病:儿童口服常用量,开始时每日 0.00025mg,需要时每 2～4 周增加 0.00025mg,每日分 2～3 次服用,最高剂量至每日 0.001mg。

(3)慢性透析患者低钙血症:①成人口服:常用量,开始时每日 0.00025mg,需要时每 2～4 周增加 0.00025mg,每日分 2～3 次服用,最高剂量至每日 0.0005～0.003mg。②儿童口服:常用量,开始时每日 0.00025mg,需要时每 2～4 周增加 0.00025mg,每日分 2～3 次服用,最高剂量至每日 0.00025～0.002mg。

(4)甲状旁腺功能低下:①成人口服:常用量,开始时每日 0.00025mg,需要时每 2～4 周增加 0.00025mg,每日分 2～3 次服用,最高剂量至每日 0.00025～0.0027mg。②儿童口服:常用量,开始时每日 0.00025mg,需要时每 2～4 周增加 0.00025mg,每日分 2～3 次服用,最高剂量至每日 0.00004～0.00008mg/kg。

(5)肾性骨萎缩:①成人口服:常用量,开始时每日 0.00025mg,需要时每 2～4 周增加 0.00025mg,每日分 2～3 次服用,最高剂量至隔日 0.00025～0.003mg 或更高。②儿童口服:常用量,开始时每日 0.00025mg,需要时每 2～4 周增加 0.00025mg,每日分 2～3 次服用,最高剂量至每日 0.000014～0.000041mg/kg。

(6)治疗低钙血症:注射用,开始时按体重,1 次 0.00001mg/kg,或每次 0.0005mg,每周 3 次,必要时每 2～4 周增加 0.00025～0.0005g。维持量,1 次 0.0005～0.003mg 或按体重 0.00001～0.00005mg/kg,每周 3 次。

6.相互作用

本品为维生素 D 的活性代谢物,不能同时使用维生素 D 类药物。

注意、不良反应、药物过量、干扰检验见维生素 D。

(四)阿法骨化醇

1.其他名称

1-α-(OH)D₃。

2.性状

本品为白色结晶或结晶性粉末。不溶于水。

3.作用

见维生素 D。本品为前体药物,在体内转化为维生素 D₃ 的活性代谢物骨化三醇。

维生素 D₃ 需先经肝脏,然后经肾脏分别羟基化成为 1α,25-(OH)₂D₃ 后才具有药理活性。阿法骨化醇已具备 1α 位羟基,因此不再需要经过肾脏的代谢,只需在肝脏进行 25 位羟基化即成为有活性的 1α,25-(OH)₂D₃,因此本品适用于肾功能不良的患者,即因肾脏生成骨化三醇减少而致的骨病等。

4.体内过程

本品经肠道吸收,在肝脏迅速代谢为 1α,25-(OH)₂D₃。健康成人口服 4μg/kg,8～24h 达峰浓度,$t_{1/2}$ 为 2～4d。大鼠口服 0.4μg/kg,剂量的 72% 48h 内经尿和粪便排出,7d 内几乎

100％排出。重复给药14d,未见明显蓄积作用。

5.应用

剂量应按个体血钙水平进行调整。慢性肾衰合并骨质疏松的患者用量如下。

成人口服:开始剂量,每日0.001mg,每2～4周增加0.0005mg/d至0.002mg/d,必要时可增至0.003mg/d,维持量0.00025～0.001mg/d。

儿童口服:每日0.00025mg。

6.注意

(1)按血钙水平调整至最佳剂量。整个治疗期间应定期监测血钙。

(2)如出现高血钙,应停止用药。待血钙降至正常后,再从低剂量下重新开始治疗。

(3)高磷血症可通过应用磷酸盐结合剂,如氢氧化铝胶等,控制血磷。

7.不良反应

(1)偶尔可见胃肠道不良反应、肝功异常、精神和神经系统症状及皮肤反应。

(2)动物试验显示本药延缓胎鼠骨骼发育。除非医生认为必需,否则孕妇不宜使用。

8.相互作用

有报告将本品与镁盐同服可致镁中毒,需慎用。

药物过量、干扰检验见维生素D。

(五)双氢速甾醇

1.其他名称

双氢速变固醇,DHT。

2.性状

本品为白色或无色结晶性粉末。无味。在水中不溶。

3.作用

见维生素D。双氢速甾醇在肝脏经羟基化后,成为有活性的25－羟基双氢速甾醇,后者不在肾脏进行进一步羟基化,它是1,25－双羟维生素D的类似物。

4.体内过程

本品口服后容易被胃肠道吸收,在肝脏羟基化为有活性的25－羟基双氢速甾醇,后者不在肾脏进一步羟基化。口服后作用缓慢持久,可最长达9周。

5.应用

(1)家族性低磷血症:①成人口服:常用量,开始时每日0.5～2mg,维持量每日0.2～1.5mg。②儿童口服:同成人量。

(2)低钙搐搦,术后引起的急性、慢性或潜在性手足搐搦症以及特发性手足搐搦症。成人口服:开始剂量,急性病每日0.75～2.5mg,共3d;非急性病每日0.25～0.5mg,共3d;维持量每周0.25mg,必要时每日1mg。

(3)甲状旁腺功能低下:①成人口服:开始剂量每日0.75～2.5mg,数日后改为维持量每日0.2～1mg。②儿童口服:开始剂量每日1～5mg共4日,以后渐减至1/4量,维持量每日0.5～1.5mg。

(4)肾性骨萎缩:成人口服开始剂量每日0.1～0.25mg,维持量每日0.2～1mg。

注意、不良反应、相互作用、药物过量、干扰检验见维生素 D。

二、降钙素

降钙素是由甲状腺滤泡旁细胞分泌的一种多肽类激素,由 30 个氨基酸组成。降钙素来源不同,其结构中氨基酸的顺序亦不相同。现已知降钙素不仅存在于人以及大鼠、狗、猪、羊等哺乳动物的甲状腺滤泡旁细胞中,而且还存在于鱼类、鸟类、两栖类等的鳃后腺中。目前已确定了猪、牛、羊、人、大鼠、鲑鱼、鳗鱼、鸡降钙素的化学结构,鲑鱼和鳗鱼的降钙素的活性高于哺乳类动物的降钙素。

目前应用的主要是鲑降钙素和鳗降钙素,系人工合成;尚有猪降钙素(Calcitonin－Pork 或 Thyrocalcitonin,现几不用)。

(一)单位

以大鼠为试验动物,猪降钙素、人降钙素和鲑降钙素各 1 单位可显示等效的降钙作用,但人体对它们的效应则不相等。因此在应用时,应根据降钙素的品种不同而确定剂量。80 单位的猪降钙素和 50 单位的鲑降钙素和 0.5mg 人降钙素可视为等效。

(二)性状

白色粉末,易溶于水。

(三)作用

主要是通过对骨骼、肾脏和胃肠道的调节作用使血钙降低,并改善、缓解骨质疏松症引起的疼痛。

1.对骨骼的作用

降钙素能抑制骨自溶和骨吸收,使骨骼释放的钙减少;同时骨骼又不断摄取血浆中的钙,导致血钙下降。降钙素还可抑制骨盐的溶解与转移,抑制骨基质分解,增加尿中钙、磷的排泄,使血钙、血磷降低。对骨质疏松症患者,降钙素可以减少骨质的继续流失,预防和降低骨折的发生。

同时,本品还能明显改善骨质疏松症引起的骨痛,包括自发性疼痛及运动性疼痛,改善患者日常活动的能力。其镇痛作用的机制,据实验报告,估计与可使 β－内啡肽的分泌增多;抑制 PGE_2 分泌;减少神经细胞内钙的流入有关。

2.对肾脏的作用

通过抑制肾小管对钙、磷、钠的重吸收,增加其在尿中的排泄。其对钾和氢离子影响不大。

3.对胃肠道的作用

可抑制肠道转运钙,抑制胃酸,促胃泌素和胰岛素的分泌。

(四)体内过程

本品口服后,在胃液内迅速降解失效。肌内或皮下注射,其生物利用度约 70％,用药后 1h 血药浓度达峰值,$t_{1/2}$ 为 70～90min;蛋白结合率 30％～40％,95％的本品及代谢物随尿排出。本品鼻部喷雾用药的生物利用度约为 30％,用药后的 3～4h 达血峰浓度。

(五)应用

适用于骨转移癌所致高血钙症、骨质疏松症和骨质疏松症骨折、变形性骨炎。

1.合成鲑降钙素(如密盖息 Micalcie)

肌注:每次 50～100 单位,每周 2～6 次不等。

喷鼻剂:每日 100～400 单位,分别喷双侧鼻孔。

2.合成鳗降钙素(如益钙宁,Elcatonin)

肌注:每周 20 单位,分为 1～2 次用,疗程 4～6 周。

高钙血症危象:每日剂量为 10～40 单位/kg,溶于生理盐水中,静滴至少 6h 以上,或将 1 日剂量分多次静注。

(六)注意

(1)对本品过敏者禁用,孕妇和哺乳期妇女不宜用。

(2)卧床患者长期治疗时,至少每月检查尿沉渣 1 次。

(3)变形性骨炎及其他高骨龄周转的慢性疾病,治疗应维持数月至数年,应根据血碱性磷酸酶及尿羟脯氨酸排出量情况,决定停药或继续治疗。

(4)儿童用药,疗程不应大于数周。

(5)鼻部喷雾剂,一旦打开启用后,应于室温中贮存,并在 1 个月内用完。

(七)不良反应

恶心、食欲不振,偶有呕吐;轻微颜面潮红、热感、胸部压迫感;罕见变态反应,出现皮疹、荨麻疹,甚至过敏性休克;注射部位疼痛等。不良反应与剂量有关,一般可自行消失。

三、膦酸类

(一)依替膦酸钠

1.其他名称

羟乙膦酸二钠。

2.作用

抑制羟磷灰石晶体的形成、生长和溶解。本品具双向作用,小剂量(每日 5mg/kg)时抑制骨吸收,大剂量(每日 20mg/kg)则相反,抑制骨形成。每日 5mg/kg 用药 5d,抑制骨吸收 30%～39%,用药 14d,骨吸收几完全被抑制。动物试验,本品尚可抑制低血钙所致骨钙动员和骨分解,抑制神经切除所致制动性骨质疏松和抑制植入骨的吸收。大剂量可抑制钙化和骨化作用,抑制试验动物骨矿化,对主动脉钙化、肾钙盐沉积、心脏瓣膜钙化、变形性骨炎的钙化、进行性骨化性肌炎的骨化等均有明显抑制作用。

口服吸收 1%～6%,食物和钙盐均阻碍其吸收,体内不代谢,以原形经肾排除,肾清除率每分钟 1.5mL/kg,平均稳态分布容积 1370mL/kg,血浆半衰期为 6h,骨中消除半衰期约 90 天。

3.应用

钙调节药,用于防治骨质疏松症,也用于变形性骨炎(Paget 病)的治疗。

口服:每次 200～400mg,每日 1～2 次,避免进餐时用,服用 2 周;再服钙盐 500mg/d 以上,连续 11 周,以后视需要可再重新开始。

4.注意

(1)用药剂量过大,时间过长可产生骨吸收受抑制,因此,需要采用间歇和周期的序贯疗法。

(2)服药前后 2h 内避免服用钙剂及高钙食物和抗酸药。

(3)肾功能损害者、孕妇、哺乳期妇女和儿童忌用。

5.不良反应

偶有腹部不适、腹泻、呕吐、口腔炎、头痛、咽喉烧灼感等反应。皮疹也偶见应停药。

(二)氯膦酸钠

1.作用

抑制骨组织羟磷灰石溶解和破骨细胞活性,从而抑制骨吸收。本品抑制破骨细胞的活性比依替膦酸约强 10 倍。静注本品,开始半衰期为 2h,随后逐渐缩短,在 48h 内 80% 药物以原形随尿排出。

2.应用

恶性肿瘤引起的高钙血症和骨质溶解。

(1)高钙血症:①静滴:每次 300mg,用 0.9% 氯化钠液或 5% 葡萄糖液 500mL 溶解,缓慢输注,不少于 2h,连续数日,一般不超过 5d,不可持续 7d 以上。②口服:初始剂量 2.4～3.2g/d,逐渐降为 1.6g/d,视血钙情况而定。

(2)骨质溶解:初始剂量口服 1.6g/d,如有必要可增至 3.2g/d。早晨空腹 1 次服下,2h 内不进饮食。如分 2 次用,则应距餐后和下一次餐前 2h。本品不可与食物、牛奶、二、三价金属离子药物同服。

3.注意

(1)用药期间应保持适量液体摄入,尤其是静脉给药和高钙血症,并应注意肾衰患者。

(2)静脉给药量明显高于推荐量可引起严重的肾损害。

(3)用药期间应对血细胞计数,血钙和肝、肾功能进行检测。

(4)对妊娠、哺乳期妇女的影响未定。

4.不良反应

约 10% 患者有轻度呕吐、恶心、腹泻,多见于大剂量时。可使血清甲状旁腺激素和氨基转移酶水平升高,碱性醇酸酶水平也可发生改变。低血钙常为无症状性的,多发生于静滴给药期间。对阿司匹林过敏者可致呼吸功能损害。尚有可逆性蛋白尿、血清肌酐升高和肾功能损害,多数系晚期病者。

(三)帕米膦酸钠

1.作用

本品的作用是抑制骨的再吸收,其作用可能是与羟磷灰石晶体结合,抑制其溶解,从而抑制破骨细胞的骨溶解作用。对多数高血钙患者,本品可降低血钙水平,改善肾小球滤过率并降低血肌酐水平。

骨癌转移者,本品 60mg 超过 1h 恒速滴注,平均峰浓度达 0.25nmoL/mL。Paget 病患者,2h 恒速滴入 30mg,稳态水平为 3～4nmoL/mL。体内,血浆蛋白结合率 54%,药物代谢显二室模型 α 和 β 半衰期分别为 1.6h 和 27.2h,主要分布于骨骼、肝脏、脾脏和气管,软骨中有超过 50% 以上的药物由尿排泄,骨组织中半衰期约 300d。

2.应用

恶性肿瘤及骨转移引起的高钙血症及骨质破坏溶解,消除疼痛,改善运动能力,减少病理性骨折,减少患者对放射治疗的要求。也用于 Paget 病的骨病变及多种原因引起的骨质疏松症。

(1)治疗肿瘤骨转移疼痛:一般 1 次用药 30～60mg。

(2)治疗高钙血症:根据治疗前血清钙浓度决定用量。总钙(游离钙＋蛋白结合钙)低于 3.0mmoL/L(＜120mg/L)用量为 15～30mg;3.0～3.5mmoL/L(120～140mg/L)用量为 30～60mg;3.5～4.0mmoL/L(140～160mg/L)用量为 60～90mg;高于 4.0mmoL/L(＞160mg/L)用量为 90mg。以上用量可以 1 次滴注,也可分 2～4d 滴注。

每 15mg 本品用注射用水 5mL 溶解后加入到 0.9％生理盐水或 5％葡萄糖溶液(不得含钙离子)中,浓度不得超过 15mg/125mL,滴速不得大于 15mg/h。

3.不良反应

输液约 3h 后可发生发热、寒战、头痛、肌肉酸痛等类感冒症状,再次输用则较少发生。尚可见厌食、腹痛、便秘或腹泻、淋巴细胞减少、血小板减少、低钙血症,以及注射局部反应和变态反应。

4.注意

(1)本药不可静脉推注。不可与其他同类药物共用治疗高钙血症。

(2)治疗期间应检查血清电解质,尤其是钙、磷、血小板数和肾功能。

(3)肾功能损害者、心血管病者、驾驶员、孕妇、哺乳妇女慎用。本药不应用于儿童。曾对本药或同类药物过敏者禁用。

5.药物过量

用药期间可出现暂时性轻度低血钙症,表现为轻度麻痹,如症状严重(包括血钙过低)可静注钙盐解救。

(四)阿仑膦酸钠

1.性状

药用品为单钠盐三水合物,系白色粉末。

2.作用

本品与骨内羟磷灰石有强亲和力,抑制破骨细胞活性,而抗骨吸收,活性强而无骨矿化抑制作用。

口服生物利用度 0.5％～1％,食物和矿物质可显著干扰吸收,进入血流的药物 20％～60％被骨组织吸收,其余部分以原形经肾排泄,体内药物几乎全部贮存于骨内,骨内半衰期约 10 年以上。

3.应用

预防和治疗骨质疏松症(主要为绝经后妇女骨质疏松症),也可用于变形性骨炎和高钙血症,对恶性肿瘤相关骨转移骨痛也有缓解作用。每日 10mg,于早餐 30min 前服用,至少用 200mL 温开水送服。

4.注意

(1)治疗前需纠正钙代谢和矿物质代谢紊乱、维生素 D 缺乏和低钙血症。

(2)本品有一定的刺激作用,有胃肠道疾病者慎用。服药后切勿躺卧,以免药物刺激食管。

(3)孕妇、哺乳期妇女、婴幼儿、青少年、低血钙症者中度或重度肾功能不全者禁用。

5.不良反应

少数人有胃肠道反应,偶见头痛、骨骼肌疼痛,罕见皮疹、红斑。

(五)伊班膦酸钠

本品为二膦酸盐类骨吸收抑制剂,制品为一水合物。

1.作用

本品通过与骨组织羟磷灰石结合而抑制羟磷灰石溶解从而抗骨吸收。小鼠试验,本品的抗骨吸收作用分别为氯膦酸和帕米膦酸的 500 倍和 50 倍。

单次静脉给药 4mg,C_{max} 为 159ng/mL,C_1 为 130mL/min,AUC 为 577(ng·h)/mL,在剂量 2～6mg 间 C_{max} 和 AUC 与剂量呈线性相关,$t_{1/2}$ 为 1.56h,本品主要经肾排泄,大部分为原形药。

2.应用

主要用于骨转移恶性肿瘤或其他原因引起的高钙血症。每次用 1～4mg,加入适量 0.9% 氯化钠或 5% 葡萄糖注射液中,静脉缓慢滴注(不少于 2h)。治疗高钙血症,中、重度患者可单剂量给予 2～4mg,治疗前应先进行水化。

3.注意

(1)应用本品可致肾钙排泄减少,常伴有血清磷酸盐水平降低,血钙水平也可能降至正常以下。

(2)儿童、孕妇和哺乳期妇女禁用,肝、肾功能不全者慎用,严重肾功能不全[血清肌酐低于 442.01μmoL/L(5mg/dL)]者禁用。

(3)在使用过程中应监测血清钙、磷酸盐、镁等电解质和肝、肾功能。根据实际情况进行水化。

4.不良反应

可出现体温升高或类感冒症状,如发烧、寒战、肌痛、骨痛等,多数情况不需特别治疗,尚可有胃肠道不适。

四、异黄酮类药物

目前临床常用的为依普黄酮

(一)作用

本品为人工合成的类异黄酮(7-异丙氧基异黄酮),无内生雌激素活性,但具有刺激雌激素诱导的降钙素分泌活性,所以可防止骨丢失。

本品口服吸收良好,达峰时间为 2h。口服 300mg 每日 2 次的生物利用度比 200mg 每日 3 次高约 35%。食物可增加吸收。在肝内大量代谢,已检出有 5 个羟化代谢物,其中一些具有活性。肾排泄量为 43%。胆汁中也排出相当数量的本品代谢物,并参与肠肝循环。

(二)应用

主要应用于女性老年骨质疏松性骨痛、绝经后骨质疏松、Paget 病、肾病性骨营养不良。

口服：每次 200～400mg，每日 3 次，连续服用 1 个月，可与少量雌激素并用。

应用本品时应注意补充钙剂。

(三)注意

对本品过敏者禁用，肾功能低下（肌酐清除率低于 40mL/min）者慎用本品。

(四)不良反应

观察到部分患者有淋巴细胞减少，停药后逐渐恢复。消化道反应有上消化道疼痛、胃灼热和腹泻。

(五)相互作用

本品可使茶碱血浓度明显上升，可引起相应的反应（恶心、呕吐、心悸、抽搐）。

(六)评价

部分的黄酮类物质具有类雌激素作用，如大豆异黄酮被认为有一定的雌激素类似作用。本类药物的抗骨质疏松作用较弱，但较为安全。本品仅在少数国家中应用。

参考文献

[1]丁秀芹.实用临床药物应用[M].北京:科学技术文献出版社,2020.

[2]彭净.临床药物应用指南[M].上海:上海交通大学出版社,2020.

[3]高可新.新编临床药物应用实践[M].南昌:江西科学技术出版社,2020.

[4]韩光明,范伟,李丹,等.药学基础理论与临床药物应用[M].长春:吉林大学出版社,2021.

[5]梁娜.现代临床药物应用[M].长春:吉林大学出版社,2019.

[6]于秀娟,韩召选,谢莹,等.临床药物应用治疗学[M].哈尔滨:黑龙江科学技术出版社,2021.

[7]刘书环.临床药物应用[M].上海:上海交通大学出版社,2020.

[8]李洪霞.临床常见药物应用[M].西安:世界图书出版西安有限公司,2020.

[9]孙健.临床常用药物应用指南[M].长春:吉林科学技术出版社,2020.

[10]仲伟营.临床药物应用与疾病诊疗[M].长春:吉林科学技术出版社,2019.

[11]熊存全,秦红兵,姚伟.临床药物治疗学[M].北京:中国医药科技出版社,2020.

[12]谭玉娟.实用临床药物学精解[M].武汉:湖北科学技术出版社,2021.

[13]孙国平.临床药物治疗学[M].北京:人民卫生出版社,2021.

[14]邱建波.药理学与药物治疗学基础[M].北京:中国医药科技出版社,2020.

[15]文爱东,王婧雯,卢健.最新实用药物手册[M].北京:中国医药科技出版社,2021.

[16]刘秀梅.实用药物基础与实践[M].沈阳:沈阳出版社,2020.

[17]耿萍.实用药物学临床进展[M].天津:天津科学技术出版社,2019.